FUNKTIONELLE PATHOLOGIE

EINE

KLINISCHE SAMMLUNG

VON

ERGEBNISSEN UND ANSCHAUUNGEN EINER ARBEITSRICHTUNG

VON

DR. GUSTAV VON BERGMANN

ORDENTL. PROFESSOR DER INNEREN MEDIZIN
UND DIREKTOR DER II. MED. UNIVERSITÄTSKLINIK BERLIN

UNTER MITARBEIT VON

DR. MARTIN GOLDNER

ASSISTENT DER KLINIK

MIT 74 ABBILDUNGEN

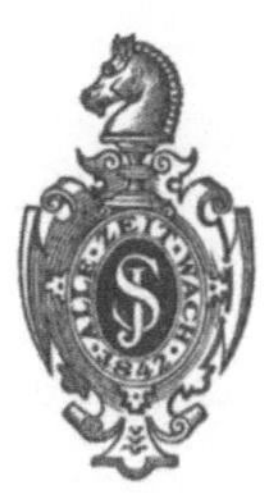

Springer-Verlag Berlin Heidelberg GmbH
1932

Ursprünglich erschienen bei Julius Springer in Berlin 1932.
Softcover reprint of the hardcover 1st edition 1932

ISBN 978-3-662-35880-1 ISBN 978-3-662-36710-0 (eBook)
DOI 10.1007/978-3-662-36710-0

MEINEN MITARBEITERN
VON EINST UND JETZT
IN DANKBARKEIT GEWIDMET

Inhaltsverzeichnis.

„Um mich zu retten, betrachte ich alle Erscheinungen als unabhängig voneinander und suche sie gewaltsam zu isolieren. Dann betrachte ich sie als Korrelate und sie verbinden sich zu einem entscheidenden Leben.“

GOETHE: Zur Natur- und Wissenschaftslehre.
Maximen und Reflexionen.

Einleitung.

Was in diesem Buche niedergelegt ist, ist nichts einheitlich Geschlossenes, vielleicht nur zusammengehalten durch eine Arbeitsgemeinschaft. Oft genug nahm es keineswegs von meinen eigenen Arbeiten oder Interessen seinen Ausgang und fügte sich ihnen erst sekundär ein. Grund genug, mit besonderer Dankbarkeit diese Schrift meinen einstigen und jetzigen Mitarbeitern zu widmen und ihre Leistungen in keinem der folgenden Kapitel zu vergessen, wir haben Alle voneinander gelernt. Es soll darum zum Ausdruck kommen, daß in einer einzelnen Klinik sowohl eine Reihe objektiver Resultate, als auch die Art der Anschauung konvergierend dem ärztlichen Denken und Handeln eine subjektive spezifische Richtung geben können — das mag man „Schule“ nennen.

Die Mühe, das correlativ verbunden zu sehen, was seit 20 Jahren und mehr isoliert in Wochenschriften, Zeitschriften, Hand- und Lehrbüchern und Kongreßreferaten sich finden läßt, ist zu groß, als daß es den Außenstehenden zugemutet werden könnte. Ich danke es meinem Assistenten, Dr. MARTIN GOLDNER, daß er mich, über eine Zusammenfassung wesentlich hinausgehend, weitgehend unterstützt hat. So entstand jene „klinische Sammlung“ als Darstellung dessen, was sich uns ergab, das nach Geschlossenheit strebt, ohne sie je erreichen zu können. Dieses Streben erforderte von mir selbst vielfach auch erhebliche Neugestaltung.

Wiederholungen waren nicht zu vermeiden, da jedes Kapitel kurz und für sich verwertbar sein soll. Dennoch soll der Gesichtspunkt der Funktion, der für die klinische Pathologie leitend ist, die Beziehungen der einzelnen Themen zueinander aufzeigen.

Das völlig Subjektive soll nicht entschuldigt werden. Mir scheint eine Klinik das Recht zu haben, ihr eigenes Werk einheitlich darzustellen, auch wenn sie weiß, einen wie kleinen Sektor des gesamten Anschauungs- und Tatsachenkreises sie nur zu durchlaufen vermag. So soll es verstanden werden, wenn die Leistungen Anderer, obwohl nicht vergessen, meist weniger beachtet scheinen und nicht hervortreten, sondern nur das, bewußt einseitig, breiter ausgemalt oder flüchtig skizziert zur Darstellung kommt, womit gerade unser Werk sich beschäftigt hat. Es werden deshalb auch in den Fußnoten nur die Arbeiten unseres Arbeitskreises fast vollständig aufgeführt sein. Am Ende eines jeden Kapitels wird nur auf einige für den Zusammenhang wichtige Arbeiten anderer Autoren verwiesen. Von einer Literaturübersicht wurde also völlig abgesehen. Soweit einzelnen Krankheiten ein Kapitel gewidmet ist, wird auch von ihnen nur das ausgesagt, was uns gerade für unseren Zusammenhang beschäftigt hat. Nirgends also ist Vollständigkeit und Lückenlosigkeit angestrebt, es sind auch Teile aus bereits Publiziertem übernommen, vieles ist in Fortfall gekommen.

Die Darstellungsart weicht also absichtlich völlig von der eines Lehrbuchs ab, möchte aber auch etwas anderes sein als eine Sammlung von Fortbildungsvorträgen. Größte, wichtige Kapitel der Klinik, wie etwa die der Phthise, des Carcinoms, der Lues und viele andere wird man fast ganz vermissen: „Ergebnisse und Anschauungen unserer Arbeitsrichtung" sind als „klinische Sammlung" gefaßt, so also sind diese Kapitel ausgewählte. Die Wahl wurde bestimmt vom Erleben am Krankenbett, das aber nur scheinbar zufällig Probleme stellte, sondern notwendig gebunden ist an die Reaktionen eigener Mentalität.

Die Form solcher klinischen Aufsätze ist wohl üblicher im Auslande — ich denke an TROUSSEAU, CHARCOT, MACKENZIE u. a. — als beim Deutschen, den so oft Gründlichkeit zum streng neutralen Sammelreferat führt, statt mit Subjektivität sich zu äußern und zu einer Stellungnahme zu kommen, die bekennt, Angriffsmöglichkeiten bietet und durch Kampf Entscheidungen fördert.

Aus der unmittelbaren, neuen Wahrnehmung am Fluorescenzschirm der *großen Colonbewegungen* des Menschen erwuchs mir das Verstehen der *Dyskinesien.* Das Colon soll deshalb am Anfang der Darstellung stehen.

Die gestörte Funktion am *peptischen* Teil des Verdauungsrohres schien mir das Ulcus spasmogen zu erzeugen, und weiter waren es wieder dyskinetische Vorgänge an den Ausführungsgängen der großen Verdauungsdrüsen, die das lebendige Geschehen wie die Beschwerden uns verständlich machten.

Auch beim Kreislauf begann später unsere Betrachtungsart mit dem neuromuskulären Verhalten der Arteriolen, zuletzt dem der Venen und führte zum dynamischen Begriff der *Betriebsstörung* für Hypertonus, Dekompensation und lokalem vasculärem Geschehen.

Jene geordneten Regulationsmaßnahmen und ihre Störungen mußten über das Erfassen des neural gesteuerten hinaus humorale Disharmonien erkennen lassen — *die vegetativ Stigmatisierten* namentlich als *hyperthyreotische Konstitution* —, die Häufigkeit *der larvierten und latenten Erkrankungen* und als praktische Konsequenz die Forderung des *Abbaus der reinen Organneurosen* wurden mir zur einschneidenden diagnostisch therapeutischen Wandlung. Es fielen die Schranken zwischen anatomisch und funktionell: Eine Störung der Leistung, der Funktion ist keineswegs identisch mit „neurotisch" oder gar „psychogen".

Die Einbeziehung der *psychischen Verhaltungsweisen* ist Forderung der ärztlichen Mission. Sie reicht über das biologisch-kausal-naturwissenschaftliche ins finale Erkennen, ja ins Irrationale.

Das klinische Schauen — „*τὸ δύνασθαι σκοπεῖν*“ des Hippokrates — hatte mich gezwungen, die *Fettsucht* nicht als Bilanzproblem, vielmehr als Ausdruck intermediärer Störungen der Stoffwechselregulationen zu sehen — lipomatöse Tendenz. Heute sind faßbare veränderte Abläufe in der Beziehung Fett—Kohlehydrat, Ketonkörper—Glykogen daraus entstanden, welche den Glauben an die Vorherrschaft der Leber für die Intermediärvorgänge in Frage stellen können und die Peripherie so auch die größere Masse der Skeletmuskulatur mindestens als ebenso wichtig für die großen chemischen Umsetzungen erkennen.

Die experimentelle *akute Pankreasautodigestion* als drittes Arbeitsgebiet führte zur Einsicht gewaltiger Wirkungen des *körpereigenen Eiweißzerfalls* überhaupt, als Autointoxikation, und der wiederholte Schaden blutfremder Stoffe leitete über zur *Klinik der allergischen Entzündung*, aus der wir die Krankheitslage und das Gewebsverhalten jetzt ansehen als eine veränderte humorale wie anatomische Leistung, deren Lenkung therapeutischer Erfolg wäre.

Aus diesen drei Wurzeln, die aus dem fruchtbaren Boden klinischer Erde in meiner Assistentenzeit Nahrung fanden, erwuchs — so will es mir jetzt scheinen — ein Baum mit vielen weitersprossenden Ästen. Der Vergleich besagt, daß es wohl ein Ganzes ist, aber nicht vergleichbar wie im Tierreich personaler Ganzheit, sondern wie bei der Pflanze zwar Vielheit von einzelnen Blüten und Früchten, mancher Ast von anderen veredelnd aufgepfropft und dennoch ein einzelnes in sich geschlossenes Artexemplar aus der klinischen Gattung der „*funktionellen Pathologie*“.

Dies Buch faßt also unsere Ergebnisse zusammen aus der Gegenwart wie aus lange zurückliegenden Zeiten.

Mir aber scheint für die Klinik die Gewinnung objektiver exakter Ergebnisse notwendig verknüpft mit einer Problemstellung durch persönliche Anschauungsweise. So schuf das spezifische Milieu meiner Klinik Leistungen, die ohne diesen Einfluß, wie unser Arbeitskreis wohl weiß, nicht entstanden wären.

Stets schien mir das Wort der „pathologischen Physiologie“ irritierend, da ja die Physiologie die Lehre der normalen Lebensvorgänge ist, also im Gegensatz steht zur Pathologie als Wissenschaft. So führte ich, wenn ich mich nicht täusche, vor Jahren zuerst als programmatische Prägung die Bezeichnung „funktionelle Pathologie“ ein, nicht also als Ersatz für jene ältere, die uns durch Krehls Werk Standard geworden ist. Beide Begriffe lassen sich nicht voll zur Deckung bringen, aber wenn selbst moderne Anatomie den Begriff der „funktionellen Anatomie“ braucht, so bedarf die Klinik noch weit mehr der „funktionellen Pathologie“. Die Klinik soll sich sammeln um die biologischen Leistungen krankhaften Geschehens, das ist der vertiefte Sinn des Titels: „Funktionelle Pathologie, eine klinische Sammlung“.

Mag man einen Versuch sehen, jene bahnbrechenden Arbeitsleistungen von Ottomar Rosenbach, Ludwig Traube und meinem verehrten Meister Friedrich

Kraus fortzusetzen, sicher nur in einer Größenordnung, die mir adäquat ist. Nur Teile der Klinik wurden spezifisch beeinflußt von den Kräften, die in unserem Arbeitskreis sich auswirkten.

Ich hoffe der Relativität dieser Kräfte mir bewußt geblieben zu sein, und dennoch können sie wirkend beitragen, so scheint es mir, zur klinischen Anschauung funktioneller Pathologie, wie zur Reformation im praktischen Beurteilen und Handeln am Krankenbett, die mir weitgehend gewandelt scheinen durch unsere objektiven Ergebnisse.

Der für den Arzt so selbstverständliche Wunsch, sich im Dienst für andere zu verbrauchen, findet für mich seine Erfüllung durch dieses Buch, das ein Niederschlag ist einer klinisch-ärztlichen Einstellung, und mit dem ich anderen Ärzten und durch diese den Kranken dienen möchte.

Kapitel 1.

Colon.

Funktionelle Anatomie des Colons. — Die Haustrenbildung. — Pharmakologische Beeinflussung. — Parasympathische Colonformung. — Die Obstipation. — Die Röntgendarstellung des Darmes und seiner Schleimhaut. — Der Begriff der Irritation. — Colica mucosa und Colitis gravis. — Die Umstimmungstherapie. — Funktionelle Pathologie der Appendix. — Die Neuromatose der Appendix. — Darmdivertikel.

Als der Kontrasteinlauf noch nichts zeigte wie die Silhouette, also Randkonturen, sah ich mit LENZ (1911) zum erstenmal die großen Dickdarmbewegungen bei einem sehr sensiblen Patienten, der über „Tormina intestini" klagte[1]. Wir sahen, wie die Kontrastflüssigkeit nicht nur in großer Geschwindigkeit vom Coecum zum Sigma transportiert wurde, sondern wie ein Hin- und Herwogen stattfand, und konnten dadurch auch den Begriff des „retrograden Transportes" entwickeln[2]. Sicher werden diese großen Bewegungen des Dickdarms sich nur bei flüssig-breiigen Inhaltsmassen in jenem Vor- und Rücktransport äußern, aber für uns blieb eindrucksvoll der Hinweis auf das Bewegte, Lebendige fortbestehen, und der Eindruck, daß die Formung des Dickdarms Ausdruck seiner Funktion sei oder zum mindesten an der Formgebung die Funktion der glatten Muskulatur, ihr Tonus, ebenso maßgeblich beteiligt sei wie an der Fortbewegung die Koordination der Peristaltik.

Zu jener Zeit stand im Vordergrund des Interesses für das Obstipationsproblem die Theorie der Eupepsie von ADOLF SCHMIDT und J. STRASBURGER. Die besonders gute Ausnützung der Materia faecalis sollte flüssigkeitsarme und schlackenarme Faeces produzieren, die infolge dieser Beschaffenheit dem Kottransport Schwierigkeiten bereiteten. Man war damit abgerückt von der älteren Auffassung NOTHNAGELS, welche die motorische Funktion des Dickdarms in den Vordergrund des Geschehens bei der Obstipation setzt. Unsere Beobachtung führte zu jenen älteren Auffassungen zurück, zumal in jener Zeit das analysierende Experiment der Pharmakologen und Physiologen am überlebenden Darm zahlreiche Einzeltatsachen in bezug auf die verschiedenen Formen der Darmbewegung erschloß, so verschiedenartig freilich noch, daß aus

[1] v. BERGMANN: Über Dickdarmbewegungen des Menschen. Dtsch. med. Wschr. 1911, Nr. 31. — Motorische Dickdarmfunktion und Röntgenforschung. Zbl. Röntgenstr. Bd. 3, H. 4, 1912.

[2] v. BERGMANN: Der retrograde Transport durch große Colonbewegungen. Verh. dtsch. Röntgen-Ges. Bd. 8.

den analytischen Ergebnissen heraus es kaum möglich schien, zu einer Synthese der Dickdarmfunktion zu gelangen.

Zu gleicher Zeit hatte GOTTHOLD SCHWARZ in Wien ähnliche Röntgenbefunde am Dickdarm des Menschen gewonnen. Ich habe gern von ihm einen Ausdruck entnommen, den der „*Dyskinesie*". Er besagte am besten, wonach wir suchten: daß die normale Koordination der verschiedensten großen und kleinen Darmbewegungen und der tonischen Zustände am Darm gestört sei, daß die Eukinesie sich in die Dyskinesie verwandelt habe.

KATSCH und mir [1] schien es damals, daß dieses dyskinetische Moment ein übergeordneter Begriff sei für einen großen Teil des Geschehens bei der Obstipation überhaupt. Damit aber konnte diese wieder ganz eingefügt werden in eine verkehrte, für den Kottransport unkoordinierte Bewegungsart. Nicht eine eupeptische Funktion ließ das Wesen der Obstipation besser verstehen, sondern eine neuromuskulär gestörte Aktion.

Diese Vorstellung der Dyskinesie, weitergefaßt als SCHWARZ sie ursprünglich gemeint hat, ist uns dann führend geworden, auch weit über die funktionelle Pathologie der Dickdarmfunktion hinaus.

Von klinischen wie experimentellen Befunden haben neben jenen ersten Röntgenbeobachtungen am meisten KATSCHS Untersuchungen am Bauchfenstertier [2] unsere Anschauung beeinflußt und vertieft. KATSCH hat in der Altonaer Zeit unter Heranziehung des Chirurgen BORCHERS das Verfahren des experimentellen Bauchfensters gefunden. Ihm gebührt das Verdienst, vom Tierexperiment her die „funktionelle Anatomie" wesentlich gefördert zu haben. Das Verfahren besteht darin, daß man einem Versuchstier (Kaninchen, Katze, Affe) ein etwa 10 qcm großes biegsames Celluloidfenster in die Bauchdecken einsetzt und dort zum Einheilen bringt. Die Tiere leben damit bei voller Gesundheit bis zu einem Vierteljahr und länger.

Wurde nun kontinuierlich während der Verdauung durch das Fenster der sichtbare Darmabschnitt betrachtet, so ergab sich als damals grundlegende wesentlichste Beobachtung: daß die Haustren des Quercolons nichts anatomisch Festgebildetes, sondern etwas durchaus Funktionelles sind [3]. Zwar schien es, als ob die Tänien des Colons für die Zahl der vorhandenen Querfaserringe zu kurz sind, der Ringmuskelschlauch gleichsam gerafft wird, und dadurch als Falten die Plicae semicirculares entstehen, aber bei starkem Tonusverlust der Tänien oder bei excessiver Täniendehnung kamen sie zum Verschwinden. Es erwies sich, daß die Tänien nicht, wie damals die Anatomie fast durchgehend noch annahm (ALBRECHT V. HALLER, CUNNINGHAM), tatsächlich zu kurz angelegt

---

[1] v. BERGMANN und KATSCH: Über Darmbewegungen und Darmform. Experimentelles und Klinisches. Dtsch. med. Wschr. 1913, H. 27.

[2] KATSCH: Pharmakologische Einflüsse auf den Darm (bei physiologischer Versuchsanordnung). Z. exper. Path. u. Ther. Bd. 12, 1913.

[3] KATSCH: Die Erklärung der Haustrenformung des Colons. Z. angew. Anat. Bd. 3, H. 1/2, 1918.

sind und dadurch die Raffung und Haustrenbildung des Dickdarms bedingen. Es steht vielmehr die in den drei Tänienbündeln zusammengefaßte Colonlängsmuskulatur für gewöhnlich unter einem stärkeren Tonus, ist dadurch meist funktionell verkürzt und läßt so die Falten und Haustren in Erscheinung treten. Aber diese sind stets von wechselnder Zahl und Tiefe und ändern fast ständig ihren Ort. Die Kerben des Colons wandern fast unablässig und treten bald hier, bald dicht daneben auf — eben weil die Plicae semilunares nichts typisch Fixiertes sind. Mehr zum Beleg der ersten Befunde, als zum Beweise der inzwischen allgemein anerkannten Tatsache bringe ich hier noch einige Umrißpausen vom Affencolon, die direkt durch das Bauchfenster von Katsch durchgezeichnet worden sind (Abb. 1).

An den Wellenbewegungen, die über das Colon hinweglaufen, ließen sich dann wesentlich zwei Formen unterscheiden, die Katsch als Haustrenfließen und als Stülpbewegungen bezeichnete. Je nachdem die eine oder andere Bewegungsart stattfindet, erscheint das Colon „polymorph“ oder „isomorph“ haustriert.

Am polymorph haustrierten Colon finden sich hauptsächlich unregelmäßige Stülp- und Einziehbewegungen, die durch lokale Reflexe von der Schleimhaut

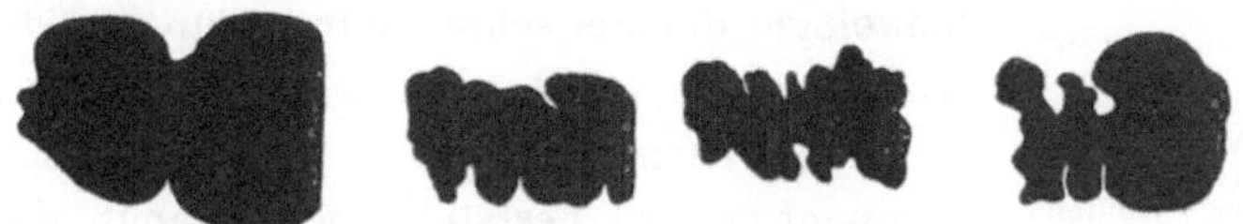

Abb. 1. Einige Pausen ein und desselben Colonstückes vom Affen (direkte Bauchfensterpausen von Katsch).

aus bedingt sein dürften. Am isomorph haustrierten Colon dagegen fließen scheinbar die Haustren, gleich groß nebeneinander angeordnet, auf der Taenia libera in einer Richtung die ganze Länge des Colon transversum entlang. Am deutlichsten kann man dieses Haustrenfließen verfolgen, wenn man die kleinen transversal verlaufenden Gefäße beachtet, die in umgekehrter Richtung von einem Säckchen auf das nächste zu wandern scheinen (Abb. 2).

Aufschlußreicher noch für die Regulation der Darmbewegung waren die Beobachtungen des Ablaufs pharmakologischer Einflüsse. Gab man Adrenalin, so konnte man fast im Moment der Injektion durch das Bauchfenster sehen, wie der Darm erblaßte und regungslos stillstand, bis erst langsam nach Ablauf einer Viertelstunde, also nach Aufhören der Adrenalinwirkung, die normale Bewegung wiederkehrte. Auf parasympathische Reizung mit Pilocarpin kam es sofort zu Steigerung und Unruhe der vorher rhythmisch ablaufenden Bewegungen. Sie nehmen einen krampfigen unkoordinierten Charakter an, der für die Funktion ungeeignet ist („dyskinetisch“), es steht durch die gegeneinandergerichteten Kontraktionen die aufgewendete motorische Leistung in krassem Mißverhältnis zu der Förderung des Darminhaltes. Der Pilocarpinreiz wirkt auf das muskuläre Darmrohr so, daß zwar teilweise energischste Förderung der Inhaltsbewegung resultiert, teilweise aber durch „Spasmen“ dem Vorrücken des Darminhaltes hartnäckige Hindernisse entgegengestellt werden.

Diesem erethischen Darmbilde gegenüber ist auf Atropin hin Motilität und Tonus des Darmrohres herabgesetzt. Breit und schlaff erscheint hier nicht nur der Dünndarm, auch die Querfaserschicht des Dickdarms hat ihren vorherigen Tonus verloren. Das Colon erscheint breiter, breiter sind zum Teil auch die einzelnen Haustren und zugleich schlaffer in der Form, teilweise sind sie ganz verstrichen, hie und da auch niedrig und sehr gleichmäßig angeordnet. Selbst der Sphincter an der Valvula Bauhini verliert unter Atropin seinen normalen Tonus, und durch Erschlaffen der Längsmuskulatur neben der Quermuskulatur — also durch Nachlaß des Tänientonus — entsteht eine atonische funktionelle „Transversoptose" (Abb. 3).

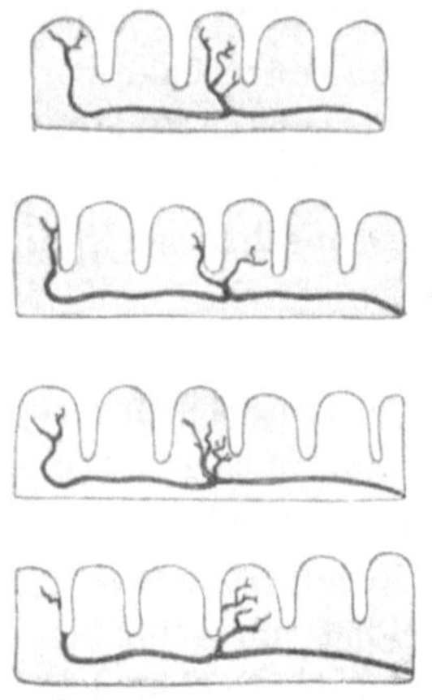

Abb. 2.
Das sog. „Haustrenfließen". Wie die Wellen über das nur scheinbar fortbewegte, tatsächlich aber stehende Wasser fließen, so schwingt auch die Dickdarmwand hin und her. Während jeder morphologisch zu fixierende Punkt an seinem Ort bleibt, fließen die Haustren darüber hinweg. Die Arterie in der Mitte kann an diesem „Weiterfließen" nicht teilnehmen. (Nach KATSCH.)

Vor dem Röntgenschirm ließen sich solche Bilder auch am Menschen erzeugen — damals allerdings nur mit prallen Füllungen[1]. Zwei Skizzen dieser alten Beobachtungen von KATSCH mögen hier noch einmal wiedergegeben sein, zumal ihre Bedeutung von der Pharmakologie damals schon sehr gewürdigt ist (sie fanden Aufnahme im Lehrbuch von MEYER-GOTTLIEB).

Die Pharmakologie war ja im analysierenden Experiment erst zu Feststellungen gelangt, die eine Synthese der Klinik noch unmöglich machten. Die Resultate der Atropinwirkungen des isolierenden Tierexperimentes — etwa am überlebenden Darm in Ringerlösung — waren nicht auf den Menschen, also nicht auf die Klinik zu übertragen. KATSCH hat damals ausgeführt, daß nach dem Stande der Pharmakologie vor diesen Ergebnissen mittlere und große

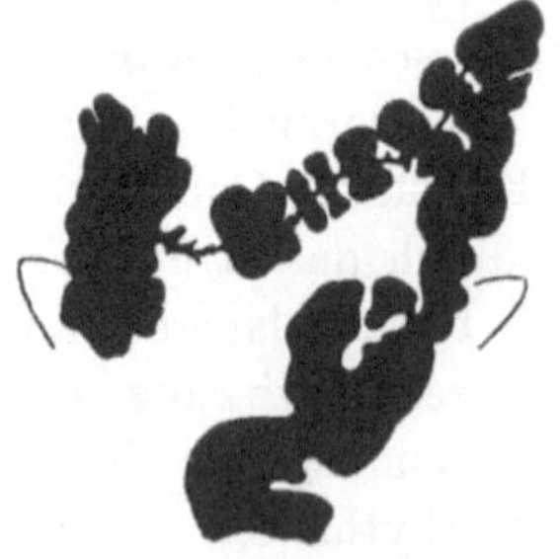

Pilocarpindarm vom Menschen nach praller Füllung.

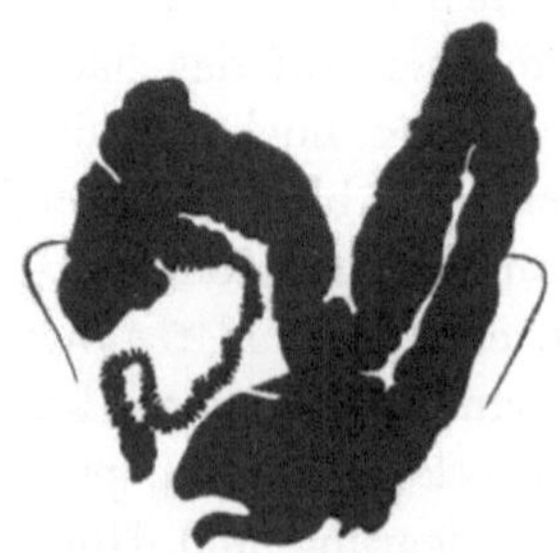

Atropindarm vom Menschen nach praller Füllung.

Abb. 3.

Atropindosen, je nachdem, ob sie auf die intramuralen Plexus wirkend oder auf den zuleitenden Vagusapparat bezogen werden, ganz verschiedene Interpre-

[1] KATSCH: Der menschliche Darm bei pharmakologischer Beeinflussung seiner Innervation. Fortschr. Röntgenstr. Bd. 21, 1913.

tationen zuließen. Am Darm hemmt zwar der Sympathicus und fördert der Parasympathicus, aber es zeigt sich auch, daß der vom Pelvicus versorgte Anteil — etwa zwei Drittel des distalen Colon transversum und das Descendens, während das Ascendens vom Vagus im engeren Sinne versorgt wird —in der Innervationsart sich anders verhalten können wie der Vagusanteil des Colons, und auch, daß gerade am Übergang zwischen beiden Innervationsgebieten mitunter ein circulärer Spasmus auftritt.

Der Wert der Bauchfenstermethodik am Tiere liegt also darin, am lebenden Tier, am einheitlich reagierenden Gesamtorganismus, nicht am isolierten Darm, eine Atropin- oder eine Pilocarpinwirkung zu beobachten. Die Bauchfenstermethode vermittelte zuerst die Vorstellung, daß auf eine Nahrungsaufnahme hin, wie auf einen psychischen Reiz das gesamte Darmrohr in zugeordnete koordinierte Bewegungen gerät im Sinne einer durchaus geordneten „zweckmäßigen“ Aktion.

Unter dem Eindruck dieser Beobachtungen habe ich dann eine Lehre von der *habituellen Obstipation* entwickelt, schon lange bevor sie durch die subtile Röntgendiagnostik, mit der Analyse nicht nur der äußeren Gestalt und funktionellen Veränderung des muskulären Darmrohrs, sondern auch der der Struktur und Funktion der Schleimhaut, wie FORSELL, BERG und KNOTHE sie entwickelt haben, Stütze und Bestätigung erfuhr.

Allen früheren Vorstellungen über die Obstipation, so richtig sie in der Erfassung von Teiltatsachen gewesen sein mögen, fehlte eins: die funktionelle Einstellung. Der Blick dafür, daß jenes komplizierte Ineinandergreifen von neuromuskulären Funktionen mit all ihren Steuerungen, von humoralen und chemischen Einflüssen, Reizauslösungen und Beantwortungen letzten Endes einer einzigen Aufgabe dient: Der Kotbeseitigung. Zu ihr gehört nicht bloß der Kottransport, sondern selbst ein kompliziertes Spiel der quergestreiften Muskulatur des Dammes und der Bauchpresse, das koordiniert einsetzt, wenn ein Reiz von der gefüllten Ampulle aus erfolgt und zu der unwillkürlichen Funktion glatter Muskulatur, die im wesentlichen den Transport bis zur Ampulle führt, nun auch die Aktion der sogenannten willkürlichen Muskeln kommt, nicht ohne daß sich auch hierbei noch die vegetative Funktion glatter Muskeln hinzugesellt. Wir müssen den Defäkationsakt und was ihn meist 24 Stunden lang vorbereitet, als eine einheitliche Organisation erfassen, die wir durchaus nicht unwissenschaftlicher gestalten, wenn wir sie neben ihrer biologischen Beschreibung auch als zweckdienlich ansehen. Nicht anders, als wenn wir die Funktion des Auges, nachdem wir alle morphologischen Teile studiert, alle physiologischen Teilfunktionen analysiert haben, doch schließlich als den einheitlich wirkenden Receptor für das Licht anerkennen, durch den uns eben die Welt des Schauens zuteil wird.

Fragen wir danach, warum die habituelle Obstipation so ungeheuer verbreitet und so verschiedenartig erklärt wird, obwohl die Koordination der Colonfunktion und des Defäkationsaktes in so zahlreichen Einzelvorgängen erkannt ist, so scheint es mir nicht das Richtige zu treffen, wenn man etwa das „obwohl“ durch „weil“ ersetzen würde und meinte, daß dort, wo so viele Bedingungen erfüllt sein müssen, gar zu leicht der Ausfall auch nur einer Bedingung die Obstipation zur Folge haben müsse. Das hieße die weitgehenden Kompensationen, die wir überall in der Organisation erweisen können, unterschätzen.

Ich habe in einem Vortrag während der Kissinger ärztlichen Fortbildungskurse 1925 die habituelle Obstipation als Domestikationsfolge hingestellt[1]. Außer beim Menschen sehen wir nur beim Hunde häufig chronische Obstipationen. Es besteht durch die Kultur der Zwang, trotz Wahrnehmung des Dranges einen Reflexvorgang das ganze Leben hindurch häufig willkürlich nicht zur Auslösung zu bringen. Mag sein, daß in der morgendlichen Defäkation auch physiologische Komponenten stecken, daß der langsame Kottransport sich in der Nacht regelmäßig weiter vollzieht und so des Morgens im Auftreten des Defäkationsdranges ein gegebener Vorgang liegt. Viel wesentlicher ist es doch wohl, daß die Kulturerziehung schon beim kleinen Kinde Bedingungsreflexe schafft, zu denen zweifellos eben auch der regelmäßige Defäkationsvorgang einmal in 24 Stunden zu ganz bestimmter Zeit gehört. Er stellt schon einen besonderen Zustand einer Kompensation dar, der in sich schließt, daß die Dekompensation nur allzu leicht eintreten kann. Sicher ist im Vorgang die persönliche Gleichung, das Konstitutionelle ebenfalls im hohen Maße gegeben, aber bei keinem einzigen Kulturmenschen scheint mir mehr ein natürliches Verhalten vorzuliegen, und immer scheint der unbedingte Reflex mit gewissen bedingten erworbenen Vorgängen verkoppelt zu sein. In diesem Erwerb liegt wohl der Hauptgrund, daß das Erworbene auch wieder viel leichter verlorengeht als das in der Organisation ursprünglich Vorgesehene[2].

Gewiß hat man immer gewußt, wie maßgebend die Erziehung, Dressur und die Gewohnheit ist, wie Ekel, Depression, Mangel an Zeit, Verhetztheit usw. zur Obstipation führen. Das bestreite ich nicht, aber man hat es nicht richtig gewertet. Außer bei Julius Bauer habe ich kaum irgendwo diesen Gedanken auch nur erwähnt gefunden. Das hat einen besonderen Grund, der — wie mir scheint — auch sonst bei der Erkenntnis mancher anderen pathologischen Zusammenhänge im ärztlichen Denken hinderlich ist: man setzt gewöhnlich das Verhalten des Gesunden als völlig physiologische Aktion und beschäftigt sich nur mit den Gründen, warum das normale Verhalten gestört ist. Aber schon der Normalvorgang kann ein künstlicher sein beim Kulturmenschen, und gerade deswegen wird die Disposition zur Störung und die Häufigkeit der Dekompensation groß sein. So genügt bei der habituellen Obstipation schon ein Milieu-

---

[1] v. Bergmann: Vom Wesen der habituellen Obstipation als einer Domestikationserscheinung. Ärztl. Fortbildungskurs Bad Kissingen, Sept. 1925. — Vom Wesen und Behandlung der habituellen Obstipation. Ther. Gegenw. 1928, H. 1.

[2] Westphal: Die Pathologie der Bewegungsvorgänge des Darmes (einschl. Obstipation u. Defäkationsstörungen) u. Die Defäkation. Hdb. d. norm. u. path. Physiol. Bd. 3B/II. Verdauung u. Verdauungsapparat. Berlin: Julius Springer 1927.

wechsel, eine Reise, ein Krankenlager von einigen Tagen, erst recht eine Laparotomie, um fortwirkend dauernd eine erworbene Eigenschaft zu stören. So genügt eine leichte Störung der inneren Sekretion, eine Gesamtveränderung der psychophysischen Person, etwa durch eine Unluststimmung, eine abgeänderte Kostform und vieles andere mehr, um ein labiles Gleichgewicht aus der Koordination zu bringen. Wäre es stabil, so könnte es standhalten.

Dieser funktionelle Gedanke vertieft in seiner einheitlichen Blickrichtung nicht nur das Verständnis für die Häufigkeit des Leidens und damit für die Pathogenese überhaupt, sondern wirkt sich auch unmittelbar therapeutisch aus. Es wird klar, warum wir bei diametral entgegengesetzter Therapie ausgezeichnete Erfolge erleben können. Es wäre verständlich, daß bei der spastischen Obstipation eine schlackenarme, bei der atonischen eine schlackenreiche Diät erfolgreich ist, aber wir hören von v. Noorden, daß er in der Mehrzahl der Fälle mit schlackenreicher Kost, von Rosenfeld, daß er fast in allen Fällen mit einer ganz milden, fast cellulosefreien Ernährung zum Ziele kommt, hören von Julius Bauer, daß er ohne jede diätetische Vorschrift die Obstipation zu heilen vermag, ähnlich von Schindler, daß die Psychotherapie die Methode der Wahl zur Obstipationsbehandlung sei. Man kann versucht sein, den Widerspruch in so verschiedenen Behandlungsweisen aufzuklären mit der Erklärung des Suggestiven. Doch scheint uns diese Deutung zu einseitig — ja ich halte auch alle Unterteilungen von Formen habitueller Obstipation — spastisch, atonisch, Ascendens-, Descendenztyp, Dyschezie usw. — für ziemlich unwichtig.

Glauben wir, daß ein Zusammenspiel von sogenannten „bedingten Reflexen“, wie auch immer, verlorengegangen ist, so sehe ich unsere therapeutische Aufgabe für eine große Mehrzahl von Fällen darin, die bedingten Reflexe, den Automatismus des Kottransportes mit dem zugehörigen Defäkationsreflex als Endakt des Transportes wiederherzustellen. Aber nie werden wir jene Automatie erzielen, wenn ein Abführmittel in wechselnder Dosis und Häufigkeit vom Kranken selbst bestimmt wird oder wenn die Vorschrift etwa lautet: am Tage einer reichlichen Entleerung wird „natürlich“ kein Abführmittel genommen, erst wenn 1—2 Tage die Defäkation ausbleibt, erfolgt je nachdem eine größere oder kleinere Dosis der Medikation. Entgegen der theoretischen Furcht, daß der Patient sich an ein Abführmittel gewöhne und man darum häufig wechseln und aussetzen müsse, setze ich den Erfahrungssatz: der Mensch gewöhnt sich nicht an das Abführmittel, sondern an die regelmäßige Defäkation. Ich gehe seit Jahren so vor, daß ich des Abends nach kurzem Erproben der nötigen Dosis in der Regel ein pflanzliches Abführmittel verordne aus der Reihe der Oxy-anthrachinon-derivate (Rheum-, Senna-, Frangula- u. ä. Präparate) und den Patienten veranlasse, jeden Abend, ohne Ausnahme, ohne Rücksicht auf den Erfolg, das Mittel in gleicher Dosis zu nehmen. Die Darmperistaltik des Nachts sorgt für den eintretenden Drang in den Morgenstunden und diesem ist mit Konsequenz nachzugeben.

Seither kenne ich für die meisten Fälle keine Diätvorschriften. Der Obstipationshypochonder kommt ja so weit, jede Nahrung unter dem Gesichtspunkte seiner Obstipation zu wählen, sich ständig mit der Frage zu beschäftigen, was und wieviel er nun einnehmen soll — ein Kultus in den Variationen der Medikamente und der Klistiere entwickelt sich, und alle Aufmerksamkeit konzentriert sich auf jenes Problem. Mir scheint es schlichteste Psychotherapie, wenn die Motorik des Darms durch die Anthrachinonderivate den Transport und den Defäkationsreflex regelmäßig erzwingt. Wo bleiben Sorgen und Kontemplation, wenn die Tatsache der regelmäßigen morgendlichen Defäkation alle Gründe des Verstandes und Gemütes widerlegt? Daß eine pflanzliche Droge per os genommen dem natürlichen Vorgange der Nahrungsaufnahme weit näher steht, wie die Unnatur häufiger Wasser- oder gar Glycerinklistiere, wird wohl niemand bestreiten.

Ich weiß sehr wohl, daß es Versager dieser Behandlung gibt. Auch ich kenne selbstverständlich hartnäckige habituelle Obstipationen, bei denen gröbere Suggestion oder feinere Psychotherapie erst Erfolg brachten, bei denen subtilere Kostregelung, schlackenreich oder schlackenarm, mir indiziert schien, andere Abführmaßnahmen herangezogen werden mußten, das endocrine Moment mit Erfolg Berücksichtigung fand. Das widerspricht aber nicht der Grundauffassung. Kommt man nicht zum Ziel, ist die Diagnose zu revidieren — ein Megacolon, eine Darmstenose, wie vieles andere täuschen eine harmlose habituelle Obstipation oft vor.

Was so abgeleitet war vom Krankenbett, von ersten noch unvollständigen röntgenologischen Beobachtungen und vom Tierexperiment, hat von der modernen Röntgenologie seine volle Bestätigung erhalten. Und es ist darüber hinaus noch ergänzt worden durch die Feststellung, daß das, was wir für das muskuläre Darmrohr erkannt hatten, auch gilt für die Darmschleimhaut, obgleich diese gerade im Colon in ihrer Formgebung vom Muskelrohr weitgehend unabhängig ist.

Forsell, auf den ja die röntgenologische Schleimhautanalyse des Magendarmtractus überall zurückgeht, hat die weitgehende Selbständigkeit der *Schleimhautplastik* bzw. ihre fast ausschließliche Bedingtheit von der autonom gesteuerten Muscularis mucosae beobachtet. W. Knothe, der sich auf Veranlassung von H. H. Berg an meiner Klinik ganz besonders mit der Röntgenologie des Colons befaßt hat, hat Forsells Befunde absolut bestätigen können [1].

Die Formgebung der Mucosa ist keineswegs nur abhängig von den Haustrenbildungen und Muskelkontraktionen, die am Bauchfenster oder beim Röntgenstudium des Darmes mit praller Füllung sichtbar werden. Die Mucosa ist auf der Propria weitgehend verschieblich. Sie ist überdies in stetiger Bewegung,

[1] Knothe, W.: Schleimhautstudien am normalen und kranken Dickdarm. Z. klin. Med. Bd. 108, H. 1/3, 1928. — Die Dickdarmschleimhaut, ihre normale und pathologische Funktion im Röntgenbilde. Leipzig: G. Thieme 1932.

so daß auch bei der Schleimhautreliefdarstellung durch minimale Füllung nur mit Mühe „Normalzustände" festgelegt werden können. Immerhin hat KNOTHE aber bei seinen ausgedehnten Untersuchungen doch eine Grenze abstecken können, in die man die Norm einfassen kann.

Die Innenarchitektur des normalen Dickdarms zeigt danach einen bunten Wechsel von Quer- und Längsfalten, mannigfaltige, oft spiralige Überkreuzungsfiguren, aber stets sanfte, weiche Formen, weiche Faltenübergänge. Beim normalen Bilde dominieren zart geschwungene Linien, scharfe Ecken und Kanten werden vollkommen vermißt (Abb. 4 und 5).

„Im allgemeinen überwiegen nach oral die Querfalten, analwärts nehmen sie immer mehr ab, um im unteren Descendens und Sigma fast ganz zu schwinden.

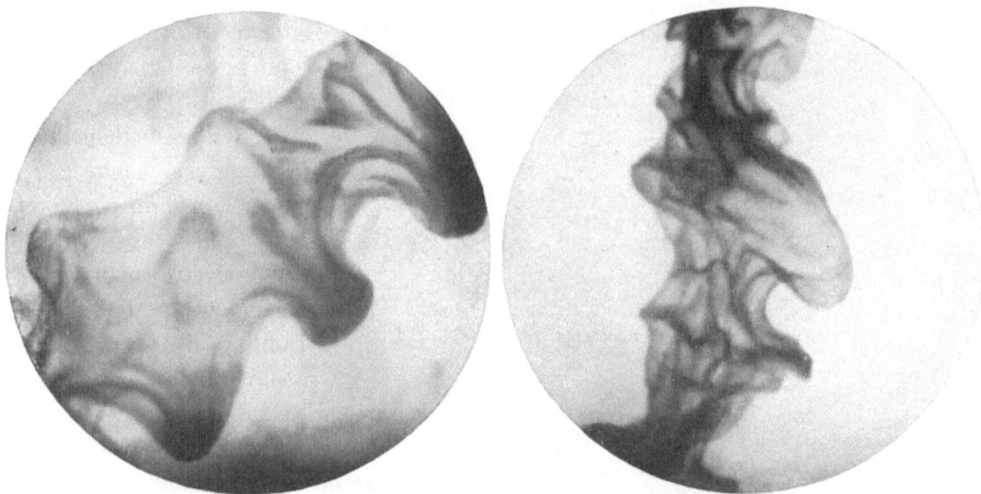

Abb. 4. Ruhige Form. Abb. 5. Belebte Form.

Abb. 4 und 5. Normales Dickdarmrelief.

Eine Beobachtung, die offenbar mit der Eindickungsfunktion des Coecums und der Transportfunktion der distalen Darmabschnitte zu erklären ist. Hinzu kommt, daß das distale Colon meist mehr kontrahiert ist wie der Anfangsteil. An allen Kontraktionsstellen finden wir aber bekanntlich wie im gesamten übrigen Magen-Darm-Kanal so auch im Colon ausschließlich Längsfalten. Der Wandbeschlag soll gleichmäßig samtartig sein. Das Kaliber der einzelnen Falte beträgt im Durchschnitt Strohhalmdicke" (KNOTHE).

War hiermit eine Vergleichsgrundlage als Normalzustand gefunden, so ließen sich nun auch leicht die alten pharmakologischen Untersuchungen wiederholen und nach der Seite der Schleimhautfunktion und ihrer Beeinflussung vervollständigen.

Von den Versuchen, die KNOTHE mit Atropin und Pilocarpin unternommen hat, seien hier kurz einige Abbildungen beigefügt (Abb. 6, 7 und 8). Sie zeigen überzeugender als Worte die völlige Übereinstimmung unserer Beobachtungen am Darmmuskelrohr mit denen an der Schleimhaut. Hier wie dort der erethische Reiztyp auf Pilocarpin, die Erschlaffung auf Atropin. Hier wie dort die gleichsinnig zugeordnete Reaktion des gesamten Darmrohres auf den pharmakologischen Reiz. Und dies trotz der großen Unabhängigkeit in ihrer plastischen Veränderung.

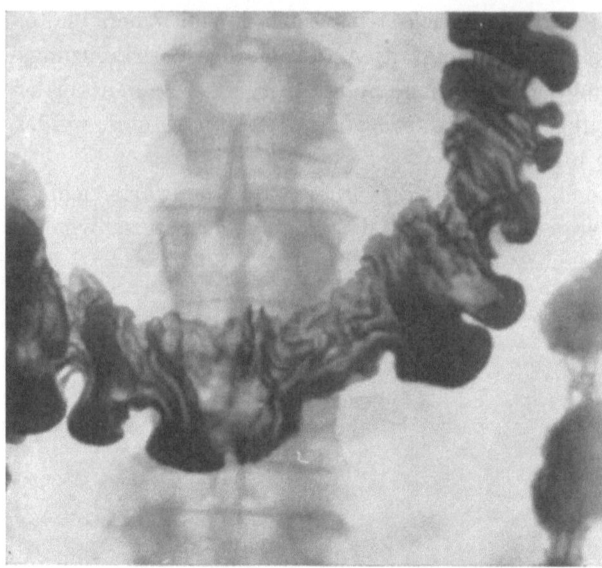

Abb. 6. Dickdarmrelief vor Pilocarpin, ruhiger Typ.

Von neuem erwies sich die Formulierung vom „Pilocarpindarm ohne Pilocarpin" — d. i. der parasympathisch irritierte Darm — als dem häufigsten Typ des obstipierten Darmes als zutreffend. Die Schleimhautanalyse zeigte sogar schon dann in vielen Fällen ausgesprochene Reizformen des Reliefs, wenn die pralle Füllung das Darmrohr noch ebensosehr ein normales Bild gab, wie es sich etwa auf dem Sektionstische als normal erweisen würde.

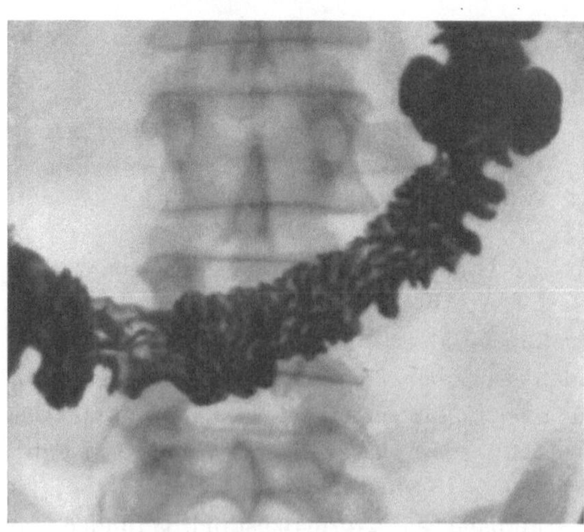

Abb. 7. Relief nach Pilocarpin, parasympathische Reizform (Irritationsbild) Analoge Irritationen ohne das Pharmakon sind der „Pilocarpindarm ohne Pilocarpin", also der vagische erregte Darm.

Das Können und Erkennen des Röntgenologen geht hier zweifellos weit über die Möglichkeiten des pathologischen Anatomen hinaus. Er sieht auch Funktionsabläufe und Funktionszustände, die sich in ihrem Geschehen schon deutlich als „besondere" erkennen lassen, zu einer Zeit, wo sich noch keinerlei organische und morphologische Veränderung findet.

Das zeigt sich gerade bei der Obstipation als funktionell reflektorischer Betriebsstörung, bei der ja der Pathologe meist nur eine normale und intakte Schleimhaut finden wird.

Im Röntgenbild kann man nicht selten dann schon einen Reizzustand der Schleimhaut beobachten, der sich in unregelmäßig gequetschten Falten verminderten Kalibers ausdrückt, wir finden ihn nicht selten bei chronischer Obstipation. Es ist einleuchtend, daß der wirre, unregelmäßige Faltenwurf, zu dem sich oft noch ein vermehrter Tonus der Muscularis propria hinzugesellt, transporthindernd wirkt.

Knothe hat für diesen Zustand den Begriff der „*Irritation*" gewählt. Denn es ist in der Tat notwendig, hierfür eine begriffliche Abgrenzung zu finden, wenn das Wesen dieses Zustandes auch gerade in dem fließenden Hinübergleiten von den Verhältnissen der Gesundheit in die Krankheit liegt. Die Irritation ist ein sichtbarer Ausdruck der Dyskinesie. Hier, wo Form und Funktion so eng miteinander verknüpft ist, prägt eben auch der geringste Funktionswandel schon der Formung sein Gesicht auf, wenn auch die eigentliche Struktur noch unverändert bleibt. Die Irritation stellt lediglich einen Verkürzungszustand der Muscularis mucosae dar und führt zu ungeordneten, wirren Faltenformationen, ohne daß irgendwelche lokalanatomischen Veränderungen, z. B. im Sinn einer Entzündung, nachweisbar wären. Es fehlt bei ihr stets die Schwellung der Schleimhaut, es fehlen auch stets Temperatursteigerungen, dagegen kann es gelegentlich allein schon durch den parasympathischen Zustand der Dysfunktion zu vermehrter Ausschwitzung, zu Schleimabgang und auch zu Durchfall kommen.

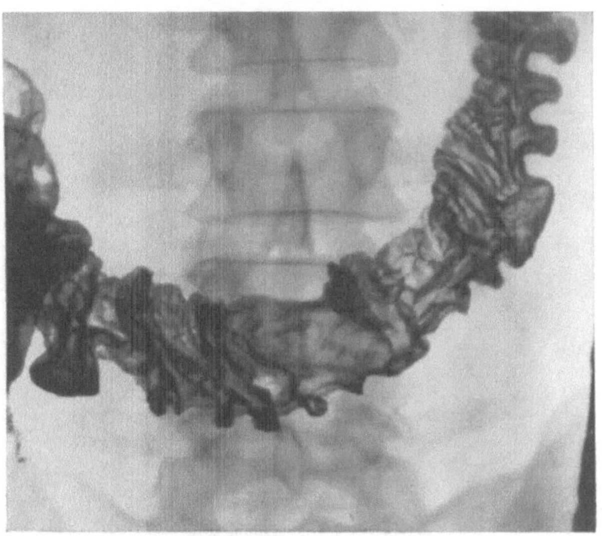

Abb. 8. Relief nach Atropin. Wieder Ruhe im Faltenwurf.

Durch die Mannigfaltigkeit dieser Symptome, aber auch dadurch, daß mehr oder weniger jeder dem Dickdarm mitgeteilte Reiz zu diesem Irritationsbilde führen kann, ist die Differentialdiagnose ebenso schwierig wie sie wichtig ist. Als mögliches Begleitsymptom einer jeden Organerkrankung des Verdauungstractes wird der Befund einer Irritation in jedem Falle eine exakte Untersuchung des gesamten Magen-Darm-Kanals notwendig machen und auf der anderen Seite den Versuch einer sicheren Abgrenzung gegen die prognostisch und darum auch therapeutisch viel ernster zu nehmenden entzündlichen Dickdarmerkrankungen erfordern. So sicher dem röntgenologischen Bilde auch ein klinisch abzugrenzender Krankheits- und Symptomenkomplex entspricht, so schwer ist die Differentialdiagnose allein auf klinische Beobachtung hin. Sicher wird sie oft nur röntgenologisch möglich sein. Gerade, weil wir aber bei der Irritation neben Tenesmen auch Durchfälle, mit Schleim, ja gelegentlich sogar mit Blut untermischt, sehen, stehen wir nicht an, viele der vermeintlichen Heilungen von Colitis gravis, die stets ein entzündlicher Krankheitszustand ist, in die Kategorie der nur neuromuskulären Darmstörung, der Irritation, zu verweisen, verknüpft mit parasympathischen neurosekretorischen Störungen.

Ein klinisches Krankheitsbild, das noch ganz in den Rahmen der Irritation gehört, ist die *Colica mucosa*. Hier finden sich stets röntgenologisch alle ihre Zeichen. Meist sind die Falten erheblich vermehrt, wurmartig gekrümmt und

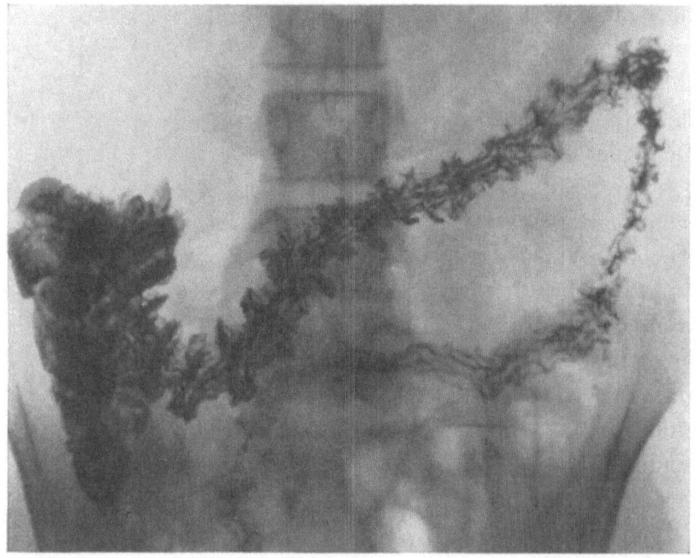

Abb. 9. Reizrelief, „Irritation“ bei Colica mucosa, neuromuskulärer Zustand ohne Entzündung.

geben dem Relief ein gerunzeltes Aussehen. Das Kaliber der Einzelfalte ist dabei meist vermindert. Die Haustren dagegen, bisweilen mit breiten Schattenfetzen, die den bariumbeschlagenen Schleimpartien zu entsprechen scheinen, erfüllt, können dichter und tiefer erscheinen, und es ergibt sich dann oft ein pleureusenartiges Reliefbild (Abb. 9 u. 10). Auch das sind aber immer völlig reparable funktionelle Zustände, denen auf dem Sektionstisch so gut wie nie ein anatomisches Substrat entspricht, und die sich oft nur sekundär kenntlich machen an den typischen Schleimabsonderungen.

Klinisch ist die Colica mucosa nur der Ausdruck eines allergischen Reizzustandes, also nicht allein eine Lokalerkrankung. Kennzeichnend hierfür schon die starke Eosinophilie. Die Bezeichnung als „Asthma bronchiale des Dickdarms“ trifft das Wesentliche: hier wie dort zeigt das Erfolgsorgan vermehrte Neigung zu Spasmen und jene besondere Art gerinnender Schleimsekretion, die zur Ausstoßung oft ganzer Ausgüsse aus dem Darm führt, von Schleimmembranen mit eosinophilen Zellen und spitzen Krystallen, beides wiederum Ausdruck neuromuskulärer und neurosekretorischer parasympathischer Erregung. Hier wie dort ist unter den bedingenden Momenten die Affektlage unverkennbar, ebenso auch Wirkungen aus der Ferne von anderen Organen. Fälle, bei denen Asthma bronchiale, Colica mucosa und nervöse Nasensekretion mit Schleimhautschwellung, auch Conjunctivitis wie beim Heuschnupfen sich kombinieren oder alternieren, sind gar nicht selten. Die allergischen spezifischen humoralen Komponenten sind ätiologisch hier noch wenig aufgezeigt, aber die Bereitschaft zur Betriebsstörung als typischer Schleimhautzustände ist klinisch evident. Andererseits geht zweifellos hin und wieder auch einmal sekundär aus der „Colica mucosa“ die Colitis hervor.

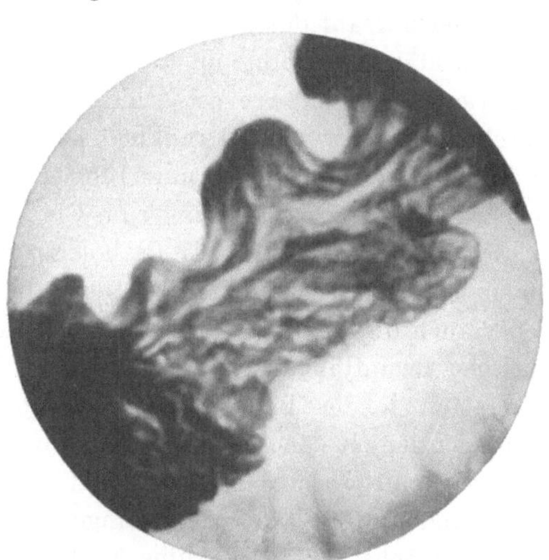

Abb. 10. Irritationsrelief bei Colica mucosa (vagische Erregung).

Wegen der verschiedenen auslösenden Bedingungen wird eine verschiedene Therapie der Colica mucosa analog dem Asthma oft am Platze sein, auch eine kombinierte Behandlung. Oft wird der Arzt sich darauf beschränken, gegen die jeweils im Vordergrund stehenden Störungen des Intestinums symptomatisch vorzugehen. Hier wird, wie fast überall bei neuromuskulären Störungen, unterhalb des Zwerchfells das Atropin, das Papaverin und Papavydrin, auch als neuestes das Perparin indiziert sein. Prinzipiell wird aber funktionelle Therapie eine „Umstimmungstherapie“ mit Desensibilisierung etwa durch Peptoninjektionen oder Seruminjektionen anstreben. Dies um so mehr, als wir in letzter Zeit unter dem Eindruck der ganz überraschend günstigen Wirkung dieser Maßnahmen sogar bei der Colitis gravis, gerade bei ihren schwersten Formen stehen.

Die *Colitis ulcerosa gravis* ist das Endglied der Kette, die über die funktionellen Veränderungen und Störungen am Dickdarm, über die Irritation und Hyperirritation bis zu den ausgesprochenen leichten und schwereren unspezifischen entzündlichen Erkrankungen führt. Sie ist eben deren ernsteste Form. Hier greift die Pathologie der Funktion weit hinüber in das Gebiet der Pathologie der Struktur, von der sie ja im Grunde untrennbar ist. Das häufige, fast völlige Fehlen unveränderter Colonschleimhaut, die große Ausdehnung entzündlicher Ulceration bis tief hinein in die Muscularis der Darmwand zeigt die oft ausgedehnte

Unterminierung, die jeden rhythmischen Ablauf der Haustrenbildung und des Kottransportes unmöglich macht; fast kontinuierlich laufen die Entzündungsprodukte mit oder ohne Kot durch das starre Colonrohr.

Unter den übrigen Dickdarmentzündungen, etwa der Bazillen- und Amöbenruhr, nimmt die Colitis gravis aber nicht nur deswegen eine besondere Stellung ein, weil bei ihr die suppurativ-ulcerösen Erscheinungen am schwersten sein können, auch nicht, weil mindestens bis vor kurzem die Therapie mehr als unzureichend, die Prognose oft infaust war und nicht, weil die Ätiologie nicht eindeutig erklärt werden kann, sondern weil ihr ganzer Symptomenkomplex so viel Besonderheiten aufweist, daß er die Aufstellung eines geschlossenen Krankheitsbildes rechtfertigt, wenn es sich um eine einheitliche Reaktionsart auf verschiedenste Noxen hin handelt, gerade ohne einheitliche Ätiologie.

Es sei nur auf das ganz isolierte Auftreten der Krankheit, ihre mangelnde Kontagiosität, die völlig im Gegensatz zur Bazillen- und Amöbenruhr steht, hingewiesen, auf ihren meist schleichenden Beginn mit einem deutlichen Anschwellen der Schwere der Krankheit selbst durch Jahre hindurch, auf ihre lange, oft durch große Remissionen unterbrochene Dauer, ihre außerordentlich schlechte Heilbarkeit und große Neigung zum Chronischwerden.

Mit einer Auffassung als Pathologie der Funktion, als Vorstellungen von Vorgängen der Umstimmung und der Überempfindlichkeitslage aber verbindet wieder auch dieses scheinbar so rein morphologische Krankheitsbild eine therapeutische Beeinflußbarkeit.

Hatten lokale Behandlungsversuche, Spülungen und Waschungen mit Desinfizientien (Rivanol, Yatren, Kamillosan) allein fast nie zur Heilung geführt, hatte die chirurgische Ausschaltung des entzündeten Darmabschnittes nur schwer und nur selten ein Abklingen der Entzündung zur Folge gehabt, so zeigten zunächst zufällige klinische Beobachtungen, wie günstig und schlagartig schnell die Colitis auf anaphylaktische Vorgänge reagierte.

Schon im Jahre 1925 fiel uns eine solche plötzliche Heilung einer Colitis gravis durch eine zufällig entstandene anaphylaktische Reaktion auf, und wir haben seitdem an meiner Klinik oft diesen Weg der Therapie eingeschlagen. Kalk hat erst kürzlich über 13 mit anaphylaktischem Shock behandelte Fälle berichtet[1]. Während sein ursprüngliches Vorgehen so war, daß er zunächst durch eine intramuskuläre Injektion von unspezifischem Pferdeserum sensibilisierte und dann nach 12—20 Tagen durch erneute intramuskuläre Injektion — oder, falls diese reaktionslos blieb, durch intravenöse Injektion — Anaphylaxie erzeugte, sind wir später auch dazu übergegangen, die Reaktion durch Bluttransfusionen auszulösen, bei denen es meist weniger darauf ankommt, die Anämie zu beheben als eine anaphylaktische Fieberreaktion zu erzeugen. Erfahrungen mit der Transfusionstherapie haben in letzter Zeit Rachwalsky,

---

[1] Kalk: Therapie der Colitis gravis durch Erzeugung von Anaphylaxie und mit Bluttransfusion. Z. klin. Med. Bd. 118, H. 5/6, 1931. — Zur Behandlung der Colitis gravis. Fortschr. Ther. 7. Jahrg. 1931, H. 21.

H. Strauss und A. W. Meyer mitgeteilt. Die Beobachtungen dieser Autoren gehen, wie ich weiß, alle auf einen Fall zurück, bei dem wir uns in einem gemeinsamen Konsilium zur Vornahme einer Transfusion nur wegen der schweren Anämie entschlossen und bei dem eine schnelle, uns allen unerwartete Heilung resultierte.

Die Bluttransfusion, ebenso wie die durch Pferdeserum erzeugte Anaphylaxie sind leider keine ungefährlichen Maßnahmen, weil man die Reaktionsstärke nicht in der Hand hat. Sie dürfen nur bei ständiger sorgfältigster Kontrolle des Kreislaufs vorgenommen werden. Die Gefahr eines Kollapses, der den sofortigen Einsatz aller Kreislaufsmittel notwendig macht, ist nie von der Hand zu weisen. Aber die Prognose der Krankheit nicht nur quoad sanationem, sondern auch quoad vitam rechtfertigt vollauf die Anwendung des Verfahrens. Wenn der Chirurg bei jedem Eingriff — auch bei Krankheiten mit weit geringerer Sterblichkeitsziffer als der Colitis gravis — mit einem gewissen Prozentsatz an Letalität rechnen muß, warum sollte dann der Internist bei einer nahezu infausten Erkrankung eine Maßnahme scheuen, bei der nach einer Statistik von Pfaundler über Seruminjektionen doch nur mit einer Mortalität von 0,03 % zu rechnen ist.

Eine sehr zweckmäßige und am wenigsten gefährliche Modifikation der Anaphylaxieerzeugung hat mein Assistent Dietrich neuerdings an einigen Fällen erprobt. Es hat sich nämlich gezeigt, daß schon durch rectale Spülungen mit Pferdeserum bei schweren Colitiden durch die ausgedehnten Wundflächen genügend Serumeiweiß zur Resorption kommt, um eine Fieberreaktion und Heilwirkung auszulösen. Wir gehen nach diesem Vorschlag jetzt so vor, daß wir zunächst wie früher mit 20 ccm Pferdeserum intramuskulär sensibilisieren, dann aber zwischen dem 12. und 20. Tage einen Serumeinlauf von 200 ccm geben und erst, wenn hier eine Reaktion ausbleibt, zur erneuten intramuskulären und schließlich intravenösen Injektion schreiten.

Die Reaktion und der Heilerfolg pflegen, wenn überhaupt, sofort einzutreten, so daß mit Zuwarten keine Zeit verlorenzugehen braucht. Meist hören schlagartig die Durchfälle, Schleimabgänge und Blutungen auf.

Die Veränderungen an der Darmschleimhaut selbst brauchen natürlich zum Abklingen und Ausheilen eine weit längere Zeit. Daher erklärt sich auch, daß eine einmalige Bluttransfusion oder Anaphylaxiebehandlung nur selten zur Dauerheilung zu führen scheint und meist nach gewisser Zeit Rezidive auftreten, die allerdings häufig dann nicht mehr so günstig angehbar sind wie beim ersten Male. Bei den von uns behandelten 13 Fällen wurde bei 8 lediglich eine Serumanaphylaxie erzeugt. 5mal trat ein voller Erfolg, der jetzt schon über einige Jahre andauert, ein, 3mal kam es weder zur Serumkrankheit, noch zu einer Beeinflussung der Colitis. Bei diesen 3 und 5 weiteren Fällen wurde die Behandlung mit Bluttransfusion vorgenommen, hier traten in jedem Falle Erfolge ein, die oft, was Stärke und Dauer der Heilung anlangt, ebenso günstig erschienen wie die mit der Anaphylaxie erzielten Resultate.

Das klinische Bild und der klinische Ablauf der Colitis ist bekannt. Nicht so der gleichzeitige Ablauf der Vorgänge an der Schleimhaut selbst, wie sie uns die röntgenologische Schleimhautanalyse zugänglich macht.

Eine Filmserie, die KNOTHE bei einem Patienten meiner Privatklinik gewonnen hat, illustriert das Wesentliche.

Ein 21 jähriger junger Mann erkrankt Juni 1929 erstmalig mit Oberbauchbeschwerden. Wenige Wochen später tritt Blut im Stuhl auf, im Herbst sind die Stühle dünnflüssig,

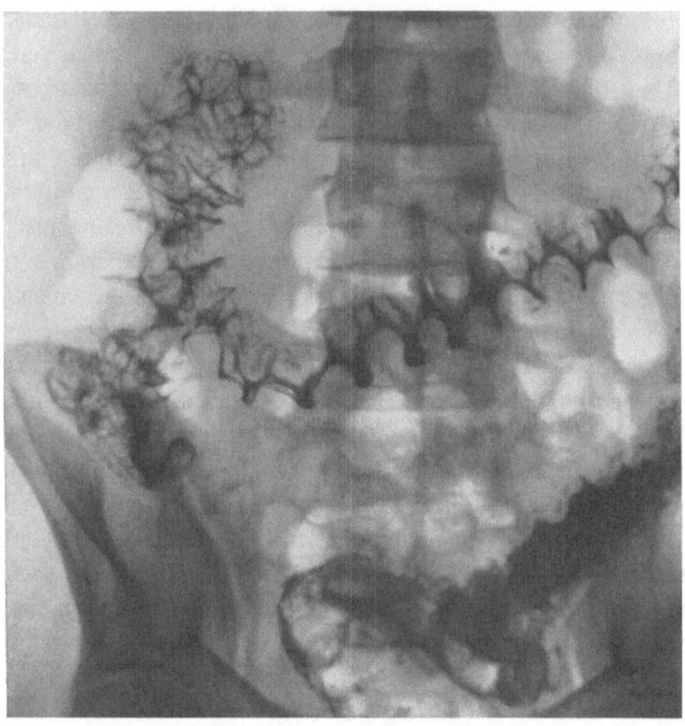

Abb. 11. Colitis ulcerosa gravis I, Schleimhautschwellung und Unterminierung der Schleimhaut — Colitis infiltrativa.

stinkend, blutig gefärbt und 4—6 mal täglich erfolgend. Temperaturen sind da, der Kranke im elendesten Allgemeinzustand. Bei der ersten Röntgenuntersuchung im Oktober 1929 zeigt das Relief alle Zeichen schwerster Entzündung. Schwellung und Volumenzunahme der Schleimhaut als primitivste Entzündungszeichen stehen im Vordergrund, das Relief ist völlig zerrissen, der Faltenwurf fast restlos verdrängt, das Darmrohr ist völlig starr, Haustrierung fast ganz verschwunden, wo überhaupt Haustrenzeichnung sich findet, ist sie durch fingerkuppenbreite, wellenförmige, relativ flache Einziehungen der Randpartien kenntlich. Es entsprechen darin die Wülste den Schleimhautkissen, zwischen die die geschwürigen Veränderungen, die sich im Bilde mehr als Zapfen ausnehmen, eingelagert erscheinen (Abb. 11 und 12).

In den nächsten Tagen trat klinisch eine solche Verschlechterung ein, daß zunächst ein Anus praeter naturalis angelegt wurde. Dabei kam ein schwer sulzig entzündeter Darm zutage, der bei der leisesten Berührung bereits einriß. Dennoch weiter blutige Stühle, Temperaturen, zunehmende Anämie und schwere Linksverschiebung. Am 8. November Transfusion von 400 ccm Blut. Unmittelbar danach Schüttelfrost mit Temperaturen bis zu 40°. Noch am selben Tage hörten die reichlich blutig-eitrigen Entleerungen aus dem Anus auf. Am nächsten Tage zum erstenmal breiiger Kot, dann allmähliches Absinken der Temperaturen, Ansteigen des Hämoglobins und Besserung des Allgemeinbefindens, bis im Dezember auch der Abgang von Schleim und Eiter aus dem künstlichen After völlig sistierte.

Bei der Röntgenkontrolle Februar 1930 zeigt das Colon vom Transversum an aufwärts bereits wieder die Andeutung einer Haustrenzeichnung, das Kaliber des Darmes ist jetzt normal, die Wandung am gesamten Dickdarm fein gezähnelt und das Schleimhautrelief übersät mit feinen Aufhellungsfiguren von Erbsen- bis Schrotkorngröße — Granulationsbildung als Regeneration (Abb. 13).

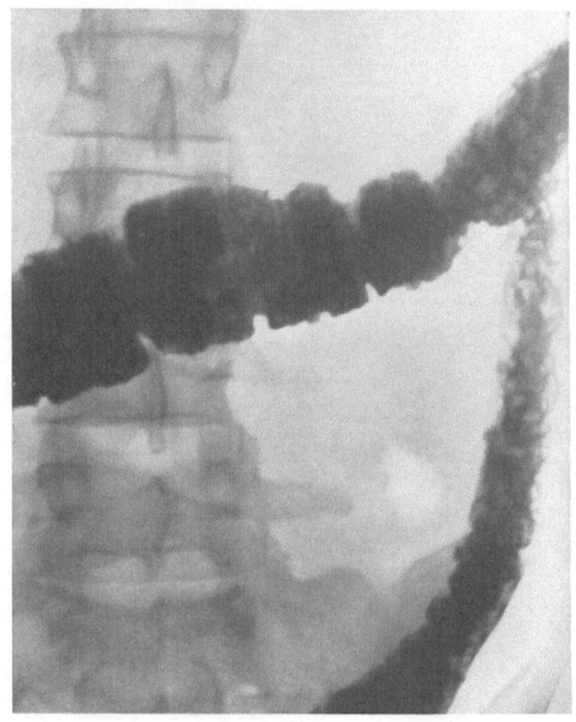

Abb. 12. Colitis ulcerosa gravis II, Auftreten der körnigen Komponente.

Diese granuläre wabige Struktur der Schleimhaut ist, was den Ausheilungsvorgang angeht, nach Knothe typisch. Immer kommt es, wenn die dicken Wülste verschwunden sind und die Schleimhautschwellungen zurückgegangen, zu diesem System der Körnelung, das noch recht lange bestehen kann und erst ganz allmählich, ja nur stellenweise in normale Schleimhautzeichnung wieder übergeht. Solange nun diese Körnelung noch besteht, so lange auch ist nach unseren Erfahrungen die Gefahr des Rezidivs nicht klein.

So kam es auch bei jenem Patienten noch mehrfach — im Juli 1930, im Februar und im August 1931 — zu Rezidiven, die aber schließlich durch die von Dietrich vorgenommene Serumwaschung des Darmes wieder zum Abklingen gebracht werden konnten. Seitdem ist der Patient völlig rezidivfrei und voll arbeitsfähig.

Die Röntgenbilder, die das Auf und Ab dieser Entwicklung auch zeigen, weisen aber doch eine einheitliche Richtung zur Besserung. Sind in den Bildern nach der ersten Transfusion die Körnelungen noch grob und etwas unregelmäßig, so erscheinen sie nach 11 Monaten feiner, aber immer noch dicht, so daß man auch da noch nicht eine normale Schleimhautfunktion erwarten kann. Im Februar 1931 aber sind auch klinisch bei einer Operation am Colon außen am Darm kaum mehr erkennbare Veränderungen festzustellen.

Nach solchen Erfahrungen hat Knothe die Colitis in drei Stadien einzuteilen versucht. Als das erste Stadium möchten wir mit ihm die hochakute Phase mit breiten Schwellungen, Geschwürsbildungen und Schleimhautunterminierungen bezeichnen. „Im zweiten Stadium sind die Geschwüre und Unterminierungen verschwunden, die Schwellungen sind noch als mehr oder weniger ausgedehnte, gegeneinander scharf abgesetzte Aufhellungen im Lumen zu differen-

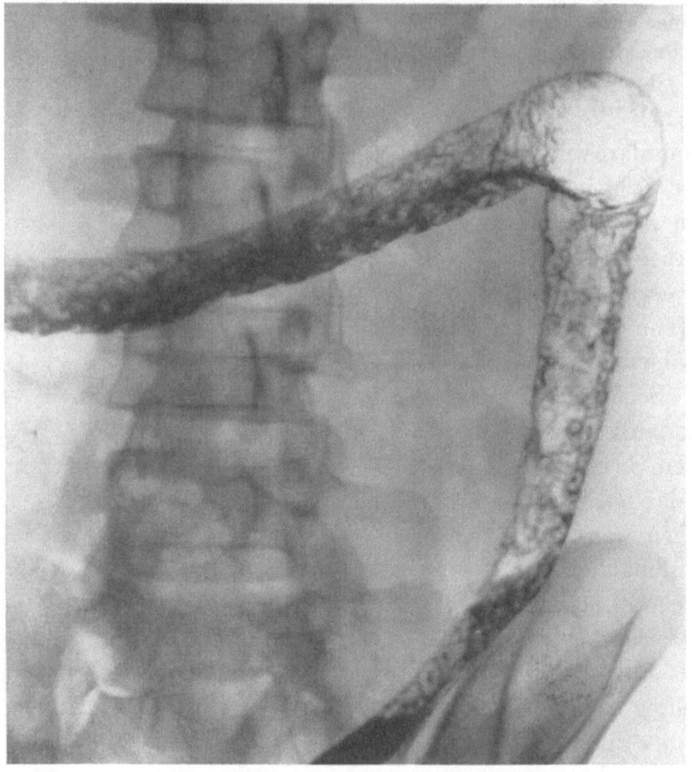

Abb. 13. Colitis gravis III, Endstadium, pseudopolypöse Granulationen bei fehlendem Faltenrelief.

zieren. Die klinischen Erscheinungen können in dieser Phase bereits weitgehend zurückgegangen sein. Prognostisch ist aber noch kein sicheres Urteil zu fällen. Wird dieses Stadium direkt im Anschluß an das erste beobachtet, so wird man einen Übergang in die Heilungsphase ableiten müssen — sehen wir es dagegen nach jahrelangem Krankheitsverlauf, können wir nicht entscheiden, ob es sich um eine Remission oder aber um einen Übergang in Heilung handelt, nimmt sich doch jede Remission im Röntgenbild wie das des zweiten Stadiums aus. Eine Rückentwicklung in das erste Stadium haben wir nie beobachtet. Im günstigen Fall kommt es zum Übergang in das dritte Stadium — letzteres ist charakterisiert durch eine ganz gleichmäßige, feine Körnelung des gesamten

Reliefs ohne eigentliche Schwellungen und ohne sonstige Reliefveränderungen. Von einem Wiederauftreten von Schleimhautfalten, die sich aus stehengebliebenen Schleimhautinseln entwickeln müssen, hängt jetzt der weitere Heilverlauf ab."

Hat die Röntgenologie — zuerst in Verbindung mit dem Tierexperiment uns so die Funktionseinheit des Darmrohrs sichtbar gemacht, ist sie uns weiter zum wichtigen klinischen Gradmesser für funktionelle und morphologische Störungen geworden und zum unentbehrlichen Maßstab für den therapeutischen Erfolg bei der Colitis gravis, so hat sie noch in zwei mehr lokalen Bezirken des Darmes die Anatomie und die Pathologie wesentlich gefördert.

Erst die Röntgenologie erwies das *funktionelle Verhalten der Appendix* und zeigte die Häufigkeit der Divertikelbildung am Darmkanal, damit die Grundlage für das Krankheitsbild der Diverticulitis schaffend.

Die Appendix beschreibt die Anatomie als ein rudimentäres Organ, das vom unteren Pol oder auch von der medialen Seite des Coecum unter einem mehr oder weniger stumpfen Winkel entspringt und durch eine rein durch zufällige Gestaltung zu erklärende Duplikatur des Muskelschleimhautrohres in der sog. GERLACHschen Klappe vom Coecum getrennt sei. Weil die Appendix entsprechend ihrem schrägen Abgang mit dem proximalen Teil 1—2 cm parallel der Coecalwand verläuft, in sie hereingedrückt und durch Tänien und Mesenteriolum in dieser Lage fixiert wird, müsse die laterale und vordere Coecalwand teils mehr ausgebuchtet werden, teils mehr wachsen als die hintere und die mediale.

Diese Duplikatur der sämtlichen Darmwandungen — nicht nur der Schleimhaut — hat aber zweifellos wichtige funktionelle Bedeutung. Und tatsächlich kann man vor dem Röntgenschirm neben der physiologischen wellenförmigen Bewegung der Appendix einen sphincterartigen Effekt, der durch die Verdoppelung der Ringmuskulatur mit ihrer dadurch verdoppelten Wirksamkeit ausgelöst wird, sehen. Wie wir schon bei unseren Beobachtungen mit KATSCH unter Atropin ein Rückfließen des Röntgenbreies durch die Valvula Bauhini erzwungen hatten, so hat KNOTHE das gleiche durch die GERLACHsche Klappe für die Appendix erreicht[1].

Was ROESSLE anatomisch-experimentell festgestellt hat, bestätigt die Röntgenologie am lebenden Menschen: der Wurmfortsatz besitzt Muskelkräfte von geradezu erstaunlicher Intensität, die er zur Entleerung seiner Lichtung und damit zur Selbstreinigung verwendet. Neben peristaltikähnlichen Kontraktionen (Peristaltik im engeren Sinne scheint im Gegensatz zu den Angaben von RICKER zu fehlen) kommen die viel häufiger beobachteten Pendelbewegungen und Verkürzungen in der Längsachse sowie Totalkontraktionen mit vollständiger Ausschüttung des Inhaltes vor. Am isolierten Organ kann man Bewegungen erzeugen nicht nur durch mechanische, chemische oder elektrische Reizung, sondern auch durch künstliche Aufblähung des Coecums und Dehnung bzw. Spannung der

---

[1] KNOTHE: Röntgenologische Beobachtungen aus der Appendix. Röntgenpraxis 2. Jahrg. 1930, H. 23. — Die Dickdarmschleimhaut, ihre normale und pathologische Funktion im Röntgenbilde. Leipzig: Thieme 1932.

Wand von innen, ein Mechanismus, der unter physiologischen Verhältnissen wohl die Hauptrolle spielt (Abb. 14, 15 u. 16). Und es scheint nach den Röntgenbeobachtungen KNOTHES in der Tat eine wechselseitige funktionelle Beziehung zwischen der Ileocoecalklappe und der GERLACHschen Klappe zu bestehen. KARL WESTPHAL hat ebenfalls Bewegungsvorgänge an der Appendix unter pharmakologischer Reizwirkung röntgenologisch studiert. Er sah — wie wir — ein Zusammenschnurren der Appendix auf Pilocarpin, Erschlaffung auf Atropin. Er spricht vom „Antrum appendicis", das die lebhafteste Kontraktionstätigkeit hat, und vom übrigen coecumfernen Teil als „Corpus appendicis", „das eine größere Stauungs- und wohl auch Resorptionsbereitschaft" zeigt.

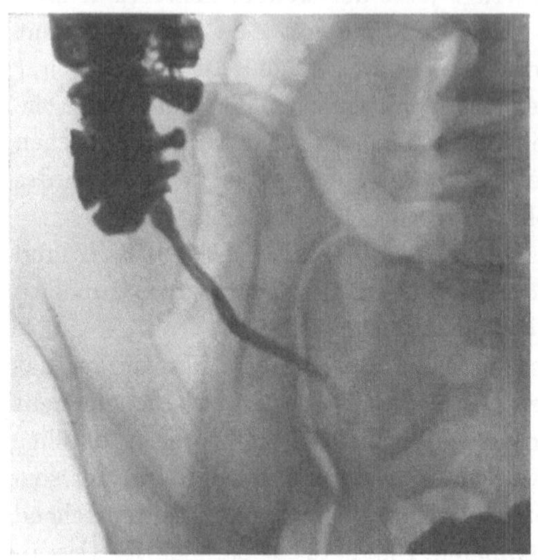

Abb. 14. Normale Appendix, gestreckt.

KNOTHE spricht geradezu von einem „Sphincter appendicis", den man im Röntgenbilde gut mit der über ihm liegenden Schleimhautfalte beobachten kann. „Man kann vergleichbar den peristaltischen Wellen, die auf den Pylorus zu verlaufen und vor demselben Halt machen, auch am Coecum circuläre Peristaltikabläufe in Richtung auf die Appendix beobachten, die am Ansatzring auslaufen" (Abb. 17).

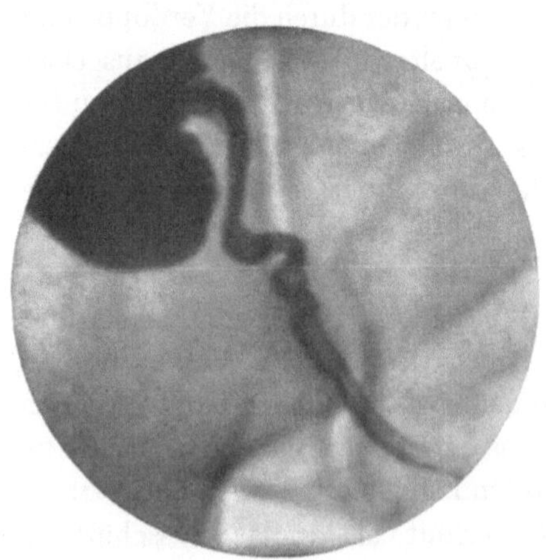

Abb. 15. Normale Appendix, in der Längsachse zusammengeschnurrt.

Mit der exakten anatomischen Darstellungsmöglichkeit der Appendix, damit, daß wir in vielen Fällen neben der Form und Lage auch die Schleimhautveränderungen in der Appendix selber ablesen können, sind unsere in der Röntgenologie gegebenen Aufschlußmöglichkeiten noch nicht erschöpft. Wir haben erfahren, daß man aus dem Verhalten der Schleimhautstruktur des Colons in der Umgebung der Appendix wesentliche Rückschlüsse ziehen kann. Solange sich an der Appendix ein noch akuter entzündlicher Prozeß abspielt, sehen wir ein Ödem der Schleimhaut im Coecum, das sich in vermehrtem Faltenvolumen ausdrückt. Es ist uns diese Schleimhautschwellung, die meist auf das unterste Coecum beschränkt bleibt, ein alarmierendes Zeichen, und, wurde die Appendix exstirpiert, waren stets noch frische Zeichen einer Entzündung nachweisbar.

Der Reiz, der von einer entzündlich veränderten Appendix ausgeht, teilt sich neben dem bereits oben erwähnten Sphincter, der die Stagnation mit ihren Folgeerscheinungen nur begünstigt, nicht selten den benachbarten Colonanteilen mit. Finden wir den Hirschschen Sphincter, der das Coecum vom übrigen Colon trennt, tief durchgeschnürt, so ist damit immer der Verdacht auf eine Veränderung an der Appendix gegeben. Dieser Schluß des Coecumsphincters kann so ausgesprochen sein, daß sich das Coecum rückstaut und sich in ihm eine regelrechte Stenosenperistaltik entwickelt, die eine Ektasie im Gefolge haben kann. Wahrscheinlich ist so auch die von Max Cohn als für die Appendicitis pathogenetische Coecostase aufzufassen. Eine auf das Coecum beschränkte vermehrte Kontraktionsbereitschaft ist in demselben Sinne zu verwerten. Jedenfalls gibt die gestörte Funktion der Appendix nicht nur diagnostische Hinweise, sie wird zum Mittelpunkt der Pathogenese der Appendicitis überhaupt.

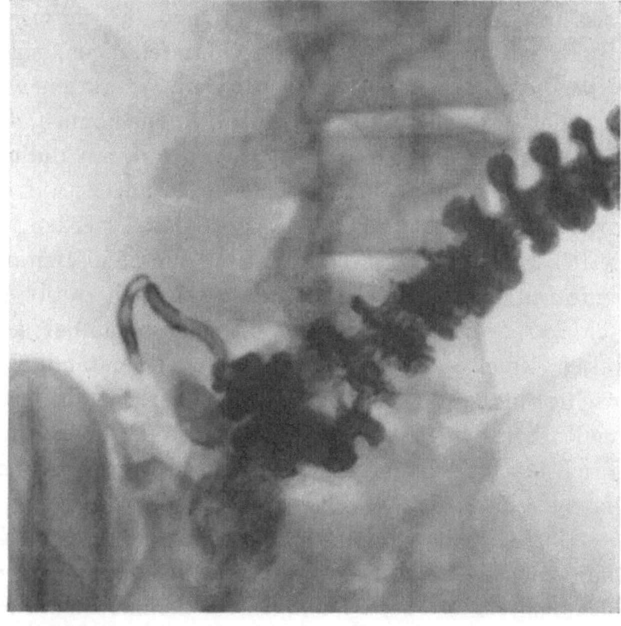

Abb. 16. Cholelithiasis und Appendicitis. Appendix um die steingefüllte, schattengebende Gallenblase herumgeschlagen und adhärent. Entzündliche regionäre Schleimhautschwellung auch am Coecum.

Wie wir am gesamten Colon als feinsten Gradmesser der neuromuskulären Harmonie das Faltenbild sahen, so kann uns ein Reizzustand der Schleimhaut im Coecum, beschränkt auf die nähere Umgebung des Appendixansatzes, feinste Veränderungen oder Funktionsstörungen der Appendix erkennen lassen. Diesen lokalisierten Reizzustand sahen wir, wohl aufzufassen als unmittelbar fort-

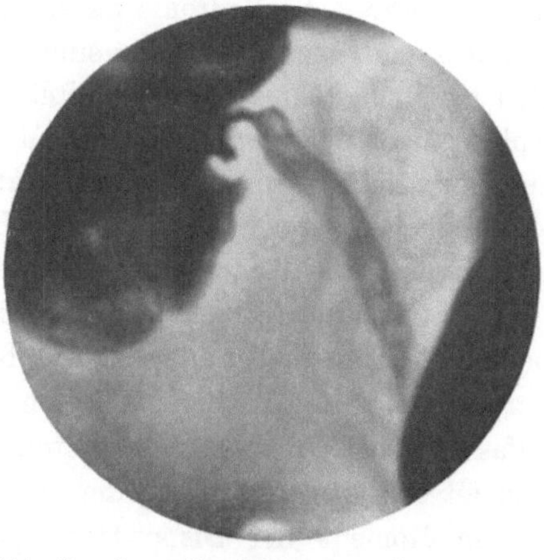

Abb. 17. Appendix, Sphincter am Coecumansatz kontrahiert.

geleitete neurale Störung, in Fällen, die im Präparat zwar keine Entzündungen erkennen ließen, dagegen Veränderungen des nervösen Apparates der Appendix zeigten, die uns Rössle als „*Neuromatose*" beschrieb.

Es wird die gestörte Funktion, die wir so direkt aus dem Röntgenbilde ablesen können, nicht selten der Grund für die eigentliche Beschwerde sein.

Es ist nach diesen unseren Feststellungen gegeben, sich die Genese der Appendicitis wesentlich von den Eigenkontraktionen der Appendix, die ja sogar zu einem kompletten Verschluß führen können, bedingt vorzustellen. Die Appendix hört im klinischen Denken auf, ein rudimentäres passives Organ zu sein und unterliegt analogen Beeinflussungen, auf die auch der übrige Darm sonst reagiert. Auch bei der Appendicitis werden wir eine neuroreflektorische Betriebsstörung („Dyskinesie"), Tenesmen und Irritationen erwarten dürfen, wie akute Entzündungen, die sie keineswegs rein passiv erdulden muß. Die Häufigkeit von Appendixschmerzen, die sich scheinbar so oft als Fehldiagnosen erweisen, wenn operiert wird, wird so eher verständlich, wenn sie nicht immer auf frische Entzündungen zurückgeführt werden müssen. Es sind Dyskinesien, die der Röntgenologe leicht aufzeigen wird, die aber dem Chirurgen und Pathologen unsichtbar bleiben, und die, was das Wichtigste ist, der chirurgischen Hilfe dann gar nicht bedürfen.

Eine besondere klinische Beachtung verdienen jene ausgedehnten Neurombildungen, die Rössle an der Appendix nachgewiesen hat. Es ist sehr wahrscheinlich, daß sie heftige lokalisierte Schmerzen verursachen, sicher auch reflektorisch Irritationszustände, wenn auch nicht eigentliche Entzündung, am Dickdarm hervorrufen. Solche Beschwerden gaben mir Veranlassung, in einem Fall auf die Appendektomie zu dringen in der Annahme einer chronisch entzündlichen Appendicitis, obwohl der makroskopische Befund bei der Operation recht indifferent war. Die Neurome waren histologisch zu erweisen, der Schmerz wie die Irritationszustände des Colons sind seither verschwunden. Ich fasse auch diesen Fall als einen Beitrag zum Kapitel des Abbaus der Organneurosen auf. Er ist Anlaß, die Klinik jener, von seiten der Pathologie gesicherten, Neurome auszubauen, für diese wird eine Indikation entstehen zur Entfernung eines nicht entzündlichen Appendix, denn die Beschwerden können, wie jener Fall mich lehrte, ganz erhebliche sein.

Die Colondivertikel sind der normalen Anatomie schon seit mehr als 200 Jahren bekannt. Divertikel finden sich ja fast an allen Stellen des Verdauungsrohres, am meisten gehäuft aber am Colon. Dort werden wir ihre Entstehung so aufzufassen haben, daß „schwache Stellen" etwa an der Durchtrittsstelle der Gefäße und an den Abgangsstellen der Appendices epiploicae vorhanden sind und zu diesem Moment der Disposition später Kräfte treten, die vom Inneren der Darmwand her zur Ausstülpung führen. Es sind also Pulsionsdivertikel. Bei gewissen Reizzuständen im Dickdarm spricht namentlich die amerikanische Literatur vom „prädivertikulären Stadium", d. h. von Ausstülpungen, die wieder vollständig zurückgehen können, auch hier also Übergänge von prämorbidem

Geschehen bis zum irreversiblen Zustand des ständigen Vorhandenseins multipler Divertikel, der im Grunde noch nicht Krankheit ist — Divertikulosis.

Selten sind die Säckchen größer als eine Erbse, hin und wieder weisen sie aber 1—2 cm lange Stiele auf; sie bestehen aus — oft bis zur Durchsichtigkeit — verdünnten Schichten von Mucosa, Submucosa und Serosa. Fast regelmäßig finden sich in ihnen Gefäße. Eine der ersten ausführlicheren klinischen Darstellungen in Deutschland über jene Divertikulosis und Divertikulitis ist lange, bevor H. H. Berg[1] sich diesem Gebiete widmete, aus meiner Marburger Zeit in einer Dissertation von Else Wolff[2] niedergelegt, dort schon ist auf die Verwechslung bei Blut- und Schleimabgang und einem tastbaren walzenartigen Tumor mit Coloncarcinomen hingewiesen. Diese Sigmoiditis infiltrativa kommt dann zustande — nicht als einzige Ursache der Sigmoiditis —, wenn die Peridivertikulitis sich in den Schichten der Darmwand ausdehnt.

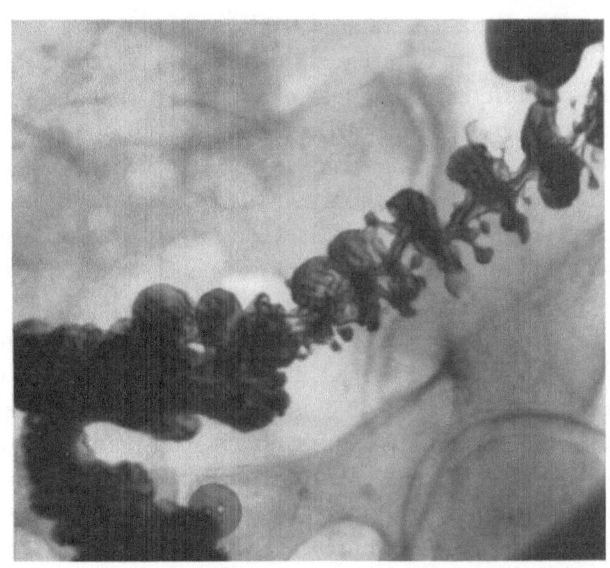

Abb. 18. Divertikulosis, Schleimhautfalten zart. Nebenbefund —also keine Divertikulitis.

Worin die Röntgenologie nun die Anatomie ergänzt hat, das ist wieder die Beobachtung, daß die Divertikel keine statischen Gebilde sind, sondern daß sie mit der Füllung des Darmes und seiner Funktion selbst Größenänderungen durchmachen können und daß ihre Entstehung nicht einfach auf mechanischen Ursachen — zu starker Füllung oder Dehnung — beruhen kann, sondern auf anderen funktionellen Zuständen (Abb. 18).

Wenn etwa eine entzündlich veränderte und verdickte Sigmaschlinge mit ödematöser und injizierter Serosa starke Darmkontraktionen durchmachen muß, dann kann man plötzlich zu beiden Seiten der Tänien Säckchen wie eine Reihe von Knöpfen sich vorstülpen sehen, die allerdings meist wieder bei Nachlassen der Kontraktion verstreichen, die Funktion des Darmes aber muß immer mehr vertiefend auf die Ausstülpungen wirken, je nachgiebiger die schwachen Stellen geworden sind.

---

[1] Berg, H. H.: Über Divertikulosis des Dickdarms. Dtsch. med. Wschr. 1929, H. 28/29. — Diagnostische und therapeutische Irrtümer. Verh. Ges. Verdgskrkh. Leipzig: Thieme 1929.

[2] Wolff, E.: Die sog. Divertikulitis des Colons und ihre Diagnose durch das Röntgenbild. Fortschr. Röntgenstr. 1918.

Auch die erhebliche Häufigkeit der Divertikel war der Anatomie vor der Röntgenära nicht bekannt, wie auch die Klinik das Krankheitsbild der Divertikulosis erst seither kennengelernt hat.

Die „Divertikulosis" selbst ist noch keine Krankheit, mehr als die Hälfte der Fälle mag symptomlos verlaufen und Divertikel nur als belanglosen Nebenbefund zeigen. Entsprechend der These von der Krankheit als der gestörten Funktion pflegen klinische Symptome erst dann aufzutreten, wenn es im Divertike zu Retentionen oder zur Entzündung und damit zur Funktionsstörung des ganzen Darmabschnittes kommt. Dann ist aus der Divertikulosis die Divertikulitis geworden.

Die Kranken kommen mit unklaren Beschwerden im Oberbauch, auch häufig links im Unterbauch lokalisiert, oft mit circumscripten Schmerzangaben, die die Differentialdiagnose nicht immer leicht machen und als einzigen Hinweis auf die Gutartigkeit des Prozesses meist die schon lange Dauer der Beschwerden mit ihren Remissionen und den gelegentlichen wiederholten Attacken aufweisen. Oft ist erst das Auftreten von Blutbeimengungen im Stuhl für den Kranken der Anlaß, zum Arzt zu gehen. Charakteristisch kann gelegentlich die Klage über das Gefühl unvollständiger Darmentleerung trotz zahlreicher Defäkationsversuche sein, aber auch sie ist nicht eindeutig.

Diagnostisch entscheidend ist fast allein das Röntgenbild. Von differentialdiagnostischem Wert hinsichtlich der Unterscheidung, ob das gefundene Divertikel nur belangloser Nebenbefund oder wirklich die Beschwerdeursache ist, erwies sich H. H. Berg die Prüfung, ob der Kontrastbrei durch Spülung und Defäkation aus den Divertikeln ebenso schnell zu entleeren sei wie aus dem Darmrohr. Werden Breireste retiniert, so sind meist auch die Beschwerden auf die Divertikulitis zurückzuführen.

Ganz besonders wird die Schleimhautstruktur der umgebenden Colonpartien zu beachten sein. Bei einer unveränderten zarten Schleimhautzeichnung kann man gröbere entzündliche Veränderungen ausschließen, andererseits werden Schleimhautschwellungen gerade darauf hinweisen. Die sekundäre Schleimhautschwellung bei der Divertikulitis führt bis zur schwersten Sigmoiditis und oft bedingt schon der Schwellungsfaktor allein eine schwere Obstipation.

Die Abgrenzung der Divertikulosis gegen das Carcinom ist ebenfalls fast nur auf röntgenologischem Wege unter Anwendung der Reliefdiagnostik möglich, und ebenso hängt vom Befunde des Schleimhautreliefs ganz allgemein die einzuschlagende Therapie ab.

Es sind nicht wenige Fälle, denen wir die Operation ersparen konnten, während zuvor die Diagnose auf ein Coloncarcinom gestellt war. Nach meiner Erfahrung hat hier ein Anus praeternaturalis keinen therapeutischen Wert, und fast immer genügt eine innere Therapie mit Schonkost, Kataplasmen und Spülungsbehandlung mit geeigneten Medikamenten (Ichthyol 1%, Argentum- oder Tanninlösungen usw.). Das Ziel kann nur sein, die Divertikulitis zur Divertikulosis zurückzuführen. Es wird manchmal, nicht immer, erreicht, aber selbst wenn der entzündliche Zustand andauert, habe ich nie ernste Gefahren gesehen, weder Perforation noch Durchwanderungsperitonitis oder Ileus, sondern nur leichtere Stenosenerscheinungen, oft freilich mit heftigen Schmerzen, niemals die Umwandlung in Carcinom. Diese Erfahrung deckt sich nicht ganz mit der einschlägigen Literatur, ich sehe aber dennoch in der Feststellung multipler Dickdarmdivertikel auch bei entzündlich-infiltrativen Erscheinungen keine Indikation zu irgendeinem chirurgischen Eingriff.

Häufig werden die Beschwerden allein schon durch Paraffin in Verbindung mit einer Schonkost zu beseitigen sein, andererseits empfehlen amerikanische Autoren eine lacto-vegetabilische schlackenreiche Kost, für die auch H. H. Berg sich eingesetzt hat. Oft genug bleibt der entzündliche Prozeß oder seine Folgen irreparabel, dauernd ist ein chronisch entzündlicher schmerzhafter Tumor zu tasten, kaum aber kommt es zu schweren Stenosenerscheinungen, daß ileusartige Bilder resultieren.

Rückschauend erkennen wir schon in diesem ersten Kapitel über das Colon, daß die *Funktion maßgebend beteiligt ist* nicht nur für Divertikelbildung und für deren infiltrative Entzündung, sondern auch für Stauung im Appendix als einer wesentlichen Bedingung zum Zustandekommen der Appendicitis, so daß das Stauungsmoment wieder in den Vordergrund der Pathogenese der Appendicitis gerückt ist, wie auch Aschoff es jetzt sieht und das infektiöse Moment als sekundäres in den Hintergrund tritt.

„Irritation“ wie entzündliche Katarrhe der Colonschleimhaut sind Ausdruck, so sahen wir, neuromotorischen wie neurosekretorischen Geschehens von jenen reflektorischen leichten „Irritationen“ an, die schon ein eiskalter Trunk sofort vom Magen aus hervorbringt oder die von anderen Krankheiten in der Bauchhöhle selbst reflektorisch von Nierensteinen ausgelöst werden. Die allergische Colica mucosa und selbst die großen entzündlich zerstörenden Reaktionen einer Colitis gravis sind heute ebenfalls zu sehen als eine Form neurohumoraler Reaktion, ja sie sind zu beeeinflussen nicht nur lokal, sondern von der allgemeinen „Umstimmung“ aus, also der Krankheitslage, die in einer Relation zur entzündlichen Gewebsdisposition steht. So wird die Empfindlichkeit der Schleimhäute überhaupt zum Ausdruck gestörter Funktion, sobald wir auch die entzündlichen Reaktionen in die funktionelle Pathologie notwendig einbeziehen.

Nicht nur die habituelle Obstipation ist einzureihen in ein motorisches Funktionsproblem, sondern selbst die normale Anatomie hatte durch diese Anschauungsrichtung umzulernen im Verstehen der Colonformung als einem sich wandelnden Funktionsverhalten, ebenso konnte die Pharmakologie mit ihrer zergliedernden Analyse nach Einzelwirkungen verschiedenster Pharmaka zur Synthese der Gesamtleistung der glatten Muskulatur des Verdauungsrohres gebracht werden. Es erwies sich also das Colon für uns chronologisch im Studium als erstes Organ, bei dem das Funktionsverhalten als ein Ausdruck neurohumoraler Situation anzuschauen war, erkennbar an Formung und Bewegung seines Muskelschlauchs wie seines wechselnden Schleimhautbildes. In beiden Anteilen nur durch das ständig verbesserte Röntgenverfahren in ganzer Ausdehnung zu erfassen, soweit die Klinik in Frage kommt, während die Rectosigmoskopie über ihre Grenzen methodisch nicht hinauskommen konnte.

Mir scheint deshalb für ein Organverhalten das Colon ein so wichtiges Paradigma, daß vieles, was hier entwickelt wurde, über das einzelne Organ hinausgeht und vorbereitend ist für viele Fragen, die uns in kommenden Kapiteln zu beschäftigen haben.

Literatur.

ASCHOFF: Der appendicitische Anfall. Berlin: Julius Springer 1930.

KATSCH: Physiologie und Pharmakologie der Darmbewegungen. Verh. Ges. Verdgskrkh. Leipzig: Thieme 1928.

RÖSSLE: Beiträge zur Kenntnis der Pathologie der motorischen Apparatur des Wurmfortsatzes. Grenzgeb. Med. u. Chir. Bd. 42.

SCHWARZ, G.: Klinische Röntgendiagnostik des Dickdarms. Berlin 1914.

WESTPHAL: Bewegungsmechanismus, Resorption und Pathologie des Wurmfortsatzes. Grenzgeb. Med. u. Chir. Bd. 42.

Kapitel 2.

Magen I.

Alte und neue Funktionspathologie des Magens. — Bedeutung der Lageanomalien (Ptose, Atonie und Ektasie). — Ulcus duodeni und Ulcus ventriculi. — Die funktionelle Einheit des Ulcus pepticum. — Die Theorien der Ulcusgenese. — Röntgenologie des Magens. — Die direkten Röntgenzeichen des Ulcus. — Röntgendifferentialdiagnose. — Das schüsselförmige Carcinom und seine klinische Symptomatik. — Der relative Wert der Magensaftuntersuchung. — Symptomatik der Ulcuskrankheit. — Periodizität. — Hungerschmerz und Spätschmerz. — Ulcuskrankheit ohne Ulcus?

Nirgends schien sich das klinische Ziel, funktionelle Pathologie am Krankenbett bewußt durchzuführen, so früh zu erfüllen wie am Magen. Seit KUSSMAULS Schlauch, zu therapeutischen Zwecken ersonnen, bald eine ausgedehnte Bedeutung für motorische und sekretorische Funktionsprüfungen erhielt, trat gerade in der deutschen medizinischen Schule das Studium der Störung der Magenfunktionen ganz in den Vordergrund. Es wurde methodisch immer feiner ausgebaut bis zur fraktionierten Ausheberung mit der Verweilsonde, bis zum Studium der aktuellen Acidität des Magensaftes durch die Gaskettenmethode als p_H-Bestimmung, und die Röntgenmethodik erschloß für die Motilität, namentlich aber die Formung erst der Magensilhouette, dann des wechselnd bewegten „Schleimhautreliefs“ ausgedehntes exaktes Einzelwissen.

Dennoch hat gerade die Frühentwicklung hier die Vorherrschaft funktionell pathologischen Denkens mit Recht diskreditiert, und ein Umschwung scheint fast vom Physiologischen zum Anatomisch-Morphologischen zurückzuführen. Der dänische Kliniker KNUD FABER hat mit vollem Recht kritisiert, daß Sekretions- und Motilitätsbefunde, ja auch lediglich Beschwerden zu Krankheitseinheiten gestempelt wurden. Alles, was scheinbar so exakt zu zahlenmäßigen Werten der Acidität oder der Verweildauer führte, schien uns in Deutschland wie Krankheitseinheit. Die Achylie sahen wir vorwiegend als vorübergehenden oder dauernden Magenstreik, ja MARTIUS baute auf der konstitutionellen Achylie geradezu für die Klinik die erbkonstitutionelle Forschung auf. Die vermehrte Sekretion bis zur Gastrosukorrhoe ist zwar neurosekretorisch-funktionelle Verhaltungsweise, wir aber gestalteten sie zu Krankheiten und gaben ihnen unterschiedliche Krankheitsnamen. Eine gewaltige Literatur meint noch heute, daß es sehr wichtig sei, zu wissen, ob ein Magensaft verschiedener Konzentration von den Pylorusdrüsen geliefert werde oder zum konstanten sauren Sekret sich ein wäßriges mit neutralen Chloriden hinzufüge. PAWLOWS Vorstellung, gewonnen beim Sekretionsstudium des kleinen Magens am Hunde, wirkte befruchtend, aber auch beherrschend, und die „psychische Saftsekretion" der ersten sekretorischen Phase wurde früh zum wichtigen Test für psychophysische experimentelle Ergebnisse, wie sie HEYER besonders ausgebaut hat. KATSCH hat ausführlich und mit großer Kennerschaft in unserer Klinik das alles zur zusammenfassenden Darstellung gebracht und weiter gefördert, was sich um die Funktion des Magens gruppiert[1].

Wenn wir mit ihm den Magen als Retorte sehen für die hydrolytisch-peptische Spaltung der Eiweißkörper in seiner Facultas retentrix, wenn wir ihn zweitens als den Expulsionsmotor ansehen, namentlich in seinem distalen Teile, dem muskelstarken Antrum, der durch die periodisch sich öffnende Irisblende des Pylorus den chymifizierten Brei mit saurer Reaktion vom Canalis egestorius in den zwiebelförmigen Anfang des Duodenum spritzt, jenen „Bulbus" duodeni, der vom Standpunkt der Funktion noch geradezu als Magenteil zu gelten hat, so soll keineswegs etwa gering geachtet werden, was an großem präzisen Befundmaterial über die Chloride des Magens, über die Verdünnungssekretion, über die Bedeutung der aktuellen Acidität oder der Titrationsacidität des Magens festgestellt ist, über die freie und gebundene Salzsäure, über das Salzsäuredefizit und all jene verschiedenen Motilitätsabläufe. Klinisch bedeutsamer aber ist oft die Feststellung der Stenosenperistaltik, der kompensierten und dekompensierten Pylorusstenose, auch der Antiperistaltik, des Tonusnachlasses, die vermehrte Tendenz des Pylorus zum Verschluß mit seinen häufigen Folgen der Pylorushypertrophie, endlich die sog. duodenale Magenmotilität. Vor allem bleiben uns wesentlich die Probleme der Deutung charakteristischer Magenbeschwerden, die Versuche, Spätschmerz und nächtlichen Hungerschmerz aus der gestörten Funktion heraus zu erklären, die Säurebeschwerde zu verstehen, die keineswegs Symptom erhöhter Säurewerte im Magen ist, ja bei duodenalem Rückfluß selbst durch alkalisches Sekret, das zur Kardia hinaufsteigt als „Acidismus", wie KATSCH es genannt hat, hervorgerufen wird, die Steifungen des Magens, durch die der Schmerz zu erheblichem Teil als Dehnungsschmerz und nicht als Pylorospasmus erscheint, der Druck und Übelkeit von Zuständen des Magens her vermittelt. Das alles soll, gerade von KATSCH wie KALK in meiner Klinik eingehend beforscht, als bekannt vorausgesetzt werden (siehe vor allem das Handbuch der inneren Medizin, 2. Aufl., Bd. 3).

Sind aber diese Zustände zum größeren Teil wirklich nur Ausdruck funktionellen Verhaltens, neuromuskulären und neurosekretorischen Einflusses? Als die ungeheure Häufigkeit des Ulcus und gerade des Ulcus duodeni endlich auch in Deutschland anerkannt wurde, nachdem der Widerspruch der pathologischen

---

[1] v. BERGMANN u. G. KATSCH: Die Erkrankungen des Magens. Hdb. d. inn. Med. v. BERGMANN-STÄHELIN, Bd. III, 1. Berlin: Julius Springer 1926.

Anatomen endlich verstummt war, hat sich jene so früh entwickelte und deshalb einseitige funktionelle Betrachtungsweise fundamental gewandelt. All jene sogenannten „reinen“ Magenneurosen, scheinbar exakt erweisbar als funktioneller Natur, schrumpften erstaunlich zusammen, wie ich es in einem Kongreßreferat der Deutschen Gesellschaft für innere Medizin 1924 entwickeln konnte, und im folgenden wird sich zeigen, wie namentlich Ulcus und Gastritis, beide so oft vergesellschaftet, Hauptursache sind für jene Abweichung der Funktion eines gereizten Magenteils. Das dauernde Versagen der Sekretion ist Ausdruck der Schleimhautverödung durch chronische Gastritis, die Motilitätsstörungen sind meist ebenfalls Folgen solcher entzündlich veränderten Reizbarkeit.

Kehrt nun alles wieder zum Anfang zurück? Die Gastritis, einst von der französisch-medizinischen Schule gewaltig überwertet, von neuem in ihren verschiedenen Formen in ihr Recht eingesetzt, wurde wieder zur ganz häufigen Krankheit, aber das Ulcus, oft wohl so wenig tiefgreifend und so klein, daß der Anatom es mehr als Erosion bezeichnen wird, ist dennoch nicht allein Lokalkrankheit, die uns als Einzelerscheinung der pathologischen Anatomie zu interessieren hat. Wir werden sehen, daß auch heute wieder die Frage offensteht, wieweit Ulcus und Gastritis die gestörten Funktionsabläufe und Beschwerden zur Folge haben, wieweit Funktionsstörungen zur anatomisch nachweisbaren Veränderung führen, so daß eine enge Wechselbeziehung besteht. Dafür sei hier schon ein Hinweis gegeben, der uns schützt, nun wieder rein lokalistisch organ-pathologisch zu denken: Jede Magersucht ist mit erheblichen Oberbauchbeschwerden kombiniert (s. Kap. 8), und es gelingt doch nicht, ein anatomisches Pathos etwa am Magen oder den Gallenwegen zu finden, jeder Addison und jede perniziöse Anämie verläuft mit einer Achylia gastrica, die Perniciosa immer mit Verödung des Drüsenapparates, aber wohl auch wie an der Hunterschen Zunge mit Degeneration der Nervenendigungen. Auch der Zuckerspiegel im Blut steht in Beziehung zur HCl-Sekretion (Kalk und P. F. Meyer)[1]. Große Säureverluste des unstillbaren Erbrechens führen neben der Wasserverarmung zur Alkalose mit Magentetanie. Kurz, schon diese Andeutungen genügen, auch den Magen nicht isoliert im Verhalten zum Gesamtorganismus zu sehen, auch nicht die Entzündung seiner Schleimhaut so äußerlich zu deuten, daß sie nur die Reaktion auf eine Berührung ex ingestis darstellt. Die Lehre von der hämatogenen Gastritis, die Lehre von der entzündlichen Gewebsdisposition, der häufige Zusammenhang von Leberschäden und Magenschäden, die Periodizität des Ulcus namentlich im Frühjahr und Herbst weisen auf jene Allgemeinzusammenhänge hin, auch wenn des verstorbenen Budapester Klinikers Balints Lehre eines Zusammenhanges des Ulcus mit einer Störung des Säurebasenhaushaltes nicht aufrechterhalten werden kann. Schon die sog. Organminderwertigkeit, die sich hereditär gerade für den Magen einwandsfrei erweisen läßt (Jul. Bauer,

[1] Kalk, H., u. P. F. Meyer: Blutzuckerspiegel und Magensekretion. Z. klin. Med. Bd. 120, H. 5/6, 1932.

Berta Aschner), zeigt, daß lokalistisches Geschehen mit allgemein Biologischem im engen Zusammenhang steht. Weder das Ulcus noch die Gastritis „ist und bleibt", wie einmal ein Autor aus Aschoffs Schule gemeint hat, eine Lokalkrankheit, sondern ist der Ausdruck eines wechselnden Gewebsverhaltens auf Grund von ererbter oder erworbener Verfassung: Konstitution.

Hier ist der Weg zu suchen, wo die Pathologie der Funktion in vertiefter Form wieder neu einzusetzen hat, indem sie Gastritis- wie Ulcusentstehung, aber auch das Kommen und Gehen der subjektiven und objektiven Erscheinungen als Ausdruck biologischen Situationswechsels begreift. Es wird auch beim Problem der Entzündung und Allergie (s. Kap. 7) sich zeigen, wo ich meine, daß dieser Weg zum Verstehen, ja zu neuartigem Behandeln, zu beschreiten ist. Machen wir es uns rücksichtslos klar, wir benehmen uns zur Zeit noch an der Schleimhaut des Verdauungsrohres kaum weiser als gewisse Dermatologen, die nur die Haut behandeln und mit Salben, Waschungen und Verbänden das Wunde heilen wollen. Was ist die so wenig befriedigende Gastritis- und Ulcustherapie der Gegenwart anders als eine Schonung der Schleimhaut, eine Entspannung der Muskelschichten mit Atropin, eine Berieselung mit Glaubersalzwässern oder mit dünnen Höllensteinlösungen und eine Fernhaltung von Schäden? Ehe nicht die Therapie der Functio laesa einsetzt, nicht etwa als ätiologische Therapie, sondern eine Behandlung, welche die krankhaften Verhaltungsweisen des Organs und des Organismus trifft, wird noch immer nicht selten die primitive, verstümmelnde, große Operation notwendig bleiben, daß ein halber Magen und mehr entfernt wird und das Resektionspräparat nichts anderes zeigt als ein kleines linsengroßes Ulcus vor oder hinter dem Pylorus, mit einer Entzündung der Schleimhaut in der Umgebung. Funktionstherapie haben wir auch dann getrieben, indem jene Teile des Magenduodenum beseitigt sind, von denen aus die Säureweckung geschieht, und damit ist der eine Faktor — uns zwar ein obligater der Ulcusentstehung — beseitigt, der peptische, wie entgegen der Lehre Konjetznys nachdrücklich betont sei. Deshalb scheint mir die große Resektion auch heute noch die beste Therapie, wenn unsere primitive „Dermatologie" der Schleimhautbehandlung endgültig versagt hat.

Aber sieht man die Krankheit deshalb als Einheit an, weil sie eine einheitliche Reaktionsform ist auf verschiedenste Konditionen und deren Kombination, so sucht die Klinik im Zeichen funktioneller Pathologie nicht nach der ätiologischen Therapie. Das Problem der Pathogenese für Ulcus wie Gastritis darf nicht lahmgelegt werden mit der Bemerkung, es sind offenbar so viele Ursachen, die zu jener Krankheit führen, daß auch eine einheitliche Behandlung nicht in Frage kommt. Ist auf noch so viele ätiologische Momente hin das, was der Organismus hervorbringt, ein einheitliches Etwas, so ist dieses als Ausdruck einer pathologischen Leistung die Einheit, das Ens morbi, wie es Asthma, Colica mucosa, auch etwa der Arteriolentonus ist für die Blutdruckerhöhung, der sicher auch aus ganz verschiedensten Gründen entsteht (Kap. 10). An dieser begrifflichen Klarheit ist mir sehr viel gelegen, für das, was ich von der klinischen

Magenpathologie hier aussagen möchte, gerade, was in diese Probleme hineingreift, gehört vor allem in den Rahmen dieses Buches.

Über den Langmagen, die Ptose, den Magen mit tiefstehendem caudalen Pol, der meist der asthenischen Wuchsform zugehört, wird deshalb hier fast nichts ausgesagt. Hat doch bei ihm weder die Facultas retentrix noch expultrix gelitten. Erfüllt ein Magen seine Aufgabe, ist es völlig gleichgültig, ob er lang und schmal oder kurz gedrungen in der Stierhornform erscheint. Zwar sind auch dies nicht rein anatomische Bildungen, sondern abhängig von den Lagebeziehungen und vom intraabdominellen Druck stellen sich die zirkulären wie die Längsfaserschichten des Muskelschlauches verschieden ein: nicht atonisch, orthotonisch und hypertonisch, wie EMMO SCHLESINGER früher meinte, sondern nach FORSSELL, dessen Anschauung wir einst besonders propagiert haben, und ganz entsprechend den Feststellungen der Physiologie hat die glatte Muskelfaser die Fähigkeit, in verschiedener Länge ohne Aufwand von Energie dauernd kurz und lang zu verharren, sie braucht dafür keinen „Stoffwechsel", keinen Aufwand an Sauerstoffverbrauch, vermehrte Milchsäureproduktion entsteht nicht, wie BETHE betonte und S. G. ZONDEK mit MATAKAS [1] an unserer Klinik zahlenmäßig erweisen konnten. So macht jener Langmagen, mag man ihn selbst als Ptose bezeichnen, auch keine Beschwerden, und die chirurgische Magenraffung, die glücklicherweise immer seltener vorgenommen wird, ist eine Verkennung eines Funktionszusammenhanges, da fälschlich alle Beschwerden auf den Langmagen, der meist Teilausdruck einer Splanchnoptose ist, bezogen werden, auch diese übrigens kaum je als Krankheit, die einer Behandlung bedarf, anzusehen, sondern meist als Lage- und Wuchsanomalie — mit bester Funktionsleistung. Die Ptose ist keine Krankheit, und die Atonie wird meist auf unzureichender Grundlage diagnostiziert. Nur wenn der Nachweis gelingt, daß der Mangel an umfassender Funktion, der „peristolischen", die nicht verwechselt werden darf mit Peristaltik, zu einer motorischen Insuffizienz des Magens führt, erhebliche Verlängerung der Verweildauer der Speisen im Magen besteht, beginnt der Übergang vom normalen Verhalten in das pathologische. Kritische Einstellung wird diesen Fällen nicht oft begegnen, weshalb wir auch den Begriff der atonischen Ektasie in der Mehrzahl der Fälle nicht anerkennen können.

Es ist paradox, daß auf der einen Seite der Nachweis gestörter Funktion dazu geführt hat, daß man die ungeheure Häufigkeit organischer Veränderungen am Magen übersah und daß andererseits das Postulat sekretorischer und motorischer Störung doch dazu führte, die Magenptose als eine Krankheit ohne gestörte Funktion in die Klinik einzuführen. Wohl ist die Formung des Magens ebensowenig etwas rein Anatomisches wie die des Colons (s. Kap. 1), sondern ganz wesentlich Ausdruck der Muskelfunktion, aber selten greift sie über einen konstitutionellen Wachstumstyp oder eine Anpassung an die umgebenden Eingeweide — so auch Bauchdeckenerschlaffung — hinaus und nur ausnahmsweise

[1] ZONDEK, S. G., u. F. MATAKAS: Über Milchsäurebildung und Sauerstoffverbrauch bei der tonischen Kontraktion des quergestreiften Muskels. Biochem. Z. Bd. 214, H. 4/6, 1929.

einmal wird krasser Tonusnachlaß, wie etwa bei der akuten Magendilatation, zur ernsten Krankheit.

Im folgenden sollen unter Auslassung seltener Krankheiten, die zu wenig Beziehungen zur funktionellen Pathologie haben, ja selbst unter Vernachlässigung des Magencarcinoms mit Ausnahme des neu herausgearbeiteten schüsselförmigen Magenkrebses, dessen Schilderung mir wegen seiner klinischen Berührungspunkte mit der Ulcuskrankheit breiter erforderlich scheint, entsprechend der Tendenz dieses Buches nur diejenigen häufigen Krankheiten Besprechung finden, die der Anschauungsform funktioneller Pathologie zugänglich sind, so auch die Beziehungen des Magens zum Zwerchfell.

Der erste Privatpatient, den ich in selbständiger Stellung, als ich das Altonaer Krankenhaus übernahm, 1912 vorfand, trug von meinem Vorgänger UMBER her die Diagnose „Ulcus duodeni" — obwohl weder eine große Blutung stattgefunden hatte noch okkultes Blut nachweisbar war.

Ich hatte gelernt, daß nur die Blutung die Diagnose des Duodenalulcus sichert (BOAS). Aber zu gleicher Zeit hatte gerade ein Vortrag AUGUST BIERS in der Berliner Medizinischen Gesellschaft größten Eindruck durch die Behauptung hervorgerufen, daß das Ulcus duodeni auch in Deutschland keine Seltenheit sei, sondern entsprechend den Erfahrungen anerkannter ausländischer Chirurgen — der Brüder MAYO in Rochester, MOYNIHAN in Schottland — eine ganz häufige Erkrankung sei.

Nichts hat mich damals nachdrücklicher auf den Wert der Anamnese hingewiesen als jenes etwas entstellte Zitat MOYNIHANS für die Diagnose des Ulcus duodeni: „Die Anamnese ist alles, der Befund nichts." Hatte doch gerade SOUPAULT in Frankreich mit der klaren Erkennung des „syndrome pylorique" als Zeichen des Ulcus duodeni gezeigt, wie weit man diagnostisch allein mit der Beschwerdeanalyse vorankommen kann. Ihm fehlte allerdings noch das Wissen von der enormen Häufigkeit des Leidens, das erst die Befunde jener Chirurgen erwiesen.

Wenn auch schon eine erste Beschreibung des Zwölffingerdarmgeschwürs von MORGAGNI herrührt, wenn auch ABERCROMBIE schon den Spät- und Hungerschmerz hervorgehoben hat und BROUSSAIS, ROKITANSKY und BUCQUOY pathologisch-anatomische und klinische Studien dem Duodenalulcus gewidmet haben, so kannte die gesamte Literatur bis zur Jahrhundertwende wohl kaum erst ein Dutzend Fälle, denn auch die pathologischen Anatomen erkannten nicht die Häufigkeit des Befundes.

Damals erwachte in unserer Altonaer Arbeitszeit aus dem Nichtwissen heraus ein besonders lebhaftes Interesse für das Ulcus duodeni — in jener Phase klinischer Möglichkeiten, in der das Röntgenbild nur indirekte Ulcuszeichen des Magens verriet[1].

So habe ich die seither eingetretene ungeheure Wandlung der Anschauungen nicht nur beobachtet, sondern mitkämpfend erlebt[2].

---

[1] BERGMANN, G. v.: Die Röntgendiagnostik des Ulcus duodeni. Röntgen-Taschenb. Bd. 5, 1913.

[2] BERGMANN, G. v.: Ulcus pepticum. Hdb. d. inn. Med. v. BERGMANN-STÄHELIN, Bd. III, 1. Berlin: Julius Springer 1926.

Als alle die neue Lehre mit Skepsis aufnahmen, als man suchte, dafür, daß es in Amerika und Schottland so ganz anders stände wie hier, geographische Gründe ins Feld zu führen, als man mit dem Kampf um anatomische Grenzen und der Erklärung, die Ulcera duodeni seien Magengeschwüre oder allenfalls pylorische Geschwüre, bei denen die Magengrenze von den Operateuren falsch bestimmt sei, einen Ausweg finden wollte, als 1912 ein so guter Kenner der Magenkrankheiten wie EWALD meinte, die Häufigkeit des Ulcus duodeni zu der des Ulcus ventriculi verhielte sich wie 1 : 45 — damals konnten wir bereits, wohl unter den Internisten Deutschlands zuerst, den klinischen Beweis der Häufigkeit des Duodenalulcus erbringen.

Meine Mitarbeiter KATSCH und WESTPHAL[1] teilten im Jahre 1913 — aus dem Krankenmaterial eines einzigen Jahres — 50 klinisch genau beobachtete und diagnostizierte Fälle von Ulcus duodeni mit, die zu einem erheblichen Teil auch durch die Operation verifiziert worden waren, — hielt man doch damals das Ulcus duodeni für soviel gefährlicher als das des Magens, daß die Operation absolut indiziert schien.

Die pathologischen Anatomen lehnten fast alle leidenschaftlich die neue Lehre ab, sie betonten die große Seltenheit von Narben im Duodenum. Erst nach uns führten HART, ROESSLE und GRUBER den anatomischen Beweis, daß es in der Tat in Deutschland nicht anders stände als anderwärts — die Klinik hatte erst die Anatomen belehren müssen, die fast alle Ulcera und Narben bis dahin übersehen hatten.

Wenn während der Kriegszeit die ungeheure Zunahme des Ulcus duodeni erst dem Arzt zum Bewußtsein kam, so darf das nicht in Beziehung gesetzt werden zu Kriegserscheinungen etwa wie Kriegskost und psychische Einwirkung — wie es nun ganz irrtümlich geschah. Man muß vielmehr die historische Zufälligkeit erkennen: was 1912 vereinzelte Chirurgen schon erlebten, was 1913 wir als erste unter den Internisten mit Nachdruck als erwiesen betonten, das wurde erst allmählich Gemeingut ärztlichen Denkens. Die Latenzzeit, in der sich Neues und deshalb meist Bekämpftes durchsetzt, ist mit 2 Jahren nicht einmal eine lange Spanne. Nur deshalb also von 1914 an die wachsende Häufigkeit der Diagnose in der alltäglichen Praxis.

Heute wissen wir, daß das Ulcus duodeni sogar weit häufiger ist als das Ulcus ventriculi. Das Verhältnis beträgt etwa 5 : 1, und beiden ist gemeinsam der Sitz fast nur im peptischen Teil des Verdauungsrohrs.

Die Kenntnis der Verbreitung des Ulcus ventriculi ist in Deutschland schon älter; aber auch sie brach sich erst Bahn, nachdem sie im Auslande längst gesichert war.

---

[1] WESTPHAL u. KATSCH: Das neurotische Ulcus duodeni. Mitt. Grenzgeb. Med. u. Chir. Bd. 26, H. 3, 1913. — WESTPHAL: Untersuchungen zur Frage der nervösen Entstehung peptischer Ulcera. Dtsch. Arch. klin. Med. Bd. 114, 1914, s.a. v. BERGMANN, G.: Ulcus duodeni und vegetatives Nervensystem. Berl. klin. Wschr. 1913, Nr. 51. — Das spasmogene Ulcus pepticum. Münch. Med. Wschr. 1913, Nr. 4.

Es ist das unvergängliche Verdienst des Franzosen CRUVEILHIER, von dem auch die erste systematische Symptomatologie in fast lückenloser Darstellung stammt, schon die Häufigkeit des Magengeschwürs erkannt zu haben. Mit Recht trage das Ulcus für alle Zeit den Namen CRUVEILHIERS. Nächst ihm setzte sich mit Eifer der Däne WITH für die Anerkennung der großen Verbreitung des Leidens ein, das die Medizin in überlieferten Dokumenten mindestens als Einzeldarstellung doch schon seit dem 16. Jahrhundert kannte. Frühschmerz und Periodizität hat auch ABERCROMBIE schon gekannt.

Erst die moderne Klinik mit allen ihr zur Verfügung stehenden diagnostischen Methoden hat auch in Deutschland endgültig die Erkenntnis der Verbreitung der Magengeschwürskrankheit gesichert und endlich zum Schluß auch jene rein funktionellen Krankheitsbilder, also die Lieblingsdiagnosen am Magen auch noch des Alltags der Gegenwart, als häufigste Fehldiagnosen aufgedeckt.

Gerade durch die Lehre vom Ulcus pepticum ist aber auch die Abgrenzung in anatomische Provinzen gefallen. Die Klinik wird den Teil des Verdauungsrohres, der von der peptischen Verdauung berührt wird, endlich als eine funktionelle Einheit auffassen müssen. Kaum irgendwo kann man einleuchtender zeigen, daß mit der Emanzipation von morphologischer Grenzsetzung Zusammengehöriges vereinigt und von äußerlichen Schranken optisch-anatomischer Betrachtungsweise befreit werden muß.

Die sehr seltenen Ulcerationen an und über der Kardia, die als Folge des chirurgischen Eingriffs namentlich der Gastroenterostomie entstehenden Ulcerationen im Jejunum, die Ulcera duodeni als die häufigste Ulcusgruppe überhaupt, und die im Pylorusring sind dieselben Ulcerationen wie die des Magens, und von derselben Art sind auch die nicht so ganz seltenen Ulcera in MECKELschen Divertikeln, die immer nur auf dem Boden von Salzsäure produzierender versprengter Magenschleimhaut entstehen, was eine ausführliche Arbeit der Schweden LINDAU und WULFF aus Lund erst neuerdings wieder feststellt. Wenn topische Diagnostik, wie auch manche klinischen Zeichen, besonders aber der Beschwerdekomplex, die Ulcera voneinander trennen lassen, so ist es gerade funktionellem Denken dennoch einleuchtend, daß sie alle von der gleichen Geschwürsart sind als Ulcera peptica.

Das lehrt ihr pathologisch-anatomischer Bau, das lehrt die Tatsache, daß sie nur an Stellen vorkommen, bis zu denen peptische Verdauung reicht — selbst wenn ich ihre Entstehung allein durch peptische Andauung für ausgeschlossen halte —, das lehrt schließlich der klinische Verlauf.

Das Ulcus simplex rotundum pepticum CRUVEILHIER ist eine Krankheit; lokalistische Unterscheidungsmerkmale sind differentialdiagnostisch zweifellos wichtig. Aber die Functio laesa ist offenbar einheitlich, deshalb ein einziges Ens morbi, mag die Ätiologie noch so vielseitig sein, die Reaktionsform ist die Einheit.

Unter dem Eindruck jener umwälzenden Erkenntnis der letzten Vorkriegsjahre, daß meist der scheinbar rein „funktionellen“ Störung der Magenmotilität oder -sekretion ein organisches Leiden in Gestalt der Geschwürskrankheit entspricht, daß so oft die Magen„neurose“ als Ulcus ventriculi oder duodeni zu entlarven war, kam ich zur neuen Fragestellung: kann denn aus der gestörten Funktion nicht schließlich auch das anatomische Substrat hervorgehen?

Gibt es einen Entwicklungsgang von der Betriebsstörung zum anatomischen Dokument?

Nur einzelne Anatomen wagten damals sich Ähnliches vorzustellen, vor allem JORES, wenn er meinte, daß jene Form der Schrumpfniere, die er als „rote Granularniere“ beschrieben hat, Folge der Arteriolendrosselung beim Blutdruckler sein könne. Aber den meisten Morphologen war jener Übergang vom nichtanatomisch Nachweisbaren zur morphologischen Läsion ein „bedenkliches und gefährliches Unterfangen“ (GRUBER), nur RÖSSLE entwickelte damals gleichzeitig und neuartig die Vorstellung vom Ulcus als „zweiter Krankheit“ (neuroreflektorisch bedingt).

Aber es hatte schon RUDOLF VIRCHOW eine Ulcustheorie entwickelt, die von der Vorstellung ausging, daß ein Verschluß von Magenarterien zum ischämischen Infarkt führen müsse, und daß die peptische Eigenschaft des Magensaftes aus dem Infarkt durch Verdauung den wie mit einem Locheisen ausgestanzten Defekt des Ulcus simplex CRUVEILHIER erzeugen müsse. Dachte VIRCHOW noch in erster Linie an anatomische Veränderung der Gefäßwand — „Erkrankung und Verstopfung der Arterien“ —, so hat dann HAUSER in Erlangen unermüdlich bis in die Gegenwart Beweismaterial dafür gehäuft, daß Gefäßspasmen verantwortlich sind — wenn auch er daneben weiterhin in lokalen strukturellen Gefäßerkrankungen, vor allem der Atheromatose, eine wesentliche Ursache für das chronische Geschwür sieht.

Diese Theorie, die immer wieder die Harmonie mit meinen Vorstellungen betont, ist einleuchtend, weil meist beim frischen Ulcus die Geschwürsform einem Infarkttrichter entspricht, der in die tieferen Schichten der Magenwand bis zur Serosa hinein reicht, weil die Gefäßversorgung des Magens gerade an der kleinen Kurvatur und der pylorischen Region, also den Prädilektionsstellen des Ulcus, nur geringe Anastomosen- und Kollateralbildungen zeigt und damit die Infarktentstehung begünstigt, und schließlich, weil HAUSER — im Gegensatz zur ASCHOFFschen Behauptung — gezeigt hat, daß die Ulcustrichter entsprechend dem verschiedenen Gefäßverlauf jede mögliche Achsenstellung einnehmen können. Wie oft das Ulcus im langsamen Fortschreiten peptisch aus einer von vielen übriggebliebenen Erosionen erwächst, wie oft es schnell auch als größeres Ulcus primär sich akut entwickelt, ist völlig unentschieden. Unverstanden bleibt es, warum die Dutzende, ja Hunderte von Erosionen einer Antrumgastritis, wie wir sie am Menschen sehen und im Tierexperiment erzeugen können, zurückgehen und gerade nur an besonderen Prädilektionsstellen aus der Erosion das Ulcus in ein bis zwei, selten mehr Exemplaren sich entwickelt. Die Lokalisationsregel von ASCHOFF für das Ulcus ventriculi der kleinen Kurvatur ist bisher in keiner Weise durch die Entzündungstheorie von KONJETZNY erklärt worden.

Meine Einstellung, das anatomische Substrat an das Ende einer Entwicklungsreihe zu stellen, deren Anfang im Gebiet der gestörten Funktion liegt, führte mich zur Vorstellung des „spasmogenen Ulcus pepticum“[1], und entsprechend dem neuromuskulären Verhalten, das man als Spasmus bezeichnet, dazu, vom „neurogenen“ Ulcus zu sprechen.

Standen doch auch die Disharmonien im vegetativen Nervensystem damals gerade im Vordergrund unseres Interesses, und sahen wir in den Röntgensilhouetten so häufig Bilder des Magens, die damals nicht anders denn als Spasmen gedeutet werden konnten.

Wir ließen es offen, ob mehr ein Spasmus der Muscularis propria oder der Muscularis mucosae Gefäßdrosselungen vornähme, oder ob die Gefäße selbst sich spastisch kontrahierten. BENEKE, der Hallenser Pathologe, und VAN YZEREN waren zu verwandten Vorstellungen in bezug auf das Gefäßverhalten gekommen. Das neuromuskuläre Verhalten schien zu lokalen Durchblutungsstörungen zu führen und die Ischämie war das Bindeglied, um die peptische Wirkung an einer einzelnen oder ganz wenigen Stellen des peptischen Teils des Verdauungsrohres — Magen-Duodenum — hervorzubringen.

Die Analogie zum ischämischen Herzinfarkt nach einem Angina-pectoris-Anfall, die Analogie zum angiospastischen Insult im Gehirn bis zur Hämorrhagia cerebri leuchtet ein — sie führte uns später dazu, auch diese Probleme in Angriff zu nehmen (s. Kap. 12).

Was auch im Verlaufe von 20 Jahren sich gewandelt hat durch Studien über die Bedingungen der Ulcusentstehung, ich meine noch heute, daß vieles für die Entstehung eines großen Ulcus auf jenem akuten ischämisch-peptischen Wege spricht, daß viele klinischen Tatsachen und manche experimentellen Befunde die Theorie stützen. Ich nenne nur das Ulcus bei Tabes, von dem ich nach Untersuchungen meiner Klinik (FULL und v. FRIEDRICH[2]) mich des Eindruckes nicht erwehren kann, daß eine auffallend häufige Koinzidenz vorhanden ist, die auch von SCHUELLER, HAUDEK u. a. bestätigt wird, die „Crises noires“ CHARCOTS sind großenteils Ulcusblutungen des Tabikers. Ich erinnere an die Ulcerationen des Magens bei Bleivergiftung, die durch die erhöhte Krampfbereitschaft der Gefäße und der besonderen Neigung der Magen- und Darmwandmuskulatur zu spastischen Kontraktionen erklärt wird, und erinnere schließlich an die zahlreichen Experimente aus meiner Klinik (WESTPHAL[3]) und von anderen Orten (BENEKE, GUNDELFINGER, HART u. a.), in denen es gelang, durch Eingriffe am Nervensystem (Vagusdurchtrennung, Exstirpation des Ganglion coeliacum) und durch pharmakologische Vagusreize akute, auch große Ulcerationen des Magens zu erzeugen von durchaus der gleichen Lage

[1] v. BERGMANN, G.: Das spasmogene Ulcus pepticum. Münch. Med. Wschr. 1913, Nr. 4. — Ulcus duodeni und vegetatives Nervensystem. Berl. klin. Wschr. 1913, Nr. 51.

[2] FULL u. v. FRIEDRICH: Magengeschwür und Tabes. Münch. med. Wschr. 1922, Nr. 34.

[3] WESTPHAL: Unters. zur Frage d. nervösen Entst. pept. Ulcera. Dtsch. Arch. klin. Med. Bd. 114, 1914.

und anatomischen Beschaffenheit wie das vereinzelte menschliche Ulcus rotundum.

Aber auch, wenn ich nicht bei dieser Theorie unbelehrbar verharren will, so wird sie, wie mir scheint, für die Geschichte funktionell-pathologischen Denkens doch weiter wichtig bleiben, weil sie der Klinik den fließenden Übergang von der reinen Betriebsstörung zum anatomischen Substrat nachdrücklich zum Bewußtsein brachte und die enge Zusammengehörigkeit von neuromuskulärer Störung bis zum schweren, grob anatomischen Befunde, der uns am Herzinfarkt und an der Gehirnblutung nun ganz geläufig geworden ist.

Der Wandel, der sich seither vollzog, geht von der Fragestellung aus, ob vieles in der Störung der neuromuskulären Funktion am Magen nicht Ursache, sondern Folge oder Begleiterscheinung beim Geschwür ist.

Seit die Gastritis, namentlich durch NAUWERK, durch KONJETZNY und seine Mitarbeiter, am Resektionspräparat als regelmäßige Begleiterscheinung des Ulcus mindestens als circumscripte Gastritis erwiesen ist, können die Motilitäts- und Sekretionsveränderungen, ja auch die Schmerzen sehr wohl als Ausdruck des entzündlichen Reizmagens erklärt werden.

Freilich wird das eine dabei leicht übersehen, daß viele dieser Befunde nur mikroskopisch nachweisbare Gastritis sind, die sich also jedem klinischen Nachweis entziehen; und daß ein Magen ohne mikroskopische Gastritisherde oder ihre Residuen beim Erwachsenen offenbar eine große Seltenheit ist.

Keine Ulcustheorie wird befriedigen, die übersieht, daß das eigentliche Ulcus im Gegensatz zur entzündlichen Erosion nur ganz vereinzelt, etwa in einem bis höchstens drei Exemplaren am Magen-Duodenum vorkommt, an ganz bestimmten Lieblingsstellen der kleinen Kurvatur und dem Bulbus duodeni entsteht, fast stets nur dort, wo peptische Verdauung ist, wofür das Ulcus jejuni pepticum ein zwar unbeabsichtigter, aber um so sicherer experimenteller Beweis am Menschen ist. Keine Ulcerustheorie kann auch das hereditär familiäre Moment vernachlässigen.

Es erscheint mir ausgeschlossen, im Gegensatz zu BÜCHNERS Auffassung aus der Schule ASCHOFFS, die KALK zu stark beeindruckt hat[1], daß eine gesunde und nicht irgendwie schon geschädigte Magenschleimhaut von dem ihr adäquaten Saft, das ist also von Salzsäurepepsin, angedaut werden kann im Sinne einer Ätzung und einer Ätzgastritis.

So stehe ich nicht in Übereinstimmung mit jenen beiden Theorien der Ulcuspathogenese, die jede für sich wesentliche der Erklärung bedürfende Gesichtspunkte außer acht läßt, während beide Teilwahrheiten enthalten.

KONJETZNYS Gastritishypothese bestreitet das peptische Moment völlig und mit großer Entschiedenheit. Sie geht davon aus, daß die das Ulcus auslösende Entzündung primär im subepithelialen Gewebe spielt, also ursprünglich

[1] KALK, H.: Magen- und Duodenalgeschwür. Neue dtsch. Klinik Bd. 6, Lfg. 29/30, 1930. — Das Ulcus ventriculi, duodeni und jejuni pepticum. Berlin: Urban u. Schwarzenberg 1931.

peptischer Andauung überhaupt nicht zugänglich sei. Denn eine Vorstellung, die eine eindeutig sich bedingende Causalreihe von der entzündlichen leukocytären Infiltration der tieferen Schleimhautschichten des Magens über das Vorgehen der Leukocyten gegen die Epithelleiste, die Entstehung von kleinen Erosionen bis zur Sprengung des Epithels und Ausbildung des ausgesprochenen Ulcus aufstellt, muß ja notwendig jegliche Rolle des Magensaftes wie jede Beteiligung vom Nerven- oder Gefäßsystem leugnen.

Die von KONJETZNY postulierte Gastritis unterscheidet sich aber auch in ihrer Symptomatologie von der sonst üblichen Gastritis recht sehr. Während diese sonst in mehr oder weniger langer Zeit in Achylie und Anacidität übergeht, erleben wir gerade bei der Ulcusgastritis, daß sie oft Dezennien lang mit Hypersekretion und Superacidität verläuft, jedenfalls selten mit Anacidität. Aber selbst wenn KONJETZNY der Meinung ist, die unserer klinischen Erfahrung widerspricht, daß das chronische Ulcus häufig achylisch sei — wir meinen, daß es wohl manchmal im jahrelangen Verlauf sekundär dazu kommen kann —, so müßte ihm schon allein der Umstand zu denken geben, daß doch die Carcinomentstehung aus dem chronischen Ulcus so überaus selten ist, obgleich doch das Carcinom gerade wieder nach seiner Anschauung auf dem Boden chronisch-gastritischer Schleimhautveränderung entstehen soll. So verdienstvoll es ist, daß KONJETZNY an frischen Operationspräparaten die Gastritis bei Ulcus gründlicher und ausgedehnter studierte, als es wohl bisher je geschehen ist, und so sicher wir die Ulcusgastritis in ihrer großen Bedeutung in der Zukunft viel mehr werden beachten müssen namentlich als Komplikation, als Erklärungsmöglichkeit für Periodizität, für Beschwerderezidive und andere Schmerzphänomene und nicht zuletzt auch als maßgebend für die Therapie: das Nebeneinander darf nicht verführen, die scheinbar „fließenden Übergänge“, die deskriptiv zutreffen mögen, nun restlos so aufzufassen, als wenn nacheinander aus den katarrhalischen Erosionen die größeren akuten Ulcera entstanden sein müßten. Sollte sich etwa zu einem echten, tiefgreifenden akuten Ulcus regelmäßig und schnell eine Gastritis gesellen mit katarrhalischen Erscheinungen, so ist also der genetische Übergang des einen oder der zwei und drei echten Ulcera aus einem gastritischen Zustand durchaus nicht bewiesen. Sicher nennt der Kliniker oft schon das ein kleines Ulcus, was vor der Definition des Anatomen noch als Erosion zu gelten hätte, namentlich am Duodenum. Denn für uns ist der runde Substanzverlust, wenn er sich lediglich auf den Defekt der Schleimhaut bezieht, nur graduell verschieden von jenen Defekten, die auf tiefere Schichten hinübergreifen. Wohl aber sehen wir am Duodenum nicht häufig mehr als jene zwei Ulcerationen, die die Röntgenologie als „kissing ulcers“ bezeichnet, darin wesentlich verschieden von der Gastritis corrosiva NAUWERCKS, bei der die entzündete Schleimhaut übersät ist von jenen kleinen Epitheldefekten, die im Röntgenbilde nie die Nischensymptome des Ulcus duodeni geben.

Auf der anderen Seite treibt BÜCHNER aus der Schule ASCHOFFS die peptische Anschauung in das Extrem, daß der Magensaft funktionstüchtige, lebendige Magenschleimhaut andauen soll, und daß neben dem peptischen Moment nur noch rein mechanische Komponenten für die Ulcusentstehung notwendig seien, die Aschoff schon früher stark in den Vordergrund gerückt hat. Schon der Ulcuskrater wird ja von Aschoff nicht als akut entstandener Infarkttrichter angesehen, sondern soll dadurch bedingt sein, daß die Speisen, die sich besonders an der kleinen Kurvatur entlangschieben, durch mechanische Irritation an engen und deshalb der Reibung besonders ausgesetzten Stellen jene typischen Trichter mit dem treppenförmigen Abfall nach der einen Seite und dem überhängenden Rande auf der anderen hervorrufen, gerade dort, wo die Schleimhaut auf der Unterlage fester fixiert ist und eine besondere Formung des Reliefs in Längsfalten besteht.

Solche Vorstellung gründet sich besonders auf die Befunde Aschoffs, daß die Trichterachse stets in schräger Richtung pyloruswärts gerichtet sei — ein Befund, den aber eben Hauser hat widerlegen können.

Ein anderer wesentlicher Pfeiler wurde dieser mechanischen Hypothese genommen, als Katsch[1] und andere in röntgenologischen Untersuchungen zeigen konnten, daß jene Engen des Magens, Isthmen, in vivo beim stehenden Menschen gar nicht existieren.

Schließlich wird diese Vorstellung auch dem konstitutionell-erblichen Moment der Geschwürsbildung, das durch zahlreiche klinische Beobachtungen von Ulcusfamilien einwandfrei erwiesen ist, in keiner Weise gerecht.

Wenn sich nun ein kleiner Kreis um Konjetzny der Anschauung verschließt, daß die peptische Verdauung bei der Ulcuskrankheit und auch schon bei der Ulcusentstehung eine wesentliche Rolle spielt — das großartige unfreiwillige chirurgische Experiment des Ulcus jejuni pepticum erweist doch das zur Genüge —, so reicht es als alleinige Ursache für das Ulcus keinesfalls aus, da die peptische Verdauung gerade dort physiologisch ist, wo die Geschwüre sich finden, also an der Magen-Duodenal-Schleimhaut.

Ist Entzündung Reaktion auf Gewebsschädigung und führt gerade sie zur Zirkulationsstörung, so könnte sie als das Primäre dem peptischen Saft den Angriffspunkt bieten, und dennoch braucht nicht aus der Gastritis corrosiva mit multiplen Erosionen das Einzelgeschwür hervorzugehen.

Seit Virchow bleibt noch immer auch der andere Weg vorstellbar, daß plötzlich ein Gefäßbezirk außer Kurs gesetzt wird, und das große ausgestanzte Geschwür braucht sich nicht, wie Aschoff es will, regelmäßig aus der kleinen Erosion zu entwickeln, eine entzündlich gereizte Schleimhaut ist der Boden für einen circumscripten Ernährungsschaden des Gewebes, das nun schnell, peptisch angedaut, zerfällt. Eine Gewebsschädigung muß jedenfalls der peptischen Angriffsmöglichkeit vorausgehen.

---

[1] Katsch: Über die Magenstraße. Verh. d. 33. Kongr. d. Dtsch. Ges. inn. Med. Wiesbaden 1921. — Katsch u. v. Friedrich: Über die funktionelle Bedeutung der Magenstraße. Mitt. Grenzgeb. Med. u. Chir. Bd. 34, H. 3, 1921. — Westphal: Über die Engen des Magens und ihre Beziehungen zur Chronizität des pept. Ulcera. Mitt. Grenzgeb. Med. u. Chir. Bd. 32, H. 5, 1920.

Hausers Argumente für die Infarktnatur des akuten Ulcus scheinen mir keineswegs widerlegt, aber die Störung der Blutversorgung kann sehr wohl durch einen entzündlichen Reiz bedingt sein, so daß eine lokalisierte Entzündung nicht selten Vorläufer des Ulcus sein muß, man denke etwa auch an Rickers Vorstellungen der Durchblutungsstörungen, endlich an andere Arten der Gewebsschädigungen im Sinne von toxischen Epitheldegenerationen, die eine Minderung der Gewebsresistenz darstellen, gefolgt von peptischer Andauung wie entzündlicher Reaktion des Mesenchyms.

So unsicher also heute noch — oder heute wieder — die Genese der Geschwürskrankheit ist, so fest umrissen ist ihr klinisches Bild.

Hat noch vor 10 oder 20 Jahren bei einem jeden Fall von Magenbeschwerden der Arzt sich als erstes die Frage vorlegen müssen: funktionelle Zustände oder Ulcus, so haben wir in meiner Klinik, gestützt auf den methodischen Fortschritt in der Zwischenzeit, die Entscheidung gebracht, daß Ulcus und Funktionsstörung meist zusammengehörige Erscheinungen sind und keineswegs sich ausschließen, wie man früher meinte.

Keine Krankheit des Magen-Duodenum ist enger mit Funktionsstörungen verknüpft wie gerade das Ulcus. Unter diesem Gesichtspunkt steht das Ulcus der pylorischen Region im Vordergrund, das durch Pylorospasmen oder mindestens häufigere Tendenz zum Pylorusschluß recht oft Sekretablauf und Magenentleerung hindert.

Der Wendepunkt in der diagnostischen Auffassung ist für mich gekennzeichnet dadurch, daß die früher ganz allgemein gültige These: „Zeichen einer Magenneurose sprechen gegen ein Ulcus" umgestoßen wurde und ersetzt werden mußte durch den Grundsatz, daß nachgewiesene Funktionsstörungen gerade den Gedanken an ein Ulcus besonders nahelegen müssen.

Solche Umkehr im diagnostischen Denken und Erkennen war nur dann beweisbar, wenn es mit Hilfe der modernen Röntgenologie schließlich gelang, das Geschwür selbst sichtbar zu machen.

Erst dadurch konnten all jene Krankheitsbilder, die als Funktionsstörungen und Sekretionsneurosen des Magens den klassischen Lehrern der Magenkrankheiten, wie Kussmaul, Leube, Riegel u. a., schon bekannt waren, die auch unser Zeitalter mit den verfeinerten Methoden der Magensaftuntersuchung, etwa durch die Verweilsonde, näher analysiert und in der ersten Röntgenära, als vor dem Fluorescenzschirm nur grobe Motilitätsänderungen erkennbar waren, beobachtet hat, auf ihre häufigste, einheitliche, organische Ursache, das Ulcus, zurückgeführt werden.

Gerade der Auffindung der Ulcusnische im Röntgenbilde durch Reiche und der Erkennung ihres ungeheueren Wertes als einzigem, direktem Ulcuszeichen durch Faulhaber und Haudek ist es zu danken, daß die Anerkennung von Verbreitung und Symptomatologie der Ulcuskrankheit sich in unserem Sinne durchgesetzt hat und immer mehr die reinen Betriebsstörungen des Magens in den Hintergrund gedrängt werden. Denn immer von neuem ließ sich bei den meisten funktionellen Magenbeschwerden das Ulcus als letzte Ursache auffinden und auch dort, wo früher die Periodizität gegen eine organische Grundlage zu sprechen schien, konnte man als entscheidenden Beweis in röntgenologischen Reihenuntersuchungen oft das periodische Kommen und Gehen der Ulcerationen aufzeigen. Aber nicht selten ist die Periodizität der Beschwerde die aufflackernde und vergehende Begleitgastritis, wie ich mit KNUD FABER übereinstimmend betonen muß, und wesentlich über ihn hinausgehend behaupte ich: es reicht das Problem der Perioden in das allgemeine der Änderungen entzündlicher Reaktionen des Gewebes überhaupt (s. Kap. 7).

Hatte man früher gedacht, der röntgenologische Ulcusnachweis sei geradezu das Ulcus chirurgicum, Zeichen eines callösen Ulcus, das nicht mehr zur Ausheilung käme, so brachten gerade die röntgenologischen Beobachtungen an der Ulcusnische den endgültigen Beweis des schnellen Vergehens selbst einer großen morphologischen Läsion, denn selbst in wenigen Wochen schon konnte man auch große Nischen wieder völlig verschwinden sehen.

So objektiv alle Funktionsprüfungen des Magens auch sind, so wenig wir für manche Diagnostik die fraktionierte Ausheberung und die Magensafttitration auch missen mögen, wir kennen kein anderes direktes und so zuverlässiges Ulcuszeichen wie die Nische, die bei der verfeinerten Röntgentechnik, die uns besonders durch die Schleimhautanalyse und die gezielten Momentaufnahmen von H. H. BERG[1] zur Verfügung stehen, beim Ulcus ventriculi eine Sicherheit von 90% und beim Ulcus duodeni sogar von 95% besitzt — nach einer Statistik meiner Klinik aus den letzten 5 Jahren (KALK[2]).

Man darf den Satz wagen, daß bei negativem Röntgenbefunde, freilich optimale Technik, an der es so vielfach fehlt, vorausgesetzt, der Arzt die klinische Diagnose Geschwürskrankheit noch einmal überdenken und wieder in Zweifel ziehen soll.

Zweifellos hat die Gastroskopie ebenfalls einen großen Anteil an dem Verdienst der Erkennung der engen Verknüpfung funktioneller und morphologischer Erscheinungen am Magen. Für die Diagnostik am einzelnen Kranken scheint mir aber der Nutzen nicht groß genug im Verhältnis zur Gefährlichkeit und schweren Belästigung der Kranken. Für die wissenschaftliche Fundierung haben die Arbeiten von HOHLWEG, KORBSCH, GUTZEIT u. a. und besonders die Atlanten von SCHINDLER und HUEBNER ihre ganz wesentliche Bedeutung. Die Klinik aber wird mit der Röntgenologie in den meisten Fällen nicht nur ebenso weit, sondern wohl auch weiter kommen als die Gastroskopie, denn das Gesichtsfeld des Gastroskopikers umfaßt durchaus nicht den ganzen Magen und mangelhaft gerade die so wichtige pylorische Region. Zum Problem der Pathogenese

---

[1] BERG, H. H.: Die direkten Röntgensymptome des Ulcus duodeni und ihre klinische Bedeutung. Erg. med. Strahlenforschg Bd. 2, 1926.

[2] KALK, H.: Ulcus ventriculi, duodeni und jejuni pepticum. Berlin-Wien: Urban & Schwarzenberg 1931.

scheint mir die Gastroskopie nicht beitragen zu können, die Gastritishypothese KONJETZNYS läßt sich auf dieses Schauen nicht stützen.

Alle *klinischen Ulcussymptome* stehen an Sicherheit so weit hinter dem Röntgenzeichen, daß sie weniger entscheidend sind als die Analyse der subjektiven Beschwerde des Kranken, die an Wichtigkeit dem Röntgenbefunde nahekommt.

Ich vermeide es, eine eingehendere Schilderung der modernen Röntgendiagnostik des Ulcus zu geben. Ist es doch von mir im Handbuch der inneren Medizin (von BERGMANN-STAEHELIN)[1] geschehen und von meinem Mitarbeiter H. H. BERG ausführlich in seiner Monographie[2] über das Schleimhautrelief des Magens geschildert. Nur an einer Betonung liegt mir hier: was in früherer Zeit überwertet als Spasmus der Muscularis propria gedeutet wurde, hat sich namentlich nach dem Vorgang von FORSSELL und AKERLUND meist als Schwellung und Quellung der hyperämisierten Schleimhaut herausgestellt. Jener entzündliche ödematöse Wall auch um ein kleines Ulcus führt im Profil zur Konkavität proximal und distal von der Nische, ja bildet die Nische erst eigentlich aus (Abb. 19). Eine große Blutung wie ein Aderlaß, der akut zur Abschwellung führt, kann bewirken, daß im Intervall das Ulcus, obwohl es als kleinerer Defekt fortbesteht, dem Röntgenverfahren nicht mehr zugänglich ist. Wenn wir das hier betonen, so gehört es in den Bereich funktioneller Pathologie, die der Anatom ähnlich wie eine Urticaria meist nicht mehr erkennen kann, die selbst am Resektionspräparat verschwindet. Am Lebenden erscheint der Befund, der richtig gesehen ist, viel gewaltiger und ist Ausdruck des entzündlichen Gewebsverhaltens. Einige Bilder, welche diese Wulstung im Profil wie en face besonders deutlich zeigen, welche die „radiäre Konvergenz" der geschwollenen Schleimhautfalten demonstrieren (Abb. 20, 21 u. 22), sollen gerade dieses entzündliche Funktionsverhalten beweisen, das über den Wert kasuistisch-diagnostischer Feststellung weit hinausgreift, während wir uns mit dieser der Tendenz des Buches entsprechend nicht zu beschäftigen haben, selbst wenn die HARTschen Taschen als Pulsionsdivertikel Ausdruck sind einer Dynamik, welche die schwache Duodenalwand ausbuchtet (Abb. 23, 24 u. 25).

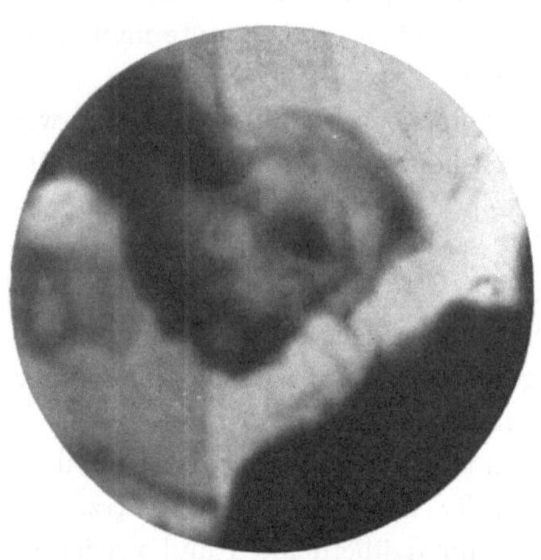

Abb. 19. Ulcus duodeni, en-face Nische. Schleimhautwall um das Geschwür herum.

[1] v. BERGMANN, G.: Ulcus pepticum. Hdb. d. inn. Med. v. BERGMANN-STÄHELIN Bd. III, 1. Berlin: Julius Springer 1926.

[2] BERG, H. H.: Röntgenuntersuchungen am Innenrelief des Verdauungskanals. Leipzig: Thieme 1931.

Gesichert ist aber der röntgenologische Ulcusnachweis ganz besonders dadurch, daß die Differentialdiagnose: Ulcus oder Carcinom mit dem Fortschreiten verbesserter Technik immer eindeutiger zu stellen ist und heute auch schon in den Frühfällen carcinomatöser Entartung häufig sichere Entscheidungen zuläßt. KNOTHE hat hierzu wesentlich beigetragen. Da die Unterscheidung, ob Ulcus, ob Carcinom rein klinisch gerade in den Frühstadien häufig völlig unmöglich ist, ja, die klinischen Daten zuweilen geradezu irreführen können und eindeutig auf ein Ulcus hinzuweisen scheinen, auch dort, wo ein beginnendes Carcinom vorliegt, soll an dieser Stelle auf die nur in der Röntgendiagnostik gegebenen Aufschlußmöglichkeit etwas breiter eingegangen werden[1]. Es scheint dies um so angezeigter, als es sich bei den Carcinomen, die im Beginn klassische Ulcussymptome auf-

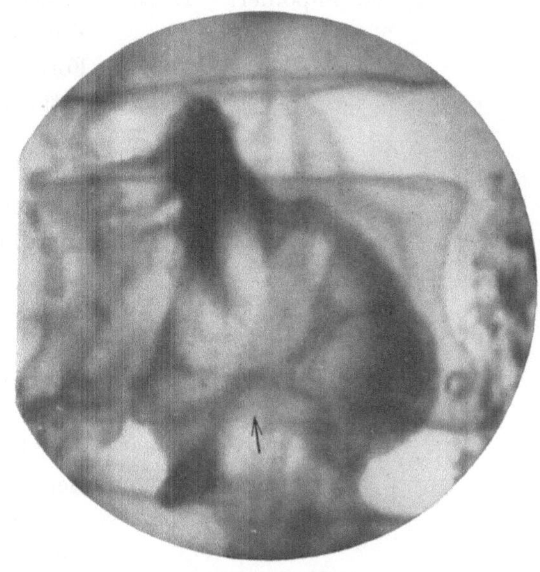

Abb. 20. Ulcus duodeni (↑) radiäre Faltenkonvergenz im Bulbus.

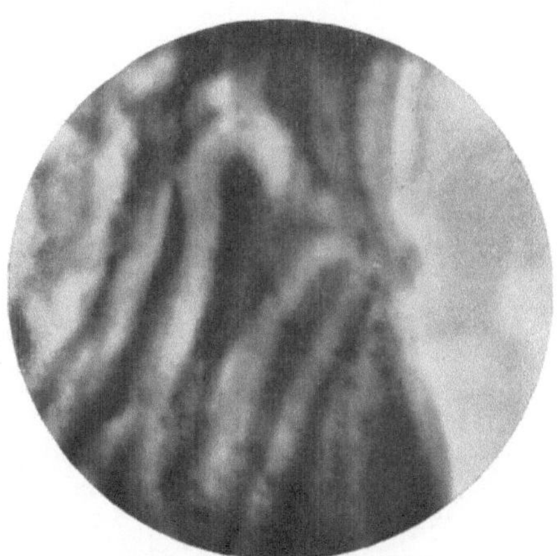

Abb. 21. Ulcus der kleinen Magencurvatur, radiäre Konvergenz der Schleimhautfalten.

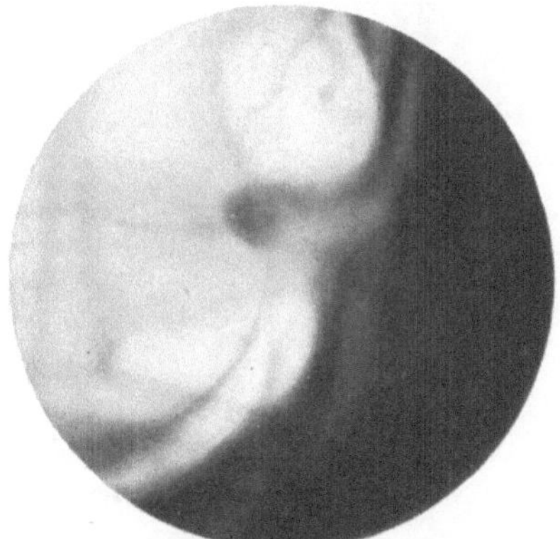

Abb. 22. Nischenulcus der kleinen Magen curvatur. Konkavität im Profil proximal und distal vom Ulcus„trichter".

weisen können, meist um eine Form von Neubildungen handelt, die im Röntgen-

[1] KNOTHE, W.: Die Röntgendiagnostik des Krebses am Magen-Darmkanal. Niedersächs. Röntgenges. Fortschr. Verh. Bd. 43, 1930. — Zur Frühdiagnose des schüsselförmigen Magencarcinoms. Klin. Wschr. 1931, Nr. 11.

bild bislang nur zu häufig mit einem Ulcus verwechselt worden sind. Es sind dies *die schüsselförmigen Carcinome*, die frühzeitig einen Krater machen, der wie eine Nische imponiert. Diese schüsselförmigen Carcinome zählen nach BORRMANN-KONJETZNY zu den häufigen Formen der Magencarcinome. Sie sind pathologisch-anatomisch gekennzeichnet durch einen scharf gegen die gesunde Umgebung abgesetzten, wallartig aufgeworfenen Rand, der auch meist die Begrenzung des eigentlichen Tumors darstellt (Abb. 26 u. 27). Wir haben in den letzten Jahren in der Klinik wie Poliklinik über 50 solcher Fälle diagnostisch erfaßt und großenteils am Präparat studieren können und dabei charakteristische klinische wie röntgenologische Momente herausarbeiten können.

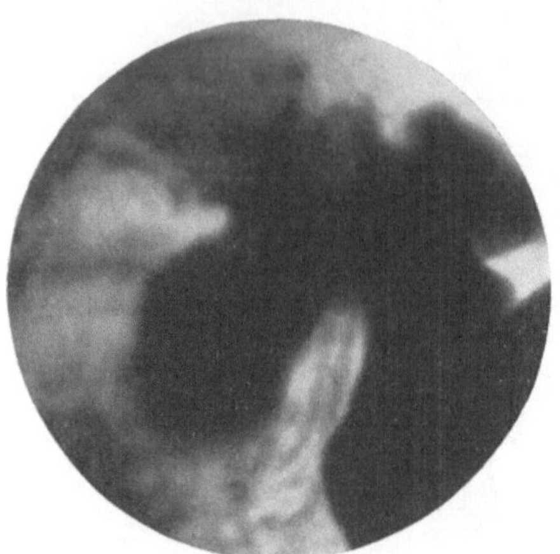

Abb. 23. Doppelulcus duodeni, HARTsche Taschenbildung.

Im Gegensatz zu den diffus wachsenden oder den Schleimhautcarcinomen machen diese Schüsseln, man kann sagen, erfreulicherweise, meist frühzeitig Beschwerden, die den Patienten zum Arzt führen. Diese Beschwerden werden in der Regel als Hungerschmerz, der sich einige Stunden nach dem Essen einstellt, geschildert; lokalisiert werden die Schmerzen in den meisten Fällen in

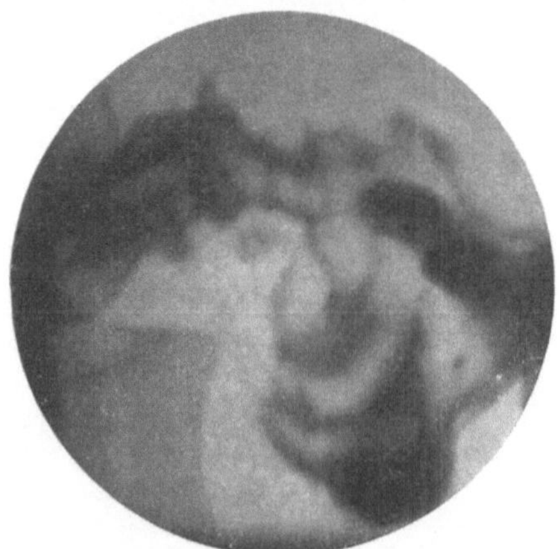

Abb. 24. Doppelulcus duodeni, en-face-Nischen nebeneinander, große Tasche nach unten. (Aufnahme im 1. schrägen Durchmesser.) Vgl. Abb. 25.

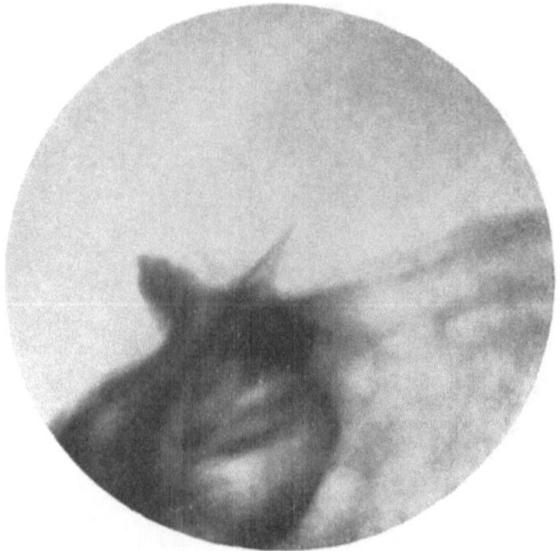

Abb. 25. Doppelulcus duodeni. Tiefer Krater der Vorder- wie Hinterwand. (2. schräger Durchmesser.) Vgl. Abb. 24.

Oberbauchmitte, oft finden wir Besserung nach Nahrungsaufnahme. Nicht selten besteht ein Fettekel, bei relativer Unabhängigkeit der Beschwerden von anderweitiger Nahrung. In den frühen Stadien dieser Carcinomschüsseln findet sich fast nie eine Gewichtsabnahme, ja es kann bei allgemein roborierender Behandlung zu einem Gewichtsanstieg kommen, ein positiver Blutbefund im Stuhl ist geradezu als selten zu bezeichnen, die Blutsenkung ist nicht beschleunigt. Weder das rote noch das weiße Blutbild zeigt in der Regel ein Abweichen von der Norm, das Allgemeinbefinden ist bei Frühfällen in keiner Weise gestört. Stuhlunregelmäßigkeiten werden seltener beobachtet als bei der Ulcuskrankheit. Häufig finden wir bei der Schüssel Hyperacidität mit Sodbrennen und saurem Aufstoßen. Auftreten der Beschwerden um das vierzigste Lebensjahr herum, doch auch früher, scheinen häufig, wir beobachteten einen autoptisch bestätigten Fall bereits

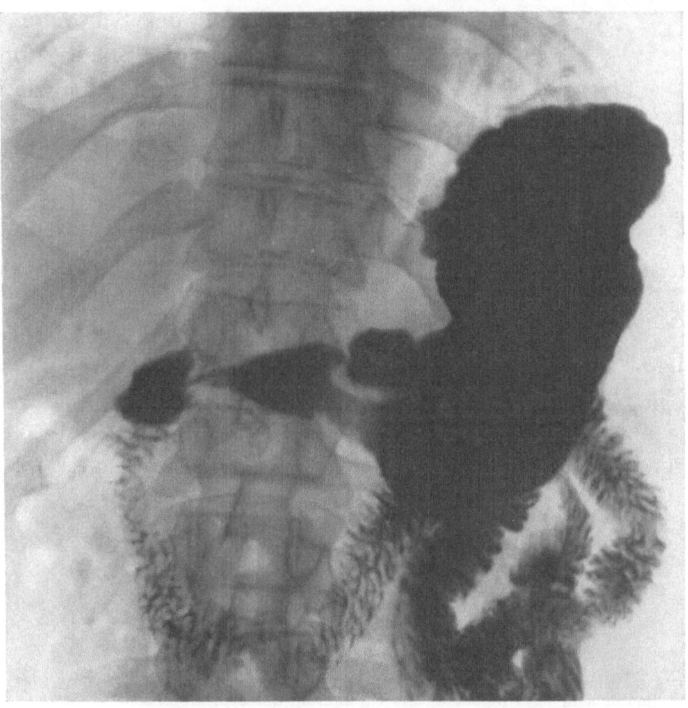

Abb. 26. Schüsselförmiges Magencarcinom (Nische, Ballonreifensymptom).

im 26. Lebensjahr. Selten haben wir festgestellt, daß die Beschwerden in der Anamnese weiter als 1 Jahr zurückreichten.

Die Röntgendiagnose ist gebunden an eine exakte Schleimhautdarstellung. Bei einer Füllung, die die Schleimhautfalten nicht erkennen läßt, verschwinden auch die charakteristischen Zeichen der kleinen Carcinomschüssel, da diese dann im allgemeinen Magenschatten untertaucht und das Profil wie einen geregelten Peristaltikablauf nicht zu beeinflussen braucht. Die Diagnose eines schüsselförmigen Carcinoms aus dem Reliefbild bedeutet also eine besonders wichtige Differentialdiagnose gegen das Ulcus. Die angefügten Schemata mögen zur Erläuterung dienen. Während die Ulcusnische die Magenwandung überragt, schneidet die Carcinomnische im allgemeinen mit der Magenwandung ab, oder sie springt nur unwesentlich vor (Abb. 28a u. b). Die Ulcusnische steht mit ihrer Längsachse meist senkrecht zur Magenachse, die Carcinomnische ist flacher und verläuft eher parallel. Die Basis der Ulcusnische geht allmählich in den sie umgebenden Schwellungswall über, während die Basis der Carcinomschüssel stets scharf abgesetzt erscheint, so daß der Schatten der Carcinomnische in der Luft zu hängen scheint und sich in den Magenschatten hineindrängt. Während sich der Schwellungswall des Ulcus (Ringwall, BERG) allmählich in die Schleimhautzeichnung der umgebenden Magenanteile verliert, ist der Wall der Carcinomnische scharf und markant gegen die normale Magenwandung sowohl im Profil wie im Reliefbild abgesetzt. Es resultiert hieraus ein ballonreifenartiger, absolut scharfer, sowohl gegen die Schüsselnische wie gegen den gesunden Magen abgesetzter Aufhellungshalbring, der die Carcinomnische aus dem Magenschatten heraushebt. Dieser „Ballonreifeneffekt“ (KNOTHE) kann unterstützt werden dadurch, daß man bei den unter dosierter Kompression (BERG) vorgenommenen Reliefaufnahmen den Schüsselwall das Kontrastmittel

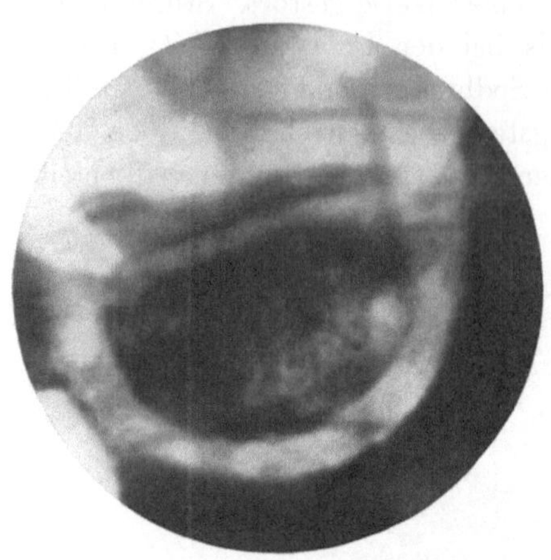

Abb. 27. Schüsselförmiges Magencarcinom, 1/2 Jahr später. „Schwebender“ Nischenschatten, Carcinomwall. (Vgl. Abb. 25.)

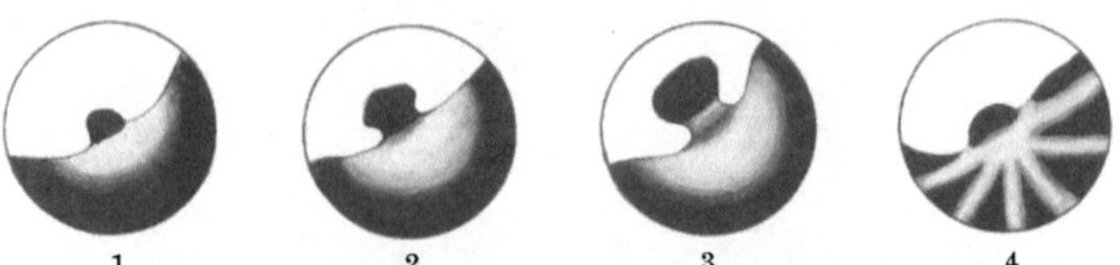

Abb 28a. Magenulcus, schematisch 1—3 Nischenformen, der Ringwall verliert sich allmählich in die Umgebung, die Nische ragt aus dem Magenschatten heraus. Bei 4: radiäre Konvergenz der Schleimhautfalten auf das Ulcus zu.

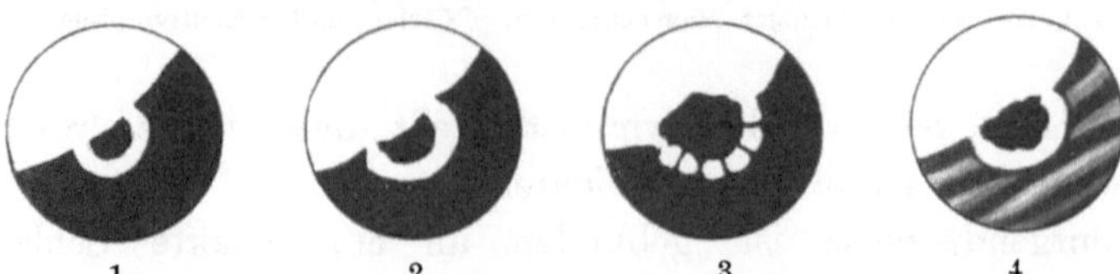

Abb. 28b. Schüsselförmiges Magencarcinom, schematisch. 1—3: die Nische liegt in der Magenwandebene, der Nischenwall ist ballonreifenartig nach außen wie innen scharf begrenzt. Bei 3: Radiäre Streifen, durch Crypten im Wall bedingt. 4: Abbrechen der Schleimhautfalten am Tumorrande.

Abb. 28a u. b. Schematische Darstellung von Magenulcus und schüsselförmigem Carcinom (nach KNOTHE).

beiseite drängen läßt. Der scharfe Aufhellungshalbkreis entspricht dem Wall des Carcinoms, der aus dem Magenschatten herausgehobene schwebende Schatten stellt den Carcinomkrater dar. Finden wir beim Ulcus radiäre Faltenkonvergenz, so verlieren sich die Falten allmählich in den Schwellungswall des Ulcus, der

Ringwall zieht die Falten förmlich heran. Im Gegensatz dazu vermissen wir bei der Carcinomschüssel die radiäre Faltenkonvergenz stets. Die Magenfalten brechen scharf am Wall des Carcinoms ab, es ist so, als ob das Carcinom die Falten von sich fortschiebt. Durch dieses Fortdrängen ist häufig ein besonders tiefes Einschneiden des Carcinomwalles nach dem Magen zu zu beobachten, durch das der Wall im Bilde um so schärfer herausgehoben wird (im Profilbild ist letzteres die Ursache der von HAUDEK zuerst beschriebenen Carcinomstufe). Diese Carcinomschüsseln können an allen Stellen des Magens beobachtet werden. Im allgemeinen scheint ihr Lieblingssitz der gleiche wie der der Ulcera ventriculi zu sein. Wir beobachteten die meisten an der kleinen Magenkurvatur und an der Hinterwand bis hoch herauf an den Fornix, selten sahen wir sie an der Vorderwand und an der großen Magenkurvatur. Die Entstehung aus einem Ulcus simplex scheint uns gar nicht erwiesen, — von pathologisch-anatomischer Seite wurde diese Möglichkeit sogar in vielen Fällen strikte abgelehnt, es handelte sich meist um reine Adenocarcinome. In 2 Fällen konnten wir neben dem bestehenden Carcinom Duodenalulcera nachweisen. Nicht selten wurde der Krater im Präparat makroskopisch und von dem Operateur palpatorisch als Ulcus callosum angesprochen. War das „Ballonreifensymptom“ im Röntgenbilde deutlich gewesen, traf die Diagnose Carcinom mikroskopisch in jedem Falle zu.

Das Argument der Verkleinerung der Nische nach einer Ulcuskur läßt sich selbstverständlich für die Carcinomnische differentialdiagnostisch verwenden insofern, als wir bei der Carcinomnische keine Verkleinerungen erwarten dürfen. Finden wir jedoch die oben beschriebenen Schüsselsymptome im Röntgenbild, so lassen wir, ungeachtet der klinischen Symptome und ohne den Versuch einer Ulcuskur zu wagen, in jedem Falle, um keine wertvolle Zeit zu verlieren, sofort operieren.

Zwei charakteristische Fälle seien hier angefügt.

1. Ein 49jähriger Kaufmann, bis vor 1 Jahr stets gesund, macht starke seelische Erregungen durch und bekommt im Anschluß daran unbestimmte Magenbeschwerden mit Eßunlust, verliert im Laufe von einigen Monaten wenige Pfunde an Gewicht und geht deswegen zum Arzt. Man fand im Röntgenbilde keine Veränderungen am Magen-Darmkanal, die Säurewerte waren erhöht, weder das Blutbild noch die Senkungsgeschwindigkeit zeigen Abweichungen von der Norm, und man diagnostizierte eine Magenneurose. In den Monaten darauf nahm er an Gewicht wieder zu, die Beschwerden wurden geringer, bis sich 14 Tage vor der Vorstellung in unserer Klinik neuerlich heftige Druckbeschwerden im Oberbauch einstellten, die von Sodbrennen und saurem Aufstoßen begleitet waren. Die klinische Untersuchung zeigte auch bei uns außer einer Hyperacidität nichts Besonderes, die Röntgenuntersuchung wurde mit dem klinischen Hinweis des Verdachtes auf ein Ulcus angeordnet. Das Röntgenbild zeigte eine geringe Verkürzung der kleinen Kurvatur, die Magenfalten schienen breit, daneben bestand eine Hypersekretion, die zu einer Schummerung des Reliefbildes führte. Während bei praller Füllung des Magens die Konturen ganz glatt erschienen und ohne weiteres kein Anhalt für eine gröbere Veränderung gegeben war, sahen wir im Reliefbilde eine Abweichung des Faltenverlaufes von der Norm im Angulusbereich. Eine gezielte Momentaufnahme dieser Gegend, die mit leichter Kompression angefertigt wurde, ließ uns jetzt einen typischen Carcinomschüsselschatten

mit seinem sowohl nach dem Krater als nach dem gesunden Magen hin scharf abgesetzten Ringwall erkennen. Das Operationspräparat zeigte den Abbruch der gesunden Magenfalten am Carcinomrande. Das Carcinom selber war auf dem Pankreas verbacken, konnte jedoch gelöst werden, mikroskopisch stellte es ein reines Adenocarcinom dar.

2. Vor ungefähr 3 Jahren wurden uns von einem befreundeten Kollegen Magenaufnahmen gezeigt, die bei einem 38 jährigen Friseur gewonnen waren, der wegen eines im Felde durchgemachten Darmkatarrhs eine Militärrente bezog und lediglich auf Antrag des Versorgungsamtes röntgenologisch nachuntersucht wurde, um eine neue Rentenfestsetzung vornehmen zu können. Der Patient klagte nur über eine allgemeine Mattigkeit, hin und wieder saures Aufstoßen und Sodbrennen, Beschwerden, die erst seit einigen Monaten bestehen sollten und den Verdacht auf eine Regelungsneurose aufkommen ließen. Aus den Aufnahmen war ein gut haselnußgroßer, anscheinend außerhalb des Magens gelegener Schlagschatten zu ersehen, den der Kollege als Dünndarmdivertikel auffaßte und als kuriosen Nebenbefund bewertete. Da uns der Schatten doch mit dem Magen in Zusammenhang zu stehen schien, nahmen wir eine erneute Untersuchung vor und gewannen Filme, die uns zeigten, wie hier präpylorisch auf der kleinen Kurvatur ein Schlagschatten reitet, der ganz scharf aus dem Magen herausgehoben wird. Nach allem, was wir oben ausgeführt haben, mußten wir hier einen klassischen Fall eines schüsselförmigen Carcinoms annehmen und rieten demgemäß zu einer sofortigen Operation, zumal man hier noch von einer Frühoperation sprechen konnte, selbst wenn auch in diesem Falle wieder der ganze klinische Befund strikte gegen ein Carcinom zu sprechen schien. Der Patient befand sich in durchaus gutem Ernährungszustand, auch hier waren die Säurewerte erhöht, das rote wie das weiße Blutbild war nicht verändert, und die Senkung betrug $3^1/_2$ Stunden. Im Stuhl war kein Blut nachweisbar. Bei näherer Beforschung der Anamnese stellte sich heraus, daß die Säurebeschwerden ungefähr 3 Monate währten, und daß sich seit diesem Zeitpunkt einige Stunden nach dem Essen leichte ziehende Schmerzen im Epigastrium einstellten, die nach Nahrungsaufnahme schwanden. Beeinflussung der Beschwerden durch die Art der Nahrungsmittel wurde nicht beobachtet. Der Patient ließ sich nicht operieren. 5 Monate nach unserer ersten Untersuchung konnten wir ihn erneut vor den Schirm stellen und mußten feststellen, daß der Krater wesentlich gewachsen war. Die klinischen Daten hatten sich in keiner Weise geändert, ja, der Kranke hatte in der Zwischenzeit 7 Pfund zugenommen, von einer Operation wollte er begreiflicherweise nichts mehr wissen. Nach 10 Monaten suchte er uns freiwillig auf, da er jetzt einige Pfund an Gewicht abgenommen hatte und sein Allgemeinbefinden gestört war. Klinisch fand sich eine leichte Leukocytose bei normalem roten Blutbild, die Senkung betrug 1 Stunde, Blut war im Stuhlgang nicht nachweisbar, ein Tumor war nicht zu palpieren. Die Röntgenaufnahme zeigte jetzt eine Vergrößerung des Tumors bis auf Fünfmarkstückgröße. Nach $2^1/_2$ Jahren wurde der Patient mit faustgroßen Drüsenmetastasen in den Achseln und am Halse in die Klinik aufgenommen, der Magen war inzwischen vom Carcinom fast völlig aufgezehrt, das jetzt deutlich palpabel war. Einige Monate später starb der Patient.

So sehr die Unmöglichkeit der Durchführung einer radikalen Therapie in diesem Falle zu bedauern war, so zeigte er uns gerade besonders einleuchtend die Klinik und das röntgenologische Verlaufsbild dieser so oft verkannten besonderen Verlaufsform des Magencarcinoms, dessen Erkennung und Abgrenzung gegen das Ulcus zur Zeit noch ausschließlich Domäne der Röntgenologie ist.

Durch die in den letzten Jahren immer wiederholte stetige Kontrolle des Röntgenverfahrens, dessen Zuverlässigkeit nach der optimalen Entwicklung, die es unter unserer Mitwirkung genommen hat, feststehe, gerade wohl die häufige Kontrolle des Chirurgen, ist der Beschwerdekomplex des Ulcuskranken in seiner Typik so gesichert, daß besonders dem Praktiker am Krankenbett nichts mehr geraten werden kann, als alle Sorgfalt auf die Anamnese zu verwenden und weder der Magensaftuntersuchung noch der Prüfung auf okkulte Blutungen allzu entscheidendes Gewicht beizulegen.

Zweifellos kann die *Blutung*, namentlich die große Blutung, auch einmal zum führenden Symptom werden — aber nur die Minderzahl der Fälle weist sie auf. Sie ist nach meiner Auffassung weniger ein Symptom als eine Komplikation, nicht anders wie bei einem Typhusgeschwür des Ileums Blutung und Perforation Komplikationen sind, und der Nachweis okkulten Blutes in den Faeces hat längst jene differentialdiagnostische Bedeutung gegenüber der Neurose verloren, die Boas einst annahm, für die Carcinomdiagnostik steht es anders.

Zweifellos kann auch die Analyse der *Sekretionsverhältnisse*, als Funktionsverhalten, besonders mit der Methode der fraktionierten Ausheberung durch die Gewinnung von Aciditätskurven, wie Katsch und Kalk sie an meiner Klinik in größerem Umfang durchgeführt haben[1], wichtige differentialdiagnostische Hinweise geben. Aber die Frage bei einer Hyperacidität, ob nur ein Reizmagen mit abnormem Entleerungsspiel vorliegt, etwa im Sinne einer Gastritis acida, oder ein Ulcus, von dem gerade transitorische Reizzustände ausgehen, die wohl unmittelbar eine gesteigerte Sekretion auslösen, bleibt noch ebenso unentschieden wie die andere prinzipielle Frage, ob sekretorische Übererregbarkeit, stärkeres Ansprechen auf Reize, herabgesetzte Reizschwelle, veränderte Organbereitschaft in demselben Maße wie zentral-nervöse oder humoral-endocrine Einflüsse als veränderte sekretorische Funktion stets einem Ulcus vorausgehen müssen oder das peptische Entstehungsmoment begünstigen.

Allerdings finden sich die krassesten Änderungen der Aciditätskurve beim Ulcus, und zwar beim distalen noch weit häufiger als beim proximalen, als dem Ulcus der kleinen Kurvatur. Während Anacidität beim frischen Ulcus ventriculi eine Seltenheit, beim Ulcus duodeni fast nie vorhanden ist, so kommen subacide Werte bei beiden Formen durchaus, superacide häufig vor, am häufigsten aber normacide Werte. In unserem Material fand Kalk beim Ulcus duodeni Superacidität in 75 %, Normacidität in 25 %, Sub- und Anacidität in 0 %, beim Ulcus ventriculi Superacidität in 29 %, Normacidität in 52 %, Subacidität in 15 %, Anacidität in 4 %. Bei aller Würdigung der Ausheberungsbefunde des Magens sowohl historisch wie nach ihrem methodisch breit ausgebauten Fortschritt der Neuzeit kann ich für die Praxis — nicht für wissenschaftliche Forschungsergebnisse — eine ketzerische Bemerkung nicht unterdrücken: das Resultat der Magenausheberung hat Wert, wenn man die Frage aufzuwerfen hat, liegt eine

---

[1] Katsch u. Kalk: Statik und Kinetik des Magenchemismus. Arch. Verdgskrkh. Bd. 32, H. 5/6. — Katsch: Über den reinen Magensaft und Magenchemismus. Münch. med. Wschr. 1924, H. 38. — Kalk: Ergebnisse neuerer funktioneller Untersuchungsmethoden des Magens und Duodenums. Verh. dtsch. Kongr. inn. Med., Wiesbaden 1927. — Magen- und Duodenalgeschwüre. Neue dtsch. Klin. Bd. 6, 1930. — Über die sog. konstante Zusammensetzung des reinen Magensaftes. Klin. Wschr. 1932, Nr. 7.

Achylie oder eine erhebliche Subacidität vor. Um das zu sichern, ist auch ein mehrmaliges Aushebern nicht selten indiziert, aber es genügt meist das alte Probefrühstück, noch besser wegen der adäquaten stärkeren Säureweckung wie Probemahlzeit mit Fleisch. Man verfalle dabei nicht in den Fehler, durch die wissenschaftlich so interessanten Beziehungen der Magensaftsekretion zum Histamin eine Achylie nur anzuerkennen, wenn auch auf Histamin keine HCl-Sekretion erfolgt, denn die Achylie ist ein klinischer Funktionsbegriff.

Welche Bedeutung die Diagnose Achylie, auch Superacidität für die Diagnostik des Magencarcinoms, für die achylischen Diarrhöen, die sekundäre oder parallel gehende Enteritis bei einer Gastritis anacida hat, ist Allen geläufig, weniger aber, daß der Mangel an Magensaft zur ausgedehnten Bakterienflora schon im Magen selbst führt und so auch zu ascendierenden Cholecystitiden und Cholangitiden disponiert.

Über den Achyliebefund hinaus aber gibt für die praktische Diagnostik der positive Ausheberungsbefund herzlich wenig: Nie wird man bei Normacidität, nicht einmal Subacidität das Ulcus ausschließen, erst recht nicht die Gastritis, und hohe Säurewerte mögen wohl die Annahme einer Gastritis mit oder ohne Ulcus stützen, entscheidend wichtig sind sie höchstens für das Ulcus jejuni pepticum. Ist man also durch typische Beschwerde und einwandsfreien Röntgenbefund der Diagnose Ulcus oder Gastritis sicher, kann man das Aushebern des Magens fast stets diagnostisch völlig entbehren. Man soll sich nicht scheuen, das ruhig auszusprechen, mag sein, daß der Praktiker, der das Röntgen sich, dem Kranken und namentlich der Kasse ersparen will, eher geneigt sein wird, wenigstens Titrationswerte zu erhalten, er muß aber damit rechnen, daß sie in der Mehrzahl der Fälle ihm keine Entscheidung bringen werden, außerhalb des Befundes der Achylie.

Ich glaube, ich darf es wagen, das zu sagen, weil meine Klinik sich besonders ausgiebig mit den Problemen der Salzsäuresekretion wissenschaftlich beschäftigt hat. Das war nicht etwa alles vergebens. Aber nachdem gesicherte Ergebnisse gewonnen sind, folgt für die Praxis daraus, wie oft die Aciditätsbestimmungen völlig entbehrlich sind.

Vom *Erbrechen* findet sich bei fast allen Autoren die Aussage, daß es in zwei Dritteln der Ulcusfälle vorkommt. Ich halte das für falsch, also diagnostisch sehr irreleitend. Sehen wir von jenem Erbrechen ab, das die Folge wirklich großer Retentionen im Magen bei Pylorusstenose und allenfalls auch hochgradiger Sanduhrstenose ist, so gilt für die große Mehrzahl der Fälle der Satz, daß ein Erbrechen namentlich bei leerem Magen weit mehr für eine Gallenblasenaffektion spricht. In dem Sinne weist das Gallebrechen, also ein Würgen bei offenem Pylorus mit duodenalem Rückfluß, mehr auf die Gallenwege hin, natürlich in ganz anderem Sinne, als der Laie es meint, wenn er durch die erbrochene Galle in seiner Aufmerksamkeit auf die Gallenblase gelenkt wird.

Ganz das gleiche gilt von der Nausea mit Ausnahme wieder der Fälle, bei denen ein überfüllter Magen das Bedürfnis nach Entleerung oralwärts sucht.

Der Ulcuskranke leidet meist nicht an Übelkeit und entsprechend der häufigen Supersekretion eher an Heißhunger als an Appetitlosigkeit, eher an vermehrter Lust zu vielem und häufigem Essen als an Ekel vor der Nahrungsaufnahme.

Darum gehört auch das Brechen nicht mehr in die Reihe der häufigen Symptome des Ulcus, sondern es ist mit den gegebenen Einschränkungen geradezu als ein Symptom zu bezeichnen, das häufiger gegen als für Ulcus spricht.

Charakteristisch dagegen — und hier befinden wir uns nun ganz auf dem Gebiet der subjektiven Beschwerde des Kranken, also der Anamnese als Ausdruck der Funktionsstörung — ist das *Kommen und Gehen der Schmerzen.* Es findet sich beim Ulcus des Magenkörpers wie beim Ulcus der pylorischen Region. Die Periodizität, d. h. lange schmerzfreie Intervalle, ohne daß therapeutisch irgend etwas geschehen ist, ist das reguläre Verhalten des Ulcus. Die Franzosen sprechen geradezu von „ulcères à crises tabiformes", und in der Tat wechseln ganz wie bei gastrischen Krisen die Zeiten heftigster Beschwerden und Krankheitszeiten ohne subjektive Erscheinungen. Noch wissen wir nicht sicher, ob Umstimmungen im vegetativen System allein, ob frisch aufflackernde gastritische Erscheinungen Ursache der Schmerzperioden sind. Die jahreszeitliche Abhängigkeit und die psychisch emotionelle Beeinflußbarkeit sind ärztlich-klinisch gesichert. In vegetativer Umstimmung und wechselnder Entzündungsbereitschaft sollte man nichts Wesensverschiedenes sehen, sie gehören biologisch zusammen (siehe Kapitel 7).

Wichtigster Punkt der *Anamnese* ist deshalb gerade biologisch die *Schmerzanalyse.*

Der Spätschmerz sollte präzis vom Hungerschmerz, namentlich dem nächtlichen, getrennt werden. Meist entwickelt sich der Schmerz nicht ganz plötzlich und tritt am häufigsten 2, 3 oder 4 Stunden nach der Mahlzeit auf. Im Gegensatz zur Gallenkolik, die oft in Sekunden schon auf der Höhe angelangt ist, geht dem Magenschmerz meist ein Unbehagen voraus. Kann der Patient mit schwerer Gallenkolik kaum ruhig liegen und wirft er sich hin und her, so ist der Ulcuskranke bei seinen Schmerzattacken meist bewegungsarm, ruhig und fühlt sich noch am besten, wenn er ausgestreckt und still liegen kann.

Suchen wir nach der Erklärung des Spätschmerzes, so glaube ich, daß er zu den Zeiten eintritt, wo die Motilitätsleistung am höchsten ist. Hält man daran fest, daß gerade pathologische Tonuszustände der glatten Muskulatur Magenschmerzen auslösen, vorwiegend Dehnungen, so muß neben dem krampfenden Pylorus ein pathologisches Verhalten im Canalis egestorius oder im Duodenum schmerzauslösend sein, und für beide peptischen Teile des Verdauungsrohres kommt Kontraktion wie Dehnung in Frage. Daß diese pathologischen Zustände im tonischen und peristaltischen Verhalten der Magenmuskulatur auch beim Achyliker mit Gastritis oft ausgelöst werden, sollte für die Deutung des Spätschmerzes mehr beachtet werden. Es ist nicht unglücklich, den Spätschmerz, KATSCH und WESTPHAL folgend, als „Magenentleerungsschmerz" zu bezeichnen, wenn auch nicht immer der Magen noch mit Speisenentleerung, wohl aber immer noch mit Sekretentleerung zu tun hat.

Der Auffassung, als wenn die Säure selbst Schmerzen veranlasse, muß entgegengetreten werden. Es erscheint mir allzu naiv, zu glauben, die Dinge lägen hier ebenso, als wenn Haut oder Mundschleimhaut von einer sauren Flüssigkeit geätzt werden. So ist die Sensibilität der Organe, die vom visceralen Nervensystem vermittelt wird, nicht organisiert. Doch soll nicht in Abrede gestellt werden, daß auch vom Ulcus selbst Schmerzempfindungen ausgehen, die wahrscheinlich durch das Bestehen einer Begleitgastritis und Perigastritis zu erklären sind, besonders typisch als Sagittalschmerz bei Ulcuspenetration ins Pankreas.

Der Hungerschmerz, der 4—6 Stunden, auch noch später, nach dem Essen auftritt und ganz besonders nachts häufig ist, charakterisiert weiter das „pylorische Syndrom“. Bei ihm beseitigt meist Nachessen prompt die Beschwerden. Es ist kein Zweifel, daß nur in einigen Fällen eine gewaltige Sukorrhöe den Schmerzzustand auslöst, spülen sich doch manche Patienten, durch jahrzehntelange Erfahrung belehrt, häufig nachts ihren Magen aus, wobei manchmal mehrere Liter sauren Magensaftes herausbefördert werden. Da auch dann Nahrungsaufnahme schmerzstillend wirkt, ist es wohl weniger die Neutralisation, als die Umstellung der motorischen Funktion, die auf Nahrungsaufnahme erfolgt, auch in den weit zahlreicheren Fällen, bei denen ein Sekretparoxysmus fehlt.

Der Frühschmerz, der oft sofort nach der Nahrungsaufnahme oder $^1/_2$ bis 1 Stunde danach eintritt, scheint unmittelbar tonisch weniger durch Spasmen als durch Dehnung der glatten Muskulatur bedingt zu sein. Er ist charakteristisch für das Ulcus des Magenkörpers, und wenn auch er nur in Perioden auftritt, so kann er doch so regelmäßig und so heftig werden, daß der Kranke sich vor jeder Mahlzeit fürchtet und allein dadurch einmal kachektisch wird.

Wurde Typik und Analyse der Anamnese erst gesichert durch den röntgenologischen Ulcusnachweis, so haben wir auch in bezug auf *Prognose* und den allgemeinen Krankheitsverlauf erst durch die Röntgenkontrolle die tatsächlichen Verhältnisse kennengelernt.

Wenn auch das Kommen und Gehen der Beschwerden gar nicht immer identisch ist mit dem Werden und Vergehen des Ulcus, so sollte sich der Arzt das Bild der Ulcuskrankheit doch gerade unter dem Miterleben dieses Werdens und Vergehens lebendiger als bisher vergegenwärtigen. Oft haben die einzelnen Ulcera tatsächlich nur eine kurze Lebensdauer und führen in der Zeit, die gut zur klinischen Erfahrung paßt, d. h. in wenigen Wochen, zur Vernarbung, also zur Heilung.

Dafür aber haben wir gelernt, daß viel häufiger, als wir es früher annahmen, die Ulcera in der Mehrzahl zu zweien oder dreien vorkommen, und so wird es oft zutreffen, daß die wiederkehrende Beschwerde nach einer Beschwerdefreiheit von Wochen und Monaten die Entstehung einer neuen akuten Ulceration bedeutet. Es haben ja nun auch die pathologischen Anatomen längst die zahlreichen Narben ausgeheilter Ulcerationen im Magen und Duodenum aufgefunden und anerkannt.

Mit der Tatsache der multiplen und rezidivierenden Ulcera und dem Fortbestehen der Ulcerationen in Latenz scheint zwar die Berechtigung gegeben zu sein, von einer Ulcuskrankheit zu sprechen, in der das einzelne Ulcus nur die jeweilige Manifestation darstellt, die Prägung von MORAWITZ „Ulcuskrankheit ohne Ulcus“ erscheint mir dagegen nicht zweckmäßig. Gerade weil ich am Umschwung der Auffassung zugunsten des Ulcus und der Ulcuskrankheit stark beteiligt bin, liegt mir daran, zu betonen, daß zwar am Magen ohne Ulcus auch sekretorische, motorische und sensorische Störungen selbst intensiver Art, und gar nicht einmal so selten vorkommen können, daß aber dieser Symptomenkomplex, selbst wenn er dem des Ulcus fast völlig gleicht, einer anderen Krankheit als der Ulcuskrankheit zuzuordnen ist.

Immer mehr erkennen wir hier den großen Bereich der Gastritiden. Gerade die Beobachtung der scheinbaren Ulcussymptome ohne Ulcus stützt ja die Annahme, daß das Ulcus nicht der einzige Erzeuger aller Funktionsstörungen sein kann, und mit der Bezeichnung „Ulcuskrankheit ohne Ulcus“ ist vorwiegend jenes Krankheitsbild umschrieben, das wir als Gastritis heute sicher erkennen können. — So hüte man sich auch vor der Prägung des „nervösen Reizmagens“ als einer getarnten nervösen Dyspepsie.

Literatur.

BALINT: Ulcusproblem und Säurebasengleichgewicht. Berlin: Karger 1927.

BÜCHNER: Die Pathogenese der peptischen Veränderungen. Jena: Fischer 1931.

FABER, KNUD: Die Krankheiten des Magens und Darmes. Berlin: Julius Springer 1924.

FORSELL, GÖSTA: Die Röntgenologie des Magens und Darmes. Berlin: Gerhartz 1922.

GUTZEIT: Die Gastroskopie im Rahmen der klinischen Magendiagnostik. Berlin: Julius Springer 1929.

HAUSER: Peptische Schädigungen des Magens und des Darmes, in HENKE-LUBARSCH: Hdb. d. spez.-path. Anatomie u. Histologie Bd. 4, T. 1. Berlin: Julius Springer 1926.

KONJETZNY: Die Entzündungen des Magens. Ebenda Bd. 4, T. 2.

— Die entzündliche Grundlage der typischen Geschwürsbildung im Magen und Duodenum. Erg. inn. Med. 1930, 37.

ROESSLE: Das runde Geschwür des Magens und Zwölffingerdarms als zweite Krankheit. Mitt. Grenzgeb. Med. u. Chir. Bd. 25, 1913.

Kapitel 3.

Magen II.

Der Gastritisbegriff in der Pathologie, in der Klinik und in der Röntgenologie. — Die Irritation. — Bedeutung von Schleimgehalt und Acidität. — Gastritis acida und anacida. — Gastritis atrophicans und hypertrophicans. — Gastritis granulosa und pseudopolyposa. — Die Ätiologie. — Die hämatogene Gastritis. — Das „epiphrenale Syndrom". — Die sog. Hiatushernie als Traktion der Cardia oder ein „Antrum oesophagi". — Der Cardiospasmus. — Gastritis als Nachkrankheit des operierten Magens. — Therapie von Ulcus und Gastritis.

Es ist mir nicht mehr zweifelhaft, daß wir in vielen Fällen die Gastritis als das Bindeglied zwischen Ulcus und Funktionsstörung im klinischen Bilde einreihen müssen[1], wie auch immer das pathogenetische Verhältnis vom Ulcus zur Gastritis sich endgültig aufklären mag.

Standen wir bis vor wenigen Jahrzehnten in der Gastritislehre noch unter dem Eindruck jenes gewaltigen diagnostischen Irrtums der französischen Schule um 1800, als Broussais und Bichat auf Grund von Sektionsbefunden, die sich aber später als postmortale Veränderungen erwiesen, glaubten, die Gastritis sei die häufigste Magenkrankheit überhaupt, — war die Klinik seither besonders in Deutschland fast ganz davon abgekommen, die Diagnose Gastritis zu stellen, oder auch nur anzuerkennen und beschränkte sie sich lediglich auf die Feststellung von Sekretions- und Motilitätsstörungen, so hat auch hier, wie bei der Ulcuslehre, der methodische Fortschritt die Wandlung im ärztlichen Denken gebracht[2].

Wieder ist das Röntgenverfahren die Methode der Wahl für Klinik und Forschung. Seit wir in der Klinik in der Lage sind, das Schleimhautrelief des Magens bis ins feinste Detail hinein zu studieren, können wir an der Tatsache nicht mehr vorbeigehen, wie oft nicht nur als Begleitsymptom eines Ulcus oder einer Hyperacidität, sondern selbst bei Normacidität deutliche Schwellungszustände, offenbar entzündlicher Genese an der Magenschleimhaut zu beobachten sind. Die normal gerade oder sanft bogenförmig verlaufenden zarten Falten erscheinen verbreitert bis zur stärksten Wulstung bei fast völligem Verstreichen der Faltentäler. Der Aspect des Magenreliefbildes ist ein völlig veränderter,

---

[1] v. Bergmann, G.: Das Gastritisproblem. Dtsch. med. Wschr. 1929, Nr. 42.

[2] Katsch, G.: Gastritis. Hdb. d. inn. Med. v. Bergmann-Stähelin Bd. III, 1. Berlin: Julius Springer 1926.

wir erinnern an das „Ulcusgesicht“ (BERG) des Magens, auch die vermehrte Säure- und Schleimproduktion des Magens beeinflußt die Art der Schattengebung charakteristisch[1].

Eine Statistik, die KNOTHE an dem Material meiner Poliklinik erhoben hat, zeigt, daß die Ulcera des Magens und Duodenums in 57% der Fälle im Röntgenbild derartige nachweisbare Schleimhautveränderungen neben der Nische zeigen. Beim operierten Magen sind es 64%, und zwar beim Resektionsmagen 46%, nach der G.E. 67% und beim Ulcus jej. pept. 100%. Diese Feststellungen gerade am operierten Magen passen relativ gut zur Häufigkeit der Beschwerde als Wertung des Operationsresultates.

Eines muß aber zur Bewertung der Gastritis im Röntgenbilde gleich kritisch hervorgehoben werden: auch ein negativer Röntgenbefund läßt nie mit Sicherheit eine gastroskopisch oder autoptisch makroskopisch sichtbare Gastritis völlig ausschließen. Das Röntgenbild kann aber auch wieder Schwellungen und Quellungszustände der Schleimhaut mit und ohne Hyperämie sichtbar machen, die kein Pathologe auf dem Sektionstisch von seinem Standpunkt aus als Gastritis bezeichnen darf (LUBARSCH).

Man vergegenwärtige sich dazu etwa die verschiedenen Grade eines Schnupfens: jene wäßrige, mit vasomotorischen Vorgängen zusammenhängende Sekretion bei der Kälte, jene Schwellungen, bei denen die Nase verschlossen ist, die starke Schleimsekretion und schließlich den eitrigen Schnupfen. Verschiedene Grade eines gleichen Vorgangs, zuerst nur Funktionsänderung, dann übergehend in Fluxionshyperämie und Ödem, dann in vermehrte Schleimsekretion bis zu jenen Zuständen, wo auch am Leichenmaterial der Pathologe die Schleimhautentzündung mikroskopisch und endlich auch makroskopisch nachweisen kann (Abb. 29, 30 u. 31).

Die Analogie ist gewiß nur teilweise berechtigt, aber sie genügt doch, um aufzuzeigen, daß makroskopisch-röntgenologische Schleimhautveränderungen nicht gleich gesetzt werden dürfen dem im Grunde pathologisch-anatomischen Begriff einer oft nur mikroskopisch erweisbaren Gastritis.

Der Gastritisbegriff des Pathologen muß nach der Richtung des mikroskopisch Erweislichen weiter reichen, der röntgenologische Nachweis von Schleimhautveränderungen ist nach der anderen Seite umfassender, wo es gelingt, reversible funktionelle Schleimhautveränderungen am Lebenden darzustellen.

Der von KNOTHE hierfür gebrauchte Ausdruck der Irritation zur Bezeichnung jener anatomisch noch nicht faßbaren, röntgenologisch aber sicher nachweisbaren Zustände wird von Nutzen sein können und zum Beweis dienen, daß die Klinik Abweichungen auch da anerkennen muß, wo die pathologische Anatomie es nicht kann.

---

[1] BERG, H. H.: Über das Verhalten des Schleimhautreliefs im Magen bei verschiedenen Erkrankungen. 38. Kongr. d. Dtsch. Ges. f. inn. Med. Wiesbaden 1926. — Röntgenuntersuchungen am Innenrelief des Verdauungskanals. Leipzig: Thieme 1931.

Nur selbstverständlich ist es, daß auch die Ausheberungsbefunde sich keineswegs immer mit den Röntgenbefunden decken. Durch die Vielheit und Divergenz der funktionellen Symptome, durch Motilität und Sekretion war ja gerade bis zur Röntgenära die Diagnose der Gastritis nahezu unmöglich. So finden sich Normacidität, fehlende Schleimproduktion, dennoch starke Schleimhautschwellung und Wulstung, oder Achylie, bei Obduktionen nachgewiesene Anadenie und meist normales Röntgenbild, Schleimproduktion, selbst mit sehr reichlichen Eiterzellen und keine Schleimhautwulstung, Supersekretion, auch motorischer Reizmagen, fehlender Schleim und normales oder auch stark verändertes Röntgenbild etwa im Antrum.

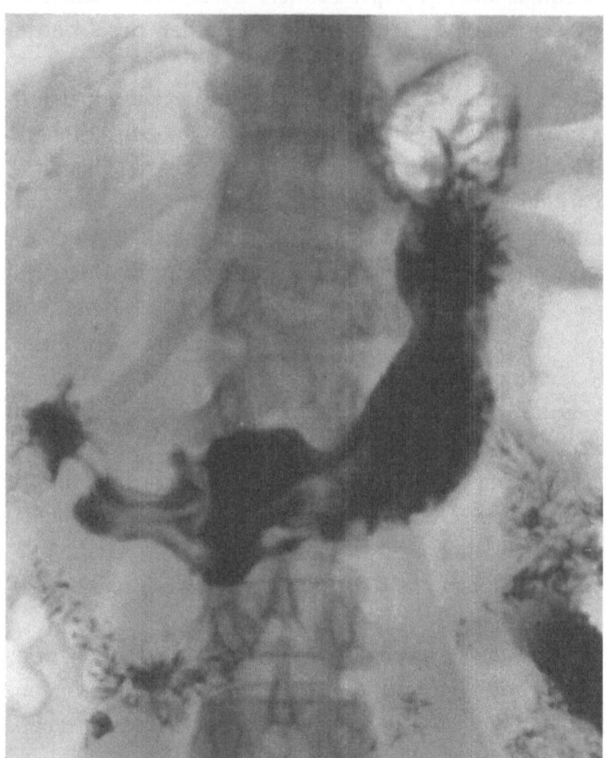

Abb. 29. Gastritis (Faltenhypertrophie).

Darum schematisiere man ja nicht. Nicht nur die anatomische Feststellung ist nicht in Deckung zu bringen mit der klinischen, sondern innerhalb der klinischen Symptomatologie ist im Einzelfalle einmal die Schleimproduktion, ein andermal die fehlende oder die vermehrte Sekretion, ein drittes Mal der Röntgenbefund das entscheidend Wichtige. Die Befunde können sich kombinieren, es kann aber auch ein einzelner für sich entscheidend sein, aber nicht so, daß jeder Einzelbefund gleichwertig ist, sondern er kann nur bei richtiger Auswertung im Gesamtbild der Klinik die Diagnose stützen.

So gibt es Röntgenbefunde, die restlos die Diagnose schwerer Schleimhautveränderungen zulassen werden, aber auch solche, die nur die Annahme nahelegen. Ähnlich kann eine Aciditätskurve vom Klettertypus zwar auf eine Antrumgastritis hinweisen, denn der Klettertypus kommt auch ohne im Röntgenbild nachweisbare Gastritis beim pylorischen Ulcus vor.

Die Prüfung des sekretorischen Verhaltens wird gerade, weil sie den Röntgenbefund von einer anderen Seite ergänzt, ihre Wichtigkeit nicht ganz verlieren. Wenn auch jene allzu weitgehenden funktionellen Schlüsse aus der Frühzeit der Magenausheberung die Erkenntnis der pathologischen Zusammenhänge fast mehr gehemmt als gefördert haben, so nahm schließlich doch die Neubelebung der Gastritislehre von Ausheberungsbefunden ihren Ausgang. BOAS wies Ende der achtziger Jahre an ausgeheberten Schleimhautstückchen gastritische Veränderungen histologisch nach und KNUD FABER setzte sich energisch für die Achylie als Ausdruck chronischer Gastritis ein.

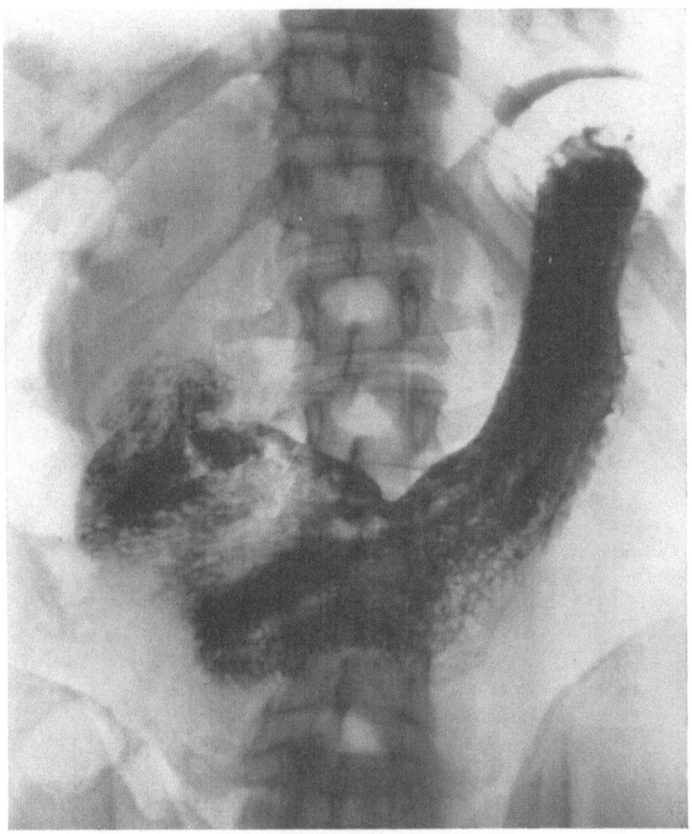

Abb. 30. Gastritis (Etat mamelonné).

Zweifellos kann schon als Ausdruck einer seelischen Depression oder reflektorisch von Vorgängen im Peritoneum, entfernt vom Magen, ein vorübergehender Magensaftstreik vorhanden sein. Aber die Erkenntnis, daß eine länger bestehende Achylie fast stets auch eine chronisch atrophierende Gastritis bedeutet, wobei allerdings die Aufhebung der Saftsekretion den anatomischen Veränderungen vorangehen kann, bricht sich doch mehr und mehr Bahn.

Ein Fortschritt der Neuzeit ist die Feststellung, daß auf Histamininjektion noch Salzsäuresekretion eintritt, wenn sie auf die üblichen Ingestenreize nicht mehr erfolgt. Hier sind zwei von KALK in dieser Richtung an meiner Klinik beobachtete

Fälle lehrreich[1], bei denen nach Salzsäureverätzung des Magens (Suicidversuch) zunächst der Histaminreiz noch Salzsäure ergab, während auf den Alkoholprobetrunk keine Sekretion mehr erfolgte, später auch eine auf Histamin refraktäre Phase durchlaufen wurde und dann offenbar mit einer Reparation der Fundusdrüsen die Histaminprüfung wieder positiv ausfiel, zuletzt erst auch die normalen Reize vom Magen aus Sekretion herbeiführten. Es ist also wohl das

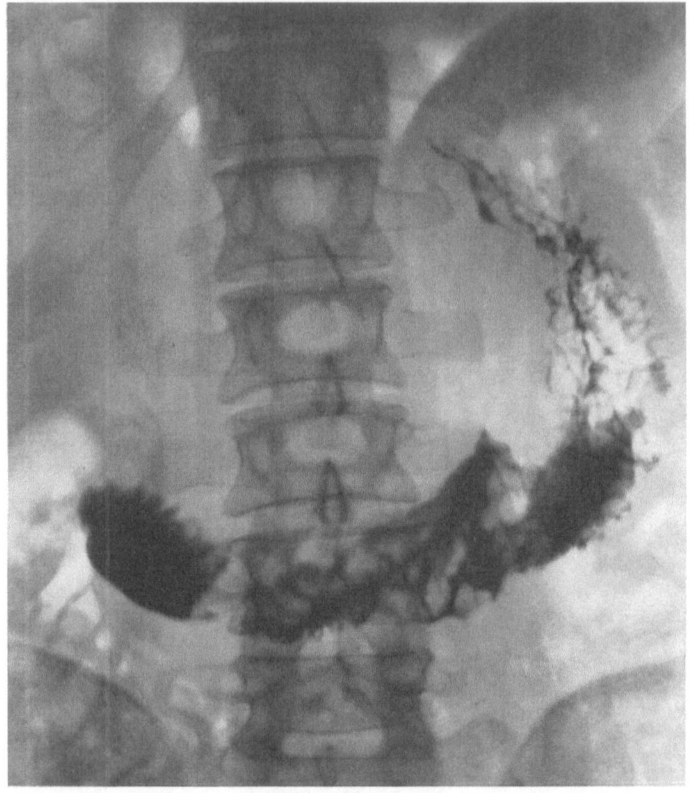

Abb. 31. Schwere Gastritis hypertrophicans pseudopolyposa bei callösem Ulcus der kleinen Kurvatur.

Versagen des stärksten Sekretionsreizes beweisend für schwere Störung der Fundusdrüsen, absolut irreparabel ist trotzdem selbst dieser Zustand nicht, wenn er auch in der Regel auf eine Anadenie hinweist, die nicht mehr zur Reparation führt.

Die Feststellung KALKS, daß auf intensive Hautreize (Bürsten der Haut bis zur Rötung und Quaddelbildung) Salzsäuresekretion eintritt[1], ist wesentlich.

---

[1] KALK: Zur Frage der Existenz einer histaminähnlichen Substanz beim Zustandekommen des Dermographismus. Klin. Wschr. 1929, H. 2.

Er erklärt es im Zusammenhang mit den Forschungen LEWIS' durch jene histaminartigen Körper, die bei Dermographismus und bei urticariellen Bildungen in der Haut entstehen.

Entscheidend wird die Aciditätskurve für die Diagnose aber ebensowenig sein können wie der Schleimbefund, wenn auch eine abundante Schleimsekretion einmal im positiven Sinne angeführt werden kann.

Die Franzosen LOEPER und MARSHALL haben die Leukocytenmenge im Ausgeheberten studiert, an meiner Klinik hat sich KAUFFMANN mit dieser Frage beschäftigt und insbesondere bei dem Studium der Gastritis als „zweite Krankheit" häufig im Anschluß an hochfieberhafte Allgemeinerkrankungen, so Anginen, nach denen Magensymptome sich einstellten, reichlich Eiterkörperchen im Nüchternschleim nachgewiesen[1].

Wieweit die Hyperpepsie (GUENZBURG) und andere Befunde uns noch weitere Hinweise bringen werden, ist jetzt noch kaum zu entscheiden.

Jedenfalls aber ist schon heute auch der alte Zweifel EWALDS an der Gastritis acida definitiv beseitigt, nachdem wir an Ulcuspatienten jetzt Fälle genug erleben und röntgenologisch sichern können, wo keineswegs die acide Gastritis nur primärer Zustand ist, der relativ bald in die zweite Phase der anaciden Gastritis übergeht, sondern wir kennen bei Ulcus duodeni jetzt hinreichend Fälle, die ihr ganzes Leben hindurch, Dezennien lang, immer wieder mit Superaciditätsschüben erkranken. Die Behauptungen von JAWORSKI und BOAS sind damit vollauf bestätigt.

Weist uns der Klettertyp der Aciditätskurve auch auf die motorische Komponente hin im Sinne des duodenalen Rückflusses von alkalischem Saft, dem eine neue saure Sekretionswelle des Magens folgt, so beruhen doch oft andere Formen hoher Sekretionswerte auf der Retention großer Sekretmengen, weil der Pylorus in der Zeiteinheit weniger hindurchläßt. Auch die Hypertrophie des Antrums und des Pylorus sind Beweis, daß der Reizmagen sich nicht nur in der Sekretion, sondern in veränderter Motilität auswirkt.

Müssen wir nun zwei Gastritisformen auf Grund dieser klinischen Funktionsveränderungen prinzipiell scheiden: die chronische rezidivierende Gastritis acida etwa als hypertrophierende Gastritis, von der chronischen anaciden mit Schleimhautverödung endenden Gastritis?

Ich glaube, es wäre verkehrt, dies mit einem scharfen Trennungsstrich zu tun. Gerade KONJETZNYS anatomische Befunde geben uns auch für die innere Klinik wichtige Hinweise für das fließende Geschehen und Übereinandergreifen dieser Veränderungen.

Antrumgastritis, die besonders häufig als Begleiterscheinung des Duodenalulcus auftritt, oft schon makroskopisch erkennbar, läßt die Fundusdrüsen, welche die Salzsäuresekretion besorgen, unbehelligt, während eine diffuse Gastritis jene Drüsenschläuche mit ergreift.

---

[1] KAUFFMANN: Magenkatarrh. Neue dtsch. Klin. Bd. 7, 1930.

Das rein lokalistische Einteilungsprinzip wäre aber bedenklich, weil wir wissen, daß nach breiter distaler Magenresektion die Fundusdrüsen in der Regel nicht mehr sezernieren, da sie des Sekretins vom Antrum und Duodenum her bedürfen. So hat also die Verödung des Antrums in der Regel auch Achylie zur Folge. Die Fornixgastritis scheint uns oft nicht hämatogenen Ursprungs, sondern entstanden auf dem Boden der Stauung durch die Zwerchfellszwinge, die sich wie eine Stauungsbinde um den abgeklemmten Magenteil legt und, wenn auch selten, selbst große Blutungen ohne Ulcus veranlassen kann.

Lubarsch sprach von der atrophierenden Gastritis hypertrophicans. Auch das weist darauf hin, daß die Einteilung atrophierend identisch mit anacid, hypertrophierend identisch mit acid eine Fehlordnung wäre.

Der Röntgenologe z. B. wird, wie wir sahen, wieder nach ganz anderen Gesichtspunkten ordnen müssen, und neben dem irritierten Reizmagen spricht er von der Gastritis granulosa und der Gastritis pseudopolyposa. Und es darf nicht verschwiegen werden, daß das Röntgenbild gerade bei der Perniciosa, bei der man der Anadenie sicher sein kann, gar nicht häufig verschmälerte Schleimhautfalten zur Darstellung zu bringen sind.

Die interne Klinik ist also nicht imstande, solche Gliederungen vorzunehmen, auch nicht durch die Gastroskopie, die sich mit den anatomisch makroskopischen Befunden, jedoch weniger mit den histologisch mikroskopischen in Deckung bringen lassen. Nicht der pathologisch-anatomische Befund des Pathologen oder Chirurgen wird vom Kliniker bei der Diagnose Gastritis zugrunde gelegt werden können, sondern höchstens jene Veränderungen, die das Röntgenverfahren erkennen läßt.

Aber wir werden zugeben müssen, daß eine sog. „Magenverstimmung", Magendruck, Appetitlosigkeit, Übelkeit, Zustände von Aufstoßen und schlechtem Geschmack im Munde, selbst die belegte Zunge auch dann von einem Gastritisschub herrühren können, wenn Normacidität, normales Röntgenbild und ein normaler übriger Befund erwiesen ist. Gerade hier, wo das sonst führende unspezifische Symptom entzündlicher Erkrankungen, das Fieber, fehlt, wird der Arzt oft genug das Hauptgewicht auf die Beschwerde legen müssen.

Die Schwierigkeiten, die die Anamnese der Unterscheidung von Gastritis und Ulcus bietet, sind schon genannt. Sie sind darum noch fast unlösbar, weil eben heute noch ungewiß ist, wieviel von den Ulcusbeschwerden gerade durch Gastritisschübe bedingt ist. So sicher es den Zustand einer reinen, groben Gastritis und eines reinen Ulcus gibt, mindestens ebenso häufig werden beide gleichzeitig vorliegen und dabei gleichmäßig am Symptomenbild beteiligt sein. Die Gastritis kann aber auch ganz ohne subjektive Empfindungen verlaufen.

Zur Ätiologie der Gastritis seien die exogenen Noxen wohl anerkannt, nicht nur für Laugen- und Säureverätzung, sondern auch von den Speisen her. Aber man macht es sich zu leicht, etwa alten französischen Anschauungen folgend, zu meinen: wie sollte die Gastritis nicht entstehen, da der Kulturmensch täglich seinen Magen überlädt, große Bissen, zu heiße und zu kalte Speisen genießt?

Schon beim Alkohol taucht die Frage auf, ob nicht erst n a c h der Resorption, also vom Blutwege aus, die Drüsenschädigung einsetzt. Wies doch STOERCK auf den Beginn der Gastritis in tieferen Schleimhautschichten hin und betonte dazu die Schädigung durch veränderte Resorptionsverhältnisse durch die Magenschleimhaut hindurch.

Von ungleich größerer ätiologischer Bedeutung scheint mir *die hämatogene Gastritis* zu sein, wie sie KNUD FABER mit als erster erkannt hat, und wie sie bei uns jetzt FR. KAUFFMANN auf breiter Grundlage experimentell erforscht hat[1].

Sie ist uns nach Infektionskrankheiten, etwa Dysenterie, Colitis, aber auch bei Cholecystitis, Ikterus u. a., ganz geläufig und wird schon lange weniger durch bakterielle Invasion der Magenschleimhaut als durch toxisch-infektiöse Einflüsse (BOAS) gedeutet. Wir gehen noch weiter, wenn wir selbst beim Infekt weniger an das bakteriell-toxische Moment, sondern vielmehr mit KAUFFMANN an das autotoxische des körpereigenen Eiweißzerfalls denken.

KAUFFMANN bestrahlte Hunde, die auf der Rückenhaut rasiert waren, intensiv mit Höhensonne und untersuchte dann in bestimmten Abständen die Organe der Tiere. Da fanden sich am Magen feintropfige Verfettungen und andere degenerative Veränderungen am Drüsen-, Grübchen- und Oberflächenepithel. Besonders die Epithelzellen der obersten Drüsenabschnitte boten reichliche Fettablagerungen, zugleich waren einzelne Epithelien aus ihrem Zellverbande gelockert und abgestoßen, so daß kleine Epitheldefekte, die oft nur wenige Zellen betrafen, auftraten — wie es ORTH in ganz anderem Zusammenhange als „fettige Usur“ beschrieben hat. Von hier fanden sich dann alle Übergänge über das Bild eines beginnenden herdförmigen serösen Katarrhs bis zur schwersten, ebenfalls herdförmigen erosiven Gastritis, wobei sich auch die Muscularis mucosae und das Unterschleimhautbindegewebe an der oft reichlichen leukocytären Infiltration beteiligten. Es fand sich in den frühesten Stadien nur ein eiweißreiches Exsudat in den Maschen des Bindegewebes. In den fixierten Präparaten sind in den schon erweiterten Capillarlumina nur hier und da neutrophile Leukocyten zu erkennen, während ein zellig-fibrinöses Exsudat schon deutlich die Oberfläche bedeckt. Später steigert sich die ödematöse Durchtränkung und Auflockerung des Bindegewebes wesentlich, und es erscheinen reichlich Leukocyten in und zwischen den degenerierten Epithelzellen. Das sollen die beiden histologischen Bilder aus der Arbeit KAUFFMANNS veranschaulichen (Abb. 32 u. 33).

Diese Befunde unserer Klinik stellen das Vorhandensein und die klinische Bedeutung einer echten hämatogenen Gastritis völlig außer Zweifel. Betont sei namentlich für jene hämatogene experimentelle Gastritis von KAUFFMANN der Beginn als Epithelialschaden an der Oberfläche des Magens, wie sie aus seinen zahlreichen histologischen Befunden einwandsfrei hervorgeht. Ist dieser Schaden peptischer Verdauung ausgesetzt und führt er andererseits zur mesenchymalen

---

[1] KAUFFMANN, FR.: Experimentelles zur Gastritisfrage. Dtsch. med. Wschr. 1929, Nr. 42/43.

entzündlichen Reaktion, so scheint es mir möglich, die Verbindung herzustellen zwischen jenen so entgegengesetzten, in der Gegenwart herrschenden Ulcus-

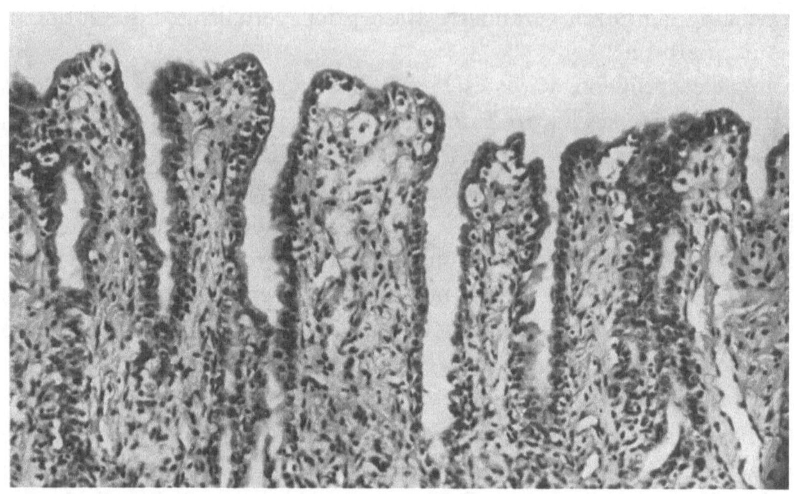

Abb. 32. Experimentelle Gastritis beim Hunde nach Höhensonnenbestrahlung. Magenschleimhaut aus dem Antrumgebiet. Abplattung und Vakuolisierung des Oberflächen- und Grübchenepithels. Erweiterung der Capillaren (KAUFFMANN).

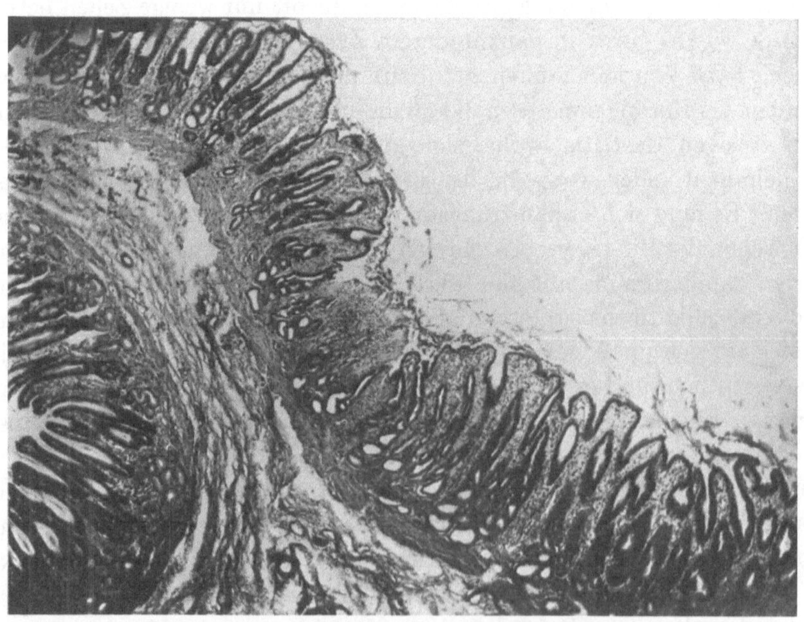

Abb. 33. Experimentelle Gastritis beim Hunde nach Höhensonnenbestrahlung. Schleimhaut aus der Antrumregion. Typische hämorrhagische Erosion (KAUFFMANN).

theorien, der Gastritistheorie von KONJETZNY und der peptischen Ätzgastritis von BÜCHNER. Nie wird ein gesundes Gewebe des Magens, der ja ständig vom sauren Saft benetzt ist, peptischer Verdauung unterliegen. Ganz anders ein geschädigtes Parenchym mit entzündlicher Reaktion, hier muß die peptische Verdauung eingreifen können und kann sehr wohl zur Erosion und Ulcusentstehung führen. Offen bleibt die Frage, ob jedesmal erst aus der Erosion das größere Geschwür entsteht. Die akute Perforation eines großen Ulcus, ohne daß je Beschwerden vorausgingen, ebenso die Blutung aus heiterem Himmel scheinen mir klinisch darauf hinzuweisen, daß auch die andere Art der Entstehung zu Recht angenommen wird, Durchblutungsschädigung eines größeren umgrenzten Schleimhautbezirkes schnell, ebenso schnell wie ein genossenes Stückchen Fleisch, der hydrolytischen Spaltung durch die Salzsäure fermentativ peptisch unterliegt.

Uns scheinen die Tierexperimente, die auch mit einem trypsinartig wirkenden Pflanzenferment, dem Papajotin, zu gleichem Ergebnis führten, eine gute Analogie zur klinischen Erfahrung, daß nach einer hochfieberhaften Angina wie nach einer ausgedehnten Insolation der Haut oft etwa 10—12 Tage später, der Zeit reaktiven Geschehens, akute Magenbeschwerden mit Übelkeit und Erbrechen sich einstellen, ja wir haben mehrmals nach einem übertriebenen Sich-Aussetzen der Besonnung im Freibade oder auch bei künstlicher Höhensonne eine Ulcusblutung erlebt oder das Aufflackern einer typischen akuten Gastritis, nicht selten rezidivierend. Wer meiner Auffassung von der Entzündung und Entzündungsbereitschaft folgt (siehe Kap. 7), wird diese Analogie, die durch jene Experimente gestützt ist, verstehen, und wird die Noxen in Eiweißabbauprodukten, wie dem Histamin, Cholin, der Adenylsäure usw. suchen, als den chemischen Agentien der „Zersetzung“.

Die so oft in der gastritisch veränderten Schleimhaut gefundenen Bakterien haben sich allem Anschein nach meist erst sekundär dort angesiedelt und sind höchstens für die Fortentwicklung des entzündlichen Prozesses von Bedeutung, auch den Soor-Befund Askanazys beim Ulcus möchte ich als sekundär und deshalb nicht als wesentlich auffassen.

Auf hämatogenem Wege toxisch entstanden, müssen wir uns auch jene Gruppe von Gastritiden denken, die bei der Urämie, bei der Enteritis anaphylaktica und auch beim Pemphigus vulgaris, dem nach unseren heutigen Kenntnissen wohl kaum eine bakterielle Ätiologie zukommt, auftreten und selbstverständlich auch die nach ausgedehnten auch protrahiert verlaufenden Hautverbrennungen. Hier wirken jene toxischen chemischen Substanzen, die sicher beim sterilen Zerfall körpereigener Gewebe, z. B. in den verbrühten Hautpartien, in den Pemphigusblasen, bei der Pankreasautodigestion usw. entstehen. Fr. Kauffmanns Versuche scheinen mir hierfür beweisende Analogien zu sein, und mit ihm können wir annehmen, daß jene noch nicht näher zu definierenden, aber wahrscheinlich dem Pepton, Histamin, Cholin oder auch Tyrosin nahestehenden chemischen Körper von der Blutbahn her die Oberflächenepithelien schädigen und reaktiv schon in den frühesten Stadien der kleinsten Epitheldefekte entzündliche mesenchymale Reaktionen auslösen, am Magen wie an anderen Parenchymen, etwa der Leber, dem Pankreas, den Nieren. EPPINGER hat das am Tier für Histamin nachgeprüft und jüngst bestätigt (1932).

Dabei mag auch eine Ausscheidung dieser toxisch wirkenden Stoffe im Bereich der Pylorusdrüsen in das Magenlumen hinein, die schon BOURGET als „Eliminationsgastritis" beschrieben hat, eine Rolle spielen, die aber wohl nur von sekundärer Bedeutung ist.

Damit greift das Gastritisproblem weit über den Rahmen der Pathogenese einer Organkrankheit auch im funktionellen Sinne hinaus und reiht sich ein in jene Fragenkette nach den entzündlichen Gewebsreaktionen überhaupt, auf die ich im Kap. 7 näher eingehen werde.

Die altbekannten *Beziehungen des Magens zum Zwerchfell,* die bisher über eine ärztliche Empirie nicht hinausgekommen sind, gerieten durch Röntgenbefunde mit umstrittener Deutung in lebhafte Erörterung der Gegenwart. Mir ist wichtiger als jener Röntgenologenstreit das, was ich als *„epiphrenales Syndrom"*[1] bezeichnet habe, und das über das Zwerchfell lokalistisch hinaufgreift.

Wie oft begegnen wir in der Anamnese eines Magenkranken dem Schmerz im epigastrischen Winkel, der „Kardialgie", die früher geradezu als Bezeichnung des Magenschmerzes galt. Der Kranke schildert seinen Schmerz genau in der Mittellinie hinter dem Schwertfortsatz oder etwas seitlich links davon, ein Schmerz, der, wenn er als Krampf kommt, die Atmung hemmt und bis hinauf zum Hals ziehen kann. Mancher Kranke beschreibt sogar jene „boule", das bekannte hysterische Stigma am Hals, oder spricht von einer Kugel, die hinter dem Schwertfortsatz sitzt und zerrt. Oft beschreibt der Gallenblasenkranke zwei schmerzhafte Magenkrämpfe, der eine sitzt genau in der Gegend der Gallenblase, der andere ist jener mediane Schmerz. Man hat wohl gesagt, dort sitzt das Ganglion coeliacum, das sei druckempfindlich, ja der Chirurg BRÜNING hat behauptet, die meisten Oberbauchbeschwerden würden in die Medianlinie lokalisiert, weil dort die Nervennetze die Reize den median gelegenen Ganglienzellen als den Nervenknoten zuführten. Eine andere zuverlässige ärztliche Erfahrung gruppiert sich um die Prägung des „gastro-kardialen Symptomenkomplexes" von RÖMHELD; man erklärt ihn zur Zeit damit, daß das linke Zwerchfell durch Gasansammlung im Colon oder Magen hochgedrängt auf das Herz drückt und stellt fest, daß anginoide Herzbeschwerden sich bessern, wenn der Gasbauch beseitigt wird, die Fettmengen der Bauchhöhle diätetisch reduziert werden, und der Stuhlgang geregelt wird. Diese Gruppe von Kranken sagt mehr, als daß sie jenen Medianschmerz der epigastrischen Gegend empfindet. Wohl ist auch hier der Beginn derselbe, aber er ist bald gefolgt von Herzschmerz oder beklemmendem Druck, von der Ausstrahlung links in den Rücken oder bis hinauf in die linke Schulter, in den Arm, bis zu den Fingerspitzen hinab unter Bevor-

---

[1] v. BERGMANN, G.: Das epiphrenale Syndrom, seine Beziehung zur Angina pectoris und zum Kardiospasmus. Dtsch. med. Wschr. 1932, Nr. 16.

zugung des Nervus ulnaris, genau, wie wir es bei der Angina pectoris kennen. Es sind das Schmerzen, die man als Herzneuralgie bezeichnen sollte, weil offenbar von dorther die zentripetalen Impulse erfolgen, die irradiierend auf dem Wege der sympathischen Fasern die entsprechenden Segmente des Rückenmarks irritieren, so daß die Schmerzperzeption als jener Gürtel in der Höhe des Herzens erfolgt, oft nur überschwellig hyperalgetisch empfunden in der Gegend der „maximal points" von HEAD links neben der Wirbelsäule oder in jener Ausstrahlung, die die Literatur auch als „Angina pectoris minor" kennt.

Wer klinisch beobachtet und zur Anamnese das übrige klinische Bild fügt, ist beim schweren gastrokardialen Symptomenkomplex nicht imstande, ihn von der echten Stenokardie zu sondern. Er wird die Todesangst, das Vernichtungsgefühl, die livide Blässe, den Kollaps mit kleinem frequenten Puls gelegentlich erleben auch bei solchen Kranken, die zuerst nur vom medianen epigastrischen Schmerz sprechen, von jenem Kugelgefühl oder dem Krampf, der ihnen selbst am Zwerchfell zu sitzen scheint und ihnen die freie Atmung benimmt. Auch wenn dieser Auftakt vorliegt, können wir nach der Stenokardie subfebrile Temperaturen erleben, andere eindeutige Zeichen des Herzinfarktes, wie epistenokardiale Geräusche oder das Auftreten endokardialer; und die Myomalacie des Herzens kann mit Ruptur der Herzwand und Bildung eines Aneurysmas verlaufen, im günstigen Falle mit einer vernarbenden Herzschwiele enden. Auch das Elektrokardiogramm kann mehr oder weniger sichere Zeichen einer ausgedehnten Herzmuskelläsion aufweisen. Sind diese schwersten Fälle in der Minderheit, so zeigt doch die Reihe klinischer Beobachtungen, daß eine Grenzscheide sich nicht errichten läßt zwischen jenem meist so harmlosen Zustand des gastro-kardialen Symptomenkomplexes und jener ernstesten Komplikation, die über die mangelnde Coronardurchblutung bis zum ischämischen Herzinfarkt führt. Der Begriff des „Atemkorsetts" (VON HATTINGBERG) war mir lehrreich als seine „Zwerchfellneurose", in der er die Atemsperre schildert, Schmerzen im unteren Teil des Brustkorbes, wo er von der Phrenokardie spricht, die HERZ als sexuelle psychogene Neurose auffaßt. Er schildert dabei eine Reihe anamnestischer Angaben, die mir ganz geläufig sind, auch wenn sie im folgenden völlig anders interpretiert werden. Und dennoch sind seine therapeutischen Hinweise, wie die ganz anders gearteten von RÖMHELD wichtig — mögen sie ihm auch Verständnis für rein neurotische Mechanismen geben und mag er durch Atemübungen, Haltungsübungen und Gymnastik Gesundung erzielen.

Endlich erinnern wir an Reflexbeziehungen, die nicht in unmittelbarer Gegend des Mageneinganges liegen, die die ärztliche Klinik alter Zeit als „vertigo e stomache laeso" kannte, an den Magenschwindel, aber auch an Zustände von Schweißausbruch, Ohnmachtsanwandlungen bis zur echten Ohnmacht hin, Kollapsen, ja auch Anfällen von Durchfall, verbunden mit ähnlichen Zuständen; auch diese möchten wir in Zusammenhang bringen mit der Zwerchfellgegend in jenen Fällen, wo die Selbstbeobachtung des Kranken es feststellt, also der Kranke uns unzweideutig sagt, der ganze Zustand begänne mit einem Druck oder Schmerz median in der Region der Kardia und sei dann häufig von jenen Erscheinungen gefolgt.

Erinnern wir uns, daß beide Nervi vagi durch den Hiatus oesophageus des Zwerchfells laufen, der linke vorne, der rechte hinten, so wäre ohne weiteres zu verstehen, daß ein Druck oder eine Zerrung, die hier erfolgen würde, Reflexwirkungen auslöst, die vor allem vagische aber auch sympathische Reflexphänomene veranlassen können. Denn in beiden Vagi verlaufen nicht nur zentrifugale Fasern, die etwa die Darmperistaltik anregen können, sondern auch zentripetale, die nicht viel anders wie sensible Nerven sich verhalten, nur daß der adäquate Reiz ein anderer ist, wie bei den sensiblen Fasern der Haut, der zu ihrer Erregung führt. Endlich sind den Vagusstämmen auch sympathische Fasern beigemischt. Ich glaube nicht, daß man bezweifeln kann, daß ein Druck auf den Nervenstamm Erregung auslöst, wenn auch der eigentliche Vagusdruckversuch am Halse ein Druck auf den Sinus der Carotis ist, und der Carotissinusnerv nicht auf Druck reagiert.

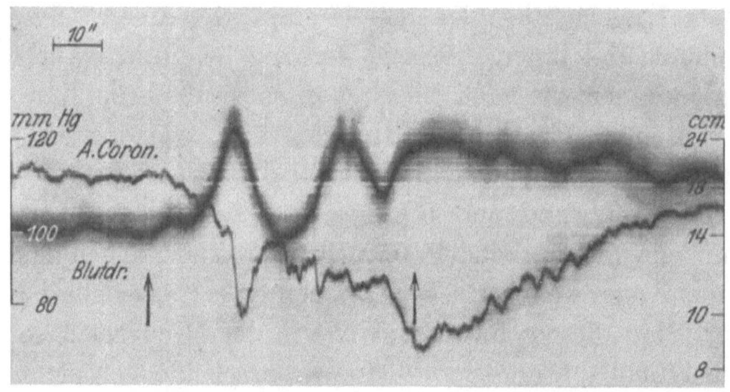

Abb. 34. Hund, 16 kg, Chloralosenarkose, Durchblutung der Arteria coronaria dextra, registriert mit der REINschen Stromuhr, und mittlerer Blutdruck in der Arteria brachialis. Beim ersten Pfeil wird der im Hiatus oesophageus innerhalb des Oesophagus liegende Ballon aufgeblasen, beim zweiten die Luft wieder abgelassen. Während des Aufblasens starke Abnahme der Coronardurchblutung. Am linken Rand Blutdruckeichkurve in Millimeter Hg. Am rechten Rand Eichkurve der Coronardurchströmung im Kubikzentimeter pro Minute.

DIETRICH und SCHWIEGK haben das experimentell in meiner Klinik beweisen können: Führten sie am Hunde durch den Magen hindurch einen kleinen Gummiballon in die Kardia ein, so daß der Ballon im Hiatus oesophageus lag, und blähten sie diesen Ballon auf, so konnten sie mit der Thermostromuhr REINs den Nachweis führen, daß eine erhebliche Verminderung der Coronardurchblutung bis auf zwei Drittel erfolgte, die nach Entspannung des Ballons sofort wieder auf die Norm schnellte. KRAYER und REIN haben gezeigt, daß am intakten Tier die Coronarien ständig in einer tonischen Kontraktion gehalten werden, die vom Vagus her gesteuert wird. Die Steuerung ist normalerweise einreguliert auf die Herzleistung, also das Minutenvolumen. Mehrleistung wird von Weitung der Coronargefäße zu stärkerer Blutversorgung beantwortet, Herabsetzung der Herzleistung von stärkerer Tonisierung. Auf der Grundlage dieser entscheidenden Feststellungen zeigen die Versuche von DIETRICH und SCHWIEGK, daß ein Druck auf die Vagi in der Gegend der Zwerchfellklemme einen Vagusreflex auslöst, der zur Coronarverengerung führt und damit zur ungenügenden Durchblutung des Herzens. Andere Gefäße, wie etwa die Mesenterialgefäße oder die Carotis, deren Durchströmung gleichzeitig gemessen wurden, nehmen an diesem Reflex nicht teil, auch läuft er unabhängig vom Blutdruckverhalten. Der Reflex kann durch große Atropindosen wie durch Vagusdurchschneidung im Experiment aufgehoben werden (Abb. 34, 35 und 36).

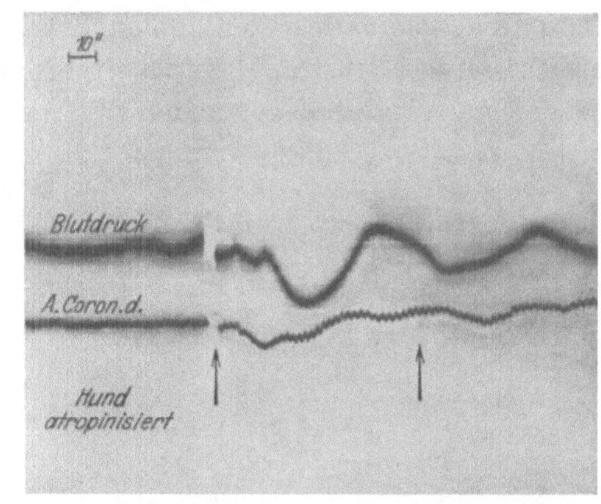

Abb. 35. Derselbe Versuch wie in der vorigen Abbildung nach Injektion von 4 mg Atropin intravenös. Keine Änderung der Coronardurchblutung.

Setzt man die Angina pectoris in unmittelbarem Zusammenhang mit ungenügender Blutversorgung des Herzmuskels durch die Coronargefäße, folgt also der Coronartheorie, wie sie besonders Hans Cohn verteidigt, so ist durch diesen Modellversuch bewiesen, daß ein Druck, eine Zerrung oder eine Reizung der Vagi in der Hiatusgegend Reflexe hervorrufen kann, welche die Angina pectoris des gastro-kardialen Symptomenkomplexes erklären können. Per analogiam wagen wir die Behauptung, daß auch die anderen beschriebenen Phänomene solche durch den Vagus vermittelte Reflexphänomene sind, mögen sie sich am Labyrinth als Schwindel äußern, am Vasomotorius als Kollaps oder Ohnmacht, an der vagischen Darminnervation als Durchfall oder in Anfällen von Bradykardie und Tachykardie, in Zuständen, die der Kranke gern als Herzschwäche bezeichnet.

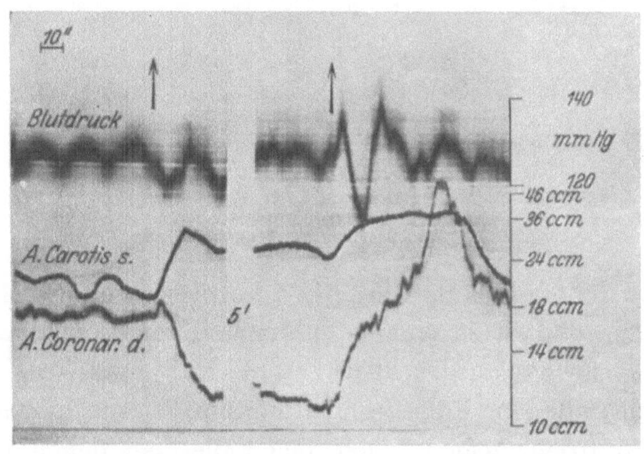

Abb. 36. Hund, 18 kg, Chloralosenarkose. Blutdruck, Durchblutung der Arteria carotis dextra und Art. coronaria dextra. Aufblasen und Entspannung des Ballons wie in der vorigen Abbildung. Der Ballon bleibt hier 6 Min. lang aufgeblasen. (Pause der Registrierung von 5 Min.) Nach dem Erschlaffen des Ballons überschießender Anstieg der Coronardurchblutung, entgegengesetztes Verhalten der Carotisdurchblutung.

Es braucht wohl nicht betont zu werden, daß ich in diesem Mechanismus nur eine häufige Auslösungsart sehe für solche Vagusreflexe von einer bestimmten Stelle aus und daß neben dieser auch andere eine Rolle spielen. Ebensowenig bedarf es der Betonung, daß hierbei nicht die „Vagotonie“ eine heimliche Auferstehung feiert.

Was unserer Ausführung bisher fehlt, ist der Nachweis einer ähnlichen Ballonwirkung bei jenen Patienten, die über Kardialgie, epigastrische Schmerzen, Einklemmungsgefühle am Zwerchfell mit Atembehinderung und Ähnliches klagen.

Die Röntgenuntersuchungen gerade der letzten Epoche haben uns mit der Aufdeckung des Krankheitsbildes der sog. Hernia hiatus oesaphagei, der Hiatushernie (H. H.) einen entsprechenden Befund unheimlich häufig gebracht. Wohl sind die großen, oft chirurgisch angegangenen Krankheitszustände der Eventratio diaphragmatica, der großen Zwerchfellhernien, bei denen oft der ganze Magen in den Brustraum verlagert erscheint, wie die großen Hiatushernien, bei denen der halbe Magen in den Brustraum gerückt ist, lange bekannt. SAUERBRUCH bespricht sie in seinem führenden Werk der Thorax-Chirurgie eingehend. Erst durch die Arbeiten von ÅKERLUND, OEHNELL und KEY, wie durch voraufgegangene Mitteilungen von BARSONY und HERRNHEISER wurde auch die Häufigkeit kleinerer Hiatushernien angenommen. So konnte mein langjähriger Mitarbeiter H. H. BERG Ende 1930 über etwa 60 Fälle berichten[1], bei denen die H. H. ihm erwiesen schien, hinzu fügte er Fälle einer „Insuffizienz des Hiatus oesophageus", bei der nach BERG die über das Zwerchfell hinaufgeschlüpften Fornixpartien des Magens wieder zurückschlüpfen, ohne daß es zu einer epiphrenalen Fixation komme (Abb. 37 und 38).

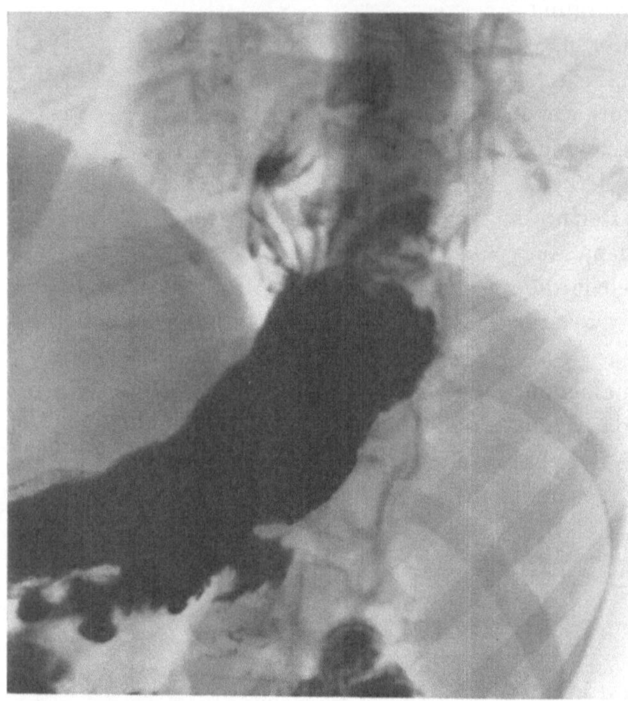

Abb. 37. Apfelgroße „Hiatushernie". Angina-pectoris-Beschwerde (Magenfalten im Bruch).

Es sei ausdrücklich betont, daß man zu dem Begriff der Hiatushernien auch alle jene Fälle rechnen könnte, die nur als passagerer Zustand eine Hiatusinsuffizienz zeigen, auch jene Fälle, bei denen im Röntgenbilde lediglich ein Höhertreten der normalerweise subphrenisch gelegenen Anteile des Oesophagus respektive der Kardia zu beobachten ist.

Es soll hier nur kurz auf die Darstellungstechnik eingegangen werden, die anderenorts breit dargestellt ist[2]. Wir untersuchen am liegenden Patienten, am

[1] BERG, H. H.: Über das klinische und röntgenologische Bild der Hiatusbrüche und der Divertikel des Magen-Darmkanals. Verh. Ges. Verdgskrkh. Leipzig: Thieme 1930.

[2] KNOTHE, W.: Die „Hiatushernien" vom Standpunkt des Röntgenologen. Dtsch. med. Wschr. 1932, Nr. 16.

besten in Rückenlage, und beobachten während der Durchleuchtung sorgfältig den Schluckakt, am besten mit einer mitteldicken Paste. Irgendwelche Atem- oder Preßmanöver vermeiden wir prinzipiell, um eine Zwerchfellsperre zu verhindern, die man bei tiefer Inspiration oder beim Pressen (Hitzenberger und Reich) mit Regelmäßigkeit beobachten kann, und die bei einer kugeligen Ausweitung des Oesophagus oberhalb des Zwerchfells im Röntgenbilde eine Hernie vortäuschen könnten.

Sehen wir nach glatter Passage durch die oberen Oesophagusabschnitte eine birnenförmige Ausweitung oberhalb des Zwerchfells, die, unabhängig vom Stand der Respiration entstanden, allmählich ein Ausschütten in breiter Straße in die an den Hiatus herangezogenen oberen Magenanteile zeigt, können wir im Hiatus oder in der Ausweitung selber breite Falten vom Kaliber der Magenfalten nachweisen, vermissen wir dabei den Winkel der anatomischen Kardia, so scheint es berechtigt, eine Hiatushernie oder -insuffizienz anzunehmen.

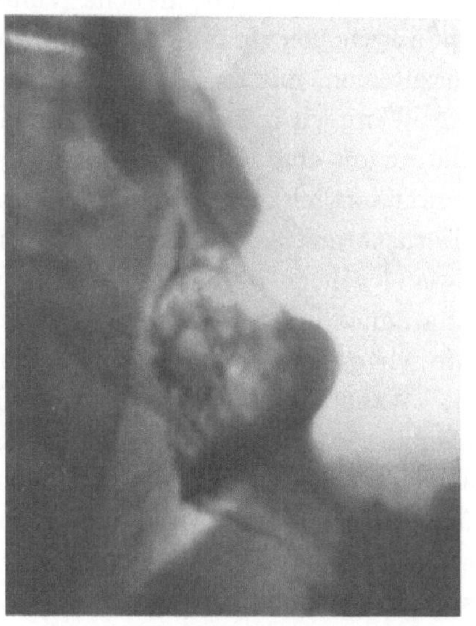

Abb. 38. „Hiatushernie" mit gestörter Reliefzeichnung.

Zur Feststellung der Hiatushernie also gehören verschiedene differentialdiagnostische Kriterien, die erst in ihrer Gesamtbeurteilung maßgeblich sind und an die präzise Beobachtung der Funktion in der Durchleuchtung gebunden sind. Der Zustand bei den freien Hernien ist stets ein vorübergehender. Doch auch bei den fixierten Hernien kann das Bild stets wechseln. Ein kollabierter Magenanteil kann, wenn das Faltenrelief nicht zu übersehen ist, vom Oesophagus schwer zu unterscheiden sein, wir müssen in jedem Falle bestrebt sein, zum mindesten in der Zwerchfellzwinge selber die Falten zu beobachten und werden aus dem Verhalten des oberen Magenabschnittes, an dem wir stets bei bestehenden Hernien eine gewisse Zugwirkung differenzieren können, Rückschlüsse ziehen dürfen.

Daß echte Einklemmungen vorkommen, selbst mit großen Blutungen, wie aus den oesophagealen Varicen des Lebercirrhotikers, ist selten, aber gesichert. Häufig dagegen beobachten wir durch Stauung eine lokalisierte Gastritis, die selbst zu subfebrilen Erscheinungen führen kann. Wenn auch in der Mehrzahl der Fälle diese wohl mechanische Fornixgastritis nicht im Mittelpunkt des Krankheitsbildes zu stehen braucht, ist doch zu beachten, daß der heraufgeschlüpfte Magenanteil mit seinen Fundusdrüsen sezernierend einen abgeschlossenen Teich von Salzsäure über dem Zwerchfell bildet, so daß auffallend kleine Mengen von Alkalien in solchen Fällen den „Acidismus" zum Verschwinden bringen. Oft löst sich nach einigem Aufstoßen der Beschwerdekomplex. Mancher periodische Singultus, mancher Fall von Aerophagie und Rumination wird unter diesem Mechanismus besser verständlich sein wie bisher. Ich habe zuerst darauf hingewiesen, daß stark moussierendes Mineralwasser, auch Sekt, bisweilen den Beschwerdekomplex verschwinden lassen kann. Es ist das wohl so zu erklären, daß die Gasaufblähung des Hauptmagens den hinaufgeschlüpften Magenanteil wieder herunterzieht. Nicht selten auch genügen irgendwelche Reckbewegungen, um den Beschwerdekomplex zu lösen. Ein Patient mit einer ganz enormen Hernie, der begeisterter Reiter ist, schwingt sich auf sein Roß, reitet im deutschen Trab, und nach ein paar hundert Metern ist das Phänomen vorüber. Eine Kranke erlebt im Autobus, wenn er stark stuckert, dasselbe, und manche gymnastischen Übungen können den Kranken helfen, so daß wir uns veranlaßt sahen, Übungen der Zwerchfellkontraktion systematisch auszubauen, mit denen wir bei einer Reihe von Patienten gute Erfolge hatten.

Wenn wir nun für das Zustandekommen der oben geschilderten Beschwerden, die für uns eine Funktionseinheit darstellen, in so vielen Fällen eine Hiatushernie verantwortlich machen, so ist es angezeigt, zumal über die Existenz kleinster Hiatushernien respektive Hiatusinsuffizienzen von vielen Seiten noch beachtliche Zweifel gehegt werden, vor allem von Chaoul und seinen Mitarbeitern, auf die Anatomie dieser Region sowie auf das Zustandekommen des Krankheitsbildes, wie wir es uns vorstellen, etwas breiter einzugehen.

Wenn als Hiatushernien nur diejenigen anerkannt werden sollen, die, womöglich fixiert, als großer Blindsack oberhalb des Zwerchfells zu differenzieren sind, bei denen außerdem möglichst noch eine breite Kommunikation mit dem Magen besteht, soll man sich, logisch berechtigt, fragen, wo denn für die Fälle, statistisch gedacht, überhaupt Platz ist, bei denen der Befund noch nicht so ausgesprochen ist, und für jene Fälle, in denen es überhaupt nur zu einer geringen und vorübergehenden Anfallserscheinung kommt.

Es ist ein allgemeiner klinischer Grundsatz, den wohl niemand so scharf als Prinzip stets herausgearbeitet hat wie ich, daß im Vergleich zu den großen krassen Krankheitsbildern diejenigen geringen Grades fast immer weit häufiger sein müssen, „larviert", „latent", und deshalb später erkannt, schwerer nachzuweisen, aber praktisch wegen der Häufigkeit der Frühdiagnostik und Frühbehandlung die ungleich wichtigere Gruppe, die sich im Bewußtsein der Klinik mit einer Latenzzeit von mindestens 1—2 Jahren, also sehr langsam, durchsetzt. Das galt von den Cholecystopathien, vom Ulcus duodeni, von der Gastritis, von den Pankreaserkrankungen, der Blutdruckkrankheit, der Kreislaufinsuffizienz, den Basedowoiden, allen anderen „Formes frustes" endokriner Erkrankungen, so auch von Fettsucht und Magersucht, von den chronischen Nieren- und Lungenerkrankungen, der Lues latens, selbst den Psychoneurosen und vielen anderen.

Wir zählen nach genauem Detailstudium also schon jene Fälle zu den Insuffizienzen, die wahrscheinlich nur ein Höhertreten der Oesophagusanteile aufweisen, die Fälle also, bei denen die anatomische Kardia in die Hiatuszwinge hineingezogen ist. Und nicht deswegen, weil uns das Röntgenbild verführt, sondern weil uns ein charakteristischer Röntgenbefund einen wichtigen Beschwerdekomplex endlich zu erklären scheint.

Zum Zustandekommen der Hiatusinsuffizienzen, die wir als „freie Hiatushernien" im Gegensatz zu den „fixierten", die nicht reponibel sind, bezeichnen, scheint uns der wesentlichste pathogenetische Faktor eine Verkürzung des Oesophagus in seiner Längsachse zu sein. Betrachten wir vom physikalischen Standpunkt aus die Entstehungsmöglichkeiten einer solchen Hernie, so wäre erstens ein vermehrter Druck im Abdomen möglicherweise ein Grund, zweitens ein verminderter Druck im Thorax, drittens ein Erschlaffen der Zwerchfellzwinge und des bindegewebigen Polsters, das den Oesophagus im Hiatus einbettet und festhält, schließlich und endlich die Verkürzung des Oesophagus in seiner Längsachse. Eine Lockerung, Erschlaffung, Zerrung oder aber ein Einreißen des bindegewebigen Polsters wäre wohl in jedem Falle Voraussetzung.

Die normale Gleitamplitude, um die sich der Oesophagus im Hiatus verschieben kann, die sich um 2 cm bewegt, muß überschritten werden, um zum Krankheitsbilde zu führen. Mag im hohen Alter durch Erschlaffung des bindegewebigen Polsters und der Muskulatur die Entstehung der Hernie begünstigt werden, ja in solchen Fällen bedingt sein (Schatzky), so spricht uns gegen die alleinige Genese durch diese Momente die Beobachtung, daß wir das Krankheitsbild so häufig bereits in jungen Jahren sahen, und zwar dann oft als Gefolgskrankheit bei abdominellen Erkrankungen, die mit peritonealen Reizen einhergegangen waren und im Anschluß an irgendwelche erheblichen Brech- oder Würgexzesse. Bedenken wir, daß der Oesophagus wohl das einzige Organ ist, das zwischen zwei Punkten in gerader Linie aufgehängt ist, und daß der Oesophagus wie der gesamte übrige Magen-Darmkanal eine Längsmuskulatur besitzt, die in ihm noch dazu besonders regelmäßig angeordnet ist, so ist es verständlich, daß eine überstarke Anspannung in der Längsachse zu einer Zerrung an den Ansatzstellen führen muß.

Wir haben im Hundeversuch, was mein früherer Mitarbeiter Kuckuck vorher schon am Kaninchen nachweisen konnte, gesehen, daß ein geringer faradischer Reiz am Halsvagus genügt, den Magen schlagartig bei fühlbarer heftiger Längskontraktion des Oesophagus hinaufzureißen. Ist der Reiz kräftig genug oder besteht er häufig oder über lange Zeit, so könnte der Magen über das Zwerchfell hinausgezerrt werden. Wir hätten so den experimentellen Mechanismus zur Entstehung einer Hiatushernie. Daß eine Schwäche oder Weite der Zwerchfellzwinge oder eine Lockerung des bindegewebigen Anteiles als disponierendes Moment hinzukommen muß, dafür sprechen die Publikationen von Schatzky, der im Alter eine erstaunlich große Häufung der Hiatushernien findet, nicht stets mit Beschwerden verbunden.

Wenn Knothe in den letzten Jahren eine selbst die Bergsche Zahl noch weit übertreffende Anzahl von Hiatushernien resp. Insuffizienzen angenommen hat[1],

[1] Knothe, W.: Die „Hiatushernien" vom Standpunkt des Röntgenologen. Dtsch. med. Wschr. 1932, Nr. 16.

so drängt sich die Frage auf, warum bislang von pathologisch-anatomischer Seite der Befund kleiner Hernien so gut wie unbekannt ist. Es scheint sich mir das zu wiederholen, was ich vor 20 Jahren erlebte, als sich langsam die Häufigkeit des Ulcus duodeni durchsetzte. Als erschwerendes Moment kommt gerade bei dieser Fragestellung hinzu, daß man mit der bisher üblichen Sektionstechnik die kleinen Hernien wahrscheinlich gar nicht nachweisen kann, da mit der allgemeinen Erschlaffung der Muskulatur die Hernie als solche verschwinden wird. Schatzky hat aber kürzlich gemeinsam mit dem pathologischen Institut in Leipzig (Professor Hueck) drei solche, röntgenologisch diagnostizierte kleine Hiatushernien auf dem Sektionstisch bestätigen können. Über die dabei angewandte Sektionstechnik schreibt er wie folgt: „Zu diesem Zweck wurde das Abdomen der Leiche komprimiert (Erhöhung des abdominellen Druckes), und die Leiche auf dem Blutwege fixiert. Die Sektion zeigte dann, entsprechend dem Röntgenbild, eine etwa walnußgroße Ausstülpung des Magens über dem Zwerchfell. Der ausgestülpte Teil zeichnete sich auch am geöffneten Präparat noch deutlich vom übrigen Magen ab. Histologisch ließ sich die Grenze von Oesophagus zu Magenschleimhaut innerhalb des ausgestülpten Anteiles nachweisen . . . Mit diesen beiden Fällen ist der Beweis geführt, daß es sich auch bei den Verlagerungen nur kleiner Magenabschnitte um wirkliche Hernien, nicht aber um Realaxationen des Zwerchfells handelt.“ (Dtsch. Arch. klin. Med. Bd. 173, Heft 1.)

Als anatomischer Vorgänger der Hiatushernie wird eine Zerrung am Oesophaguspolster im Hiatus anzunehmen sein mit einem Beschwerdekomplex, der dem der ausgebildeten Hiatushernie bereits nahekommt oder gleich ist in jenen Fällen, bei denen das Bindegewebe noch so fest ist, daß es nicht nachgibt. Durch die Zerrung wird die Bindung zu der Zwinge gelockert, die neben den lokalen Sensationen die Vagusdruckerscheinungen im Gefolge haben kann. Wahrscheinlich gehören hierher jene Kranken, die angeben, daß sie im Sitzen unerträgliche Beschwerden im Oberbauch hinter dem Schwertfortsatz bekommen, die sich steigern können in die ganze oben beschriebene Beschwerdeskala, Beschwerden, die schlagartig schwinden, wenn der Kranke aufsteht, herumgeht oder sich reckt. Im Sitzen wird durch Druckerhöhung im Oberbauch und die Annäherung des Fornix an den Hiatus der Zerrungseffekt begünstigt (ein Grund, weswegen die Patienten wahrscheinlich auch die linke Seitenlage so schlecht vertragen). Sind das auch Fälle, die zur Zeit röntgenanatomisch nicht immer zu erfassen sein werden — den Grenzfall stellt hier wohl der Nachweis einer Verziehung der normalerweise subphrenisch gelegenen Oesophagusanteile dar, vielleicht auch manchmal der „Kaskadenmagen“ —, so glauben wir doch jetzt nach unseren Erfahrungen, daß sie in dieses Krankheitsbild hineingehören.

Wir haben häufig beobachtet, daß sich das Colon auf irgendwelche Reize in der Längsachse verkürzt, haben gesehen, wie es bei entzündlichen Erkrankungen zusammenschnurrt, sollte sich da nicht auch der Oesophagus sowohl direkt als auch auf dem Wege des viscero-visceralen Reflexes tonisch verkürzen können und so zu den beschriebenen Beschwerden führen? Ebenso wie ein

Ulcus duodeni als Ausdruck eines viscero-visceralen Reflexes an der Gallenblase oder am Colon Erscheinungen auslösen und Krampfbereitschaft an der Gallenblase und den extrahepatischen Gallenwegen oder auch Obstipation machen kann, kann dasselbe Ulcus wie auch alle anderen Erkrankungen der Bauchorgane die klinischen Symptome der Hiatushernie auslösen.

So erklären wir uns auch die Entstehungsursache der „Hiatushernie" bei einer Gallensteinkrankheit, beim bohrenden Schmerz des pankreaspenetrierten Ulcus, kurz, bei vielen starken Vagusreizen, durch abdominelle Erkrankungen hervorgerufen, so erklären wir sie uns aber auch als entstanden im Anschluß an besonders heftiges Würgen oder Erbrechen, entstanden im Gefolge von Operationen, die zu Erbrechen, etwa jenem ungehemmten Erbrechen in der Narkose, geführt haben. Unterstützt werden mag das Zustandekommen durch eine reflektorisch in solchen Momenten eintretende unzweckmäßige Bauchpresse — der wichtigste Anlaß ist aber unserer Meinung nach der Zug vom Oesophagus her.

Für diese zahlreichen Fälle handelt es sich wohl kaum um eine „echte" Hernie mit präformiertem peritonealen Bruchsack. Auch scheint uns der Ausdruck Prolaps weniger zutreffend wie „Traktionsluxation", weil die Längsmuskulatur des Oesophagus, wenn sie sich kontrahiert, wie schon beim heftigen Brechakt, die Bindungen zwischen Oesophaguswand und Hiatus lockert und so sehr wohl den Magen hinaufrenken kann. Dafür spricht die Häufigkeit des Phänomens als zweite Krankheit.

Ist das Leiden als mechanisches, geradezu „betriebstechnisches" aufzufassen, so bleibt die Frage offen, warum das Kontrastmittel so oft längere Zeit nicht abfließt, mag es im unteren Oesophagus sitzen oder im epiphrenal hinaufgezogenen Magen, ein Problem, das ich selbst nicht für das kardinale vom Standpunkt der Klinik aus ansehe, denn andere Röntgenologen (Chaoul-Adam) glauben, daß meist der Röntgenbefund eine kugelige Weitung des unteren, epiphrenalen Oesophagusabschnittes sei, man könnte das ein „Antrum Oesophagi" nennen. Stets erscheint gerade auch bei breiter Kommunikation zwischen Magen und der epiphrenalen Kugel an der Partie der Zwinge der Röntgenschatten heller, offenbar frontal abgeplattet. Sieht man sich die Zwerchfellzwinge topographisch an der Leiche an, so schlingt sich der Oesophagus um den linken Schenkel der Zwinge zum Magen herüber, wobei die vertikale Richtung des Oesophagus im Brustraum und des Magens im Bauchraum bajonettartig gegeneinander verschoben sind. Es ist sehr leicht vorstellbar, auch ohne einen Krampf der Hiatusmuskulatur anzunehmen, daß dort der Pfeiler des linken Hiatusschenkels, um den sich der Oesophagus herumschlägt, abplattend auf den Oesophagus einwirkt oder auf diejenige Magenpartie, die eben im Hiatus liegt, so daß ein Zustand einer relativen Stenose entsteht, namentlich im Liegen. Daß sie sich verstärken kann durch viele Faktoren der Umgebung, Verlagerung und Verkürzung des Oesophagus, Verlagerung des Magens, Größe des linken Leberlappens, Vorspringen der Wirbelsäule und andere mechanische Momente, darauf hat Rössle mich noch hingewiesen.

Meine Frage mag kühn sein, ob nicht das, was im Oesophagoskop uns als Kardia erscheint, und das, was beim *Kardiospasmus* die entscheidende Rolle spielt, zum Teil auch diese Pfeilerwirkung des Zwerchfellschenkels ist. Starck betont, daß er bei seiner unblutigen Dehnung der Kardia das Instrument im Hiatus darinnen haben muß. Sollte er nicht diesen selbst dehnen oder gar den Schenkel am Sehnenansatz einreißen mit der stark mechanischen Sprengung und nicht nur die Kardia selbst? Wenn beim Eingehen vom Magen aus der Finger des Chirurgen von der Kardia umklammert wird, spielt nicht auch da die Hiatuszwinge, ähnlich, wie es von Reich gemeint ist, eine mitwirkende Rolle? An einen Dauerspasmus des Hiatus kann ich schwer glauben, da er doch vorwiegend aus quergestreifter Muskulatur besteht und die glatten Muskelfasern, die vom Oesophagus her hineinziehen und sich in tonische Dauerkontraktion begeben könnten, doch stark in der Minorität sind. Wenn Sandström die Muskulatur der Zwerchfellzwinge beim Kardiospasmus hypertrophiert findet, möchte ich es so erklären, daß die Anspannung eines belasteten Muskels, gerade wie Bohnenkamp es für den Herzmuskel gezeigt hat, zur Belastungshypertrophie führt. Auf dem Hiatus ruht aber die schwere Säule des beim ausgesprochenen Kardiospasmus meist gewaltig dilatierten Oesophagus, mit ihrem Inhalt, oft dauernd. Das scheint mir die Hypertrophie des quergestreiften Muskels einleuchtend zu erklären, während er kaum befähigt ist zu einer Dauerkontraktion.

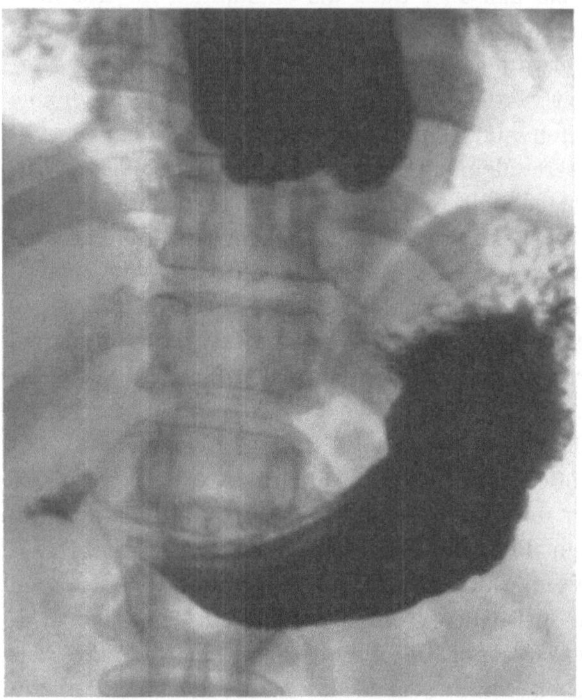

Abb. 39. „Kardiospasmus mit Oesophagusdilatation". Vgl. Abb. 40.

Dieses Rütteln an der herkömmlichen Lehre vom Kardiospasmus, bei der ich sowohl in Zweifel ziehe, daß es ein Spasmus ist, als auch eine Störung nur der Kardia, die Unfähigkeit zu erschlaffen, die Hurst als „Achalsie" geistvoll bezeichnet hat, findet eine Stütze darin, daß wir bei 10 von 17 Fällen mit sog. Kardiospasmus nachweisen konnten, daß ein abgeschnürter Anteil des Kontrastmittels säckchenförmig oberhalb des Hiatus zu liegen schien, den wir auf Grund seiner Schleimhautstruktur und auf Grund des Fornixverhaltens für einen Magenanteil halten möchten und daß man, wenn man überhaupt nach einer Kardia sucht, diese in manchen Fällen nur oberhalb des Zwerchfells differenzieren könnte (Abb. 39 u. 40).

Auch die Kasuistik stützt diese Meinung. Die Schwester einer Kranken mit klassischem Kardiospasmus zeigte eine ausgesprochene sog. Hiatushernie und bei einem nach STARCK behandelten und geheilten Fall von Kardiospasmus verblieb der Befund jener Traktionsluxation des Magens. Dem stehen entgegen die oft zitierten beiden Fälle von FRIEDRICH KRAUS aus dem Wiener Rudolph-Spital, bei denen er Degenerationen am Vagus einwandfrei fand und sie für das Primäre hielt. Könnte nicht auch der Druck auf die Vagi oder die Zerrung an denselben das, was wir zur Deutung unserer Reflexphänomene an Hand der Klinik und des experimentellen Modellversuches im krassen Fall des langjährigen Kardiospasmus mit Oesophagusdilatation sehen, sekundäre Degeneration hervorrufen, das Betriebstechnische als die Ursache, die seltene Neurodegeneration in solchen Fällen die Folge sein? So wäre vielleicht sogar der Kardiospasmus nur ein besonderer Verlaufsmodus der Hiatushernie und die beiden bekannten Entwicklungsformen des Kardiospasmus mit Oesophagusdilatation, die langsam entstandene wie die akute, die so oft psychisch ausgelöst erscheint, wären so erklärbar. Unter gewaltiger Emotion „schnürt sich der Hals zusammen“, auch der Oesophagus erfährt wie beim Würgakt eine Längsverkürzung mit ihren Folgeerscheinungen.

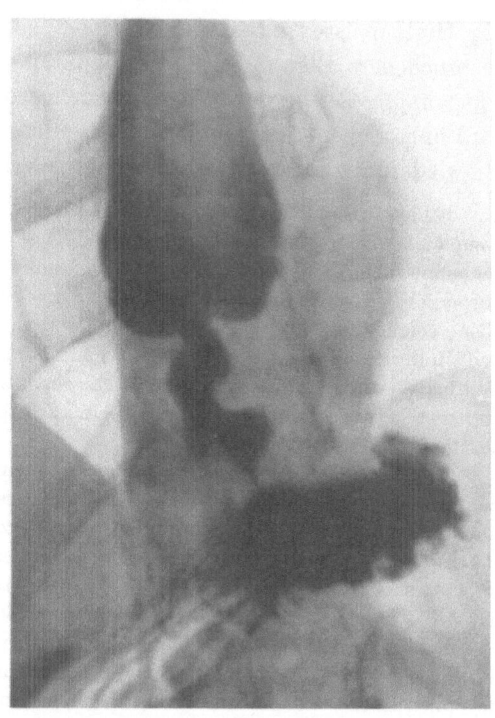

Abb. 40. Hiatushernie als Ursache für „Kardiospasmus mit Oesophagusdilatation“. Vgl. Abb. 39.

Das Zustandekommen der klassischen Oesophagusdilatation durch eine solche Hernie wäre aufzufassen als ein Kreis besonders unglücklich gekoppelter Bedingungen. Wir bekommen durch die Hernienbildung, durch die lokale Zerrung oder Zerreißung des bindegewebigen Polsters den Reiz auf die Zwerchfellzwinge, der zum Schluß führt — die Zwinge quetscht jetzt den Vagus, unterhält — zum mindesten im Beginn der Erkrankung — durch die tonische Verkürzung des Oesophagus die Hernienbildung, die Zerrung besteht weiter, bis die Zwingenklemmung konstant wird. So kommt es dann zur Rückstauung mit Ektasie, zur Oesophagusdilatation, wie bei der Stauungsektasie des Magens nach einer Pylorussperre. Hinzukommt, daß die Patienten wie bei jedem Zwerchfellschmerz jene

Angstgefühle bekommen, bei denen der Vagusreiz sich noch verstärkt und die zu all den Erscheinungen führen können, wie ich sie oben bereits angeführt habe.

Selbst die Aerophagie möchten wir oft in ursächlichen Zusammenhang mit den Hiatussyndromen bringen. Wir beobachteten einen besonders schweren Fall bei einer Patientin, die zuvor wegen einer großen Hiatushernie, die zu einer Inanitionskachexie geführt hatte, operiert worden war und ein Rezidiv bekam. Jetzt stellte sich uns folgender Kreislauf dar: Die Hiatushernie ist deutlich zu differenzieren, die Magenblase klein — plötzlich, vielleicht durch den Zerrungsreiz am Hiatuspolster als Reflex, Luftschlucken und im Gefolge eine immer ausgesprochenere Blähung des infradiaphragmatischen Magenanteiles, durch dessen Anspannung der luxierte Magen zurückgezogen wird. Die Luftblähung des Fornix wird übertrieben — es kommt zur Rumination und mit dem Kollabieren des Fornix wiederum zum Auftreten der Hiatushernie, und das Spiel beginnt von neuem.

Einige besonders charakteristische einschlägige Anamnesen mögen den Symptomenkomplex besonders deutlich werden lassen. Ein 17 jähriger, sportlich begeisterter junger Mann bekommt nach einer Skitour Tachykardie, anginoide Zustände und ist seit 1 Jahr kaum mehr körperlich leistungsfähig. Er führt alles auf eine Fraktur als Skiverletzung zurück, hatte aber, solange er auf der Hütte lag und humpelte, keine Beschwerde; die Fraktur heilt in der Einsamkeit der Berge so schief, daß später in Narkose die Extremität nochmals frakturiert wird, um sie gerade einzugipsen. Stundenlanges Brechen nach der Narkose, und erst genau seit dieser Zeit die Herzbeschwerde: Große, irreponible Hiatushernie, die deutlich im Hiatus torquiert ist.

Ein 36jähriger Kollege, vor Jahren in meiner Klinik in Frankfurt tätig, der jetzt in Schottland Praxis treibt, kommt, von Todesangst getrieben, im Flugzeug zu uns, um Rat für seine anginösen Zustände zu holen. Die Herzuntersuchung ließ keinen Grund für seine Beschwerden finden — wir sahen aber bei ihm eine einwandfreie große Hiatushernie. Und in der Anamnese gibt er an, daß seine Beschwerde vor 3 Wochen mit dem Tage begonnen habe, da er nach einer Zahnextraktion in Narkose lange und andauernd erbrochen habe.

Eine Patientin, die von einer faustgroßen, verklebten Hiatushernie Dauerbeschwerden hat, gibt an, daß die Krankheit vor 5 Jahren nach einer Magenausheberung und Spülung begonnen habe — die Ausheberung sei von besonders heftigem Würgen begleitet gewesen.

Oft erinnert mich dieser Herzzustand geradezu an jene Fälle, auf die mich besonders Sauerbruch hinwies, daß Plomben, wie sie bei der Thoraxchirurgie verwandt werden, wenn sie auf das Herz drücken, zu Extrasystolen und Tachykardien führen, ja zu bedrohlichen Kreislaufzuständen, welche prompt verschwinden, wenn die Plombe entfernt wird. So unmittelbar mechanisch werden wir uns allerdings in der Mehrzahl der Fälle die Wirkung des epiphrenalen Ballons nicht vorzustellen haben, am wenigsten bei den kleinen Hernien, die wesentlich häufiger sind, bei ihnen wird sie reflektorisch sein, wie ja oben eingehend ausgeführt wurde.

Ich bin mir bewußt, daß sich pathogenetisch wie für die Röntgendeutung bei diesem Krankheitsbilde noch manches erheblich wandeln mag — der Streitfragen sind genug. Wie auch die zur Zeit hochaktuelle Debatte enden wird, ob jenes Phänomen oberhalb des Zwerchfells doch dem Oesophagus angehört, jene kugelige Ausbuchtung, wenn sie nicht nur vorübergehend bei Inspiration oder abdominellem Druck auftritt, sondern länger bestehen bleibt, eine Oesophaguskugel vergleichbar dem Antrum des Magens oder, wie wir glauben, doch weit häufiger ein Magenanteil ist, der eher hinaufgezerrt („Traktionsluxation") als hinaufgeschoben wird — für die Klinik ist mir das nicht entscheidend. Das Wesentliche ist, daß eine Fülle von Beschwerdekomplexen dem Kranken Recht gibt. Sie sind ein funktioneller Zustand, der oft von neurotischer Angst überlagert wird, wie ja auch so oft die Angina pectoris. Von dieser Angst und Sorge wird jedenfalls der Kranke befreit, ob man ihm den „verrenkten" Magen als harmlose Einklemmung klarmacht, meist mit bester Prognose für das Leben, oder als eine sich unten aufblähende Speiseröhre. Handelt es sich doch jedenfalls um eine mechanische, technisch zu erfassende „Betriebsstörung", die als solche Druck und Schmerz hervorruft, deren Folge freilich eine Reihe von Reflexen sein können, die durch die Vagusstämme afferent verlaufen, und efferent als wichtigstes und wenn auch nur selten bedenkliches Symptom bis zur schwersten Angina pectoris führen.

Zur *Therapie* bleibt erhalten, was für den gastrokardialen Symptomenkomplex nützlich ist. Eine besonders ausgearbeitete Atemgymnastik wird Wesentliches leisten neben anderen mechanischen Übungen. Zur Bekämpfung einer bestehenden Gastritis wird das für den Magen zu Sagende auch hier Geltung haben. Sehr wesentlich scheint uns eine Beruhigungstherapie. Wie für die Angina pectoris überhaupt sollten gerade bei jenen Reflexbeziehungen zum Vagus ganz große Atropindosen helfen; das gelingt im Modellversuch beim Tier, wie die Kurven von Dietrich und Schwiegk zeigen — fraglich, ob die zulässigen Dosen beim Menschen stets genügen werden. Eine Operation zur Schaffung einer starren Verbindung zwischen Oesophagus und Hiatus oder aber einer Fixation des Fornix unter der Zwerchfellkuppe, wie man sie von verschiedenen Seiten vorgeschlagen hat, scheint uns nicht ratsam, denn daß sich der Oesophagus in seiner bindegewebigen Hülle in den Hiatus eingebettet, verschieben muß, ist notwendig. Wäre eine feste und starre Verbindung im Hiatus, so bestände zweifellos die Gefahr einer Oesophagusruptur, die in der Lage des Organes begründet wäre. So reißt nur das Bindegewebe ein, daß bei nicht so heftigen Kontraktionen des Oesophagus auch weitgehend nachzugeben vermag. Für krasse Fälle muß, wenn gleichzeitig eine Enge am Hiatus besteht, wie bei dem Kardiospasmus, die unblutige Sprengung nach Starck herangezogen werden. Selten und nur bei großen fixierten Eventrationen wird man den operativen Eingriff wählen müssen, der den eventrierten Magensack durch das Zwerchfell hindurch durch eine Anastomose mit dem unteren Magenanteil verbindet (Sauerbruch). Zweifellos wird therapeutisch noch viel anderes zu erreichen sein — umstrittenes Neuland kann für die Therapie noch nicht reife Früchte zeitigen.

Auch in der Erschließung dieses Krankheitsbildes — und das scheint mir das Wesentlichste am ganzen Problem, ist wieder gezeigt, daß funktionell nicht gleichbedeutend mit psychogen, sondern daß hier eine epiphrenale Betriebsstörung von Kranken in all ihren Variationen richtig empfunden, präzis beschrieben wurde. Unsere Aufgabe bleibt, sie präzis funktionell-anatomisch zu erschließen; möchten uns die Pathologen epikritisch Unterlagen schaffen zum Schlußwort einer belebenden Debatte.

Die Gastritis, die als entzündliche Komponente zu den erörterten Problemen enge Beziehung hat, ist ebenso wesentliches Moment der Beschwerden sehr vieler Kranker mit operiertem Magen, sie ist die häufigste *Nachkrankheit des operierten Magens.* In diesem Krankheitsbilde, das PRIBRAM schlagwortartig als „Gastroenterostomie als Krankheit" bezeichnet hat und das im wesentlichen in Erscheinungen von Druck- und Schmerzgefühl im Oberbauch, Völlegefühl, Aufstoßen und Erbrechen besteht, finden sich alle Symptome der Magenschleimhautentzündung wieder. Öffnet man einen solchen Magen oder betrachtet man ihn durch das Gastroskop, das hier dem Röntgenverfahren überlegen ist, weil es auch die natürliche Farbe erkennen läßt, so sieht man die Schleimhaut gerötet und geschwollen, die Falten zu dicken Wülsten aufgetrieben, so daß schon durch diese Schwellungen die Anastomosenöffnung fast verschlossen werden kann. Der Typ der Gastritis hypertrophicans ist dabei aber auch im Röntgenbild unverkennbar.

Die Gastroenterostomie, mit der man früher einmal 85—95% aller Geschwürskranken heilen zu können glaubte (GARRÉ, BORCHARDT, MAYO), hat sich durch ihre Nachkrankheiten als die unsicherste Operationsmethode in bezug auf den Dauererfolg erwiesen. Noch nicht einmal die neueren Statistiken, die von etwa 50% Dauererfolg sprechen (CLAIRMONT, FLOERCKEN), werden den wirklichen Verhältnissen gerecht, die der Chirurg ja schon darum nur teilweise übersehen kann, weil der ungeheilte Patient nicht zu ihm zurückkehrt, sondern viel eher den Internisten aufsuchen wird. Wenn v. HABERER meint, daß die Resultate der Gastroenterostomie mit zunehmender zeitlicher Entfernung immer schlechter werden, so deckt sich das ungefähr mit der Erfahrung meiner Klinik, die KALK dahin präzisiert hat[1], daß mehr als die Hälfte aller Geschwürskranken, die vom Chirurgen mit Gastroenterostomie behandelt werden, ungeheilt bleiben. Einem beträchtlichen Teil davon geht es nicht nur genau so schlecht wie vor der Operation, sondern noch schlechter, eben durch die Gastritis, und erst recht, wenn ein Ulcus jejuni pepticum entsteht.

Bei der Gastroenterostomie bleibt ja der normale Mechanismus der Magensekretion erhalten. Es kommt durch die Anastomose zwar zu einem Rückfluß von alkalischem Duodenalsaft, aber eine wesentliche Herabsetzung der Acidität des Mageninhalts tritt dadurch kaum ein, eher wohl eine Steigerung der Säuresekretion durch diesen Rückfluß, der wiederum ein ursächliches Moment für die Gastritis abgeben kann.

Diejenigen Fälle, bei denen dann das Ulcus ausheilt, behalten so ihre Gastritis, die selten in eine Gastritis atrophicans übergeht, sie behalten oft alle Gastritisbeschwerden.

---

[1] KALK: Von den Folgen der häufigsten Bauchoperationen. Jahreskurse ärztl. Fortbildg. März 1927. München: Lehmann. — Magen- und Duodenalgeschwür. Neue dtsch. Klin. Bd. 6, 1930.

Auf der anderen Seite steht jener große Teil von Gastroenterostomierten, die zwar nicht eine entzündliche Nachkrankheit bekommen, dafür aber das Ulcus jejuni pepticum als Folge des gerade für das Jejunum unphysiologischen Auftretens von nicht neutralisiertem Magensaft.

Darum — und das leitet zur *Therapie* über — geben wir vor der Gastroenterostomie prinzipiell der großen Resektion den Vorzug, bei der allerdings der Pylorus völlig entfernt werden muß, wenn überhaupt operiert werden soll. Der Heilerfolg hängt weitgehend von der Ausdehnung der Resektion ab, denn nur die völlige Wegnahme des ganzen Gebietes der pylorischen Drüsen, von denen die Steuerung der eigentlichen salzsäureliefernden Fläche des Magens, der Corpus- und Funduspartie, ausgeht, gewährleistet die nötige Säureherabsetzung.

Obgleich die größte Resektion nur nach der Methode von BILLROTH II möglich ist, halten wir aus verdauungsphysiologischen Gründen das Verfahren BILLROTH I für zweckmäßiger, denn hier ist wohl wegen der Duodenalpassage der Speisen und der dadurch besseren Ausnutzung der Pankreas-Gallensekretion die Ausnutzung der Nahrung besser.

KALK[1] hat in einem Schema die Vor- und Nachteile der Gastroenterostomie und der Resektion gegenübergestellt, das ich seiner Übersichtlichkeit wegen — unwesentlich ergänzt — hier wiedergebe.

Gastroenterostomie.

Vorteil:

I. Einfache, weniger gefährliche Operationsmethode.

II. Erhaltenbleiben der Magenverdauung, wenn auch in eingeschränktem Maße.

Nachteil:

I. Ganz unsichere Beeinflussung der Aciditätswerte.

II. Starke Gastritis häufig.

III. Zurücklassung des Geschwürs im Magen.

Demgemäß:

a) Unsicherheit der Ausheilung, häufig Fortbestehen der Beschwerde.

b) Blutungsgefahr.

c) Gefahr der Perforation.

d) Gefahr der malignen Degeneration.

e) Gefahr des Zurücklassens eines verkannten Carcinoms.

Resektion.

Vorteil:

I. Sichere Herabsetzung der Säurewerte bei genügender Ausdehnung.

II. Geringere Gastritis, beim BILLROTH I geringer als beim BILLROTH II.

III. Entfernung des Ulcus.

IV. Entfernung der vorwiegend entzündlich veränderten Antrumpartie.

V. Entfernung eines etwa vorhandenen Carcinoms.

Nachteil:

I. Großer und technisch schwieriger, oft undurchführbarer Eingriff, am schwersten beim BILLROTH I.

II. Sturzentleerung, bei BILLROTH I später gemildert.

III. Vernichtung der peptischen Magenverdauung.

[1] KALK: Magen- und Duodenalgeschwür. Neue dtsch. Klin. Bd. 6, 1930.

Wann muß und wann darf operiert werden? Bei der Gastritis erkenne ich eine Operationsindikation überhaupt nicht an und auch beim Ulcus als absolute Indikation nur die eine: bei Perforationsgefahr oder bei der Perforation selbst.

Nicht scharf genug kann betont werden, daß die große frische Blutung nicht nur keine Indikation, sondern strenge Kontraindikation gegen einen operativen Eingriff darstellt. Die Verblutungsgefahr bei Ulcusblutung ist — ganz seltene Ausnahmefälle, von denen ich 2 in den letzten 5 Jahren erlebte — sehr gering und auf alle Fälle weit geringer als die Gefahr einer Operation am ausgebluteten Organismus.

In jedem Fall eines nachgewiesenen Ulcus, auch dann, wenn mit Sicherheit anzunehmen ist, daß das Geschwür schon lange besteht und die Beschwerden hartnäckig sind, soll erst der Versuch einer strengen, klinischen Kur unternommen werden, ehe zur Operation geraten wird. Denn nur aus der Tatsache des Versagens der inneren Therapie, des Fortbestehens erheblicher Beschwerden, muß die relative Indikation für den chirurgischen Eingriff vor allem hervorgehen.

Ich stelle also für die *Indikation zum chirurgischen Eingriff* die rezidivierende Beschwerde durchaus in den Vordergrund und werde sehr stark beeinflußt dabei von der Persönlichkeit des Kranken und seiner Lebensaufgabe; es gibt Naturen, die nicht dauernd sich Diätbeschränkungen auferlegen, immer wieder von neuem zu strengeren oder weniger strengen Kuren bereit sind, und es gibt genug Lebenslagen, die eine häufige Behandlung zur Unmöglichkeit machen. Man kann also nicht vom Grade der Beschwerde allein zur Indikation kommen.

Außer diesem ganz individuellen Maßstab menschlichen Einfühlungsvermögens von seiten des Arztes wird selbstverständlich der objektive Befund, in erster Linie der Röntgenbefund, mitzusprechen haben. Dennoch staunt man oft, daß eine fadenförmige Stenose am Duodenum, wie sie im Röntgenbilde erscheint, nicht immer zu Speiseretention führt, ja nach wenigen Wochen wieder eine breite Bahn im Röntgenbilde darstellbar wird, ödematöse Schwellungen gehen so hochgradig zurück, daß man das Röntgenbild nicht gleichsetzen soll mit einem anatomisch irreversiblen, etwa narbigen Vorgang. Schon aber gilt das von der sog. schneckenförmigen Einrollung der großen Kurvatur oder von der Aufbrauchung des Bulbus, ja der ganzen Pars horizontalis superior des Duodenum. Aber selbst bei dieser sieht manchmal nach Monaten das Bild so viel günstiger aus, daß es uns belehrt, wie auch hier neben Narbenschrumpfung entzündlich infiltrative Prozesse der Rückbildung fähig sind. Die Tiefe des Ulcus, die callöse Natur sind dennoch oft so sicher festzustellen, daß wir wirklich nicht selten dann vom Ulcus chirurgicum sprechen müssen, also wissen, daß hier eine radikale Besserung internistisch nicht mehr erfolgen wird. Es bleibt interessant wie Erbmomente bis in alle Einzelheiten der Lokalisation hier herrschend sein können. H. H. Berg hat mich mit Recht einmal gewarnt, bei einem Ulcus duodeni der Vorderwand den Kranken nach Lugano zur Kur zu schicken, als letzten therapeutischen Versuch vor dem Rat zum Eingriff, mit der Begründung, daß der Vater des Kranken an einer Ulcusperforation gestorben sei. In Lugano kam es zur Perforation, der Patient konnte noch gerade von SAUERBRUCH gerettet werden. Ich besitze in meiner Sammlung die Bilder von Ulcera duodeni bei Großvater, Vater und Sohn, in jeder folgenden Generation früher auftretend. KALK[1] hat an zahlreichen Fällen erwiesen, daß die hereditäre Belastung offenbar sehr oft zum früheren Ausbruch des Leidens führt. Es ist klar, daß wiederholte große Blutungen ebenso wie die Intensität der Schmerzen die Indikation zum Eingriff beeinflußt, und dennoch muß ich rückschauend betonen, daß ich mit der Indikation zur Operation immer zurückhaltender geworden bin, einmal weil die Gastroenterostomie so oft keine bessere Situation schafft wie vor dem Eingriff, und selbst Chirurgen, die der großen Resektion den Vorzug geben, gerade bei schwerer Deformierung des Duodenum Bedenken haben, es so weit frei zu präparieren, daß die Operation technisch möglich wird, besonders aber sind starke Beziehungen zum Pankreas auch oft genug ein absolutes technisches Hindernis zum radikalen Eingriff. So ist v. HABERER völlig davon abgekommen, große Resektionen durchzuführen unter Belassung des Ulcus, wenn dieses technisch nicht zu entfernen ist. In dem Sinne kommt für ihn die „Resektion zur Ausschaltung“ als „palliative Magenresektionen“ nicht in Betracht. Wir meinen (KALK), daß wenn der Pylorus mit entfernt wird, doch auch dieser Eingriff zur Beseitigung der peptischen Wirkung konsequent wäre. Unter diesem Gesichtspunkt wird eine schwerste Bulbusdeformierung und gerade die Duodenalverkürzung oft Kontraindikation oder wenigstens Hemmung zum Entschluß bedeuten, sich für die Operation einzusetzen, weil mit Wahrscheinlichkeit der Chirurg dann doch nur die Gastroenterostomie ausführt, keinesfalls die Resektion vornehmen darf, wenn er nicht wenigstens den Pylorus mit entfernen kann. Immer bleibt die krasse Diskrepanz zwischen der Größe des gewaltigen Eingriffs der großen Resektion, bestehen und der Kleinheit der kranken Stelle für die ein halbes oder fast das ganze Organ zum Opfer gebracht wird. Das ist sicher der Hauptgrund, weshalb die Chirurgie der Gegenwart keine einheitliche Stellung zu gewinnen vermag, und seit so vielen Jahren die Einstellung bei den verschiedenen Chirurgen, ja beim selben Chirurgen, schwankt als Bevorzugung der großen Resektion oder der Gastroenterostomie. Ich sehe auf weite Sicht nur die Lösung, daß ein frühes Erkennen des Ulcus jene Fälle mit schweren irreversiblen anatomischen Schäden immer seltener macht, ähnlich wie die gewaltigen Magendilatationen mit Stauungsinsuffizienz durch Pylorusstenose uns immer seltener zu Gesicht kommen. Die Hoffnung liegt in der Richtung sowohl verbesserter Frühdiagnostik, die im Grunde bereits erfüllt sein könnte, wenn optimale Röntgendiagnostik jedem Arzt zur Verfügung stände, und in prinzipieller Änderung der Therapie, die über ihr jetziges bescheidenes Niveau der Schonung hinauskommen muß.

---

[1] KALK: Das Ulcus der Jugendlichen. Z. klin. Med. Bd. 108, H. 1—3, 1928.

So uneinheitlich und wenig zielstrebig die innere Therapie auch ist, an Dauererfolgen steht sie der chirurgischen wohl kaum nach[1].

Es entspricht nicht der Temdenz dieses Buches, hier eine ausführliche Darstellung dessen zu geben, was mit mehr oder weniger Berechtigung Inhalt der internen Ulcus- und Gastritistherapie ist. Ich kann aber auch um so mehr darauf verzichten, da ich dazu im Handbuch der inneren Medizin (Bd. III) Stellung genommen habe und dort auch meine Indikationen für leichte, mittelstrenge und strenge Ulcuskuren besprochen habe. KALK ist in seiner Monographie über das Magen- und Duodenalgeschwür[2] ebenfalls in der für die Praxis notwendigen Breite auf die Therapie eingegangen.

Hier liegt mir nur daran, subjektiv die Linie aufzuzeigen, die eine moderne funktionelle Magentherapie einhalten soll, und zu kritisieren, was mir gegen deren Sinn zu verstoßen scheint.

Beginnen wir damit. Man hält das Fleisch für den wichtigsten Säureanreger, verbietet es ganz und gibt gleichzeitig Bouillon, so daß die Fleischsalze nicht fehlen, die gerade die Säurewecker sind. Man geht ins andere Extrem und gibt reichlich Fleisch zur Bindung der Salzsäure als Acidalbumin, und es geht auch. Man legt Menschen viele Wochen ins Bett, entzieht sie dem Beruf und Verdienst und entdeckt in der Notzeit, in der sich niemand einen langen Krankenhausaufenthalt leisten kann, daß auch ambulante Kuren sehr oft nützen. Kranke erzählen, daß die Kost der Feldküche sie beschwerdefrei machte. Seit sie strenge Diät halten, leiden sie wieder. Ein Arzt behandelt mit Stachelbeerkompott und Sauerkraut und ist von seinen Erfolgen begeistert. Man sollte ihm dennoch nicht folgen. Aber auch nicht jenen namhaften Forschern, die die Sonde in das Duodenum einlegen, um dem Magen völlige Ruhe zu lassen, ohne dabei in Betracht zu ziehen, daß diese Duodenalernährung stärkste Sekretionen im Magen auslöst, der dann von reinem, also besonders saurem Sekret berieselt wird.

Vielleicht wird eine nicht mehr ferne Zeit, die die bisher so gern, aber leider oft kritiklos geübte Reiztherapie zu einer sicheren antiphlogistischen Umstimmungstherapie auszubauen gelernt hat und die die Indikation und Dosierung des jeweils nötigen Reizes abzuschätzen weiß, auch die Behandlung der Ulcuskrankheit von Grund auf wandeln. Die Erfolge der Bluttransfusion und der Serumanaphylaxie bei der Colitis gravis und bei allergischen Krankheiten lassen diese Hoffnung berechtigt erscheinen. Immer mehr wird es gewiß, daß die Entzündung durch Änderung der Entzündungsbereitschaft und Entzündungslage des Organismus bekämpft werden muß. Entzündungslage und allergischer Zustand sind nahe verwandte biologische Verhaltungsweisen.

Vorläufig aber muß sich mindestens der Praktiker noch mit den alten üblichen Heilmitteln begnügen. Von ihnen sind noch immer die physikalischen Methoden der intensiven Wärme, ferner Ruhe und Diät die besten. Aber man soll

[1] v. BERGMANN, G.: Ulcus pepticum. Hdb. d. inn. Med. von v. BERGMANN-STÄHELIN, Bd. III, 1. Berlin: Julius Springer.

[2] KALK: Magen- und Duodenalgeschwür. Neue dtsch. Klin. Bd. 6, 1930.

auch damit nicht wahllos verfahren und sich nicht an Schemata starr halten, die meist bequemer für den Arzt als für den Patienten sind.

Oft wird das Eingehen auf das, was dem Kranken bekommt, was Beschwerden verursacht und was nicht, gerade bei der Auswahl der Diät rationeller sein als die theoretische Ableitung einer Kostform, bei der man etwa jeden einzelnen Nahrungsbestandteil in möglichst reiner Form mit fraktionierter Ausheberung in seiner Aciditätskurve analysiert hat. Die Bekömmlichkeit der einzelnen Vorschriften wird oft vom Kranken besser beurteilt werden können als vom Arzt.

Darum wird man meist mit Diätregeln auskommen, die im wesentlichen das Verbotene hervorheben.

Dort, wo eine strenge Kur, die meist nur klinisch durchgeführt werden kann, indiziert ist, bei hartnäckigen Beschwerden und nachgewiesenem großen Ulcus halten auch wir uns an ein Schema, das KALK aufgestellt hat[1], besonders unter dem Gesichtspunkt, auch in den strengsten ersten 8 Tagen so viel Calorien als möglich zuzuführen. Die bekannten Schemata nach LEUBE, LENHARTZ, die Vorschriften von SENATOR, BOAS und STRAUSS treten hier auch, kritisch modifiziert, in ihr Recht. Nur gegen die SIPPY-Kur habe ich schwere Bedenken wegen ihrer großen Alkalimengen[2].

Wenn auch individualisiert werden soll, so sollte das Artistentum in der Diätetik aber endlich aus dem ärztlichen Handeln verbannt werden. Die Diätetik hat eine wissenschaftlich rationelle und eine empirische Basis. Letztere mag sie in der Zubereitung der Kost zum „Kunsthandwerk" nicht zum Kunstgewerbe machen. Aber die Künstelei, die zur „Angstdiät" beim Kranken führt, sollte verschwinden, jüngst hieß es, eine Hollywood-Diät sei die neueste Ulcuskur, si non e vero ...

Es liegt mir auch daran, einige therapeutische Vorurteile zu geißeln, denen man selbst bei richtiger Diagnose immer wieder begegnet.

Weißes Fleisch ist nicht leichter als schwarzes oder rotes. Ein Lendenfilet, ein Roastbeef oder Tournedo kann sehr zart sein, zarter als ein altes Suppenhuhn. Wenn dunkles Fleisch mehr Extraktivstoffe hat, so geht uns das vielleicht bei der Gicht (?) oder der Urämie etwas an, bei den Verdauungskrankheiten aber gar nichts.

Beim Braten wird das Fleisch zarter als bei der Koagulation des Kochens. Es gibt Fälle genug, wo die Verwendung von wenig Fett beim Braten gar nichts schadet, ja beim Ulcus ist reichlich leicht verdauliches Fett indiziert.

Zarter Schinken und zartes Fleisch wird meist besser vertragen als manche Kohlehydratbreie.

Auch gekochtes Obst in großen Mengen führt zum Durchfall bei Gesunden. Wo wirklich Schonkost für den Magen-Darmkanal angestrebt wird, etwa nach Operationen, liebe ich es nicht.

---

[1] KALK: Magen- und Duodenalgeschwür. Neue dtsch. Klin. Bd. 6, 1930.
[2] KALK: Was ist Sippykur? Z. ärztl. Fortbildg 1930, Nr. 13.

Nichts wird schlechter chymifiziert als rohes Obst und Salat. Beim Achyliker soll man es verbieten oder beschränken und nicht die Vitaminarmut der Kost fürchten.

Reine Milch macht grobe Caseinklumpen. Die dänischen Kliniker geben deshalb für Ulcuskuren gerne Milch, in die Zwiebackstücke eingebrockt sind, das ist sicher besser.

Ein Ulcus duodeni macht weniger Beschwerden bei reichlicher, zweckmäßiger Kost als bei Hungerkuren, das trifft meist zu.

Die Scheidung in leicht- und schwerverdauliche Fette ist nicht chemisch-wissenschaftlich durchführbar, praktisch aber ist es ein großer Unterschied, ob flüssige Butter ein heißes Stück Toast imbibiert, ehe die wäßrigen Verdauungssäfte das Brot durchtränken können oder ob auf dem kalten Toast die kalte Butter den Augenblick freiläßt zur Aufsaugung des wäßrigen Verdauungssaftes — physiko-chemische Überlegungen sind also schon eher angebracht.

Fettreiche Kost wird nach einem Kognak besser vertragen, und der Alkohol vor Tisch ist ein besseres Stomachicum als mancher Medizinalwein, als der minderwertiger Wein angepriesen wird.

Kohlehydratbreie und isotonische Zuckerlösungen regen die Salzsäuresekretion am wenigsten an und sind auch Schonkost für Pankreas- und Gallenblase, erst recht für die Leber, bei der sie ja in Verbindung mit Insulin in kleinen Dosen geradezu das Heilmittel darstellen.

Zur physikalischen Therapie — wiederum nur der Verdauungskrankheiten — ist zu sagen, daß Kataplasmen nicht nur während sie aufliegen, sondern auch in der Zwischenzeit als Dauerhyperämie der Haut und tiefen Muskelschichten wirken sollten. Das setzt Hyperämie des Segmentes, also auch der Viscera auf reflektorisch-vasomotorischem Wege. Die Kataplasmen sollen so heiß genommen werden, daß es bis zu Verbrennungen ersten Grades — natürlich nicht zu Blasenbildung — kommt.

Die Diathermie erreicht kaum dasselbe. Will man nur für so kurze Zeit die Organe um kaum 1 Grad wärmer bekommen, so vermag das heiße Suppe beinahe besser.

Vom Elektrisieren der Viscera gerate die drastische Kritik des einstigen Breslauer Klinikers KARST nie in Vergessenheit: vom Hausarzt gefragt, wie lange er noch weiter elektrisieren dürfe, antwortete KARST: „nun höchstens bis zu 500 M.“ Dieser beißende Witz besagt genug. Nie habe ich die Elektrode für die Behandlung einer Verdauungskrankheit in die Hand nehmen lassen, und das suggestive Motiv scheint mir zum Fortbestand der Elektrotherapie für die Bauchorgane durchsichtige Ausrede.

In der medikamentösen Therapie scheint es mir ein Nonsens, differente und indifferente Stoffe in ein Schachtelpulver zu mischen, z. B. Belladonna-Präparate, auf deren Maximaldosen man achten muß, mit Alkalien, die in größter Quantität vertragen werden. Will ich eine Atropinwirkung, so habe ich exakt zu dosieren bis zur Trockenheit im Halse und zur Akkommodationsstörung am Auge. Das kann nicht mit Schachtelpulvern präzis erfolgen.

Natron reizt den Magen zur Sekretion. Es neutralisiert nur die sezernierte Säure und veranlaßt oft einen stärkeren sekretorischen Nachschub. Man kann also damit nicht nur keine Säurebeschwerden auf die Dauer bekämpfen, sondern reizt noch zur Hyperacidität. Magnesiumperhydrol und angeblich auch Bismoterran tun das nicht.

Die SIPPY-Kur mit ihren reichlichen Alkaligaben scheint mir auch deshalb unzweckmäßig. Sie ist durch ihre Erfolge nicht zu stützen, da ihre Fürsprecher zu statistisch ungünstigeren Ergebnissen kamen als bei den altbewährten Ulcuskuren.

Der Mißbrauch großer Alkalimengen, vor dem bei der Gastritis wie beim Ulcus zu warnen ist, wird hier sogar einleuchtender, wenn man weiß, daß Natron und andere Alkalien die entzündete Magenschleimhaut schädigen.

Morphium und Morphinderivate machen bei vielen Menschen auch schmerzhafte Antrum- und Pylorospasmen. Sie scheinen mir für die Ulcusbehandlung kontraindiziert, so wichtig und in ihrer pharmakologischen Wirkung rationell sie für die große Gallenkolik sind.

In der Zukunft wird die Ulcustherapie die Begleitgastritis wesentlich mehr zu beachten haben.

Spielt die Schleimhautentzündung als acide Gastritis eine wichtige Rolle nach Infektionskrankheiten (Tonsillarinfekte, Colitis, Cholecystitis, Autointoxikationen), so wird die primäre Krankheit als auslösendes Agens mehr angegangen werden müssen als jene Schäden ex ingestis, die sicher bisher überwertet wurden.

Was sonst bei Schleimhautentzündungen therapeutisch gut und nützlich ist, bewährt sich auch bei der Gastritis.

Die alte Argentumbehandlung erfährt stärkere Unterstützung, wenn man sie in 1—2 promill. Lösung per os verabreicht und nicht nur zu Spülungen verwendet. Kamillargen erwies sich uns in der Klinik oft als zweckmäßig und brauchbar (FR. KAUFFMANN[1]).

ROSENKRANTZ wies auf die Gerbsäure hin (0,25 Tannin als Tabletten, 2—3stündlich zu geben).

Adrenalin per os ist zu empfehlen, zumal es vom Verdauungskanal her, wie wir von der Ruhrbehandlung wissen, keine Kreislauf- und andere Allgemeinwirkungen setzt.

Überwertender Optimismus ist aber auch in der Gastritistherapie für den nicht gegeben, der histologisch die Magenwand studiert hat. Oft genug werden die chronischen Veränderungen irreversibel sein, aber auch dann noch wird es darauf ankommen, die darauf gesetzten gastritischen Schübe zu dämpfen oder zu beseitigen.

Die Erkennung des funktionellen Schadens, der noch reversibel ist, die Frühdiagnostik und Erfassung aller larvierten und latenten Formen bleibt auch hier wichtigstes Ziel zukünftiger Therapie. Unsere Hoffnung, die eingangs be-

---

[1] KAUFFMANN: Kamillargentherapie der Gastritis. Dtsch. med. Wschr. 1932, Nr. 7.

tont wurde, daß die Therapie von Ulcus und Gastritis sich über eine Hautbehandlung der Schleimhaut erhebt, hat nicht nur jene theoretischen Vorstellungen von der entzündlichen Gewebsdisposition zur Grundlage. Wir kennen wenigstens für die Beschwerde die günstige Wirkung des großen Aderlasses, wenn er als spontane große Blutung auftritt, wir sahen erstaunliche Umstimmungen hartnäckiger Beschwerden schon nach der ersten Novoprotinspritze. Ich höre, daß die Chinesen seit Hunderten von Jahren durch Kneifen sich große Suggilate und Hämatome an den Oberschenkeln erzeugen als Heilmittel gegen Magenbeschwerden. Auch Eigenblut wurde wie große Bluttransfusionen empfohlen. Hier liegen Anfänge zu einer rationellen Therapie der Zukunft, die ein enormer Fortschritt werden kann gegenüber all jenen Methoden der Schonung, die bisher nicht übertroffen sind durch eine Duodenaldauerernährung, eine Alkaliüberschwemmung der SIPPY-Kur und welche modernen therapeutischen Empfehlungen immer, die buchstäblich alle an der Oberfläche des Mageninneren bleiben. Noch scheint mir am wertvollsten die Hyperämie als Heilmittel (BIER), die wir mit unseren Kataplasmen erzeugen und von der SCHWIEGK in meiner Klinik mit der REINschen Thermostromuhr erweisen konnte, daß sie wirklich zu stärkerer arterieller Durchströmung der Eingeweide führt als aktive Hyperämie, sicher nicht infolge der Durchwärmung, sondern infolge der Hyperämisierung des Segmentes, ein vasomotorisch reflektorischer Vorgang, wie ihn schon NEUMANN angenommen hatte.

So verheißt die Zukunft viel, möge die Gegenwart eines beherzigen, was für alle internistische Therapie gilt: Ehrlichkeit, Schlichtheit, Sachlichkeit, Zielstrebigkeit — nur ein Teil der Ärzte kann das hören, denn die andere Gruppe der Polypragmatiker ist aus verschiedensten Gründen taub.

Literatur.

ÅKERLUND, OCHNELL u. KEY: Acta radiol. (Stockh.) Bd. 6, H. 1/6.

BOAS: Diagnostik und Therapie der Magenkrankheiten. Leipzig 1925.

FABER, KNUD: Die Krankheiten des Magens und Darmes. Berlin: Julius Springer 1924.

KONJETZNY: Die entzündliche Grundlage der typischen Geschwürsbildung im Magen und Duodenum. Erg. inn. Med. 1930, 37.

LUBARSCH: Die Gastritis. Hdb. d. spez. path. Anatomie u. Histologie von HENKE-LUBARSCH, Bd. 4.

Kapitel 4.

Pankreas.

Die experimentelle Pankreasnekrose. — Die fermentative Pankreasautodigestion und die bakterielle Pankreatitis. — Die leichten akuten Pankreasbeschwerden. — Der Linksschmerz und die klinische Symptomatologie. — Duodenale Pankreasdiagnostik. — Der Ätherreflex. — Die Therapie, insbesondere der leichten Pankreatitis. — Funktionelle Beziehungen zwischen Pankreas und Gallenwegen. — Das Divertikel an der Papilla Vateri. — Seltene Röntgenbefunde. — Die Pankrealgie.

Aus voller Gesundheit und ungewöhnlicher Leistungskraft heraus kommt es bei einem Arzt zu Anfällen von starkem Meteorismus mit Obstipation, die dem Kranken selbst als Attacken einer Darmstenose imponieren. Er lokalisiert das Passagehindernis in das absteigende Colon, dorthin nach links herüber strahlen dumpfe Schmerzen bei Auftreibung des Leibes, aber auch bis in das Gebiet des linken Ischiadicus oder gürtelförmig bis links hinten vom Oberbauch her in den Rücken hinein. Monatelange Pausen zwischen den Anfällen. Zunächst keine Temperaturerhöhung. Der 69-jährige ist überzeugt, daß ein Carcinom der Deszendenz vorliegt und wählt sich eine Diät, die besonders fettreich ist, namentlich durch Sahne, unter der Vorstellung, so die Kotpassage zu erleichtern. Aber gerade unter diesen Sahnemahlzeiten häufen sich die Anfälle, vergehen nicht mehr schnell, sondern hinterlassen oft tagelang kollapsartige, schwere, allgemeine toxische Krankheitserscheinungen. Endlich resultiert ein ganz schweres Krankheitsbild mit einem Subikterus; echter ileusartiger Zustand, ein anus praeter am Coecum wird angelegt, und da dieser nicht funktioniert, noch linkerseits ein zweiter tags darauf, denn immer werden die Empfindungen ganz auf die linke Seite lokalisiert. Der Kranke stirbt in der Überzeugung, am mechanischen Ileus durch ein zirkuläres, nicht tastbares Carcinom zugrunde zu gehen, während er früher das Krankheitsbild als Strikturfolgen nach einer 30 Jahre voraufgehenden Kriegsdysenterie auffassen wollte. Die Sektion zeigt sofort bei ikterischem peritonealem Exsudat zahlreiche Fettgewebsnekrosen, weit in der Bauchhöhle zerstreut. Am dichtesten in der Umgebung des Pankreas. Im Ductus Wirsungianus findet sich ein weicher Pankreasstein. Die Gallenblase ist frei, und nirgends wird ein Carcinom gefunden. Erst epikritisch wird den Ärzten klar, daß kein mechanischer, sondern ein paralytischer Ileus bestand, als Ausdruck der pankreatogenen Peritonitis, und daß die zahlreichen Anfälle des letzten Lebensjahres durchgehend Pankreasattacken waren.

Seither ist das Symptom der Schmerzirradiation nach links bei Pankreasaffektionen mir erschütterndes, führendes Symptom geblieben; aber auch der Schaden durch besonders fettreiche Kost blieb mir deshalb besonders geläufig. Demonstrierte mir doch zuerst GULEKE, als er mich zu seinen experimentellen Pankreaserkrankungen am Hunde zuzog, wie strotzend gefüllt durch die Tätigkeit des Pankreasparenchyms und die Durchblutung, die Bauchspeicheldrüse auf der Höhe der Verdauung sei bei gefüllten Chylusgefäßen der Bauchhöhle, wie blaß und kollabiert das Pankreas erschien beim Hunde, der lange Zeit nüchtern gehalten ist[1]. Seither weiß ich, daß die beste Therapie bei Pankreasattacken der absolute Nahrungsentzug ist, und daß Kohlehydrate noch am wenigsten schaden, während die Fettmahlzeit die starke Steapsinproduktion auslöst und die Eiweißmahlzeit jene des Trypsins bezüglich die der Profermente.

Kaum eine Krankheit läßt sich mit so vollkommener Analogie im Tierexperiment auslösen wie die akute Pankreasnekrose, die wir mit CHIARI am besten als „Pankreasautodigestion" bezeichnen. Zwischen jenen tierexperimentellen Arbeiten, die GULEKE mit mir durchführte, 1905—1910, und den Feststellungen von KATSCH 1925[2], daß weit häufiger als die großen Attacken die geringen akuten Pankreaserkrankungen sind, deren alarmierendes diagnostisch führendes Signal *der Linksschmerz* ist, liegt die ärztliche Erfahrung jenes oben geschilderten, am Lebenden nicht diagnostizierten Krankheitsfalles, und später jener andere, der beim Kapitel der Gallenwegserkrankungen eingangs geschildert ist (s. dort). Beide sind für mich vom Standpunkt der inneren Lebensgeschichte stärkste affektbetonte Eindrücke und wurden mir einerseits zur klinischen Bestätigung jener großen tierexperimentellen Versuchsreihen und andererseits waren sie Vorläufer dessen, was KATSCH später gefunden hat, während ich selbst es nur ganz kurz vorher angedeutet habe[3].

Während andere Autoren (besonders POLYA) bakterienhaltige Galle in den Hauptpankreasgang beim Hunde spritzten und namentlich nach dessen Unterbindung häufiger auch schwere Pankreasnekrosen erzielten, fand GULEKE, daß auch mit steriler Galle, namentlich aber mit dem Einbringen von Öl in den Pankreasgang die experimentelle, akute Pankreasnekrose zu erzeugen war. Auf sterilem Wege aber nur dann, wenn das Experiment auf der Höhe der Verdauungstätigkeit der Drüse vorgenommen wurde, während die Erscheinungen weit leichter verliefen und die Tiere nicht zugrunde gingen, wenn nach 24stündigem Fasten der gleiche Eingriff, Ölinjektion mit folgender Gangunterbindung, vorgenommen wurde. Die große Abhängigkeit vom Zustand der sekretorischen Drüse war damit von GULEKE erwiesen, bei unseren Laparotomien war stets

---

[1] v. BERGMANN u. GULEKE: Zur Theorie der Pankreasvergiftung. Münch. med. Wschr. 1910, Nr. 32. — v. BERGMANN: Die Todesursache bei akuten Pankreaserkrankungen. Z. exper. Path. u. Ther. Bd. 3.

[2] KATSCH: Die Diagnose der leichten Pankreatitis. Klin. Wschr. **1925**, 7.

[3] v. BERGMANN, G.: Neuere Gesichtspunkte bei der Gallenblasenkrankheit. Jahreskurse ärztl. Fortbildg 1922, H. 3.

jener krasse Unterschied zu demonstrieren, auf der Höhe der Verdauung ein Pankreas geradezu strotzend erigiert und stark rosenrot durchblutet, beim nüchternen Tier jenes kollabierte, gelbweiße, platte Organ. Erzielte man die schwere akute Pankreasautodigestion, so ergab die Sektion sterile Peritonitis mit ausgedehnten Fettgewebsnekrosen. Oft nicht nur auf das Fettgewebe der Bauchhöhle beschränkt, sondern auch im Fettgewebe des Mediastinum und an anderen Stellen erweisbar. Ganz analoge Vorgänge waren zu reproduzieren beim Hunde wie beim Kaninchen, wenn man einem Tiere mit allen sterilen Kautelen das Pankreas entnahm und in einigen Stücken es frei in die Bauchhöhle eines zweiten Tieres implantierte. Auch hierbei war am wirksamsten, wenn man das Pankreas auf der Höhe der Verdauung dem ersten Tiere entnahm. Dieselben Befunde eitriger, nekrotisierender Peritonitis, die geradezu geometrisch sich dort abzeichnet, wo die zugrunde gehenden Pankreasstücke lagen, wiesen unmittelbar darauf hin, daß es die aktivierten tryptischen und steaptischen Fermente waren, die das umgebende Gewebe zur Nekrose bringen. Dabei auch hier, so oft es genau untersucht wurde, ein absolut steriler abakterieller Vorgang. Wir deuteten es uns als unmittelbare Fermentintoxikation. Zumal, als es mir gelang, durch Vorbehandlung mit käuflichen Trypsinpräparaten per injectionem die Versuchstiere so vorzubehandeln, daß ein experimenteller Eingriff, der sonst mit Sicherheit zur tödlichen Pankreasautodigestion führte, mehrmals überstanden wurde. Dennoch mache ich mir heute den Einwand, daß durch den schweren akuten Gewebszerfall bestimmt eine ganze Reihe von schwer toxischen Eiweißzerfallsprodukten in den Kreislauf gelangt sind, und glaube nicht mehr, daß eine reine Trypsinvergiftung und eine spezifische Immunisierung gegen Trypsin vorgelegen hat. Sehr wohl vertrüge sich aber mit den Anschauungen der Gegenwart, daß durch die wiederholten Injektionen von pulverisierter Pankreassubstanz, denn das waren jene Trypsinpräparate von Grübler, zunächst eine Resistenzerhöhung gegen die Autotoxikose des körpereigenen Eiweißzerfalls erzielt worden war. Ähnlich wie wir gegen allergische Reaktionen heutzutage unspezifisch desensibilisieren können, etwa mit Peptoninjektionen. Hier scheint mir ein beachtenswerter Weg ähnliche Versuche, die dem Stande unseres jetzigen Wissens besser angepaßt sind, wieder aufzunehmen, vielleicht auch für andere Organparenchyme, denn Degeneration der Zelle steht nach Rössle dem Vorgang der Autodigestion nicht fern. Ich denke an halbvergessene Vorstellungen Ascolis von den Nephrolysinen, Hepatolysinen usw. — aber durchaus gerade auch an unspezifische Noxen.

Wie so oft ist die Bezeichnung für jenes experimentelle und klinische Geschehen, die sich eingebürgert hat, die am wenigsten sinngemäße. Wird es wohl möglich sein, das Wort „Pankreatitis“ auf alle Fälle von eitriger Entzündung, einzelne und multiple Abscesse zu beschränken und die „Pankreasautodigestion“, wie sie Chiari benannt hat, oder auch die „akute Pankreasnekrose“ als den sonst weit bezeichnenderen Ausdruck zur allgemeinen Geltung zu bringen? Mir scheint auch die „akute Pankreasapoplexie“, so berechtigt ihre Abgrenzung für den Anatomen sein mag, klinisch ein ungeeignetes Wort. Damit soll nicht bestritten werden, daß auch von den Gefäßen her, sei es embolisch, sei es auf der Basis von Arteriosklerose oder auch durch Angiospasmen und namentlich der komplizierten Störungen der terminalen Blutversorgung im Sinne RICKERS die autodigestive Reaktion ausgelöst werden kann. MARCUS hat jüngst den Standpunkt erfolgreich vertreten und gesichert, daß der Pankreasschaden als „zweite" Krankheit (RÖSSLE) segmental, reflektorisch-vasomotorisch einsetzt, daß neural vermittelte Durchblutungsstörungen den fermentativen Gewebszerfall einleiten. Ich weise aber neben jenem Weg stärker auf den humoralen hin: Stoffe des Zerfalls, auf dem Blutwege zum Pankreas gelangend, werden den degenerativen Schaden, gefolgt von entzündlichem Zerfall, ebenso wie die zahlreichen Hämorrhagien als Folge von toxischen Störungen des Verhaltens terminaler Gefäße auslösen können. Auch an allen anderen Organen entstehen ja gelegentlich Parenchymschäden, gefolgt von Entzündung als Folge eines anderwärts im Organismus sich vollziehenden Eiweißzerfalls (FR. KAUFFMANN), (s. Kap. 7). So wie bei der Hirnhämorrhagie angiospastische Zustände für die Blutung wegbereitend sein können und diese nicht mehr als die Rhexis eines einzelnen größeren Gefäßes im Gehirn aufgefaßt werden darf, können offenbar auch recht analoge Störungen in der Bauchspeicheldrüse schließlich zu multiplen oder singulären Blutungen in die Drüse hinein führen, ein Ausdruck humoralen, toxischen Gefäß- und Epithelialschadens. Seltener wohl also canaliculär, in den Sekretgängen, bereitet sich ascendierend oder stagnierend das Unglück vor, und autodigestiv werden dann auch die Gefäße arrodiert, weshalb eine pathogenetische Zweigliederung in akute Pankreasnekrose mit oder ohne Blutung uns ebensowenig wie die scharfe Abgrenzung zur Gangrän wesentlich erscheinen kann. Es handelt sich um morphologisch zwar verschiedene Bilder, aber klinisch doch meist um ein einheitliches autodigestives Geschehen verschiedener Grade, mit dadurch bedingten verschiedenen Auswirkungen, mag das Unglück auch auf verschiedenen Wegen geschritten sein, hämatogen epithelial-toxisch, wohl der häufigste Weg, oder auch neural-vasomotorisch das Gewebe schädigend und endlich wohl heute am meisten zurückzustellen canaliculär durch die Sekretgänge ascendierend zum Parenchym, etwa wie bei der „Cholangie".

Unwesentlich scheint uns das infektiöse Moment. Wie uns im allgemeinen bei den Infektionen und der Entzündung die wechselnde Entzündungslage und Infektionsbereitschaft noch zu sehr vernachlässigt scheint, so wird auch im Einzelfalle am Beispiel der diffusen Erkrankungen der Bauchspeicheldrüse das Problem in den Hintergrund treten, ob die bakterielle Invasion das Primäre oder Wesentliche war. Einerseits können die Bakterien ähnlich wie Galle oder Enterokinase aktivierend wirken oder die leukocytäre Einwanderung, andererseits kann aber auch nach anfänglicher steriler Entstehung der Autodigestion die bakterielle Beschickung sekundär hinzukommen. Jedenfalls steht fest — als tierexperimentelles wie als klinisches Ergebnis —, daß auch schwerste foudroyante Pankreasschäden bis zum Ende steril verlaufen können. Das bakterielle Moment ist also nicht notwendige Bedingung des Geschehens. Es ist entweder der Zeit nach sekundär oder selbst, wenn der Prozeß mit der Infizierung der Gänge beginnt, dem Wesen nach von untergeordneter Bedeutung, indem die Bakterien zunächst nur Fermentaktivatoren sind, wie die Galle, die Enterokinase und die leukocytären Stoffe. WILLSTÄTTER wies nach, daß die Aktivierung der Profermente auch in der Drüse selbst vonstatten geht. Es ist die fermentative Autodigestion das wesentliche Geschehen, sie gehört als der zentrale Vorgang in den Vordergrund der gestörten Funktion, mag sie aus noch so vielen Anlässen zustande kommen, und die Verschleppung von Pankreasstoffen, die einerseits (als aktivierte Fermente) auf dem Lymphwege oder in unmittelbarem Kontakt die Fettgewebsnekrosen erzeugen und andererseits das Bild der deletären Autointoxikation hervorrufen, ist Folge dieser Autodigestion. Gestützt ist diese Auffassung gerade durch das sterile Einbringen von Pankreasstücken anderer Hunde in die Bauchhöhle des Versuchstieres, wobei eben das analoge Geschehen eintrat.

So haben wir 1910 schon den Gang der Autodigestion folgendermaßen dargestellt: vom autolytisch zerfallenden Pankreas aus entsteht eine tödliche Vergiftung sowohl bei den Fällen von akuter Pankreasnekrose des Menschen wie in hier experimentell erzeugten Fällen, sei es, daß die Autolyse sich in situ oder in einem frei in die Bauchhöhle eingebrachten Pankreas von entsprechender Größe vollzieht. Es ist aber wohl nicht das proteolytische Ferment Trypsin selbst, welches die Vergiftung bewirkt, ebensowenig das fettspaltende Ferment Steapsin. Mit der oben entwickelten veränderten Vorstellung des Mechanismus der Trypsinwirkung ist auch ausgesprochen, was ich a priori bereits erwartet hatte, daß eine passive Immunität im Sinne einer Serumtherapie erfolglos ist. So wenig wie man eine akute Morphiumvergiftung durch das Serum eines Morphinisten beeinflussen kann, mag seine Giftfestigkeit noch so groß sein, werden wir auch kein antitoxisches Serum gewinnen können, um es bei entstandener akuter Pankreasnekrose mit Erfolg anzuwenden. Könnten wir Patienten Wochen, ehe das Drama einsetzt, mit sog. Trypsinpräparaten, vielleicht auch anderen Eiweißabbauprodukten vorbehandeln, so wäre wohl ein milderer Ablauf zu erzielen. Dieser Konditionalsatz scheint mir keine Utopie und berührt das zentrale Problem der pathologischen Abläufe in der Bauchspeicheldrüse überhaupt.

Zwar setzen unleugbar gelegentlich gerade die schwersten Pankreasattacken ohne alle Vorboten ein, man erfährt auch nicht, daß irgendwelche Leiden vorangegangen sind, aber die Zahl derjenigen Fälle, bei denen wiederholt leichtere Attacken vorausgingen, ist doch groß und wird immer größer werden, je fleißiger wir uns anamnestisch bemühen und je feinere Symptome wir diagnostisch sicher verwerten können. Hat die Forschung früher neben dem großen akuten Pankreasanfall nur noch die „chronische Pankreatitis“ gelten lassen, so kann schon heute die Tatsache als feststehend gelten, daß, und zwar in weit überragender, ungeahnter Häufigkeit, auch ganz leichte akute Attacken vorkommen. Diese können ebensowenig als „chronische Fälle“ hingestellt, wie dem akuten großen Anfall zugerechnet werden. Schon allein aus therapeutischen, prophylaktischen und prognostischen Gründen.

Für den akuten großen Anfall hat GULEKE wahrscheinlich Recht, wenn er auf der Stoffwechseltagung 1924 ihn als ein wesentlich chirurgisches Leiden bezeichnet und die Frühoperation dafür fordert. Auch jeder Internist wird wissen, wie recht er oder auch SCHMIEDEN mit dieser Forderung hat, kann man doch oft genug nicht einmal die präzise Diagnose abwarten, wenn man noch durch die Operation Rettung bringen will. Man steht vor einem unklaren großen peritonealen Bild mit Kollaps und oft bestehen dabei solche Schmerzen, daß man eher an einen paralytischen oder dynamischen Ileus oder an eine Perforation denkt. Das gilt für den großen, plötzlich entstehenden, mit allgemein entzündlichen schwersten Baucherscheinungen einhergehendem akuten Anfall. Hier liegt mir nichts ferner, als mich nicht rückhaltlos der Indikation zum Eingriff anzuschließen, aber es gilt eben nicht mehr für jene leichten akuten Attacken, die wir erst in ihrer großen Häufigkeit seit 1925 durch die Arbeiten meines damaligen Mitarbeiters KATSCH kennengelernt haben[1].

Hat fast überall in der Nosologie die klassische Medizin des vorigen Jahrhunderts die großen Krankheitsbilder klar erkannt und in ihrer Symptomatologie herausgearbeitet, so ist es moderner Klinik gelungen, jene Darstellungen aus ihrer Starre zu befreien und die Erkenntnis ihrer fluktuierenden Erscheinungen in den latenten und larvierten Frühformen durch ärztlich und klinisch vertieftes Schauen zu erschließen. So ist die Symptomatologie und die Möglichkeit des klinischen Erkennens auch der leichten akuten Pankreaserkrankungen vom Erfassen des jähen Geschehens her bei der akuten Autodigestion eine Leistung dieser unserer klinischen Richtung[2].

Den Anatomen und auch den Chirurgen sind zwar seit langem als Nebenbefunde, etwa bei Operationen wegen Gallensteinen Fettnekrosen im Pankreasgewebe bekannt oder das diffuse Pankreasödem, das besonders ZOEPFEL beschrieben hat und auch andere Veränderungen, die als Residuen abgelaufener, in Heilung begriffener leichter akuter Anfälle angesehen werden konnten. Dabei mag GULEKE recht haben, wenn er einschränkend darauf hinweist, daß man auch bei Eröffnung der Bauchhöhle oft genug kritisch sich enthalten muß, die Aussage einer Verhärtung oder Schwellung des Pankreas mit Sicherheit zu machen. Trotz dieser Einschränkung ist an solchen und ähnlichen Befunden, die meist eben als zufällige Nebenbefunde erhoben werden, nicht zu zweifeln. Viele Chirurgen haben uns jetzt die Häufigkeit leichter akuter Pankreaserkrankungen als Sekundärschäden zugegeben, namentlich seit meinem Referat vor dem Chirurgenkongreß 1927.

---

[1] KATSCH: Zur Klinik der Pankreaserkrankungen. Verh. Ges. Verdgskrkh., 4. Tg. 1924. — Vom Pankreas. Jahreskurse ärztl. Fortbildg, März 1925.

[2] v. BERGMANN: Intern. Korreferat z. Chirurgie d. Pankreas. Arch. klin. Chir. Bd. 148. Kongr.-Ber. 1927.

Was wußte die Klinik vorher von ihr? Man vermutete zwar eine Pankreasbeteiligung bei chronischen Gallenwegserkrankungen, hatte Verdacht darauf bei Fettleibigen, bei Alkoholisten und bei Schlemmern, hatte aber keine Möglichkeit an der Hand, einen solchen Schaden nun auch mit Sicherheit nachzuweisen — es sei denn eben durch die Operation. Von der akuten Pankreasnekrose war der heftige Bauchschmerz bekannt, die Schmerzphänomene der leichteren Pankreatitiden schienen aber in keiner Weise charakteristisch zu sein. So meinte OSER, daß sich die Pankreasschmerzen „durch nichts von atypischen Gallenkoliken oder Gastralgien unterscheiden“ und etwa auch ADOLF SCHMIDT, „sie habe nichts Charakteristisches, sie könnten ebensogut von einem Ulcus duodeni oder von Cholelithiasis abhängen“.

Erst seit KATSCH die *Schmerzirradiation des Pankreas* als ein wirklich charakteristisches Symptom kennen gelehrt hat, erst seitdem ist es möglich geworden, für die Klinik ein fast neues Krankheitsbild — den leichten akuten Pankreasanfall — aufzudecken neben der Vertiefung der Symptomatologie auch der schon bekannten Krankheitsbilder.

Es sind Schmerzen, die sich nicht nur in der subjektiven Klage dokumentieren: eine Ausstrahlung nach links, ein Gürtelgefühl in der linken Körperhälfte, Schmerzen, die bis zur linken Schulter hinaufziehen können, Schmerzen, die bis zum Unterbauch reichen, an Sigmoiditis denken lassen oder an ein Carcinom des Colon descendens oder des S-Romanum, bei Obstipation, Flatulenz und scheinbaren Stenosenerscheinungen, Schmerzen, die in den Ischiadicus ziehen oder überhaupt in das linke Bein, oder auch Schmerzen, die nur im Rücken neben der Wirbelsäule empfunden werden, dem achten bis zehnten Dorsalsegment entsprechend, also in der Gegend des letzten Brust- und ersten Lendenwirbels, ähnlich einer Nierenkolik, nicht selten auch ausstrahlend wie diese nach vorn, scheinbar den Ureter entlang, auch bis zur Inguinalgegend.

Diese Schmerzen aber lassen sich objektivieren. Die klassischen HEADschen Zonen in streng segmentaler Anordnung werden nachweisbar mit der ganzen Gesetzmäßigkeit jener viscero-sensorischen Beziehung, die wir als Hyperalgesie mit dosierten Wärmereizen so prüfen können, daß jede Suggestion bei dieser Sensibilitätsprüfung in Wegfall kommt (KAUFFMANN[1]) (siehe Kap. 14). Auch in der Tiefe der Muskulatur besteht veränderte Sensibilität. Durch paravertebrale Anästhesie, wie ich sie allgemein als Konsequenz der Zonenlehre inauguriert habe (LAEWEN und v. GAZA haben sie später therapeutisch auszuwerten versucht), sind diese diagnostischen Phänomene vorübergehend zu beseitigen. Ein Geschwür des Magenkörpers zeigt kaum je so klassisch diese Sensibilitätsphänomene und auch beim Nierenschmerz wird man einen voll ausgesprochenen Gürtel meist vermissen. Darum legen wir auf dieses Schmerzphänomen der linken Seite das allergrößte Gewicht. Es ist buchstäblich „führend“, so daß wir allein dadurch schon

[1] KAUFFMANN: Über die Latenzzeit der Schmerzempfindung im Bereich hyperalgetischer Zone bei Anwendung von Wärmereizen. Münch. med. Wschr 1921, Nr. 37.

berechtigt sind, auch ohne Andeutung von Kollaps und ohne die großen dramatischen Erscheinungen des akuten Anfalls an leichte Pankreasstörungen zu denken, wenn solche Linkszeichen sich finden.

Auch früher wurde ab und an von aufmerksamen Beobachtern der Linksschmerz bei der Pankreatitis beschrieben. Aber er galt nicht als typisch. MINNICH hat 1894 von einem in ganz ausgesprochener Weise nach links vom Epigastrium ausstrahlenden Schmerz gesprochen, ORTNER ebenso von einer Ausbreitung fächerförmig nach der linken Bauchseite bis zur Gegend der Crista ilei hin. Das waren aber einzelne kasuistische Erhebungen, wie auch die Feststellungen von Ischiassymptomen oder Lumbago, die meist erst retrospektiv als

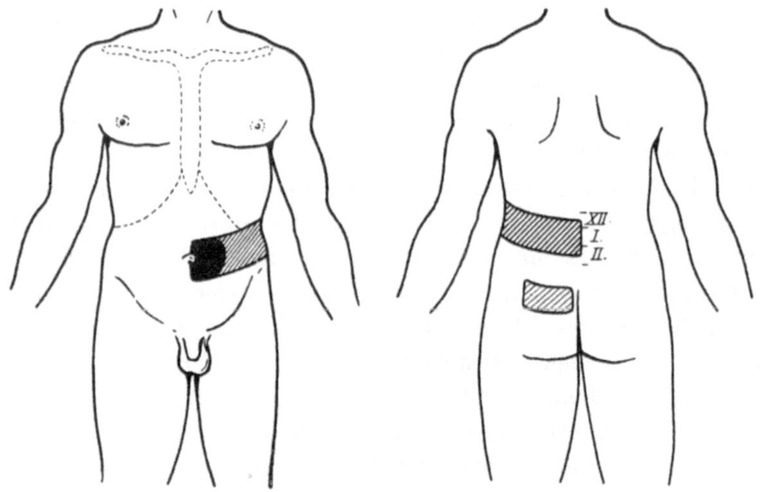

Abb. 41. Klopfzonen bei chronischer Pankreatitis (KALK).
Beschwerden seit 5 Monaten. Starke, 2 Stunden nach dem Essen auftretende Schmerzen am Oberbauch, die nach links unter den Rippenbogen ziehen. Diastase im Urin vermehrt. Zeitweise Fettstühle, geringe Hyperästhesie.

Pankreaszeichen erkannt wurden. JENCKEL hat einen solchen Fall beschrieben, auch GULEKE einen Kranken mit derartigen Klagen später an akuter Pankreasnekrose operiert.

Es ist wahrscheinlich die enge Beziehung zum Ganglion solare, die hier die ganz besonders ausgesprochenen Irradiierungen im Sympathicusverlauf in die Rückenmarkssegmente und die entsprechenden Projektionen in die Haut, die Muskelschichten macht und auch in das Peritoneum parietale, dessen Sensibilität wir durch die Klopfzonen, die KALK vornehmlich herausgearbeitet hat[1], nachweisen (Abb. 41).

Es war wahrscheinlich ein Irrtum — zum Teil erklärlich durch die häufige Vergesellschaftung von Gallenblasen- und Pankreaserkrankung, wenn HEAD die

[1] KALK: Problem und Ergebnisse der Gallenwegsdiagnostik. Z. klin. Med. Bd. 109, H. 1/2, 1928.

linksseitige Zone, die auch er kannte, der Cholecystitis zuordnete. Und es war zweifellos ein Fehlschluß, wenn er gerade ausgehend von diesen Beobachtungen die Lehre von der Kontralateralität der Zonen bei Erkrankungen innerer Organe aufstellte. Es kommen wohl sicher auch kontralaterale Ausstrahlungen vor, aber sie sind nicht die Regel und nicht gesetzmäßig. Und gerade im Oberbauch haben sie eben meist besondere Bedeutung und weisen gerade dann, wenn sie gekreuzt zu dem klinisch verdächtigen Organe auftreten, auch auf die Organe derselben Seite — mögen sie nur vom Grundleiden mitaffiziert sein oder selbständig erkrankt. Wenn auch Naunyn in seiner ,,Klinik der Cholelithiasis" betont, daß die Gallenkolik an sich häufig nach links irradiiert, so wagen wir jetzt auch für seine Fälle noch epikritisch zu vermuten, daß es sich mindestens um begleitende leichtere akute Pankreaskomplikationen gehandelt hat.

Dabei ist selbstverständlich vieles differential-diagnostisch zu überlegen: auch Entzündungszustände im Omentum, Ulcus, Perigastritis, der ,,Grimmdarm" kann einmal ähnliche Schmerzbilder hervorrufen, die Nephrolithiasis, der Milzinfarkt mit Perisplenitis, ein Colontumor usw., aber ein ganz großes Kontingent typischer segmentaler Linksschmerzen stellen eben doch die leichteren akuten Pankreasstörungen dar. Der Pankreasschmerz ist meist eigentümlich ,,folternd", was schon Claessen 1842 bei einem Falle bemerkte und oft von einem Vernichtungs- und Angstgefühl begleitet. Beides fehlt im wesentlichen beim Ulcusschmerz (ohne Ulcusperforation), der auch selten in dem Maße wie das Pankreas zu Ausstrahlungen neigt. Schwierig wird die Differentialdiagnose dann, wenn es sich um ein in das Pankreas hinein penetrierendes Ulcus handelt. Auch sonst kann die Differentialdiagnose gegen das Ulcus, des Magen- und Zwölffingerdarms, schwierig werden. Ist für diese gerade die Verstärkung des Schmerzes einige Zeit nach der Nahrungsaufnahme charakteristisch, so kann das Pankreas ganz analog auf den Verdauungsreiz mit Verstärkung des Schmerzsymptoms reagieren. Das ergibt sich schon aus jenen Versuchen, welche die Autodigestion als abhängig vom Verdauungszustande der Drüse er iesen, die dann prall gespannt ist.

Hängen diese Erscheinungen aber unmittelbar mit der Funktion und dem Funktionszustand der Organe zusammen, so wird es möglich sein, hier durch spezifische Funktionsprüfungen mit organspezifischen Reizen, die aus Anamnese, Analyse des Beschwerdekomplexes und dem Körperstatus gewonnene Vermutungsdiagnose zu überprüfen und zu sichern. Aber dazu, daß überhaupt erst der Verdacht aufsteigt und eine Pankreaserkrankung in Erwägung gezogen wird, wird neben der oft uncharakteristischen spontanen Beschwerde die Erhebung ausgesprochener Zonen immer mehr beitragen, wie von hier aus, also unmittelbar vom Krankenbett her, die Aufdeckung jener akuten leichten Pankreasstörungen überhaupt erst gelungen ist, noch ohne daß anderes, wesentliches, diagnostisches Rüstzeug zur Verfügung stand. Und deshalb werden wir auch dort, wo die jetzt gebräuchlichen Funktionsproben zur Verfügung stehen, selbst dann die Diagnose wagen dürfen, wenn bei typischer Beschwerde auch diese Proben ab und an versagen. Die akute leichte Pankreatitis ist ja doch als eine lokalisierte Parenchymstörung, als kleinste partielle Autodigestion aufzufassen, ohne daß stets die Funktionsfähigkeit als Ganzes gestört zu werden braucht.

So versagt in diesen, den Internisten angehenden Fällen, auch meist die Palpation. Ist schon ein Pankreastumor zu tasten, so kann man auch bei akuten Pankreasstörungen aber nur ausnahmsweise den Pankreaskopf als harte Resistenz oder das ganze Pankreas als quer sich nach links hinüberziehenden wurstförmigen Tumor abgrenzen. Oft hindert schon neben dem anatomisch recht unzugänglichen tiefen Lager des Organs der begleitende hartnäckige Meteorismus, mehr noch die reflektorische, unwillkürliche Muskelspannung (viscero-motorischer Reflex) die Palpation.

Fettstühle, typische Pankreasstühle, werden ebenso nur in den leicht zu erkennenden schwereren Fällen zu erwarten sein, wie auch eine Glykosurie. Nur wenn es zu einer völligen Funktionsstörung gekommen ist, werden die sog. Butterstühle, deren Fettgehalt häufig schon mit bloßem Auge an dem gerinnenden Fettbelag zu erkennen ist, auftreten. Nur dann wird man auch im Mikroskop Ausnutzungsinsuffizienzen auffinden können als unverdaute Muskelfasern mit erhaltener Querstreifung und etwa noch Stärkekörner. Aber es genügt schon, wie sich klinisch und auch experimentell durch partielle Resektionen beweisen läßt, eine ganz geringe Fermentmenge, um eine normale fermentative Spaltung aufrechtzuerhalten. Dennoch sollte man aber bei jeder Neigung zu chronischen Durchfällen auch an eine Insuffizienz des Pankreas denken, meist für die Kategorie chronischer Pankreasschäden.

Die Glykosurie schließlich ist ein völlig uncharakteristisches und nur sehr seltenes Symptom diffuser akuter Parenchymschädigung. Der tubuläre und der insuläre Teil des Pankreas scheinen in ihrer Funktion weitgehend unabhängig voneinander zu sein, was ja auch umgekehrt bei der meist erhaltenen und normal funktionierenden äußeren Pankreassekretion beim Diabetes mellitus zu erkennen ist. Aber wo eine Glykosurie auftritt, wird sie ein führendes Symptom sein.

Sehr wichtig aber ist die Amylasurie der Pankreaskranken und ihre Feststellung mit der Wohlgemuthschen Diastaseprobe. Können wir als Norm etwa 64 E ansetzen, so wird man nur ausgesprochen hohe Werte ernsthaft für die Diagnose verwerten können, — auch dann, wenn feststeht, daß bei hoch fieberhaften Krankheiten, ohne daß man gleich eine Pankreaserkrankung annehmen darf, nicht selten hohe Diastasewerte auftreten. Immerhin aber wird der Harndiastasewert besonders dann geradezu entscheidend sein, wenn man, wie Katsch es vorgeschlagen hat, tägliche Bestimmungen vornimmt und den Kurvenverlauf über mehrere Tage in Betracht zieht.

Man spricht in diesem Zusammenhang geradezu von einer „Fermententgleisung“ — ein prägnantes Wort, aber kein biologisch klarer Begriff. Es kommt bei Fällen leichter Pankreaserkrankungen auch dann zu Amylasurie, wenn in den Darm noch reichlich Bauchspeichel ausgeschieden wird. Es kann sich also nicht um eine einfache Rückstauung handeln bei Verschluß des Ausführungsganges, sei es durch Entzündung, Spasmus, der bei der schwachen Muskulatur des Ductus Wirsungianus unwahrscheinlich ist, sei es durch Steinverschluß. Die Annahme, daß es unmittelbar durch Schädigung des Parenchyms zur Entgleisung der Sekretion ins Blut hin kommt, sieht KATSCH und BIKKERT, gestützt durch die Beobachtungen, daß es einmal unmittelbar nach einer Operation, bei der das Pankreas mechanisch gedrückt worden war, und auch einige Male nach Röntgenbestrahlung der Pankreasgegend zu starker Amylasurie mit höchsten Diastasewerten kam.

Die Lipasewerte im Serum sind methodisch nur sehr schwierig feststellbar, wenn sie erhöht gefunden werden, für die Diagnose verwertbar, jedoch ebenfalls mit der Kritik keiner Eindeutigkeit und eines keineswegs regelmäßigen Vorkommens.

Einen wesentlichen Fortschritt bedeutet die *duodenale Pankreasdiagnostik.* Weniger dadurch, daß es mit der Duodenalsonde gelingt, Pankreassekret unmittelbar zu gewinnen, als dadurch, daß auf diesem Wege eine isolierte Funktionsprüfung möglich geworden ist. Der nicht häufige Verschluß des Pankreasganges und der absolute Funktionsstreik der Drüse lassen sich natürlich durch Fehlen des tryptischen Sekretes im abgezogenen Duodenalsaft erkennen. Aber selbst schwerere Pankreasstörungen brauchen ja diesen Verschluß nicht aufzuweisen, sei es, daß der Nebengang bei Steinverschluß des Ductus Wirsungianus offen bleibt oder auch sonst pathologische Prozesse einhergehen, ohne daß eine Sperre der äußeren Sekretion besteht. An meiner Klinik hat 1922 KATSCH den Gedanken des Ätherreizes gehabt und mit v. FRIEDRICH klinisch die Methode des Sekretionsreizes des Pankreas durch duodenale Injektion von 2 ccm reinem Narkoseäther ausgearbeitet[1], die sich seither weitgehend eingebürgert hat. Schon CLAUDE BERNARD hatte den Äther als mächtigstes Reizmittel für das Pankreas in Tierversuchen kennen gelehrt. Die Klinik ist sich heute wohl einig, daß, wenn auf den Ätherreiz nicht ein reicher Saftstrom von Bauchspeichel (20—80 ccm in 10 Minuten) in das Duodenum einsetzt, ein grober Pankreasschaden vorliegt. Dennoch scheint mir beweisender und auch schon für kleine Schäden pathognomonisch, wenn auf den Ätherreiz hin die typische Schmerzattacke einsetzt, worauf KALK zuerst hingewiesen hat. Die gesunde Bauchspeicheldrüse verträgt den Reiz meist ohne Schmerzen, d. h. sie kann ihre Funktion augenblicklich den veränderten Anforderungen anpassen. Bei der kranken, auch nur leicht geschädigten Drüse hat dieses Vermögen gelitten durch die Sekretproduktion, ist doch die Pankreaskapsel reich an spinalen sensiblen Nerven. Ich möchte glauben, daß hier der Schmerz als Ausdruck von Spannung der erigierten Drüse auftritt. So scheint mir von allen Proben eben gerade für die Frühformen und leichten Pankreaserkrankungen der Ätherschmerz recht

---

[1] KATSCH: Bauchspeichelfluß auf Ätherreiz, ein Verfahren, zugleich ein Beitrag über Pankreasfunktion bei gastrischer Achylie. Klin. Wschr. 1922, Nr. 3. — Zur duodenalen Pankreasdiagnostik. Ebenda 1930, Nr. 39.

wesentlich zu sein, besonders wenn er die Ausstrahlung nach links zeigt, völlig eindeutig ist er jedoch auch nicht.

Was liegt jenen leichten akuten Attacken zugrunde, die noch gar nicht genügend in ihrer Häufigkeit gewürdigt werden im Vergleich zur Seltenheit der schweren akuten Autodigestion?

Die pathologische Anatomie gibt in dieser Hinsicht naturgemäß nur wenig. Sie stellt, wie wir schon gesehen haben, allenfalls die Folgen als zufällige akzidentelle Befunde oft erst Jahre oder Jahrzehnte später als Pankreassklerosen oder Residuen von Fettgewebsnekrosen fest. Fraglos, daß die sog. chronische Pankreatitis, daß die Pankreassklerose als Residuum schwererer und leichterer Attacken resultieren kann, ich erinnere nur an KOERTES Fall, bei dem nach Jahren ein diabetisches Koma als Spätfolge einer akuten Pankreasattacke eintrat. Die Beziehungen von Zuckerhaushalt und Pankreatitis sind, wie schon gesagt, recht lockere. Dennoch kann sowohl Hyperglykämie wie im akuten Anfall auch einmal Hypoglykämie bis zum hypoglykämischen Shock resultieren, und BANTING und BEST haben bei ihren klassischen Insulinexperimenten ja auch ursprünglich die Tatsache benutzt, daß Abdrosselung der äußeren Sekretion des Pankreas zu einer Hyperfunktion des endokrinen Apparates, ja zu Hypertrophie der LANGERHANSschen Inseln führen kann. Auch die therapeutische Konsequenz einer Chirurgie des Diabetes durch Unterbindung eines Drüsenteils, wie MANSFELD es vorgeschlagen hat, oder auch durch Unterbindung der Parotis, die ja funktionell dem Pankreas nahesteht, was SEELIG an meiner Klinik versucht hat[1], beruht hierauf. Praktische Erfolge haben sich dabei nicht zeitigen lassen. Man sollte dem Bemühen ferner mit Skepsis begegnen. Es ist eben jeder Grad von Pankreasstörung und Drüsenausfall denkbar, ohne daß der Kohlehydratstoffwechsel irgendwie ergriffen wird. Ja, trotz der Insulinära sollte man sich nicht verleiten lassen, jede Glykosurie und auch nicht jeden echten Diabetes für einen Pankreasdiabetes zu erklären. Für die Genese des Pankreasdiabetes aber spielt die Häufigkeit der leichten Pankreasattacken sicher als Primum movens eine größere Rolle, als noch heute angenommen wird. KATSCH hat das durch seinen Schüler WOEHRMANN an einer umfangreichen Statistik aufzeigen lassen.

Ich bin auch der Meinung, daß so manche Perigastritis und Periduodenitis, manche Residuen von Entzündung in der Bursa omentalis historische Dokumente sind, eines abgelaufenen Geschehens im Pankreas, das auf die Nachbarschaft als mildere Fermentperitonitis übergriff, analog den foudroyanten Peritonitiden, die uns bei den schweren Anfällen so geläufig sind. So liegt die Formulierung nahe, daß dieselben Zustände, die wir bei der akuten schweren Pankreasautodigestion kennen, nur in abgeschwächtem Maße für die so häufigen leichteren Attacken gelten, und daß für die Schwere des Bildes gerade wie im Experiment verantwortlich ist (neben anderen Bedingungen) der Funktionszustand der Drüse

[1] SEELIG: Zur chirurgischen Behandlung der Zuckerkrankheit. Arch. klin. Chir. Bd. 157, 1929. — Über Beziehungen zwischen Parotis, Pankreas, Blutzucker und Diabetes mellitus. Klin. Wschr. 1928, Nr. 26.

im Moment, in dem die Auslösung — Schmieden spricht von der „Explosion" — eintritt. Wer gerade eine reichliche Fettmahlzeit genossen hat, ja wer große Quantitäten von Sahne als paradoxe Diätverordnung zu sich nahm, ist momentan disponierter zur schweren Attacke als der Hungernde, weil seine Drüse sekretstrotzend gefüllt ist. Wenn gelegentlich — Katsch wies darauf hin — die einfache Eröffnung der Bauchhöhle auch ohne Eingriff beim Pankreasparenchymschaden schon gute Erfolge erzielt, ist es da nicht einfach die Nahrungsabstinenz und damit die funktionelle Schonung der Drüse, die den günstigen Verlauf zeitigt? Wir empfehlen auch bei leichten Attacken absolute Karenz von 3mal 24 Stunden und dann noch für ein paar Tage eine ausschließliche Kohlehydratdiät. Ja, wer Pankreasanfälle gehabt hat, dem sollten größere Mengen von Fetten, namentlich schwer emulgierbare und größere Fleischmengen dauernd verboten werden. Ich glaube, wenn die Menschen mit Fettbauch zu Pankreasanfällen disponiert scheinen, daß beides, Fettsucht wie Pankreasattacke, auf die Eßsucht zurückzuführen ist, und ein anderer Kausalnexus vielleicht gar nicht besteht.

Ein ganz großes Kontingent, namentlich gerade bei leichteren Pankreasattacken mit dem diagnostisch führenden Linksschmerz, stellen die Kranken mit Cholecystopathie. Bei den Dyskinesien der großen Gallenwege, bei denen es meist nicht auf mechanischer Grundlage, sondern durch neuromuskuläre Veränderungen zu Dehnung und Verdickung, etwa des Choledochus, analog der „idiopathischen Oesophagusdilatation mit Kardiospasmus" kommen kann, können leicht je nach der Lage des Choledochus und des Ductus Wirsingianus zueinander Zustände resultieren, die die Galle und das Trypsin hin und her schieben, ohne daß der Weg ins Duodenum bei jeder Mahlzeit richtig gefunden wird. Gewiß reicht der normale Sekretionsdruck zu dieser pathologischen Injektion in den Pankreasgang nicht aus, aber bei den „Dyskinesien" liegen andere Funktionsverhältnisse vor. Wir glauben, — Kalk hat das besonders herausgearbeitet[1] —, daß die Gallenblase nicht nur Kondensationsapparat für die Lebergalle ist, sondern ein Druckventil darstellt. Was aus dem Choledochus nicht heraus kann, sammelt sich rücksteigend im Reservoir, im Notventil der Gallenblase. Ist bei den Dyskinesien gerade diese Druckregulierung gestört, so kann es hier geradeso wie nach der Exstirpation der Gallenblase zu einem vicariierenden Einspringen der großen Gallenwege als Reservoir kommen. Dadurch steigt bei der längeren Stagnation auch die Disposition zur Infektion der Gallenwege ebensosehr wie zur Invasion von infizierter Galle weit in die Pankreasgänge hinein. So hat auch Kalk mit Recht hervorgehoben[2], daß die Beschwerderezidive nach Gallenblasenexstirpationen, die ja durchaus nicht klein an Zahl sind, häufig den Charakter der Linksirradiation, zum Teil auch mit noch anderen Pankreassymptomen kombiniert, zeigen. Zweifellos sind häufiger als Steinrezidive oder zurückgelassene Steine im Choledochus und auch als die „Adhäsionsbeschwerden"

[1] Kalk: Probleme und Ergebnisse der Gallenwegsdiagnostik. Z. klin. Med. Bd. 109, H. 1/2, 1928.

[2] Kalk: Von den Folgen der häufigsten Bauchoperationen. Jkurse ärztl Fortbildg 1927.

die Ursache solcher Rezidive sekundäre Pankreasaffektionen. Umgekehrt kann, wie WESTPHAL experimentell gezeigt hat, auch in die Leber- und Gallenwege rückgestauter Pankreassaft kommen, diese in den verschiedensten Intensitäten schädigen und alle Grade eines Leberparenchymschadens bis zur Nekrose hin erzeugen, so daß Bilder selbst wie bei der akuten gelben Leberatrophie und der Cirrhose in der Leber entstehen können, in der Gallenblase bis zur Gangrän, während im Choledochus gelegentlich nur die Funktion der Elastica aufgehoben wird. WESTPHAL hat es geradezu so ausgedrückt, daß eine funktionelle Pathologie zwischen den großen Pankreasgängen und den großen Gallengängen wie eine Einheit aufgestellt werden kann, bei der ein Circulus vitiosus einmal zur Schädigung der Leber- und Gallenwege, das andere Mal zur autodigestiven Schädigung des Pankreas führt. Die Dyskinesie, die Betriebsstörung, geht so oft den chemischen Schäden, den Fermentschäden, voraus, und das letzte Glied in der Kette erst ist das anatomisch Faßbare, weshalb bei Pankreasschmerzen allein der Chirurg oft nichts finden würde, wenn er aufmachte — kaum ein anatomisches Substrat.

Zweifellos kann die *Mitbeteiligung des Pankreas bei Cholecystopathien* nicht nur auf dem direkten Wege durch die eben geschilderte Sekretrückstauung zustande kommen, sondern, wie eingangs betont, noch sehr viel häufiger auf dem Blut- und Lymphwege. Die Pankreatitis gerade in ihren leichten Formen ist auch wahrscheinlich ein allerdings seltenes Begleitgeschehen bei akuten Infektionskrankheiten. Auch hier zeigt sich wieder die funktionelle Zusammengehörigkeit von Parotis und Pankreas in der relativ häufigen Komplikation der Parotitis epidemica mit solchen leichteren Pankreasschäden, bei denen als Ausdruck akut entzündlicher Veränderungen neben typischem Schmerzsyndrom und Fettstühlen auch manchmal ein wurstförmiger Pankreastumor palpabel wird. KATSCH hat Pankreatitis nach Banginfektion beschrieben.

Im Verlauf septischer Prozesse kann es natürlich ebenso leicht zu Pankreasabscessen kommen, wie es bei der Syphilis indurative oder gummöse Prozesse auch in der Bauchspeicheldrüse ganz selten einmal geben kann, die zur Ursache größerer oder kleinerer Attacken werden. Pankreassteine sind recht selten und kommen für die Auslösung der kleinen Pankreatitiden wohl überhaupt nicht in Frage, da sie, die wohl stets infolge von größeren entzündlichen Prozessen auftreten, zum Verschluß des Hauptganges oder mindestens eines größeren Bezirkes führen und damit das große Bild der akuten Pankreasnekrose auslösen.

Bei der *Behandlung* der Pankreasattacken bleibt der akute große Krankheitsfall in der Domäne der Chirurgie. Nicht einmal die Sicherung der Differentialdiagnose soll hier vom Internisten abgewartet werden. Besteht nur der begründete Verdacht, so kann allenfalls durch völliges Nahrungsverbot noch eine gewisse Zeit gewonnen werden, diese sollte aber nur zur Vorbereitung der Operation genutzt werden. Gar nicht selten spielt sich das ganze Drama vom ersten Schmerzanfall bis zum tödlichen Ausgang innerhalb von weniger als 24 Stunden ab. Dabei kann zweifellos durch rechtzeitige Operation durch Entspannung des Pankreas, Ableitung des fermentreichen, giftigen Exsudates, die Allgemeinvergiftung gemildert und damit die Genesung eingeleitet werden. Bei rechtzeitiger Operation ist die Prognose also durchaus nicht infaust.

Jene andere Gruppe von Attacken, die ebenfalls akut auftreten, aber in ihrem Syndrom von vornherein leicht erscheinen, ja bisher meist gar nicht als solche erkannt wurden und unter ganz anderer diagnostischer Flagge gingen, jene lokalen circumscripten singulären oder multiplen Parenchymschäden, bieten dem Chirurgen gar keine Angriffsfläche. Dennoch nützt auch ihm die Kenntnis und Aufstellung dieser neuen Krankheitsgruppe von so großer Häufigkeit. Er wird diagnostisch Vorteil daraus ziehen können, wenn er, wie bei der Appendicitis, sich sagen darf, meist sind schon leichtere Anfälle vorausgegangen, und er muß nach diesen fragen. Er wird sich auch, um künftige Komplikationen zu vermeiden, bei den operierten Fällen die interne, diätetische Prophylaxe zu eigen machen.

Denn die Therapie der kleinen Attacken wird im wesentlichen eine diätetische sein und damit wiederum im Sinne unserer alten Versuche mit GULEKE eine Prophylaxe gegen neue Anfälle darstellen. Daß die überstandene erste Attacke selbst vielleicht eine Resistenzerhöhung gegen neue Anfälle schafft, daß durch Vorbehandlung mit Trypsin und Pankreasstoffen eine schwere, drohende Attacke dementsprechend gemildert werden könnte, ist praktisch durchaus nicht hinreichend erprobt. Solche Wege scheinen mir immerhin noch aussichtsreicher als der Versuch einer passiven Immunisierung.

Die entzündliche erkrankte Bauchspeicheldrüse soll möglichst dauernd sekretarm bleiben. Ist nach den ersten 2—3mal 24 Stunden eine völlige Nahrungskarenz nicht mehr durchzuführen, so muß eine möglichst geringe Leistung der Bauchspeicheldrüse für die fermentative Spaltung der Nahrungsstoffe beansprucht werden zur funktionellen Ruhigstellung des Organs. Darum sollte Fett völlig ferngehalten werden, was um so leichter ist, als die Pankreaskranken meist eine Abneigung dagegen haben. Auch später beschränkt man sich am besten auf kalte Butter. Am wenigsten Drüsenarbeit verlangen Zuckerlösungen und leichte Kohlehydratspeisen aus Mondamin, Maizena und Reis mit Fruchtsäften, geröstetes Weizenbrot und zarte Gemüse. Fleisch soll fettarm sein und fettarm zubereitet werden bei quantitativer Beschränkung. Auch nach den Hungertagen soll die Kost noch unzureichend bleiben und erst langsam vollwertig werden.

Die Substitutionstherapie für die Pankreasfermente hat zu beachten, daß die Salzsäure des Magens Pankreaspräparate oft zerstört, es scheint das aber nicht der Fall beim Pankreon-Rhenania, dem Enzypan und dem Präparat von Witte, die gegen Säureangriffe in verschiedener Weise geschützt sind. Meist wird in der Praxis unterdosiert, bedarf man wirklich eines Ersatzes der äußeren Pankreassekretion, sind etwa 12 Tabletten Pankreon pro Tag sicher nicht zuviel.

Der Internist wird selten leichtere Pankreasparenchymschäden isoliert zu behandeln haben. Die sog. Pankreatitis, die wohl auch besser mit „Pankreopathie“ zu bezeichnen wäre, weil für leichte Fälle Obduktionsbefunde fast fehlen, also das Entzündliche und Degenerative nicht geschieden werden kann, ist in den meisten Fällen Sekundärerkrankung nach infektiösen Chelocystopathien oder bei einem Ulcus meist an der Hinterwand des Duodenum, das in entzündliche Beziehung zum Pankreas getreten ist, es braucht dabei nicht gleich eine tiefe Penetrationshöhle vorhanden zu sein. Ernsthaft ist aber nochmals zu betonen, daß jene Schäden nicht nur per continuitatem erwachsen oder gar sich nur kanaliculär quasi „dyskinetisch" fortsetzen. Ist uns der hämatogene Schaden als degenerativer, gefolgt von mesenchymaler Entzündung hämatogen geläufig geworden, gerade durch KAUFFMANN für die Schleimhaut des Magenparenchyms, dann für die Leber, auch für die Niere und den Dickdarm, so werden wir auch hämatogene Pankreopathien bei körpereigenem Eiweißzerfall anerkennen als die häufigste Fernwirkung humoraler Art, gegen welche der neuro-viscerale Reflex, den MARCUS besonders in den Mittelpunkt stellen will, eher zurücktritt. Sie sind dem Chirurgen in schwerer Form als postoperative Pankreasnekrosen geläufig und auch dort nicht nur mechanisch durch unmittelbare Pankreasläsion, oder auf embolischem Wege erklärbar. Wenn wir wissen, daß auch die postoperativen Schäden zu einem nicht unerheblichen Teil Eiweißzerfalls-Toxikosen sind, so ist uns Analoges beim Infekt, bei Verbrennungen, schwereren Insolationen, traumatischen Gewebszertrümmerungen und anderen Autotoxikosen durchaus geläufig. Endlich fragt es sich auch hier wieder, ob nur jene großen toxischen Dosen von Stoffen, die ähnlich dem Histamin, Acetylcholin und Adenosin wirken, jene Parenchymschäden hervorrufen, oder ob allergische Überempfindlichkeitszustände nicht auch hier manchmal bestehen, gerade wie in RÖSSLEs führenden Experimenten, so daß wiederholte Schäden durch kleine Dosen von Eiweißzerfallsprodukten — etwa gehäufte Infekte — eine hyperergische Lage hervorrufen könnten, eine Sensibilisierung, bei denen ein Organ mehr oder weniger elektiv in die degenerativ entzündliche Reaktionsform gerät.

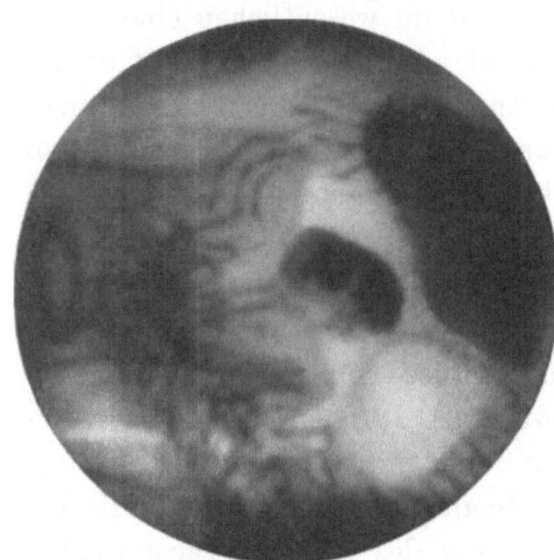

Abb. 42. Duodenaldivertikel, typische Lokalisation in der Papillengegend.

Das Duodenaldivertikel an der Papilla Vateri. Dort wo der Choledochus durch den Pankreaskopf hindurch verlaufend schräg durch die Muskelschichten des Duodenum in der Papilla Vateri mündet, ist, offenbar präformiert, eine schwache Stelle der Darmwand. So wird der Lieblingssitz von Pulsionsdivertikeln gerade an diesem Punkt des Duodenum erklärt. Viele solche Divertikel wurden sicher von Obduzenten wie Chirurgen übersehen, denn wenn entzündliche Wandveränderungen fehlen und das Säckchen leer ist, liegt es schlaff oder gar muskulär kontrahiert bedeutungslos an dieser für das Gangsystem der beiden großen Verdauungsdrüsen doch so wesentlichen Stelle. Erst subtile Röntgendiagnostik hat die relative Häufigkeit jenes Duodenaldivertikels erwiesen und nicht selten als überraschenden Erklärungsgrund, und als Primum movens für erhebliche Beschwerden und objektiv nachweisbare Komplikationen[1]. Es ist wahrscheinlich, daß diese erst dann entstehen, wenn auch hier, wie bei den multiplen Divertikeln des Colon, die Abnormität der Divertikulosis in die Krankheit der Divertikulitis übergeht. Dabei scheint uns hier das Divertikel singulär vorkommend noch häufiger als die Vergesellschaftung mit Divertikeln an anderer Stelle des Verdauungsrohres namentlich des Dickdarms und auch des Magens (Abb. 42).

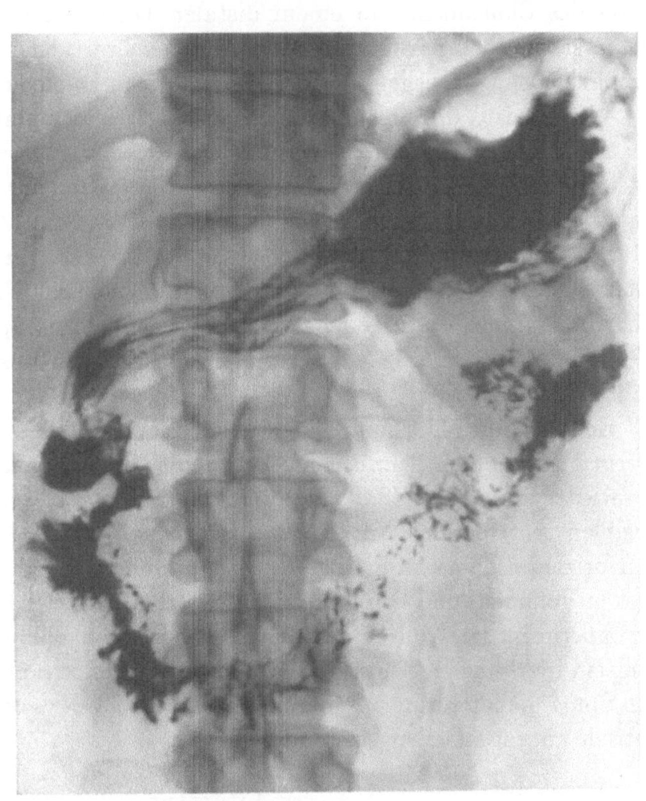

Abb. 43. Carcinom des Pankreas. Verdrängung des Magens, das Duodenum läuft in weitem Bogen um das vergrößerte Pankreas herum.

Die entzündlich infiltrierte Divertikelwand und Peridivertikulitis greift auf den Ductus pankreaticus oder Choledochus, auch auf die Endvereinigung beider über oder das hart geschwollene Divertikel übt eine Pelottenwirkung auf die Gänge aus. So entsteht Cholostase, meist nur als partielle Stenose, die nicht zum Ikterus führt, so kommt es zu Stagnationen, Infektion, Steinbildung in den extrahepatischen Gallenwegen, namentlich der Gallenblase, kurz sekundär zu allen Möglichkeiten für Cholecystopathien, für Erkrankung der extra- ja intrahepatischen Gallenwege überhaupt. Nicht selten aber bleibt es wohl bei den Symptomen der mehr oder weniger reinen Dyskinesien der extrahepatischen Gallenwege, Gallenblasentenesmen, entsprechend Koliken, ohne klaren Gallenblasenbefund, bis endlich das Divertikel als zureichende Erklärung erwiesen wird.

Genau das gleiche gilt vom Pankreasgang: Jener diagnostisch so entscheidende Linksschmerz bis zu echten Pankreaskoliken, hohen Diastasewerten, allen Zeichen, daß das Pankreas mehr oder weniger schwer affiziert ist. Auch das Wechselspiel, bald die Gallengangsstagnation, dann wieder die Stagnation im

[1] Berg, H. H.: Über das klinische und röntgenologische Bild der Hiatusbrüche und Divertikel des Magen-Darmkanals. Verh. Ges. Verdgskrkh. Leipzig: Thieme 1930.

Pankreasgang ist mir mehrmals von Kranken so unzweideutig geschildert worden, daß der Röntgenbefund des Divertikels nur die Sicherung der zuvor gestellten Diagnose bedeutete. Das Krankheitsbild scheint dem Arzt doch nicht genügend geläufig zu sein. Es stellt ihn vor eine oft undankbare therapeutische Aufgabe: Vor der Exstirpation des Divertikels kann nur gewarnt werden, Stenosen der Ausführungsgänge sind die gefährliche Folge, eher müßte an die Transplantation des Choledochus in einem distalen Duodenalabschnitt gedacht werden, ein Vorschlag, den mir KIRSCHNER einmal machte, oder — wenn nur Gallengangskomplikationen vorliegen — an die Cholecysto-Duodenostomie.

Wichtig ist, daß neben beiden typischen Komplikationen und ihrer Kombination Beschwerdekomplexe auftreten, die als epigastrische Angina pectoris gedeutet werden, ja ein reflektorisches Übergreifen im Schmerzanfall bis zur vagischen Coronarverengerung ist dabei nicht auszuschließen.

Daß selbst ein Stein im Ductus Wirsungianus, ein Carcinom der Papilla Vateri röntgenologisch erkannt werden kann, möge als Nachtrag betont werden, auch die Formen des Duodenalverlaufs, wenn ein größerer Tumor des Kopfes oder eine Pankreascyste, das Hufeisen des Duodenums gewaltig weitet, sind wichtig (Abb. 43).

Endlich ein Wort zur „Pankrealgie" von EHRMANN, die dem Coma diabeticorum manchmal vorausgeht: Hier fehlt der anatomische Befund, wir mögen uns wieder erinnern, daß der Pankreasüberzug von besonders zahlreichen echten sensiblen zentripetalen Nerven versorgt ist, so daß ein akutes Ödem der Drüse als Horizontalschmerz im Oberbauch empfunden werden muß. Wir kennen die starken Volumen- und Durchblutungsschwankungen der Bauchspeicheldrüse vom Tierexperiment her, sollten nicht solche Oberbauchkoliken gelegentlich Pankrealgien sein im Sinne eines akuten Pankreasödems mit Kapselspannung, auch wenn kein Coma diabeticorum wie bei den Fällen EHRMANNS diesem freilich nur hypothetisch angenommenen Zustande folgt?

Literatur.

GULEKE u. GROSS: Die Erkrankungen des Pankreas. Berlin: Julius Springer 1924.

KATSCH: Die Erkrankungen des Pankreas. Lehrb. d. inn. Med. Berlin: Julius Springer 1931.

MARCUS: Über die Entstehung der akuten Pankreaserkrankungen (auf Grund klinischer, experimenteller und pathologisch-anatomischer Untersuchungen). Habilitationsschrift Berlin 1932.

Kapitel 5.

Extrahepatische Gallenwege.

Begriff der Cholecystopathie. — Die Geschehenskreise der Dyskinesie, Dyscholie, Cholecystitis und Cholelithiasis. — Die Motorik der extrahepatischen Gallenwege. — Subtildiagnostik. — Die Therapie der Cholecystopathien.

Einen Arzt trifft aus voller Gesundheit plötzlich, wie ein Blitz aus heiterem Himmel, eines Abends während einer fetten Mahlzeit ein schwerer Schmerzanfall diffus im Oberbauch. Innerhalb von wenigen Minuten ist die Kolik auf der Höhe, Übelkeit, Erbrechen setzt ein, danach Erleichterung. In kurzer Zeit ist alles vorbei. Der nächste Tag findet den Patienten wieder an der Arbeit.

Monate vergehen bis zur Wiederholung ähnlicher Anfälle. Ein Glas sehr kalten Bieres an einem heißen Hochsommertag als Abschiedstrunk auf dem Münchner Bahnhof, und die typische Kolik des Ventilsteins, der sich erfolglos in den Gallenblasenhals drängt, begleitet den gen Norden Zurückreisenden nur eine Viertelstunde.

Oder bei einer Taufe werden die Gäste mit einem Glas eiskalten Sekt, der in den Magen geschüttet wird, begrüßt. Dem Paten bleibt während der folgenden Taufe kein Ausweg, als schnell den Täufling auf die Knie des zunächstsitzenden Großvaters zu schieben, denn wieder setzt jäh die Kolik mit Erbrechen ein.

Anfälle nach längeren Bahnfahrten, Anfälle nach Autotouren auf den durch die rückströmenden Etappenwagen zerstörten Fahrwegen. Nach dem Tanzen auf einem Sommerfest der Studenten, beim nächtlichen Heimwege auf der Landstraße oder nach einem Fall bei Glatteis im steilen Abstieg der schlechten Kleinstadtstraßen mit ihrem Kopfpflaster.

Aber nur einmal nach vielen Jahren erheblicher Temperaturanstieg, schwerer Kollapszustand und ein Schmerz, der horizontal bis weit nach links herüberzieht. Kein Ikterus, aber ein tastbarer Tumor am Pankreaskopf, so daß ein Chirurg an die Möglichkeit des Carcinoms denkt.

Langsam nur gehen die peritoneal-toxischen Erscheinungen zurück. Noch einmal wird aber alles gut.

Einige Wochen später ist eine erneute große Attacke da, wieder mit der Linksirradiation und von einem kleinen pleuritischen Exsudat linkerseits gefolgt, — serös, wie die Probepunktion ergibt.

Aus dem rein mechanischen Steinleiden des Cholesterinsolitärs wurde die entzündliche Attacke, bei der offenbar infektiöses Material in den Pankreasgang hinübergeraten ist und dort zur Pankreatitis geführt hat — ja eine infektiöse Durchwanderung durch die Lymphstomata des Zwerchfells hat die konkomitierende Pleuritis hervorgerufen, die freilich meist rechts entsteht, hier vielleicht durch die Pankreasbeziehungen nach links hinübergeleitet ist. Die Entfernung der Gallenblase ergibt das erwartete Bild, entzündliche Wandveränderungen nicht schwerer Art, da à froid operiert wurde, der haselnußgroße Cholesterinsolitär ist von einigen Schichten Pigmentkalk umgeben — jede Schicht Dokument eines der entzündlichen Anfälle.

Neben jenen großen Attacken waren vor der Operation nicht selten quasi Prodrome in Form leichtester Anfälle feststellbar. Der Kranke konnte durch leichtes Reiben in der Gallenblasengegend bei erschlafften Bauchdecken — er war inzwischen wesentlich abgemagert — fühlen, wie der Hohlmuskel der Gallenblase sich anspannte und die Gallenblase deutlich tastbar wurde, ganz analog wie ein erschlaffter Uterus fest wird unter dem CREDÉschen Handgriff.

Dieses unmittelbare Erleben, mit der Erfahrung der tonischen Muskelsteifung der Gallenblase, die sich in ihren Wehen ganz so verhält wie die Gebärmutter, war mir Anlaß, meinen Mitarbeiter WESTPHAL später aufzufordern, das neuromuskuläre Spiel der Gallenwege in Übertragung des lange zuvor beim Studium der Colonfunktion übernommenen Begriffes der „Dyskinesie“ systematisch, experimentell und klinisch zu studieren[1]. Erlebten wir doch immer wieder an typischen Fällen die Überschneidungen der rein mechanischen Cholelithiasis mit der infektiösen Cholecystitis und mit den tenesmusartigen Zuständen des Hohlmuskels, ja auch einmal mit der Sekundärinfektion von den Gallenwegen in den Pankreasgang hinein, der zur Pankreasaffektion führte. Waren doch auch gerade die Linksschmerzen von jenem anderen Falle her, der am Eingang des Pankreaskapitels geschildert ist, mir wohl geläufig und 1922 von mir kurz in einem Artikel als diagnostisches Kriterium erwähnt[2].

So erscheint mir der an sich nicht außergewöhnliche aber plastisch-didaktische Krankheitsfall durch seinen Entwicklungsgang als richtungweisend für einen Begriff, der die verschiedenen Zustandsformen als der weiteste umfassen soll — den Begriff der Cholecystopathie, wie ich ihn, ASCHOFFS Nomenklatur folgend, gebildet habe[3].

---

[1] WESTPHAL: Die Motilität der Gallenwege und ihre Beziehungen zur Pathologie. Verh. d. 34. Kongr. d. dtsch. Ges. f. inn. Med. Wiesbaden 1922. — Muskelfunktion, Nervensystem und Pathologie der Gallenwege. Klin. und experim. Unters. Z. klin. Med. Bd. 96, H. 1—3, 1923.

[2] v. BERGMANN, G.: Neuere Gesichtspunkte bei der Gallenblasenkrankheit. Jkurse ärztl. Fortbildg 1922, H. 3.

[3] v. BERGMANN, G.: Die Cholecystopathien. Ref. a. d. Naturforscher- u. Ärztevers. 1926. Dtsch. med. Wschr. 1926, Nr. 42/43. — Krankheiten der Leber und Gallenwege. Lehrbuch d. inn. Med. Berlin: Julius Springer 1931.

Als *Cholecystopathie* fasse ich also unter dem Gesichtspunkt funktioneller Pathologie sämtliche Erkrankungen der extrahepatischen Gallenwege mit der Gallenblase als Mittelpunkt zusammen. Das ist nicht Mangel an Bekenntniswille und nicht Verzicht auf klare und differentielle Diagnostik, sondern es entspringt einerseits der Einsicht in die Grenzen biologischer Ordnungsmöglichkeiten und andererseits dem Wissen um das Fluktuieren der großen Krankheitsbilder. Das ist mein Standpunkt für die allgemeine Nosologie. Dem Einzelfall gegenüber handeln auch wir unter dem Gesichtspunkt der speziellen Nosologie so, daß wir jede Einzelheit bei einer Cholecystopathie zu ermitteln suchen und also festzustellen haben, welche Rolle Stein, Entzündung, Stauung und Dyscholie spielen. Präzise Diagnostik wird also um nichts geschmälert — wie KREHL zu befürchten scheint, der seinen Angriff allerdings gegen den Ausdruck Appendikopathie richtet, der mir nicht geläufig ist.

Alle die Gallenwege betreffenden pathologischen Abläufe in der Wechselwirkung ihrer funktionellen und organischen Beziehungen zueinander sind durch diese übergeordnete Begriffsetzung einheitlicher zu erfassen. Dem wirklichen fließenden Krankheitsgeschehen wird eine solche Betrachtungsweise mehr gerecht, als wenn man glaubt, die Erkrankungen der Gallenwege scharf trennen zu können in vier abgeschlossene Einheiten: Cholelithiasis, Cholecystitis, Stauungsgallenblase und Dyscholie. Ein solches Einteilungsprinzip ist viel zu starr und systematisierend scharf abgegrenzt, zu statisch, als daß es das lebendig-dynamische Geschehen wiedergeben könnte, ganz besonders hier, wo schon die ältere klassische Schule die mannigfachen Überschneidungen der nur scheinbar selbständigen Krankheiten erkannt hat. Wieder muß die allgemeine Nosologie die spezielle systematische, die in Kategorien der Ordnung zwängen will, ergänzen, sie vom Zwang in der Klinik lösen.

Ist mit dem Begriff der Cholecystopathien eine funktionelle Einheit geschaffen, so lassen sich auch hier noch nicht immer gegen die Hepatopathien — und namentlich die Cholangitis — Grenzen ziehen. Wenn im Werden eines Krankheitszustandes aus einer Cholelithiasis eine Cholecystitis, daraus eine Stauungsgallenblase sich entwickelt, diese zu einer ascendierenden Cholangitis führt und endlich eine cholangitische Cirrhose entsteht, so ist auch das nur ein einziges — funktionell verständliches — Krankheitsgeschehen ohne eine von außen kommende, neu hereingebrochene, zufällige Komplikation.

Der bewegliche neuere Begriff der Cholecystopathie muß den der Cholelithiasis als den früheren Mittelpunkt der Gallenwegserkrankungen verdrängen und damit das klinische Denken von der Einseitigkeit einer Überwertung der „Klinik der Cholelithiasis" befreien. So wesentlich innerhalb des weiteren Begriffs die Steinbildung, wie Steinauswirkungen sind für Auslösung von Beschwerden und Krankheitsbildern, die zentrale Stellung der Gallensteinkrankheit ist im Gesamtvorgang des gestörten Geschehens der extrahepatischen Gallenwegserkrankungen durch Untersuchungen gerade meiner Klinik erschüttert. Es mutet rückständig an, wenn ein internationaler Kongreß der „Lithiase biliaire" noch 1932 tagen soll, und im vorhergehenden Jahr der deutsche Internistenkongreß zu einem Hauptthema wählte: „Die Infektion der steinfreien Gallenwege“ — als wenn eine solche wesentlich anders verliefe mit Steinen.

Kann man mit Aschoff drei Faktoren der Entstehung der Gallensteine unterscheiden: Stauung, Infektion, Stoffwechselstörung — statische, entzündliche, dyskrasische —, so führt auch diese Trennung nicht zu einer natürlichen Gliederung, denn die verschiedenen Steine verdanken nicht etwa je einer Kondition ihre Entstehung, sondern alle drei Konditionen werden sehr oft zusammenwirkend maßgebend sein zur Steinentstehung. Auch hier wie beim Krankheitsgeschehen der Cholecystitis, Cholelithiasis, Stauungsgallenblase und Dyscholie handelt es sich nicht um eindimensionale, richtungsgebundene Kausalzusammenhänge, sondern erst die Vielfältigkeit funktioneller Wechselbeziehungen, bei denen Ursache und Folge schwer zu entwirren ist, bedingt die Erscheinungsform des klinischen Pathos.

So soll künftig der Arzt — darum kämpfe ich —, wenn ihm am Krankenbett die Fülle der subjektiven und objektiven Erscheinungen begegnet, die die Leiden der Gallenblase hervorrufen, ganz von selbst die Hauptfrage des Patienten, ob er Gallensteine habe oder nicht, oft zurückstellen, wie den Versuch einer differentiellen Diagnose, ob allein eine Entzündung oder allein eine Cholelithiasis vorliege. Das Überschneiden der Symptome und der Geschehnisse ist ihm in der Praxis so gewiß, daß er stets weniger nach Krankheitsbildern als nach Geschehenskreisen suchen wird, um Anhaltspunkte nicht nur für die Diagnose, sondern mehr noch für Therapie und Prognose zu gewinnen.

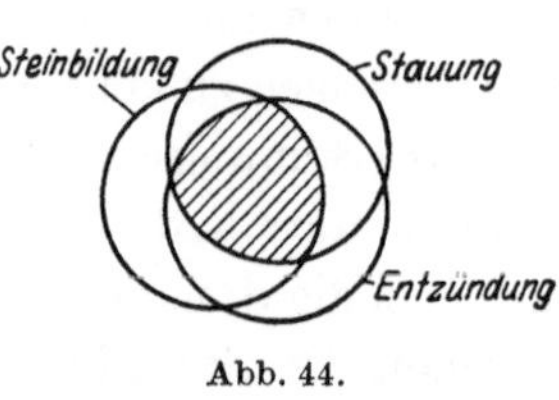

Abb. 44.

Zu solchem praktisch-ärztlichen Zwecke kann man dann den Bezirk der Cholecystopathien unterteilen in Kreise diagnostischer Erwägungen, die, im Gegensatz zu den statischen Krankheitsbildern einer morphologischen Pathologie, funktionell-dynamische Krankheitsabläufe und Beziehungen erfassen[1].

Bedient man sich des Schemas der sich überschneidenden drei Kreise, das Volhard für seine Einteilung der Nierenkrankheiten gebraucht hat, und das sich auch zur Veranschaulichung dieses Verhaltens der Cholecystopathien eignet, dann kann man lebendiger gliedern (Abb. 44).

Je ein Kreis stellt die Entzündung, die Steinbildung und die Stauung dar. Die reinen Formen sind selten, wie etwa die völlig außerhalb jeder Überschneidung liegenden Kreisanteile. Es gibt zweifellos schwerste Cholecystitiden bis zum Empyem auch ohne Steine, es gibt sicher Steinbildung, steril und vielleicht selbst ohne jedes Stauungsmoment, und es gibt fraglos auch funktionell-anatomisch, aber auch klinisch sichergestellte Stauungsgallenblasen ohne Steine und ohne Entzündung — wenn auch beides droht und dabei leicht entstehen kann. Gerade

---

[1] v. Bergmann, G.: Die Cholecystopathien. Dtsch. med. Wschr. 1926, Nr. 42/43.

diese „reinen“ Formen sind also Zustände als Ausnahmen. Die verschiedensten Kombinationen der Geschehnisse sind dagegen das übliche, sie entsprechen den Überschneidungen der Kreise. Steine entstehen häufig genug auf der Grundlage der Entzündung und beides, Entzündung wie Stein, kann einen Reizzustand, eine „Dyskinesie“, eine Reizblase zur Folge haben. Oder die Dyskinesie, etwa in der Gravidität, mit ihrer vegetativen Umstimmung, wird in der gestauten Blase eine sterile Steinentstehung befördern, wenn die Cholesterindyskrasie („Dyscholie“) der Gravidität hinzukommt. Ein andermal schließlich wird eine konstitutionelle Dyskinesie durch die Stagnation die Infizierung begünstigen, während reziprok wiederum die Cholecystitis der Dyskinesie Vorschub leistet.

Pathogenetisch versagt scharfe Grenzsetzung, weil sie unwahr wäre, nämlich künstlich ordnend, statt lebendig erkennend. Die Überschneidungen der Geschehenskreise sind auch etwas ganz anderes als Kombinationen von verschiedenen Krankheiten: nicht Summation, sondern eng miteinander zusammenhängende funktionell-pathologische Verhaltungsweisen.

„Reine Fälle“ von Cholelithiasis, Cholecystitis oder Dyskinesie mit Stauungsgallenblase und Dyscholie entsprechen also mehr einem schematischen Ordnungsbedürfnis als dem tatsächlichen Geschehen. Die Kombinationen sind nicht „zufällig“, sondern in ihrer Notwendigkeit und ihrer Häufigkeit schon aus der Pathogenese heraus verständlich, wenn man das Kommen und Gehen der Symptome betrachtet. Der Stein kann völlig reizlos im Reservoir liegen, die Entzündung vorübergehen, um oft dauernd zu verschwinden, und erst recht die reine Dyskinesie, ohne jeden Befund vergehen. Alle drei aber werden wieder aufflackern und bedingen einen Circulus vitiosus von Verschlimmerungen, wenn auch nur an einer Stelle die Ruhelage gestört wird, etwa ein fieberhafter Allgemeininfekt die Krankheitslage des Gesamtorganismus ändert, als einen veränderten Zustand mit geänderter Reaktionslage. Die Kenntnis der Remissionen, der Reaktivierungen, aber auch der Spontanheilungen der Cholecystopathien ist nosologisch fast wichtiger als die exakte pathogenetische Zurückführung auf eine der drei oder vier Ursachen.

Was die „Klinik der Cholelithiasis“, aber mit ihr auch die meisten therapeutischen Glaubensfanatiker verkannt haben: *die meisten Cholecystopathien heilen spontan*, der Steinbefund der Obduzenten ist häufigster Nebenbefund einer Sektion, die Krankheit bestand schon lange nicht mehr.

Die Dyskinesien gehören an den Anfang klinischer Pathogenese, weil sie reine „Betriebsstörungen“ sein können, die sich erst sekundär anatomisch dokumentieren. Wie die reinen Betriebsstörungen überall, stellen sie jene Stufe des Übergangs von gesund zu krank dar, auf der zwar eine Funktionsänderung, die noch reversibel ist, schon eingetreten ist, bei der der morphologisch-pathologische Umbau aber noch fehlt. Keine anatomische Organkrankheit, sind sie der morphologischen Forschung fast völlig entgangen und finden auch jetzt oft ihre Deutung erst im Zusammenhang mit der Betrachtung der Gesamtsituation des Organismus als neuromuskuläre Regulations- und Betriebsstörung. Überhörte ein rationalistisches Zeitalter der Medizin die Angaben des Kranken, daß im Zusammenhang mit Erregungen, Ärger, Schreck, Verstimmung Gallenblasenbeschwerden auftreten, so ist gerade der Nachweis eines neuromuskulären Apparates, der die Funktion der extrahepatischen Gallenwege beherrscht, die Feststellung, die den Angaben der Kranken, sofern sie mit Kritik gewürdigt werden, unbedingt recht gibt.

So uralt die Vorstellung der Stagnation der Galle, also der Stauung in den Gallenwegen, ist, FERNELL hebt sie 1554 hervor und MATTIOLI spricht in galenischen Gedankengängen von der „Stockung der Säfte", GLISSON behauptet 1654 die Kontraktilität der Gallenblase, noch bevor HALLER um das Jahr 1700 Muskeln in den Gallengängen entdeckt hatte —, so lehrten doch erst die tierexperimentellen und klinischen Studien WESTPHALS, die hervorragende Bedeutung der Funktion jenes neuromuskulären Apparates der Gallenwege kennen. Gegenüber JOHN BERG, der bereits Dysfunktionen, wie die Mucostase und die Cholostase, herausgearbeitet hatte, gegenüber ASCHOFF, SCHMIEDEN und ROHDE, die bei der Stauungsgallenblase im wesentlichen an mechanische Betriebsstörung — Knickungen und Torquierungen des Cysticushalses („Schwanenhals") — dachten, hat WESTPHAL die reine Dyskinesie erwiesen und gezeigt, daß die äußeren Bedingungen eines Druckes auf die Gallenwege gering zu achten und das Spiel des Hohlmuskels der Gallenblase mit den zugeordneten Sphincteren als das Wichtigste anzusehen ist.

Nicht der Sphincter Oddi, der irisartig wie der Pylorusring das ganze System abschließt, ist der einzige Schließmuskel. An der Papilla Vateri ist vielmehr ein breiterer Schließmechanismus analog dem Antrum des Magens angelegt. Das normale Entleerungsspiel vollzieht sich durch Tonuszunahme der Blase und Tonusnachlaß des Schließapparates im „Collum-Cysticus-Sphincter" (LÜTKENS) und dem Sphincter choledochi. Die neuromuskuläre Innervation muß vagisch innerviert die Sphincteren öffnen, wenn der Hohlmuskel sich tonisch zusammenzieht. Aber stärkere Vagusreize lassen eine Sphincterensperre eintreten, gegen die sich dann die Gallenblase unter vermehrtem Tonus vergeblich kontrahiert, wobei wie bei der Harnblase Tenesmen entstehen können. Auf Sympathicusreiz erschlafft der Hohlmuskel, und die mangelnde Kontraktion kann im Gegensatz zu der mit Muskelhypertrophie einhergehenden „hypertonischen Stauungsgallenblase" zur „atonischen Stauungsgallenblase" (ASCHOFF) mit Muskelatrophie führen. Diese neuromuskulären Momente können also maßgebend sein für Dyskinesien der extrahepatischen Gallenwege. Sie sind reine Funktionsstörungen dann, wenn der Entleerungsreiz übersteigert einsetzt, z. B. nach einer reichlichen Fettmahlzeit, sie sind aber auch oft das Resultat eines Organs, das sich in einem gewissen Reizzustand, etwa dem der Entzündung, befindet.

Der motorische extrahepatische Gallenwegsapparat ist kein System, das aus einer Ruhelage gelegentlich durch einen Reiz zur Funktion gebracht wird.

---

[1] WESTPHAL, K.: Muskelfunktion, Nervensystem und Pathologie der Gallenwege. Klin. u. exp. Unters. Z. klin. Med. Bd. 96, H. 1/3, 1923.

Er befindet sich vielmehr ständig in einem funktionellen Tonus, es wechselt nur die Stärke des Reizes oder die Stärke der Ansprechbarkeit. Periodisch tropft dauernd etwas Lebergalle auf dem Wege über Hepaticus und Choledochus in das Duodenum hinein. Aber der Hauptteil der Lebergalle begibt sich in die Gallenblase und wird dort durch Rückresorption, im wesentlichen von Wasser, eingedickt. Die Gallenblase ist nicht nur „Reservoir", sondern „Kondensationsapparat", eine Vorstellung, an der mir besonders liegt.

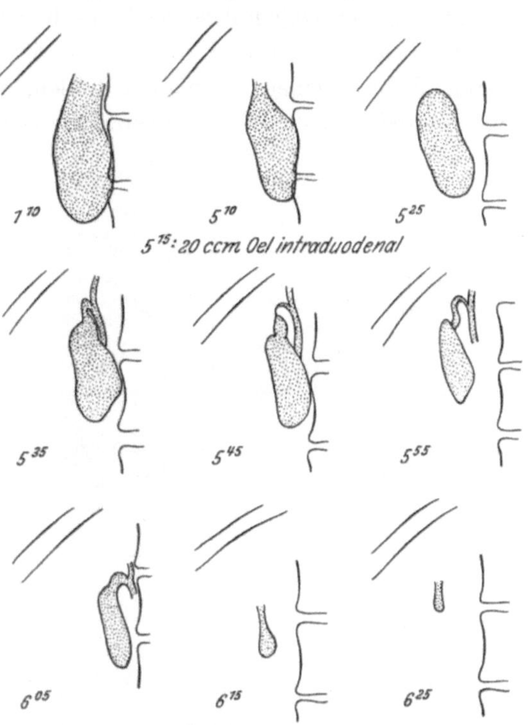

Abb. 45. Wechselnder Tonuszustand der Gallenblase unter cholokinetischer Einwirkung (Öl, Eigelb, Mayonnaise, Pepton vom Darmkanal aus oder Pituitrin auf dem Blutwege). (Nach SCHÖNDUBE.)

Es kann heute als endgültig erwiesen angesehen werden, und dieser Beweis ist von uns zuerst geführt, — neben WESTPHAL sind hier KALK und SCHÖNDUBE[1] zu nennen, — daß die Gallenblase ihren Inhalt über den Weg des Cysticus, Choledochus in das Duodenum entleert. Die entgegengesetzten Ansichten, daß sich die Gallenblase wohl über Hepaticus und Cysticus fülle, die Galle aber dann nur resorbiert über ihre Blut- und Lymphgefäße in die Leber zurückkehre, darf als endgültig widerlegt gelten. Unsere Tierexperimente und cholecystographischen Beobachtungen am Menschen haben besonderen Anteil an der Klärung dieser Verhältnisse. Seit wir mit der Duodenalsonde durch den Hypophysineffekt von KALK und SCHÖNDUBE die schwarzbraune oder dunkelgrüne Blasengalle gewinnen können, nachdem zuvor goldgelbe Lebergalle gewonnen ist, läßt sich das längere oder kürzere Verweilen des Leberexkretes in der Gallenblase und die Ejaculation in das Duodenum unter den verschiedensten physiologischen Bedingungen am Menschen besser verfolgen als durch die vorher geübten Entleerungsmethoden durch Pepton, Fett oder Glaubersalzlösungen.

Die Gallenblase ist nicht das „Grab" der Galle, wie es zuletzt BLOND besonders eifrig behauptet hat, sondern fraglos wird sie dort aufgehoben und kondensiert, um auf den Nahrungsreiz hin für die Dünndarmverdauung der Fette in größeren konzentrierteren Mengen zur Verfügung zu stehen. Das beweisen

[1] KALK u. SCHÖNDUBE: Über die Funktion der Gallenblase. Z. exper. Med. Bd. 53, H. 3/4, 1926.

unsere Cholecystographien am Menschen, bei denen sich der Weg der kontrastgebenden Blasengalle während der Entleerung der Blase im Röntgenbild genau verfolgen ließ. Die Cholecystographie belehrte aber auch, daß hier keineswegs nur ein passives Ausmelken der Gallenblase durch die Darmperistaltik sich vollzieht, denn unter dem Gallenblasendruck steigt das Röntgenkontrastmittel selbst über die Verzweigung der Hepatici hinauf, ja man kann die tonischen Kontraktionen der Gallenblase nach mechanischer Reibung durch die Bauchdecken hindurch tasten und die Wehen des gespannten Hohlmuskels, etwa beim Schluß durch einen Ventilstein, fühlen, wie wir es oben beschrieben. Eine getreue Reproduktion einer Bilderserie, die SCHÖNDUBE[1] zuerst röntgenologisch gewonnen hat, mag den Vorgang veranschaulichen (Abb. 45).

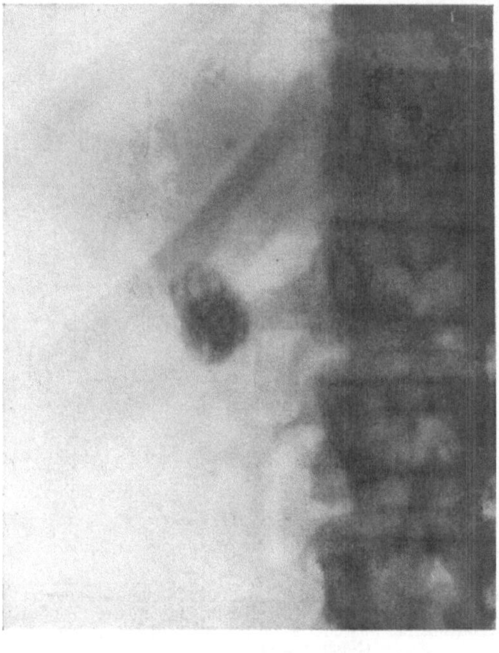

Abb. 46. Wie eine Traube zusammenliegende Herde von Gallensteinen.

Im gleichen Sinne spricht doch wahrhaftig schon die jedem Laien seit jeher geläufige Tatsache, daß Steine aus der Gallenblase ausgetrieben werden. Meint man da auch, die Darmperistaltik sauge sie heraus? Kaum kann man verstehen, daß es notwendig war, diesen Entleerungsmechanismus der Blasengalle erst zu beweisen. Dennoch war es nötig, ja es wurde noch bestritten, obwohl es erwiesen war. Wie schön die Steinwanderung auf ihrem Weg über den Cysticus in den Choledochus sich röntgenologisch beobachten läßt, zeige eine Serie von Bildern, die wie auf einem Filmstreifen die „Geburt“ des Steines und die „Wehen“ der Gallenblase zeigt (Abb. 46 u. 47).

Zuletzt hat GASSMANN[2] an meiner Klinik die Kondensatoreigenschaft der Gallenblase erwiesen. Er bestimmte die verschiedene Schwere und den zeitlich und quantitativ verschiedenen Bilirubinanstieg im Serum, als er bei der Herstellung eines mechanischen Ikterus durch Choledochusverschluß die Gallenblase entfernte oder zurückließ.

Es wurde in 3 Serien bei 15 Hunden das Verhalten des Bilirubins im Blute untersucht. Bei der ersten Serie wurde der Choledochus unterbunden, bei der

[1] SCHÖNDUBE: Röntgenologische Beiträge zum Entleerungsmechanismus der Gallenblase. Fortschr. Röntgenstr. Bd. 36, H. 3.

[2] GASSMANN: Gallenblase und experimenteller mechanischer Ikterus. Klin. Wschr. 1931, Nr. 32.

zweiten gleichzeitig die Gallenblase entfernt und bei der dritten einige Zeit nach der Choledochusunterbindung die Gallenblase exstirpiert. Aus den Kurven der Bilirubinwerte ergab sich deutlich, daß bei Entfernung der Gallenblase nach Choledochusunterbindung der Serumbilirubinspiegel viel schneller und wesentlich höher ansteigt. Dadurch dürfte von neuem klar bewiesen sein, daß der Gallenblase beim Choledochusverschluß eine erheblich regulierende Bedeutung zukommt. Darüber hinaus zeigte sich aber auch, daß bei den Hunden ohne Gallenblase der Bilirubinspiegel gleichmäßig bis zum Tode anstieg, während sich dort, wo nur der Choledochus unterbunden, die Gallenblase aber noch vorhanden war, nach einer gewissen Zeit von 4—6 Tagen ein neues Gleichgewicht zwischen Aufnahme von Gallenfarbstoff ins Blut und Abgabe ins Gewebe und in den Urin eingestellt hatte. Auch das beweist die regulierende Funktion der Gallenblase.

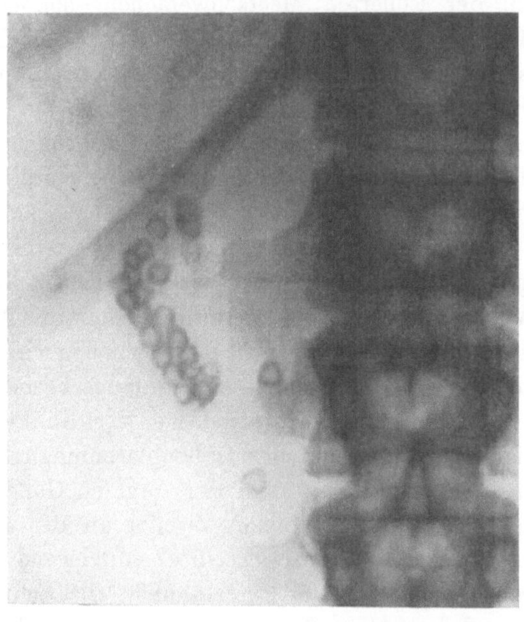

Abb. 47. Derselbe Fall nach einer Kolik. (Zwei Steine sind in den Choledochus vorgetrieben.) Die Lage war durch Sympathicusreiz wieder zu erzielen. (Erschlaffung durch Adrenalin.) Die zweite durch Erschlaffung des Vagus. (Physostigmin, Pilocarpin.)

Die Gallenblase ist ein druckentlastendes Ventil. Ist der Sphincter Choledochi tonisch geschlossen, so entweicht das Lebersekret in das Reservoir, und durch die Wasserresorption haben 10- und 20mal mehr der festen Leberprodukte in der Galle Platz, als dem Volumen nach von der großen Verdauungsdrüse der Leber ausgeschieden werden. Gerade darum ist der einfache vorübergehende Choledochusverschluß nicht sofort von einem Stauungsikterus gefolgt. Fehlt aber das Entlastungsventil, so tritt der cholostatische Ikterus weit früher auf. Dieser Mechanismus wirft auch für die Chirurgie ein beachtenswertes Problem auf, denn mit der Cholecystektomie sind beide Funktionen, die der Kondensation und die der Druckentlastung, beeinträchtigt. Wohl tritt oft, aber nicht regelmäßig, ein Ersatz ein durch Weitung des Choledochus zu einem Reservoir, dessen Schleimhaut auch Fähigkeiten der Wasserrückresorption besitzt. Aber quantitativ ist der Effekt wohl stets weit geringer, und oft genug wird die vikariierende Funktion auch ganz ausbleiben.

Nebenbei zeigt sich auch hier, wie abwegig es ist, die Gallenblase als rudimentäres Organ anzusehen, mag sie auch manchen Säugern fehlen. Das Schwein besitzt sie und neigt zur Gallensteinbildung, ebenso besteht sie bei Kaninchen, Rind und Reh, während das Pferd sie nicht hat. Ein Anhalt für eine Rückentwicklung ist phylogenetisch jedenfalls daraus nicht abzuleiten. Wie kann man auch, wenn man das feine Ineinandergreifen erkennt, an eine rudimentäre Funktion denken. Die Vielheit der Wege im Organisierten ist kein Grund, einen der ganz bewundernswert angelegten als einen Holzweg zu erklären.

Durch die Beobachtungen von WESTPHAL, KALK und SCHÖNDUBE, denen jetzt wohl fast restlos zugestimmt wird, kann also die Meinung, daß die Entleerung rein passiv durch inspiratorische, abdominelle Druckschwankungen, durch Elastizität der Gallenblasenwand, durch Druck der Nachbarorgane oder durch Saugwirkung vom Duodenum aus erfolge, als völlig widerlegt angesehen werden. Zu dem schon genannten Beweismaterial treten noch besonders KALKS Versuche an der isolierten Meerschweinchengallenblase, deren Drucksteigerungen auf Hypophysin, Pilocarpin und Öl durch ein eingelegtes Steigrohr graphisch registriert werden konnten[1]. Vielleicht noch eindrucksvoller sind in dieser Beziehung die mit Hilfe des Laparoskops am Menschen bei geschlossener Bauchhöhle von KALK gemachten Beobachtungen der Gallenblasenkontraktionen[2]. PRIBRAM hat dasselbe bei der operativ eröffneten Bauchhöhle beobachtet und beschrieben.

Entgegen jenen Bedenken, daß die dunkle Galle, die etwa nach dem Hypophysinreiz gewonnen wird, wirklich Blasengalle ist, hebe ich von den KALKschen Versuchen noch zwei weitere Reihen hervor. Wenn nach der Injektion eines Farbstoffes, der durch die Leber ausgeschieden wird, diese Ausscheidung — kontrolliert mit der Duodenalsonde — schon lange beendet war, aber nach Hypophysinreiz wieder eine stark farbstoffhaltige, jetzt dunkle Galle gewonnen wurde oder wenn der Sedimentbefund des Gallenblaseninhaltes bei einer Cholecystektomie völlig übereinstimmte mit dem der dunklen Galle, die durch die Duodenalsonde erhalten war, dann können Zweifel an der Herkunft der dunklen Galle wohl nicht mehr bestehen. Alle diese vorwiegend in unserer Klinik gewonnenen Entscheidungen sind vor kurzem nicht die Selbstverständlichkeit gewesen, als die sie schon heute gelten. Ihre Bedeutung scheint mir auch jetzt noch nicht voll gewürdigt: der Hypophysinreflex von KALK und SCHÖNDUBE weist den Weg zum Studium der Hypophyse als physiologischem, hormonalem Regulator überhaupt, und er muß eingeordnet werden in die allgemeine regulatorische Funktion des Hirnanhangs sowohl beim Puerperium und der Menstruation wie etwa bei der Magersucht (s. Kap. 8). Selbst HORSTERS bei BRUGSCH hat das jetzt entdeckt, obwohl gerade dieser die Rolle der Gallenblasenentleerung als eine passive ansah.

Der Kondensationsapparat der Gallenblase wandelt das Leberexcret, übrigens nicht nur im Sinne einer Wasserentziehung, Inspissatio, die Blasengalle erfährt

---

[1] WESTPHAL: Über Physiologie, Pathologie und Therapie der Bewegungsvorgänge der extrahepatischen Gallenwege. Klin. Wschr. 1924, H. 25. — KALK u. SCHÖNDUBE: Beitrag zur Motilität der Gallenwege. Ebenda 1925, H. 47. — KALK: Probleme und Ergebnisse der Gallenwegsdiagnostik. Z. klin. Med. Bd. 109, H. 1/2, 1928.

[2] KALK: Erfahrungen mit der Laparoskopie. Z. klin. Med. Bd. 111, H. 3/4, 1929.

auch sonst quantitative Wandlungen in der Zusammensetzung ihrer einzelnen Bestandteile. Dabei sind für die Emulgierung der Fette im Dünndarm vor allem die Gallensäuren wesentlich. Sie werden auf den plötzlich kommenden Reiz vom Darm her sofort zur Verfügung gestellt. Ist jenes Reiz- und Regulationssystem des vegetativen Apparates aber gestört, so kommt es zur Betriebsstörung der Gallenwege. Bei starken Vaguserregungen schließt, wie WESTPHAL im Tierexperiment gezeigt hat, der Choledochussphincter, und die Gallenblase spannt sich tonisch vergeblich zur Entleerung an. Bei Sympathicuserregung erschlafft der Hohlmuskel, die Sphincteren bleiben geschlossen. Auf Vaguslähmung durch Atropin läßt der Hohlmuskeltonus nach, größere Mengen von Galle sammeln sich an, die Sphincteren zeigen vermehrten Kontraktionstonus, bis die überfüllte dilatierte Gallenblase die Sperre durchbricht und eine spontane größere Entleerung besonders eingedickter Blasengalle erfolgt.

Diese vegetativ-biologischen Vorgänge beim Entleerungsmechanismus scheinen mir für das Problem der Stauungsgallenblase wichtiger als alle mechanischen und anatomischen Beobachtungen. Die hypertrophische und die atrophysische Gallenblase der pathologischen Anatomie ist auch zu erweisen für die klinische Pathologie. Das zeigt uns Tag für Tag das Röntgenbild. Auch hier ist ähnlich wie bei der Hypertrophie des linken Herzventrikels der veränderte Anspannungszustand für die glatte Muskulatur offenbar Wachstumsreiz — Analogien zur Harnblase, etwa der hypertrophischen Balkenblase des Prostatikers, liegen nahe.

So werden wir schmerzhafte Dehnungszustände, wohl auch Tenesmen, der Gallenblase anerkennen können und verstehen daraus vielleicht auch manche Pseudogallensteinkolik, etwa bei der Pleiocholie des hämolytischen Ikterus, die durch Gallenblasenexstirpation trotz fehlender Steinbefunde dauernd beseitigt werden kann, wie ein Einzelfall mich belehrte. Wir verstehen manchen harmlosen Schmerzanfall, wenn der Auslösungsreiz zur Gallenblasenentleerung übersteigert ist nach einer fettreichen, besonders „schweren" Mahlzeit und begreifen andererseits, daß Gesamtsituationen beim Affekt in solchen „Dyskinesien" ihren Ausdruck finden. Bewußt vermeiden wir hierfür den Terminus „Neurose". Aber, daß etwa ein Ventilstein bei einer gesteigerten neuromuskulären visceralen Gesamtsituation in den Gallenblasenhals vorgeschoben wird und so in der Tat nach einem Ärger auch eine schwere wirkliche Steinkolik einsetzt, ist durch unsere Feststellungen verständlich geworden.

Die Diagnose der „reinen" Dyskinesie soll mit größter Zurückhaltung gestellt werden. Sind die Anfälle erheblicher, wird oft durch einen Stein oder eine Entzündung die Reizbarkeit, also das neuromuskuläre Verhalten, zu erklären sein, also sekundäre Dyskinesie.

Ist aber ohne jeden Anhalt für einen Stein im Röntgenbild, ohne jedes klinische Zeichen einer bestehenden Entzündung lediglich der Ausfall der Funktionsproben gestört, so wird man bei deutlich lokalisierten Schmerzen in der Gallenblasengegend die Diagnose der reinen Dyskinesie im Sinne einer Stauungsgallenblase doch wagen dürfen, ja, nach einer sehr fetten Mahlzeit scheint mir eine einzelne Kolik als reine Betriebsstörung sehr wohl denkbar.

Solche Auffassung von der Stauung wird mehr dem wirklichen funktionell-pathologischen Verhältnissen gerecht als die alte, daß der Rockbund oder das Korsett, daß bei der Gravidität der wachsende Foetus oder daß ein Fettbauch die extrahepatischen Gallenwege komprimieren sollen. Die Gallenwege liegen viel zu tief neben der Wirbelsäule, als daß solche Gründe für die Stauungsgallenblase aufrechtzuerhalten wären. Selbst das Duodenum oder ein unveränderter Pankreaskopf können kaum eine Pelottenwirkung entfalten, ganz anders natürlich ein Carcinom des Pankreaskopfes oder die hochgradige Schwellung dort bei einer Pankreatitis und ein Duodenaldivertikel mit entzündlicher Schwellung.

Die reine Dyskinesie bleibt aber selten. Begegnet sie uns klinisch, so wird sich häufig im weiteren Verlauf herausstellen, daß zur Zeit der Beschwerde sich aus der bloßen Stauung bereits andere Folgeerscheinungen entwickelt hatten. Im System einer Pathogenese aber bleibt die Stauung als Initialzustand wichtig, als kombiniert mit anderen Geschehenskreisen der Cholecystopathie sehr häufig, und ein wesentlicher Faktor der Förderung des Fortschreitens einer pathologischen Situation und im Sinne der Erklärung mancher Beschwerde. Als obligates Vorstadium wird sie auch von uns nicht gedacht.

Die Cholelithiasis, einst als Mittelpunkt der Gallenblasenerkrankungen gewertet, hat diese zentrale Stellung zu verlieren. Treibt man geradezu seit MECKEL VON HELMSBACH „Mikrogeologie“, richtiger Mineralogie der Gallensteine, um aus dem Stein und dem Steinschliff die Geschichte des Gallensteinleidens zu lesen, so ist es doch sicher, daß der Stein als fester, buchstäblich greifbarer Befund die Sicherheit des Krankseins weit früher ergab, als etwa die Annahme entzündlicher Affektionen ohne Steinbefund oder gar unserer Dyskinesien.

Die ältere Vorstellung, daß zur Steinbildung jene zwei Voraussetzungen gegeben sein müssen, die Stauung und der „lithogene Katarrh“ von BERNHARD NAUNYN, hat sich nicht so aufrechterhalten lassen, daß er für jede Steinbildung zutrifft. Auch können wir in voller Übereinstimmung mit ASCHOFF nicht der Vorstellung beipflichten, die vom Chirurgen ROVSING entwickelt wurde, daß der Beginn der Steinbildung regelmäßig intrahepatisch sei durch Bildung kleiner Bilirubinpigmentsteine, die als Zentren für ein Anwachsen der Steine in die Gallenblase kämen, so daß dort die Steinbildung nur durch sekundäre Apposition sich vollziehe. Wir wissen heute vielmehr (ASCHOFF-BACMEISTER), daß der nichtentzündliche Cholesterinstein meist als Cholesterinsolitär entsteht auf der Basis einer „Dyscholie“. Das Cholesterin stammt nicht, wie NAUNYN meinte, aus den Lipoidtröpfchen der epithelialen Schleimhautdesquamation in der Gallenblase, sondern aus den Cholesterinen der Lebergalle als Exkret von Produkten der Drüse. Nicht allein die quantitativen Vermehrungen des Cholesterins, sondern die chemischen — auch nur stereomeren — Variationen bestimmter Sterine

(WINDAUS) sind maßgebend für die Ausfällung im kolloidalen Milieu der Galle, und noch wesentlicher als das chemische Verhalten quantitativer und qualitativer Art sind die physikochemischen Bedingungen der „Scheinlösungen“, die in der Gallenblase wechselnd entstehen, abhängig nur zum Teil von der verschiedenen Konzentration und qualitativen Zusammensetzung, die das Lebersekret durch die Kondensation in der Gallenblase erfährt. So stört veränderte Gallenzusammensetzung, veränderte Menge der einzelnen Gallenblasenbestandteile zueinander — nicht etwa nur die einfache Eindickung im Sinne der Rückresorption von Wasser — allein schon die Stabilität des kolloidalen Systems und ermöglicht auch eine primär sterile Steinentstehung. Vermehrte Tätigkeit der schleimsezernierenden Gallengangsepithelien, die nicht immer auf Entzündung beruhen muß, Auftreten von koagulablen Eiweißkörpern bei vorübergehender Leberschädigung, Ausflockungen von kolloidalen Substanzen, Veränderung der Gallensäuresekretion, Abweichung von der Cholesterinausscheidung, so die Verminderung in den späteren Monaten der Gravidität und die mächtige Steigerung post partum, können jedes für sich, oder in verschiedener Kombination lithogen wirken. Sekundär wird aber meist zum sterilen Stein die Infektion als Cholecystitis hinzutreten, wobei gerade der Fremdkörper als Reiz wirkt, der die Entzündung aufrechterhält, auch oft die Motorik ändert.

So haben die Chirurgen auch bald nach dem Erscheinen von BERNHARD NAUNYNS „Klinik der Cholelithiasis“ darauf hingewiesen, daß der große Gallensteinanfall vorwiegend entzündlicher Natur sei, während die Pathologen den häufigen Gallensteinbefund ohne jede darauf hinweisende andere Erkrankung gerade hervorgehoben haben. Beide Beobachtungen sind richtig, bleiben aber nur dann unüberbrückbar, wenn man sich auf die großen Krankheitsbilder beschränkt.

Der Arzt, der dem Kranken gegenübersteht, muß aus dem nur scheinbar Atypischen das Typische herausfinden und aus der oft uncharakteristischen Schilderung seines Kranken auch die latenten und larvierten Cholecystopathien erkennen. Dann aber wird ihn die Erfahrung lehren, daß latente Gallenblasenzustände weit häufiger sind als der große klassische Typus einer Gallensteinkolik und immer seltener werden die Fälle werden, bei denen der Obduzent erst „zufällig“ die Gallensteine entdeckt. Wegen jener Häufigkeit der „Gallensteinträger“, die nach dem 40. Lebensjahr 30 % aller Männer und 40 % aller Frauen — nach den Sektionen beurteilt — ausmacht, sollte man stets prüfen, ob in irgendwelchen Lebensepochen nicht doch jene Gallensteinträger Leidende waren, mögen sie auch nur geringe dyspeptische Beschwerden gehabt haben. Daß dem so ist, beweisen viele unzweifelhafte Steinbefunde im Röntgenbild bei „Dyspepsie“, „Darmgrippe“, „Magenkatarrh“, „Magensenkung“ usw., d. h. bei Fehldiagnosen.

Dann ist aber auch der zweite Schluß berechtigt, daß ein ungeheures Kontingent der Menschen mit Gallensteinen zur spontanen Heilung kommt (Abb. 48). Nicht nur Remissionen, sondern auch Dauerheilungen müssen bei der Gallensteinkrankheit, wie auch bei der reinen Cholecystitis nach dieser zwingenden Überlegung enorm häufig sein.

Man kann also die Schilderung der Cholelithiasis nicht von der der Cholecystitis abgrenzen, sind sie doch meist gleichzeitig vorhanden und in der Beschwerde gibt auch die reine Gallenblasenentzündung ohne Steine oft ein völlig identisches Bild.

Die Cholecystitis, kann als foudroyantes schweres Krankheitsbild akut auftreten. Schwer, sowohl nach dem Inhalt der Gallenblase beurteilt, putride bakterielle Zersetzung, jauchig stinkend oder reiner Eiter (Empyem) bis hinab zu den milderen Formen seröser Exsudation (Hydrops) oder endlich einer Galle, in der lediglich, wie in einer Reagenzglaskultur in Rindergalle, Bakterien sich mehren, etwa beim Typhusbazillenträger Bakterien der Typhus- oder Paratyphusgruppe auch ganz ohne entzündliche Reizerscheinungen. Mein Mitarbeiter STROEBE[1] hat gelegentlich der großen Typhusepidemie in Hannover im Herbst 1926 die Häufigkeit der Bakteriocholie und Cholecystitis durch typhöse Erkrankungen von neuem unter Beweis gestellt.

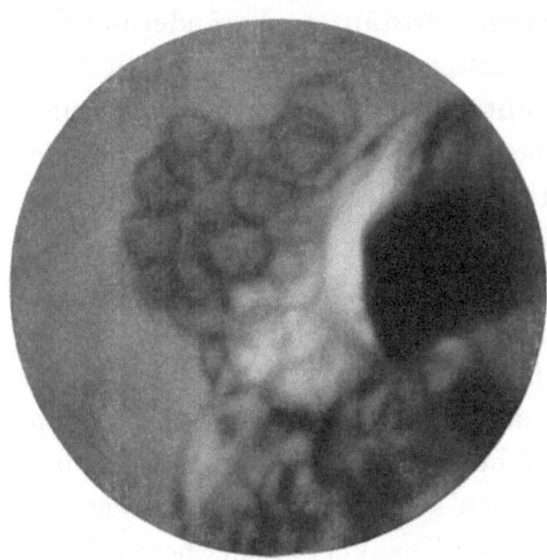

Abb. 48. Gallensteine, neben dem absteigenden Duodenum gelegen (Zufallsbefund).

Achten wir auf die Gallenblasenwand, so finden wir häufig, aber nicht regelmäßig, parallel mit jenen Inhaltsveränderungen alle Grade vom leichtesten Schleimhautkatarrh — dem „Stockschnupfen" der Gallenblase — bis zur Gangrän der Wand unter Beteiligung aller Schichten, auch der Serosa als Pericholecystitis, auch mit Lokalperitonitis aller Grade, übergreifend in die Nachbarschaft bis zu Abscessen der Leber, nahe dem Gallenblasenbett, gedeckte und freie Perforationen, weiter ascendierend alle Grade der Cholangitis bis zur Cholangiolitis oder bis zur diffusen und herdförmigen epithelialen Degeneration mit Nekrosen, multiplen oder singulären Absceßbildungen, endlich Übergänge zur cholangitischen und cholangiolitischen Cirrhose, während vom Stein her, wenn er den Choledochus verschließt, die cholestatische Cirrhose zur Entwicklung kommen kann.

Man überwerte nicht die Häufigkeit der ascendierenden Infektion vom Darme her, wenn auch fraglos die Bakterien der Coligruppe, auch Enterokokken und Streptokokken von dort eindringen, ja sich oft schon beim Gesunden als Schmarotzer in den untersten Partien des Choledochus finden, so daß das Moment der Stauung schon genügt, um ihr Eindringen in die Gallenblase und die intrahepatischen Gallenwege zu veranlassen. Auch die Lamblia intestinalis, ein Protozoon, wird nicht selten, wie auch WESTPHAL bestätigen konnte, als Entzündungserreger dort gefunden. Selbst Askariden können hierher vordringen.

[1] STROEBE: Bakteriocholie und Cholecystitis bei typhösen Erkrankungen. Z. klin. Med. Bd. 110, H. 6, 1929.

Ebenso häufig, vielleicht sogar sehr viel häufiger, wird die Infektion hämatogen, unmittelbar in die Gallenblasenwand selbst hinein erfolgen. Ja, dort schlummern auch schon beim Gesunden gar nicht selten intramural Bakteriennester von früheren „Anfällen" her, die häufig nur durch eine Allgemeinreaktion des Organismus unspezifisch reaktiviert werden, weniger eine Virulenzsteigerung erfahren, als daß das beherbergende Gewebe mit sensibilisierter Entzündungsbereitschaft reagiert. Wichtiger als das bakterielle Moment ist also das Gewebsverhalten der Gallenblasenwand und die Reaktionslage des Gesamtorganismus. Nach einer Streptokokkenangina, einer „focal infection", nach einer Pneumonie, einer Pyelitis oder auch bei einer sterilen Fieberreaktion, wie etwa einer ausgedehnten Hautverbrennung oder einer indikationslosen Reizkörpertherapie — der Unsitte unserer Zeit —, kann die latente oder chronisch inaktiv obsolete Entzündung wieder aufflackern. Es sind wohl vorwiegend chemische Agenzien, die körpereigenen Eiweißzerfallsprodukte, die auch beim Infektfieber Schädigungen hervorrufen, besonders dort, wo eine Sensibilisierung in Form der Entzündungsbereitschaft von früher her besteht. Wir glauben also nicht wie ROSENOW in Rochester, daß organotrope Bakterien das Wesentliche sind, daß ein Streptokokkenstamm eines Zahngranuloms sich beim Kranken und selbst experimentell auf den Hund übertragen immer nur wieder etwa an die Gallenblase, diese infizierend, wendet. Hier muß ein großartiges Beispiel einer autistischen Täuschung vorliegen, wie auch viele Forscher Amerikas glauben. Wir konnten die Befunde jedenfalls nicht bestätigen (R. FREUND).

Wie sehr die Gallenblase als „locus minoris resistentiae" gelten kann, wenn sie schon früher einmal erkrankt war, mögen einige Krankengeschichten meiner Klinik zeigen, die KUGELMANN publiziert hat[1].

Eine Patientin erkrankt seit vielen Jahren alle 3—4 Monate an einer fieberhaften Angina. Seit 2 Jahren klagt sie über typische Gallenblasenbeschwerden. Die Gallenblase ist deutlich vergrößert und schmerzhaft. Der untere Leberrand überragt um 2 Querfinger den Rippenbogen, subfebrile Temperaturen. Unter üblicher Behandlung klingen die Beschwerden nach 10 Tagen fast vollkommen ab. Da kommt es zu einer hochfieberhaften Angina, 3 Tage später erneut eine Gallenkolik. Nach Abklingen der akuten Angina sollen die Tonsillen entfernt werden. Dies gelang dem Operateur nicht vollkommen, von der linken Tonsille mußte er einen kleinen Teil stehen lassen. Die Patientin blieb 3 Wochen beschwerdefrei, dann wieder Halsbeschwerden, Oberbauchbeschwerden und hohe Temperaturen. Nach dem Abklingen wird auch der Rest der linken Tonsille entfernt, seither — und es sind inzwischen Jahre vergangen — ist die Patientin gesund.

Oder, bei einem Kranken mit rechtsseitiger Stirnhöhleneiterung kommt es immer dann zu dem Aufflackern seiner Cholecystitis, wenn ihm auch die Stirnhöhle erneute Beschwerden macht und dort rezidivierende Entzündungen spielen.

So ist weniger die bakterielle Entzündung, als die entzündliche Gewebsreaktion, mit der restierenden entzündlichen (allergischen) Gewebsdisposition, maßgebend für das pathogenetische Geschehen, und oft genug spielen koordinierte

[1] KUGELMANN: Die Bedeutung der Entzündung für die Erkrankung der Gallenwege, zugleich ein Beitrag zur Frage der Frühoperation. Dtsch. med. Wschr. 1928, H. 36.

Vorgänge an der Magenschleimhaut wie am Pankreasparenchym, vor allem aber auch an der Leber, sowohl im Sinne der Hepatose wie der Hepatitis meist miteinander kombiniert als „latente Hepatopathie“ eine Rolle.

Hier soll ausdrücklich auf jene allgemeinen Ausführungen verwiesen werden, die im Kap. 7 über die Entzündung und die Entzündungslagen gemacht werden.

Wir sehen in der gegenseitigen Beeinflussung von Dyscholie, Stauung und Entzündung die Genese des Gallensteinleidens und sind uns bewußt, daß ohne entzündliche Reaktion der Stein als Fremdkörper ganz ohne Kranksein durch Dezennien beharren kann, wenn er sich auch niemals im Gegensatz zum Glauben der Laien und der Behauptung der Kurpfuscher auflöst. Gerade der gesunde, weit häufiger der gesund gewordene Steinträger belehrt uns, daß das entzündliche Moment primär („lithogen“) noch häufiger als sekundärer „Katarrh“ von großer Wichtigkeit ist. Und darum gewinnen neben der großen unverkennbaren cholecystitischen Attacke die numerisch besonders zahlreichen leichten larvierten Cholecystitiden so sehr an klinischer Bedeutung. Sie, die mit ihren geringen und häufig atypischen Symptomen als latente und larvierte Cholecystopathien noch immer ein großes Feld der Fehldiagnosen ausmachen und weil sie so häufig nicht beachtet werden, der Anfang sind einer langen Krankengeschichte, nicht selten bis zur cholangitischen Cirrhose hin — also bis ins Gebiet der diffusen Hepatopathien.

In der Symptomatologie der latenten und larvierten Cholecystopathien stehen oft gerade bei den larvierten leichtesten Formen scheinbare oder wirkliche Magenbeschwerden im Vordergrund. Bei langdauernder Cholecystopathie ist eine Achylia gastrica, auch refraktär gegen Histamin, nicht selten, während bei weniger langer Dauer die subjektiven und objektiven Zeichen eines Reizmagens oft im Sinne einer superaciden Gastritis gefunden werden. Dabei kann man nicht sagen, daß etwa die Kombination Ulcus und Cholecystopathie häufiger sei als es der Wahrscheinlichkeit bei diesen zwei sehr häufigen Krankheiten entspricht. Die „Magenkrämpfe“ der Gallenblasenkranken sind nicht immer subjektive Fehldeutungen des Kranken, sondern objektiv richtige Beobachtungen: denn die Cholecystopathie kann selbst einen Pylorospasmus auslösen und hat noch unklare Beziehungen zur Magenkaskade wie zur sog. Hiatushernie. Meist werden im Gegensatz zur Ulcusbeschwerde schwer emulgierbare Fette gar nicht vertragen, schon die Sahne zum Kaffee oder Tee macht Beschwerden — so oft meint der Kranke irrtümlich, er vertrüge den Kaffee nicht, der ihm aber dann „schwarz“ wohl bekommt.

Andere Klagen beziehen sich auf den Darm. Diarrhöische Zustände als Folge der Achylie (gastrogene Diarrhöen mit und ohne sekundärer Enteritis) sind so gelegentlich indirekte Ausdrucksform einer Cholecystopathie. Aber auch hartnäckige Obstipationen, nicht nur veranlaßt durch den peritonealen Reiz der Pericholecystitis im Sinne einer Bremsung der Darmperistaltik, sondern offenbar auch rein reflektorisch, ähnlich wie die Peristaltikbremsung bei der Nierenkolik, sind häufig. Colonspasmen, sog. Darmgärungen, Gasbildung im Darm sind dann verbreitete Fehldiagnosen, sei es nur aus Verlegenheit, sei es, wenn reflektorische Peristaltikabweichungen oder Magensekretsänderungen wirklich Sekundärerscheinungen im Verdauungskanal ausgelöst haben. Als primäres Leiden aufgefaßt, führen sie zur Verkennung des Wesentlichsten. Am wichtigsten scheinen mir von diesen Wirkungen in die Ferne (auf dem Nervenwege vermittelt) Motilitätsstörungen am Magen, nicht nur jene Pylorospasmen, sondern eine Neigung zum Aufstoßen, dem ein unbemerktes Luftschlucken vorausgeht — nicht etwa Gasentstehung im Magen selbst. Man denke dann auch an die „Hiatus-Hernie“ als Sekundärkrankheit. Diese Beschwerden können sich so in den Vordergrund drängen, daß das Bild der Aerophagie entsteht, oder es kommt zum Hochkommen von Speisen, vor allem aber unter Steigerung der Nausea zum Erbrechen selbst, meist ein Erbrechen bei leerem Magen, auch gerade offenem Pylorus, so daß Duodenalinhalt, also galliges Erbrechen erscheint.

Ich übergehe alle typischen Zeichen und weise auch bei den Schmerzsensationen nur auf die schwierige differentiell-diagnostische Aufgabe hin: Es kann wirklich zu einem „pylorischen Syndrom“ kommen mit Spätschmerz, Hungerschmerz und Periodizität, und doch besteht bei normalem Bulbusbild nichts von einer Ulcuserweisbarkeit, nicht einmal entzündliche Schwellung der Duodenalschleimhaut im Röntgenbilde. Charakteristisch werden die Sensationen oft erst, wenn sie gürtelförmig um die rechte Seite bis zum Rücken ausstrahlen oder durch den Phrenicus oder die zentripetalen Fasern des Vagus in die rechte Schulter, den Arm, den Ellenbogen bis in die Fingerspitzen der rechten Hand ziehen (s. Kap. 14).

Wenn der Beschwerdekomplex eher an Appendicitis, an Adnexaffektionen, an den Dickdarm, namentlich das Ascendens, an ein Leiden der Nierengegend, etwa eine Pyelitis, erinnert, dann kann manche anamnestische Angabe aus lange zurückliegender Zeit entscheidend sein. Auch ein Subikterus kann eine vorher ungewisse Situation erst entscheidend klären. Nie vergesse man aber, daß die Angabe gelblichen Aussehens des Laien oft nichts ist wie Blässe, bei der das braungelbliche Pigment der weißen Rasse deutlicher hervortritt, z. B. bei einer Anämie oder schlechterer Durchblutung der Gesichtshaut. Auffälliger Wechsel in der Farbe der Faeces ist wichtig, die „Poussées hépathiques“ der Franzosen werden bei uns, wie mir scheint, unterwertet, denn Wechsel im Zufluß der Kondensgalle, wie er bei den Dyskinesien häufig ist, wird sich zwar nicht als Ikterus, aber bisweilen doch schon in den Faeces dokumentieren, ja es kann eine totale Gallensperre 12 Stunden bis zu 3 Tagen ohne manifesten Ikterus verlaufen, hier wird Decholin auch zum Diagnostikum speziell für den Nachweis von Gallengangstenosen, bei denen der reichlichere Gallenfluß Schmerzen erzeugt. Auch beim nicht eindeutigen Symptom starker Schwankungen der Faecesfarben wird man oft mit bestem Erfolg gegen diffuse Klagen (Kopfdruck, Unfrische, Dyspepsie) Decholin empfehlen, wirksamer als Karlsbader Mühlbrunnen etwa, der schon lange in solchen Fällen üblich ist.

Von größter Bedeutung gerade für die larvierten Formen, ist die Objektivierung der Schmerzangaben und Schmerzirradiation durch die hyperästhetischen und hyperalgetischen Zonen im Sinne des viscero-sensorischen Reflexes von LANGE und HEAD (Kap. 14, Abb. 49). Im Sinne solcher Irradiation gibt es einen „Vertigo e vesica fellea laesa", einen Schwindel bei Cholecystopathien als viscero-sensorischen Reflex noch häufiger als den „Vertige stomachal". Ja, es ist sicher, daß auch Brechen und Nausea beim Gallenpatienten weit häufiger nicht peritoneales Symptom ist und auch nicht unmittelbare Irradiation als Axonreflex, sondern, wie jene Störungen der Hautsensibilität und des Labyrinthes über die Medulla oblongata geht, indem afferente Impulse durch zentripetale sensible Fasern im Vagus verlaufend vom vegetativen Oblongatakern des Vagus umgesetzt werden, zum benachbarten sog. Brechzentrum und von dort in die Erregung zentrifugaler Fasern des Magenvagus. Selbst der Zusammenhang zwischen echter Migräne und Cholecystopathie, den die französische medizinische Schule schon lange annimmt, wäre durch solche afferenten Impulse erklärbar, muß aber eher noch wohl als vasomotorische Reaktion eine humorale Deutung erfahren, als allergisches Gefäßverhalten.

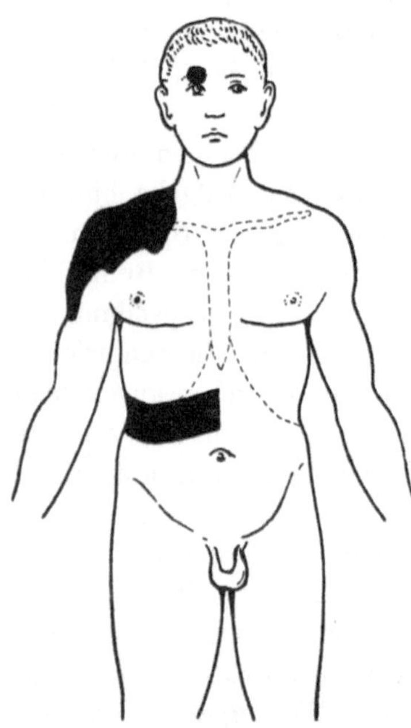

Abb. 49. Typische hyperalgetische Zonen kurz nach einem Gallensteinanfall. Operation; Zwei Steine.

Die *Subtildiagnostik des Oberbauchs* liefert die wichtigsten objektiven Anhaltspunkte. Beim Hypophysinreflex, geprüft mit der Duodenalsonde, wie ihn KALK und SCHÖNDUBE gefunden haben, kommt es beim gesunden Menschen zu einer zweiphasischen Reaktion. In der ersten sympathicotropen, atonischen Phase stockt zunächst der Gallenfluß, und erst nach 20 bis 25 Minuten erscheint in der parasympathicotropen (vagischen) Phase die dunkelbraune bis schwarzgrüne Kondensgalle aus der Blase, die namentlich, wenn durch das Doppelsondenverfahren von KALK[1] Beimengungen von Magenduodenalsaft getrennt abgesaugt vermieden werden, fast denselben hohen Bilirubinreichtum colorimetrisch zeigt, wie der konzentrierte Blaseninhalt, der dem Chirurgen und Obduzenten so gut bekannt ist. Positiver Pituitrinversuch sind uns 100 mg% Bilirubin und mehr. Pathologisch sehen wir Steigerungen der Konzentration

[1] KALK: Probleme und Ergebnisse der Gallenwegsdiagnostik. Z. klin. Med. Bd. 109, H. 1/2, 1928.

bis zum 90- ja bis zum 300fachen, wir sind dann vollberechtigt, die Diagnose einer Stagnation zu stellen, einer reinen Dyskinesie aber nur dann, wenn sich weder im Röntgenbild, noch in der Cholecystographie eine andere pathologische Veränderung zeigt.

Wichtiger aber ist natürlich der negative Pituitrinversuch, bei dem es nicht zur Absonderung von dunkler Blasengalle kommt. Hier ist mit Hilfe der übrigen Funktionsprüfungen zu entscheiden, ob ein mechanisches oder ein funktionelles Hindernis vorliegt. Bei wechselnden Befunden denke man an einen Ventilstein, aber vergesse auch nicht, daß auf der Höhe des Ikterus simplex keine Blasengalle zu erhalten ist, weil die ausbleibende Lebergalle das Reservoir nicht füllt, ja auch eine ausgesprochene Cirrhose liefert oft nur eine helle „dyscholische" Galle als Ausdruck eines veränderten Leberproduktes, das offenbar in der Gallenblase keine Eindickung erfahren kann, aus physikochemischen Gründen.

Die wichtigste Ergänzung zur Duodenalprüfung stellt die Cholecystographie dar. Mit der neuesten peroralen Anwendung des Tetrajodphenolphthaleins in mehrfach verzettelten Dosen (SANDSTRÖM) erzielt man meist doch nicht so gute Bilder wie bei intravenöser Injektion, die freilich gelegentlich zu unangenehmen Kollapszuständen — Phenolvergiftung? — führt, so daß jedenfalls eine Wiederholung innerhalb weniger Wochen streng zu vermeiden ist und bei nachweislich Leberkranken überhaupt nicht cholecystographiert werden sollte. Es wäre Zeit, daß eine harmlosere hepatotrope „Schiene" als Phenolphthalein zur Kontrastfüllung gefunden würde. Auch bei Nierenerkrankungen sollte man sehr zurückhaltend mit dem Verfahren sein. Oft genug reicht die Cholecystographie schon aus, um eine wesentliche Aussage zu machen und läßt uns die lästigere Duodenalsondierung ersparen. Jedoch verlaufen beide Resultate durchaus nicht immer parallel. Es gibt Fälle, bei denen die Kontrastfüllung gelingt, während die Entleerung mangelhaft bleibt. Am sichersten werden die objektiven Resultate sein, wenn beide Proben negativ ausfallen. Dann kann man fast sicher sein, daß ein Cysticusverschluß besteht.

Der verschiedene Ausfall beider Proben erklärt sich durch die verschiedenen Bedingungen ihres Zustandekommens und läßt darum nicht den Schluß auf die Unzuverlässigkeit der einen oder anderen zu. Stellen wir mit KALK[1] die Vorbedingungen für den positiven Ausfall der beiden Proben gegenüber, so ergibt sich, daß bei der einen ein Hauptfaktor die Durchlässigkeit der Leber für das Kontrastmittel, bei der andern aber die genügende Kontraktionsfähigkeit der Gallenblase ist.

So läßt auch der verschiedene Ausfall der Proben noch ins einzelne gehende differentiell-diagnostische Schlüsse zu. KALK hat sie folgendermaßen zusammengestellt[1]:

---

[1] KALK: Probleme und Ergebnisse der Gallenwegsdiagnostik. Z. klin. Med. Bd. 109, H. 1/2, 1928.

I.

Cholecystographie + }
Hypophysinprobe — } Cysticus offen, Eindickungsfähigkeit vorhanden,

aber entweder:

a) zeitweiliger Verschluß des Cysticus durch Stein, Spasmus oder Schwellung des Sphincterapparates oder

b) die Gallenblase kontrahiert sich nicht infolge mangelnder Kontraktionsfähigkeit oder mangelnder Ansprechbarkeit auf hormonale Kontraktion.

II.

Cholecystographie — }
Hypophysinprobe + } Cysticus offen, Eindickungs- und Kontraktionsfähigkeit vorhanden,

aber entweder:

a) Leber läßt den Farbstoff nicht durch (Leberfunktionsstörung) oder

b) zeitweiliger Verschluß des Cysticus durch Stein oder Spasmus des Collum-Cysticus Sphincter, entzündliches Zuschwellen.

Wenn die Cholecystographie positiv ausfällt, so ist über Lage und Größe der Gallenblase, die Schattendichte und wenn man, wie jetzt üblich, vor den Röntgenschirm einen Kontraktionsreiz mit Eigelb setzt, auch über das Entleerungstempo eine Aussage möglich, und es läßt sich zeigen, daß nicht eine jede Gestaltsveränderung eine Funktionsstörung bedingen muß. Die „Ptose“ der Gallenblase darf nicht aufkommen als Erklärung für Beschwerden. Ist doch schon fast hoffnungslos geworden die Magenptose als Krankheitsdiagnose auszumerzen (s. Kap. 2). Wenn sie gefunden wird, hat die Gallenblase eher eine beschleunigte Entleerungszeit und ist ebensowenig eine Krankheit wie die Gastro- oder Koloptose, sie mag eine Konstitutionseigentümlichkeit sein, eine Klinik der Cholecystoptose gibt es nicht vom Standpunkt der funktionellen Pathologie aus.

Als drittes diagnostisches Hilfsmittel in der Subtildiagnostik des Oberbauchs beginnt sich die *Laparoskopie* einen Platz in der Klinik zu erobern. Mag sie für die Differentialdiagnose der Cholecystopathien nur von geringerer Bedeutung sein, so kann sie wesentlich doch bei den Hepatopathien und bei der differentiellen Diagnose unklarer Oberbauchbeschwerden nützen und mindestens eine Probelaparotomie oder eine vergebliche Operation ersparen. Das Verfahren, wie es KALK an meiner Klinik ausgebaut hat, hat sich außerordentlich bewährt und belästigt den Kranken kaum, macht dabei aber eine Probelaparotomie oft entbehrlich[1].

Zur Therapie der Cholecystopathien beschränke ich mich auf Thesen:

Über die Frühoperation ist die internistische Frühbehandlung zu stellen.

Wann aktive Therapie, wann Ruhigstellung irritierter Wege, wann Drainage, wann Entzündungsheilung am Platze ist, läßt sich nicht generell, meist aber individuell festlegen. Aber fast nie darf die Lithiasis leitender Gesichtspunkt der Therapie sein, es darf nicht etwa heißen „ubi calculus, ibi evacua“. Das lehrt der gesunde Steinträger und haben alle klassischen Kenner der Cholelithiasis schon gepredigt. Auch eine Cholecystitis heilt meist auf konsequente innere Therapie und heilt nicht selten auch spontan.

[1] KALK: Erfahrungen mit der Laparoskopie. Z. klin. Med. Bd. 111, H. 3/4, 1929.

Als Prophylaxe hätte die Therapie das Ziel der Verhinderung der Stagnation, der Entzündung und der Steinentstehung. Unter dem entwickelten Wissen von den zusammenwirkenden Konditionen ist für den jüngsten Begriff, den der Dyscholie, noch keine andere vorbeugende Maßnahme zu sehen als etwa Fettarmut der Kost und Verhinderung rapider Einschmelzung des eigenen Körperfettes — sieht man doch nicht selten nach Entfettungskuren die Entwicklung eines Cholesterinsolitärs, ähnlich wie nach der Gravidität, bei der ja Hypercholesterinämie und vermehrte Cholesterinausscheidung der Leber erwiesen sind, auch Decholin als zuverlässiger biologisch klar erfaßbarer Steigerer der Lebersekretion sei hier wieder genannt, das ausgezeichnete Mittel bei „hepatischen Dyspepsien“, besser oft als jene Heilquellen von Karlsbad, Mergentheim, Neuenahr und Vichy.

Zur Stauung muß betont werden, daß häufige Mahlzeiten auch häufigere Entleerung der Gallenblase zur Folge haben und daß hierbei die Peptone und Fette einen energischen Entleerungsreiz des Gallengangsystems setzen. Eine sehr eiweißarme und fettarme Kost wird eher zur Stagnation im extrahepatischen System führen. Man hört nicht selten die Behauptung, daß als leicht verdauliches Fett gerade in Karlsbad die ausgezeichnete Butter reichlich genossen bei Beschränkung der anderen, schweren Fette „cholekinetisch“ günstig wirkt, analog den Ölkuren.

Die Prophylaxe der Aktivierung läge in der Beseitigung anderer Entzündungsherde (Tonsillen, Nebenhöhlen, Zähne, Nierenbecken usw.) und in Allgemeinbehandlungen, die den „fluktuierenden Streptomykosen“, insbesondere als Erkältungskrankheiten entgegenwirken (klimatische, physikalische Abhärtung, antiphlogistische Umstimmungen); wichtiger, wenn wir zielbewußt die entzündliche Reaktionslage des Organismus bekämpfen können, was uns als Möglichkeit vorschwebt.

Zur Prophylaxe der Steinkolik nenne ich: die Vermeidung mechanischer Ursachen des Ventilspiels, Vermeidung von langen Bahnfahrten, Autofahren auf schlechten Straßen, steiles Bergabgehen, alle Stöße, die dabei Zwerchfell und Leber mit adhärenter Gallenblase erfahren, weiter Kältereflexe (Eisgetränke), schwer emulgierbare Fette und Imbibition von heißem Fett, auch Butter, in die Speisen hinein, endlich Emotionen.

In der medikamentösen Therapie läßt sich gliedern: 1. Cholokinetica, d. h. Mittel, die den extrahepatischen Gallengangsmechanismus in Bewegung setzen, 2. Choleretica (das Wort ist von Brugsch glücklich dem „Diureticum“ nachgebildet), das sind die Mittel, die die Lebersekretion anregen, 3. Antispasmodica, welche den erhöhten Tonus, namentlich der Sphincteren, auch des Hohlmuskels herabsetzen, 4. Antineuralgica, die die Beschwerden lindern, und 5. Antiphlogistica, die sich gegen die Bakterien, mehr noch gegen die Gewebsentzündung unspezifisch wenden. Eine Tabelle soll eine Übersicht geben des leider viel zu Vielen, das in diesen Richtungen auf den Markt geworfen wird.

Choleretica	Cholokinetica (Cholagoga)	Antispasmodica	Antineuralgica	Antiphlogistica
Heilquellen Bittersalz, Glaubersalz, künstliche wie natürliche Salze der Kurorte		Atropin Eumydrin Bellafolin Papaverin Papavydrin Perparin Skopolamin Barbitursäure als zentraler Dämpfer	Opiate (Morphin[1]) Pantopon, Dilaudid usw. Codein Paracodin und viele Kombinationen der Antineuralgica, auch mit Aspirin	Chinin (Solvochin) Choleval (gallensaures Silber) Urotropin (40 % intrav.) Hexal Salicylsäure (Aspirin) Cylotropin—(Salicyl + Urotropin) Pyramidon 0,1 bis 10 mal tägl. Rivanoletten Choleflavin
Fel tauri Gallensäuren Decholin (gallensaures Salz oder 20 % Gallensäurelösung) Bilival (Gallensäure + Silber) Felamin (gallensaures Urotropin) Cholactol (Gallensäure + Menthol)	Öle Fette Pepton Pituitrin (Hypophysin) Podophyllin Chologen (Podophyllin + Ol. ment. pip. + Kalomel) Menthol Kalomel			
Atophan Ikterosan Leukotropin (Urotropin + Atophan)	besser zu vermeiden, weil gelegentlich leberschädigend			

[1] Als Compretten, Suppositorien und nur bei schwersten Koliken als Injektion, nicht unter 2 ctg für den Erwachsenen.

Zur Kritik ist zu sagen, daß das Atophan, also auch die Kombinationen mit Atophan (Ikterosan, Leukotropin) kontraindiziert sind, nicht nur, weil sie keineswegs regelmäßig choleretisch wirken, sondern namentlich bei empfindlichem Organ epitheliale Leberschäden hervorrufen können, besonders bei längerem Gebrauch, so daß man selbst beim echten Gichtiker nach 3—4 Tagen stets mindestens ebenso lange Pausen einhalten sollte, — für diesen sind die Atophanpräparate ja oft unentbehrlich. Die Derivate der Cholsäure, wie etwa die Deshydrocholsäure, als bestes das Decholin, sind das wirksamste, chemisch reine Choleretícum. Schwiegk erwies mit der Thermostromuhr, daß starke Leberdurchblutung nach Decholin einsetzt, offenbar als Ausdruck der erhöhten choleretischen Lebertätigkeit (Abb. 50). Quecksilberpräparate sind wohl nicht nur als Anreger der Darmperistaltik, sondern als Desinfizientien und Wasserentzieher der Leber wirksam. Auf dieser Basis beruhen die empirisch oft sehr wirksamen Chologenkuren, die im wesentlichen wohl als Kalomel wirken. Das Atropin und seine Analoga beseitigt zwar nicht den Sphinctertonus, führt aber zur Erschlaffung des Hohlmuskels der Gallenblase und ist schmerzlindernd durch den detonisierenden Einfluß auf die Muskulatur. Jeder Arzt wird aus der großen Reihe von Mitteln bevorzugte Präparate sich wählen. Ich glaube vom Bilival, Cholactol, vor allem dem Decholin Gutes gesehen zu haben und liebe diese Mittel etwa während einer häuslichen Karlsbader Kur ebenso, wie ich regelmäßig außerdem 3mal am Tage je ein halbes Milligramm Atropin nehmen lasse. Ist das entzündliche Moment wesentlich, so verwende ich gern Aspirin, Urotropin,

Chinin oder Pyramidon per os und bei höherem Fieber Choleval intravenös, ja auch bei langen subfebrilen Zuständen, bei denen hohe Temperaturanstiege post injectionem uns manchmal ein Zeichen cholangitischer Komplikation scheinen. Freilich kein eindeutiges, ist doch so oft eine Hepatopathie mitzubehandeln, meist als intrahepatische Cholangitis (siehe Kap. 6).

Von den *physikalischen Heilmethoden* halte ich an der sehr günstigen Wirkung systematischen Kataplasmierens fest und trete für sehr energische Anwendung ein, die als feuchte Hitze weit intensivere hyperämisierende Wirkung hat als trockene Hitze. Ob man da der Volksmedizin folgend Leinsamen nimmt, der als fettreich die Hitze länger bewahrt —, Kartoffelbreiumschläge oder

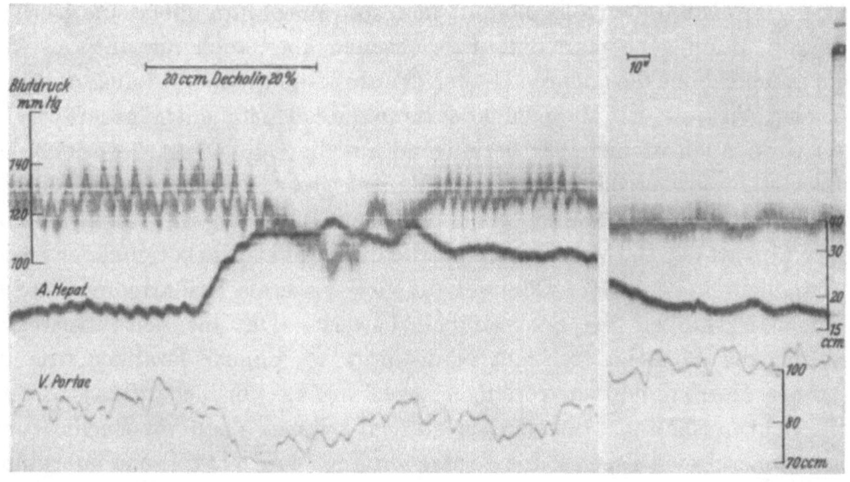

Abb. 50. Zunahme der Durchblutung der Leberarterie des Hundes nach intravenöser Injektion von 20 ccm Decholin. Die obere Kurve zeigt den Blutdruck, die beiden unteren die Durchblutung der Arteria hepatica und der Pfortader, registriert mit der REINschen Stromuhr. Ansteigen der Kurve bedeutet Zunahme, Absinken Abnahme der Durchblutung. Eichkurven der Durchblutung am rechten Rand.

Moorpackungen wählt oder eine in feuchte Handtücher eingewickelte Gummiwärmflasche, oder das elektrische Heizkissen über der feuchten Kompresse (dazwischen BILLROTH-Battist), ist nicht wesentlich. Aber 2 mal täglich je 1—2 Stunden soll durch 4—6 Wochen, auch bei leichteren Cholecystopathien, kataplasmiert werden mit dem festen Ziel, daß dichte rote Flecken entstehen, die später sich braun pigmentieren, um eine Entzündung 1. Grades intensiv zu setzen. In dieser altbewährten Therapie sei man fanatisch. Sie ist rationeller als die moderne Neigung, mit Diathermie zu behandeln, weil die Hyperämie in der Tiefe um viele Stunden die Kataplasmaanwendung überdauert, so daß schließlich 24 Stunden pro Tag das Heilmittel wirkend ist — die Diathermie überdauert offenbar nicht die Applikationszeit —, die Rötung der Haut scheint mir reflektorisch wirkendes Mittel zur Hyperämisierung der Tiefe („Hyperämie als Heilmittel").

In der *Diät* halte man sich nicht sklavisch an ein strenges Schema, sondern variiere individuell nach der Verträglichkeit für den Kranken. Der

Kranke, der ja jahrelang eine gewisse Diät durchführen muß, soll sich nicht aller Genüsse beraubt fühlen, sondern wissen, daß er nur das ihm wirklich Nachteilige meiden muß.

Gerade bei den leichten Cholecystopathien, die so oft ausgelöst sind von entzündlichen und allergischen Umstimmungen des Gesamtorganismus, ist es wichtig, therapeutische Maßnahmen außerhalb der Gallenblase zur Anwendung zu bringen. Allgemeine Entzündungsbekämpfung, auch wirklich indizierte Tonsillektomie, gelegentlich eine Desensibilisierung werden hier wichtig. Auch eine Änderung der Reaktionslage durch Behandlung mit ganz kleinen Joddosen, wie es KUGELMANN an meiner Klinik gelegentlich erfolgreich durchgeführt hat[1]. Jod hilft so auch gegen den „Schnupfen" der Gallenwege.

Bei der großen Gallenkolik kommt man um Morphium oder seine Derivate nicht herum, dann gebe man dem Erwachsenen aber auch nie unter 2—3 cg Morphin und berechne die anderen Drogen (Pantopon, Paracodin, Laudanon usw.) nach gleicher Wirkung. Ein Heroismus des Kranken soll hier nicht gefordert werden. Morphin wirkt auch unmittelbar beruhigend auf die Gallenwege, also nicht nur als korticaler Beseitiger des Schmerzes. Man vergesse aber nicht, daß Morphin kein Schlafmittel ist und wähle, wenn Schlaf indiziert ist, am besten daneben noch ein Präparat der Barbitursäurereihe, die übrigens als Narkoticum der großen Stammganglien ein cerebraler Dämpfer für viele viscerale Disharmonien ist, wie schon die Wirksamkeit bei Seekrankheit beweist. Die zur Zeit überwertete Bekämpfung der Rauschmittelsucht verdächtigt so manche Kranken, die mit Recht große Morphiumdosen verlangen, weil sie es vor gehäuften schweren Koliken nicht aushalten. Subtildiagnostik gibt ihnen doch oft Recht, zumal wenn an schmerzfreien Tagen keine Spritze verlangt wird: Der Pseudomorphinismus ist dann mit der Cholecystektomie beseitigt.

Die *Indikation zu aktivem internistischem Vorgehen* soll kritisch präzis gestellt werden. Der Röntgenbeweis, daß ein Stein unzweifelhaft vorliegt, ist niemals an sich Indikation zum Versuch einer Steinabtreibung. Sie verbietet sich nicht nur, wenn der Stein so groß ist, daß ein Abgang per vias naturales nicht in Frage kommt, sondern gerade auch, wenn eine ganze Herde von Steinen nachgewiesen ist. Die aktive Therapie würde dort nur zu häufigen Koliken führen und die Aussicht, daß schließlich ein Stein im Choledochus sitzen bleibt, erheblich vermehren. Jene kritiklose Steinabtreiberei durch Medikamente, die in ihren Kombinationen als kinetisch wirksamstes Pituitrin enthielten, verurteile ich völlig.

Eine absolute Indikation zur Aktivität ist nach meiner Auffassung nur dann gegeben, wenn eine sog. Steinincarceration vorliegt, die nicht immer mit absolutem Ikterus, ja nicht selten völlig anikterisch verläuft, wenn etwa Galle neben dem facettierten Stein ablaufen kann. Hier soll man in der Regel nicht länger als höchstens drei Wochen warten bis zur operativen Entfernung, aber diese Gnaden-

---

[1] KUGELMANN: Larvierte endokrine Störungen als Ursache einiger atypischer Krankheitsbilder. Dtsch. med. Wschr. 1927, Nr. 17.

frist darf nicht wie früher expectativ verstreichen, sondern kann fruchtbar werden durch den therapeutischen Versuch des Steinabganges, wie ALLARD zuerst gezeigt hat. Es gelingt in der Tat heute viel häufiger durch die internistische aktive Abtreibung des Choledochussteins, der gar nicht immer so fest eingeklemmt ist, wie das Wort „Incarceration" zu besagen scheint, die nicht ungefährliche Operation zu vermeiden. Man gebe als rationellstes Choleretieum während der ganzen Wartezeit Decholin, mindestens 3mal am Tage, es vermehrt erheblich den Gallenfluß, und schalte nun eine Reihe von Abtreibungskuren ein, immer mit Pausen von 1—3 Tagen. Ich gebe gleichzeitig $^1/_2$—$^3/_4$ mg Scopolamin zur Öffnung des Choledochussphincters und 1—2 ccm Pituitrin zur aktiven Kontraktion der Gallenblase. Eine halbe Stunde später, wenn also diese Medikamente auf der Höhe der Wirkung sind, große Mengen von Glaubersalz (Magnesiumsulfat 200—500 ccm einer 20—40proz. Lösung körperwarm). Das geht bei leerem Magen des Morgens nüchtern, auch ohne Duodenalsonde, bei Beckenhochlagerung und rechter Seitenlage, damit die warme Flüssigkeit schnell den Pylorus passiert. Eine Viertel-Stunde später gebe man womöglich noch 1—2 Eßlöffel Olivenöl, ebenfalls als Cholekinetikum. Atropin und seine Derivate sind als entspannend für die Muskulatur des Hohlmuskels hierbei kontraindiziert. Kommt es zu einer Kolik, soll man diese tunlichst sich auswirken lassen, unerträgliche Schmerzen dürfen aber durch Morphium und seine Derivate gemildert werden, denn diese beeinflussen die aktive Motorik weit weniger als Atropin. Bei diesen Kuren bediene man sich konsequent diagnostisch des Stuhlsiebes, um den Beweis für den erfolgreichen Anfall zu haben.

Für die Cholecystopathien bei steinfreiem Choledochus sind wir noch immer nicht so weit, eine klare Indikation zu gewinnen, wie weit aktiv vorgegangen werden soll, wie weit gerade Entspannung, Ruhigstellung, Beseitigung des Reizzustandes, der meist entzündlich ist, anzustreben ist. Die alte Erfahrung der Kurorte spricht für eine Kombination beider, eigentlich sich entgegenstehender Behandlungsprinzipien. Die Wässer von Karlsbad, Mergentheim, Neuenahr, Vichy und Montecatini sind alle mildere Cholekinetica, Butter und Öl wirken in ähnlichem Sinne, die Kataplasmen und Moorpackungen sind antiphlogistisch gedacht und die beliebtesten Mittel wie etwa Decholin, Choleflavin, Bilival, Cholaktol, die seltener in den Kurorten, bei häuslichen Kuren meist, hinzugefügt werden, sind choleretisch und meist auch antiphlogistisch.

Das Ideal wäre nicht der Kompromiß, der wohl oft darauf beruht, daß eine Subtildiagnostik nicht vorgenommen ist, so daß man wohl nur von der Kolik auf Steine, von der Temperatur auf Entzündung geschlossen hat. Wissen wir genau Bescheid und haben die Diagnose auf rein mechanische, nicht entzündliche Anfälle etwa eines großen Solitärs mit Koliken durch Ventilverschluß gestellt, dann ist Atropin und Körperruhe bei häufiger Rechtslagerung die Behandlung der Wahl: Wir streben an, daß der Stein in den Fundus zurückfällt und dort reizlos bleibt. Liegt der Fall einer steinfreien Gallenblase vor mit entzündeter Wand, entzündlichem Inhalt und der Befürchtung ascendierender intrahepatischer cholangitischer Komplikationen, wünscht sich die innere Klinik ähnliches wie eine Drainage mit antiphlogistischer Behandlung. Entsprechend kann auch hier eine aktivere Therapie mit Mineralwässern, Decholin, Ölkuren, heißesten Kataplasmen und antiphlogistischen Medikamenten das einzig Rationelle sein.

Zwischen diesen beiden Extremen liegt praktisch die Mehrzahl der Fälle und so erklärt sich das bewährte Verhalten einer Kombination milder Aktivität im Sinn von Cholerese und Cholokinese mit Maßregeln, die entzündungswidrig sind und die Reizbarkeit der Gallenblase herabsetzen wie die Belladonnapräparate. So bleibt vorläufig die häufigste Kur in Anstalten wie zu Hause 1—2 Becher Karlsbader Mühlbrunn oder entsprechende heiße Mineralwässer, Kataplasmen 2—4 Stunden pro Tag, Atropin 3mal $^1/_2$ mg pro die und dazu jedesmal noch ein oder mehrere Mittel, die nach Lage des Falles mehr choleretisch, cholekinetisch oder antiphlogistisch ausgesucht sind. Es ist bekannt, wie oft z. B. in Karlsbad erst die Beschwerden zunehmen im Sinn erhöhter Motilität, dann erst die Besserung eintritt. Man weiß, daß auch diese milde Aktivität manchmal zu absoluter operativer Indikation führt, aber die Mehrzahl der Fälle werden doch wesentlich gebessert oder beschwerdefrei, denn der Heilerfolg interner Therapie wie auch von Spontanheilungen ist, wie oben betont, bewiesen durch die Fülle der sog. Steinträger, welche als Zufallsbefunde beim Röntgen oder als unerwartete Nebenbefunde bei der Obduktion sich finden.

Die *Indikation zur Operation* muß von dieser Tatsache ausgehen und kann deshalb die Parole der Frühoperation nicht aufrechterhalten, so berechtigt sie für die Appendicitis ist. Je mehr die Häufigkeit larvierter Fälle anerkannt wird, bei denen der Chirurg gar nicht ans Operieren, oft nicht einmal an die Gallenblase denkt, wird auch unter den Chirurgen diese Meinung durchdringen müssen. Dennoch soll neben der absoluten Indikation schwerster akuter Entzündungen mit Perforationsgefahr und Schüttelfrösten das Indikationsgebiet zur Cholecystektomie nicht eng bemessen werden: Versagen mehrmaliger Kuren, cholangitische, pankreatische Komplikationen, gerade auch dauernde internisch nicht zu beseitigende Belästigungen selbst ohne jede größere Kolik, dann sollte nicht verschleppt werden bis irreparable Veränderungen intrahepatisch entstehen, und vor allem soll man dann den Kranken nicht das 50. Jahr überschreiten lassen. Ich kann nicht dafür eintreten, daß die Anzeige zur Operation vorwiegend von der Funktionstüchtigkeit der Gallenblase, also von mechanisch-dynamischen Gesichtspunkten abhängig gemacht wird. Sicher sind sie mit in die Überlegung einzureihen, weil das Druckventil der Gallenblase, wenn es noch funktioniert, nützlich ist und Leber wie Gallenwege schützt. Seine Entfernung ist nicht selten Grund für jene entzündlichen Komplikationen in den beiden großen Verdauungsdrüsen, andererseits ist aber der Dauerverschluß des Cysticus, sogar mit einer riesigen ausgeschalteten Gallenblase (Hydrops auch mit Steinen) oft eine Naturheilung, die dauernd zu Beschwerdefreiheit führt und sich selten sekundär entzündet. Umgekehrt kann die sehr funktionstüchtige, mit einer großen Steinherde gefüllte Gallenblase Dutzende von Steinpassagen auch mit Ikterus zur Folge haben und sollte gerade deshalb, wenn der Zustand nicht bald zur Ruhe kommt, entfernt werden, als Prophylaxe gegen den gefährlichen Zustand des Choledochusverschlusses. Erst recht, wenn ein Choledochusverschluß durch aktive innere Therapie beseitigt wurde und weitere Steine aber zeigen, daß neue kritische Situationen drohen. Es können einzelne Koliken, selbst heftigste, wenn das Intervall ganz frei ist von Beschwerden, lange abwartend behandelt werden, gerade auch ohne innere aktive Therapie. Weit eher besteht die relative Indikation, wenn auch im Intervall der großen Kolik Beschwerden bleiben, subfebrile Temperaturen anzeigen, daß der Zustand nicht zur Ruhe kommt. Schon ständige Übelkeit, Appetitlosigkeit und allgemeine Mattigkeit kann Indikation sein. Es ist nicht erschöpfend, nur etwa die soziale Indikation noch hinzu zu fügen. Denn Menschen stellen sich auch charakterlich ganz verschieden zu dauernden Diätbeschränkungen, häufigen Kuren und Kurortbesuchen, geraten in eine Angstdiät bis zu schwerer Unterernährung und leiden seelisch übertrieben unter der Angsterwartung des Anfalls. Es kommt also nicht nur darauf an, welche Anforderungen das Leben an den chronisch Kranken stellt als soziale Forderung, sondern wie der Kranke seine Plage erlebnismäßig verarbeitet. Dies psychische Moment ist für die Indikation sehr wesentlich und erfordert den Arzt als verstehenden Menschen.

Ich wäre noch viel liberaler in der Indikation zum operativen Eingriff, wenn zweierlei nicht im Wege stände: Einmal die jüngste Phase mancher Chirurgen, wieder nur die Steine zu entfernen und die Gallenblase zu belassen, ein trauriger, vom Standpunkt der funktionellen Pathologie falsch verstandener Rückschlag in die Zeiten vor der Cholecystektomie; es wäre zu beklagen, wenn die Lehre der nützlichen Funktion der Gallenblase als Kondensationsapparat und Druckventil zu diesem Fehlschluß bei einer großen Zahl von Chirurgen führte.

Der Rückschlag erklärt sich aber aus dem zweiten Hemmnis breiterer Indikation zur Cholecystektomie: Groß ist die Anzahl der *Beschwerderezidive*. Ihre differentielle Diagnostik sei hier skizziert. Erstens kommt in Betracht, aber nicht als häufigstes, ein Steinrezidiv im Choledochus, oft entstanden aus kleineren Steinen oder Detritus, die der Operateur nicht fand oder die inzwischen von der Leber her in den Choledochus gelangt sind. Maximale aktive innere Therapie sollte dann indiziert sein, ehe eine zweite Operation beschlossen wird, meist freilich ist die Diagnose nicht zu sichern. Am Choledochus spielen ferner Narbenstenosen eine noch erheblich unterschätzte Rolle als Folge von Eingriffen am Gallengang (Narbenschrumpfung, die oft erst spät sich einstellt), man kann sie diagnostizieren an der Periodizität, der Abhängigkeit von besonders choleretisch wirkenden Mahlzeiten, dem Auftreten von Urobilin und Urobilinogen in und nach der Kolik, oft akuter Leberschwellung, typisch ist es, wenn auf intensive Cholerese diese Stenosenkoliken auftreten, ein Ikterus braucht nicht dabei zu sein, der ja einer Sperre von 1—3 mal 24 Stunden bedarf, denn unter der Kolik wird anscheinend die gestaute Galle doch meist wieder hindurchgedrückt, weniger von der Muskelaktion der extrahepatischen Gallenwege, als durch die Spannung in der Leber, richtiger durch ihre Kapselspannung. Diese Zustände können, wenn sie nicht hochgradig sind, wieder verschwinden, sonst aber schließlich doch die Indikation zum zweiten, recht ernsten Eingriff geben.

Weiter kommt in Frage komplizierende Cholangitis und Pankreatitis, die entsprechend zu behandeln ist, dankbarer die erstere, meist recht undankbar die Pankreaskomplikation (s. Kap. 4). Gar nicht selten ist als harmloseste Form des scheinbaren Rezidivs der Gallenkolik der Pylorospasmus als Folge der Achylie, durch regelmäßige Salzsäuregaben in wirklich großen Dosen meist prompt zu beseitigen. Man beginne bei Rezidivbeschwerden mit dem objektiven Nachweis des Sekretionsverhaltens des Magens. Endlich kann auch acide Gastritis, ein entstandenes oder fortbestehendes Ulcus, selbst eine Appendicitis das Rezidiv vortäuschen, und wesentlich scheint mir die Betonung, daß es dasjenige am seltensten ist, was die meisten Chirurgen in einem gedanklichen Kurzschluß annehmen, falls der Kranke mit einem Beschwerderezidiv sie überhaupt wieder aufsucht, die Adhäsionen. Zwar sind sie immer postoperativ da, aber Beschwerden machen sie recht selten, es sei denn, daß grobe Stenosen, gerade des Choledochus, durch sie wirklich bedingt sind.

So überlege man sich lange und auf Grund subtilster Untersuchung die zweite Operation nach Cholecystektomie. Sie wird seltener nötig sein, die Rezidive werden seltener vorkommen, wenn der erste Eingriff nicht zu spät und unter jenen Indikationen nur ausgeführt wurde, die hier besprochen sind, deshalb so breit, weil auf diesem Gebiete die funktionelle Pathologie besonders einleuchtend Führer ist zu rationeller funktioneller Therapie. Noch aber werden die Beschwerderezidive mehr oder weniger schweren Grades, wenn man nicht nur die Koliken gelten läßt, von internistischer Seite bis zu 40% der Fälle geschätzt. Das allein verbietet die Frühoperation. Die Zahl wird geringer werden, wenn der funktionelle Gedanke sich beim Praktiker, beim Internisten und beim Chirurgen lebendiger durchgesetzt hat.

„Es gibt kein Grenzgebiet zwischen Chirurgie und Medizin, es gibt nur ein gemeinsames Gebiet ärztlichen Könnens“ (Ernst von Bergmann).

Literatur.

Aschoff: Über Orthologie und Pathologie der extrahepatischen Gallenwege. Arch. klin. Chir. 126. — Verh. dtsch. Ges. Chir. 1923.

— Die Gallensteine. Beih. med. Klin. 1931.

— Die Erkrankungen der steinfreien Gallenwege. Verh. dtsch. Kongr. inn. Med. Wiesbaden 1932.

Lütkens: Aufbau und Funktion der extrahepatischen Gallenwege. Leipzig: Vogel 1926.

Schmieden u. Niessen: Die Erkrankungen der steinfreien extrahepatischen Gallenwege. Verh. dtsch. Ges. inn. Med. Wiesbaden 1932.

Westphal, Gleichmann u. Manen: Gallenwegefunktion und Gallensteinleiden. Julius Springer, Berlin 1931.

Kapitel 6.

Leber.

Begriff der Hepatopathie. — Die fließenden Übergänge zwischen den einzelnen Formen. — Der Ikterus simplex als Ausdruck quantitativen Verhaltens diffusen Leberschadens. — Die Cholangitis. — Primäre und sekundäre Cirrhosen. — Die Fettleber. — Akuter Leberzusammenbruch. — Der Zustand der epithelialen Leberzelle. — Die Funktionsproben der Leber. — Latente und larvierte Hepatopathien. — Die Therapie der Hepatopathien.

Zwei Kollegen liegen als Patienten fast gleichzeitig zur Beobachtung in meiner Klinik. Bei beiden tritt nach einer hochfieberhaften Streptokokkenangina ein deutlicher Ikterus auf, ohne daß es zu Entfärbung der Faeces kommt, bei beiden eine Glykosurie und Hyperglykämie, ja bei dem einen von ihnen werden auch im Blut vermehrte Ketonkörper gefunden, jedoch nicht im Harn. Alle Erscheinungen von seiten der Leber verschwinden nach einiger Zeit, auch die diabetische Stoffwechsellage ist bald vorüber. Als der eine Kollege ein Jahr später wieder eine Streptokokkenangina mit hohem Fieber durchmacht, kommt es nicht zum Ikterus, wohl aber wieder zur transitorischen Glykosurie, diesmal ohne Hyperglykämie.

Ich glaube nicht, daß man von solcher veränderten Kohlehydratstoffwechsellage ohne weiteres auf das Pankreas oder einen Insulinmangel schließen muß: Die Reaktion auf den Infekt hat Zentralen des Kohlehydratumsatzes in eine veränderte Reaktionslage gebracht, der Fettstoffwechsel wurde mobilisiert (Ketonämie), und die Bilirubinausscheidung hatte gelitten.

Nach einer Cholecystektomie, die bei der Operation die so häufige Mitaffektion der Leber gar nicht verriet, kam es in einem anderen Fall zum Wunderysipel, das sich weitgreifend, kaum eine Stelle der Haut verschonend, hinzog, gefolgt von einer schnell ausheilenden, stark hämorrhagischen Nephritis; ein Jahr darauf waren Leber und Milz erheblich groß und hart, eine hypertrophische Cirrhose war unverkennbar.

Zweimal habe ich nach einem Erysipel bei Cirrhotikern, die zuvor keine Zeichen hepatischer Dekompensation boten, schnelle Übergänge in Coma hepaticum bis zum tödlichen Ende verfolgt.

Biliäre Pneumonien, also echte Lobärpneumonien mit Ikterus, sind uns wie Ikterus bei Erysipel auch bei anderen hochfieberhaften Infekten, vor allem bei der Sepsis, ganz geläufig, — gerade bei dieser weiß die Klinik sehr wohl, daß plötzlich der Übergang des Ikterus in die akute oder subakute gelbe Leberatrophie vor sich gehen kann. Andererseits haben wir seit der Einführung der Insulintherapie gelernt, daß auch Heilungen der subakuten gelben Leberatrophie nicht mehr so selten sind wie früher. Nicht immer aber wird der Kranke dann wieder völlig gesund, oft bleibt eine volle restitutio ad integrum der Leber aus, herdförmige, atrophische Inseln, Ausgänge degenerativer Zustände verbleiben, und eine sekundäre Cirrhose gibt dem Obduzenten Kunde von dem einstigen autolytischen Leberzerfall.

Die feineren Leberfunktionsprüfungen zeigen, daß nach einem Ikterus simplex, auch wenn die Gelbsucht schon lange abgeklungen ist, noch viele Wochen, selbst Jahre, ein nachweislicher Schaden fortbesteht, der schließlich zur echten Cirrhose führen kann. Häufen sich cholecystitische Zustände und kommt es sekundär zur ascendierenden Cholangitis, dann ist auch dort der Weg zur cholangitischen Cirrhose gebahnt und trifft den Cholangitiker ein hämatogener Leberschaden, etwa durch gehäufte Infekte, so entwickelt sich von beiden Wegen her nicht selten die Cirrhose also haematogen wie cholangiogen.

Der Begriff der „*Präcirrhose*" ist uns in den letzten Jahren geläufiger geworden. Wie oft wird es erlebt, daß plötzlich erst die zirkulatorische portale Dekompensation des Cirrhotikers in Form des Meteorismus oder des Ascites nach einer interkurrenten Erkrankung zum Vorschein kommt, während vorher vage Beschwerden nicht genügten, selbst eine so grobe anatomische Krankheit am Lebenden erkennen zu können. Auch der Ausdruck „präcirrhotischer Milztumor" wird besser ja nur aufgefaßt als jene klinische Erfahrung, daß die vergrößerte Milz tastbar wird, ehe an der Leber etwas Grobes festzustellen ist oder die portale Stauung die Cirrhose verrät. Nur für die klinische Symptomatik also wird der krankhafte Zustand des einen Organs vor dem anderen erkennbar.

Gilt das latente Kranksein demnach auch noch für Stadien, in denen der Anatom bereits schwere Organveränderungen finden würde, so ist die Domäne der latenten Lebererkrankungen offenbar im ganzen weit größer. Es handelt sich um einen häufigen Zustand, der sicher nur selten sekundär zur Cirrhose führt, in der Mehrzahl der Fälle aber wieder zurückgeht, also reversibel wie eine Lobärpneumonie verschwindet oder wie eine akute hämorrhagische Glomerulonephritis, die, wenn sie früh erkannt und mit zielsicherer Schonung der Organfunktion behandelt wird, auch zur Heilung fast regelmäßig kommt, ohne anatomische Residuen zu hinterlassen. Aber doch können bei jenen latenten Hepatopathien, wenn sie ausheilen, offenbar recht lange Zeiten vergehen bis zur restitutio ad integrum.

Diese absichtlich herausgegriffenen klinischen Eindrücke sollen wieder besonders das eine betonen: wir sind geneigt, immer auch dort nach Kategorien zu ordnen, wo wir fließende, lebendige Übergänge sehen sollten. Die allgemeine Nosologie aber verlangt aus der Pathologie der Funktion heraus auch überall dort das Schauen eines Zusammenwirkens, wo fast gegensätzlich die spezielle

Nosologie, als systematisch ordnende, noch immer mit dem Anspruch eines künstlichen Trennens von Einzelkrankheiten auftreten muß.

Wir stellen uns immer mehr auf das Lebendige als das Fließende, sich Wandelnde, ein, auf das sich wiederholende Kommen und Gehen auch in der Funktionsstörung — mit oder ohne anatomisch nachweisbares Substrat —, und sind genötigt, bei den Leberkrankheiten wie bei den Erkrankungen der extrahepatischen Gallenwege eine Synopsis vorzunehmen, die selbst die diffusen Lebererkrankungen und die herdförmigen oft als ein analoges Geschehen anerkennt.

In diesem Sinne handeln wir von den „*Hepatopathien*", schon weil die Scheidung in entzündliche und nichtentzündliche Erkrankung — Hepatitis und Hepatose — am Krankenbett so oft versagt[1]. Zieht doch die degenerative Erkrankung des epithelialen Parenchyms die Reaktion des mesenchymalen nach sich, aber häufig verläuft die Genese auch umgekehrt. Auch das Einteilungsprinzip in diffuse und herdförmige, in akute, subakute und chronische Hepatopathien oder in solche mit spezifischer und unspezifischer Ätiologie ist kein natürliches. Einmal leitet uns in solchem System die pathologische Anatomie, etwa wenn wir bei der Einteilung der Cirrhosen vom Endzustand wie vom letzten Bild eines Filmstreifens ausgehen — während zum anderen das Tempo (akut-chronisch) zur Einteilungsgrundlage genommen wird. Für die nur ordnende Beschreibung steht die Berechtigung solches Einteilungsprinzips außer Frage, pathogenetisch und klinisch aber haben Krankheitsbilder in ihrer lebendigen Entwicklung nicht diese scharfen Grenzen. Die Überwertung und die dadurch verursachte Hegemonie eines Symptoms hat gerade bei den Hepatopathien den Blick für die natürlichen Zusammenhänge getrübt.

Wie die „Klinik der Cholelithiasis" einer funktionellen Pathologie der Gallenblase so lange im Wege stand, als das Interesse der Forschung vorwiegend den Stein und die Probleme seiner Entstehung zu erfassen suchte, so war der „*Ikterus*" — „das Gelbsein" — zu lange und zu sehr Mittelpunkt für viele Leberkrankheiten.

In der Möglichkeit, die Leberkrankheiten und insbesondere jene große Gruppe latenter Leberschäden zu erfassen sind wir zur Zeit noch nicht annähernd so weit gekommen wie etwa in der Klinik der Nierenkrankheiten. Wenn Volhard in der engen Arbeitsgemeinschaft mit dem Pathologen Fahr diese einst so erfolgreich klinisch gliedern konnte, so liegt das an den wesentlichen Unterschieden in der Möglichkeit, etwas über die Niere oder die Leber zu erfahren: Bei den Nierenerkrankungen stand schon sehr früh die Untersuchung des Exkretes oder Sekretes auch als Ausdruck für die Funktion zur Verfügung, und das Verfolgen der Blutdrucksteigerung, soweit es Nierensymptom ist, folgte bald nach. Bei den Lebererkrankungen steht die Fülle der Funktionsproben in krassem umgekehrtem Verhältnis zu dem, was sie uns über die Organleistung

[1] v. Bergmann, G.: Krankheiten der Leber und Gallenwege. Lehrb. d. inn. Med. Berlin: Julius Springer 1931. — Neuere Gesichtspunkte über Lebererkrankungen vom internen Standpunkte. Verh. Ges. Verdgskrkh. Leipzig: Thieme 1929.

aussagen. Darum haben wir uns zu lange führen lassen von einer Farbe — gelb — als einem Symptom, und sind dabei in die Versuchung geraten, den Ikterus wie eine Krankheit zu werten, oder richtiger unter den verschiedenen Krankheiten mit Ikterus eine große Gruppe abzusondern, die einer klassischen systematisierenden Epoche sogar „einfach" erschien und darum noch heute als Ikterus „simplex" figuriert. Ist das nicht im Grunde genau so, als wenn wir Kreislaufkrankheiten gruppieren wollten nach der Cyanose und den Kreislauf für intakt halten würden, wenn der Kranke nicht blau ist? Es ist eine Deduktion schon der Logik, welche durch objektive Feststellung bestätigt wird, wenn wir behaupten, daß vor dem Gelbwerden die Leber schon verändert sein muß und nach dem Verschwinden der Gelbsucht die Leber für kürzere, ja auch für sehr lange Zeit oder gar dauernd nicht in den alten Funktionszustand zurückkehrt.

Durch HIJMANS VAN DEN BERGH haben wir im quantitativen Bilirubinnachweis im Serum die Möglichkeit, einen „latenten Ikterus" zu erkennen, wenn weder Haut noch Skleren und Gaumen Gelbfärbung zeigen. Ich meine hier nicht die sogenannte indirekte Bilirubinprobe im Serum, die vornehmlich zum Gebiet des hämolytischen Ikterus gehört. Aber die Einteilung — wenn wir sie vom Bilirubin her vornehmen — in *manifest-ikterische, latent-ikterische und anikterische Hepatopathien* ist einfache logische Folgerung. Nicht immer muß das Krankheitsgeschehen im Einzelfall alle Stadien nacheinander durchlaufen. Es sind Gruppen vorhanden, die dauernd über das latent Ikterische nicht hinauskommen und solche, die stets im Anikterischen bleiben, andererseits kann jede dieser Verhaltungsweisen in die andere übergehen. So aufgefaßt ist Ikterus nicht nur Farbe und Symptom, sondern zumindest ein quantitatives Verhalten, wobei ich noch das Problem, ob der Begriff der Parapedese in der Leberzelle in neuer Form wieder zu seinem Recht kommen kann, wie RÖSSLE meint, völlig beiseite lasse, auch das, wo die Orte der Bilirubinentstehung und -speicherung sind und wie weit im Gallengangsystem, auch ohne Obstruktion der Gallenwege, Gallengangszerreißungen vorkommen.

Gerade beim *Ikterus simplex*, als der fast immer ausheilenden „Krankheit" — wobei uns auch der logische Fehler bewußt werden muß, von einem „geheilten" Ikterus zu sprechen, statt von einer verschwundenen Färbung — läßt uns die pathologische Anatomie fast ganz im Stich. Das ist ein weiterer Grund, weshalb ich vorgeschlagen habe, sich in der Klinik zunächst auf den weitesten Begriff der „Hepatopathie" einzustellen. Zweifellos wird in ihm vieles und offenbar ganz Verschiedenes zusammengefaßt: macht doch RÖSSLE z. B. auf das Vorkommen des akuten entzündlichen Ödems der Leber aufmerksam, das den Leberbau sehr weitgehend destruieren kann, und betont HETÉNYI eine akute Hepatitis auch als Sekundärkrankheit. Wenn sich zwar anatomisch das epitheliale und das mesenchymale Parenchym scheiden läßt, so ist andererseits ganz ohne Zweifel in jenem System von epithelialen Leberzellbalken mit zugehörigen mesenchymalen Gallenkapillaren und KUPFFERschen Sternzellen, das RÖSSLE als „Hepaton" bezeichnet hat, eine funktionelle Einheit gegeben. Die normale Funktion des gesamten Organs erwächst aus der ungestörten Zusammenarbeit des voneinander abhängigen epithelialen und mesenchymalen Parenchyms, bei Erkrankungen ist nosologisch eine Trennung der einzelnen Zellsysteme am Krankenbett kaum möglich. Stets liegt Mitbeteiligung oder Rückwirkung der einen auf die andere Gewebsgruppe vor. Kann schon der Pathologe am Schlußbilde oft nicht entscheiden, welcher Prozeß der führende war, so vermag es die Klinik noch weniger.

Es ist namentlich EPPINGERS klinisches Verdienst, wenn er beim Ikterus simplex die Aufmerksamkeit auf die diffuse Erkrankung der Leber selbst konzentriert hat, mit seiner Vorstellung der „Destruktion des Leberparenchyms". Anatomische Begriffe wie jene der Desmolyse (ROESSLE) mögen hier Verwandtes bezeichnen. Wir sind jetzt befreit von der Überwertung, das Primäre in entzündlichen Vorgängen der extrahepatischen Gallenwege zu sehen, als wenn regelmäßig katarrhalische Zustände von Schleimhautschwellung, etwa die Gastroduodenitis, sich ascendierend in die Leber fortsetzten oder gar der Schleimpfropf der Papilla Vateri VIRCHOWS — wohl ein postmortaler Befund — den Ikterus simplex erscheinen ließ als einen Obstruktionsikterus durch Verschluß der großen Gallenwege. Ich glaube, erst meine Klinik hat den Grundgedanken EPPINGERS in seiner Richtigkeit beweisen können durch jene häufigen Befunde von vermehrter β-Oxybuttersäure im Blut bei Ikterus simplex, die sich beim Verschluß der großen Gallenwege gerade nicht oder erst dann finden, wenn nicht mehr nur mechanischer, sondern ein destruktiver Ikterus besteht (SEELIG[1]). Damit hat SEELIG gezeigt, daß in der Beziehung zwischen den Kohlehydratvorräten und dem Fettstoffwechsel tiefgreifende Wandlungen einsetzen, die Analogien haben zur Ketonämie des schweren Diabetikers, wenn dieser durch den Verlust seiner Glykogenreserven den Fettstoffwechsel stärker in Anspruch nehmen muß. Ich möchte zurückhaltend sein mit Behauptungen, was sich anatomisch beim Ikterus simplex diffus in der Leber vollzieht, ja, ob das Problem der Ketonämie nicht noch mehr mit dem Schwund der Glykogenvorräte der Muskulatur zusammenhängt. Es ist wahrscheinlich, daß es nichts Einheitliches ist, daß neben dem akuten entzündlichen Ödem desmolytische Vorgänge, wohl auch Gallengangszerreißungen und zelluläre Reaktionen sich vollziehen, die nicht einmal sämtlich anatomisch-histologisch erkennbar zu sein brauchen (wie Quellungen, physiko-chemische Wandlungen, Elektrolytverschiebungen usw.). Keinesfalls schließe ich mich der Auffassung an, welche durch die alte Bezeichnung Ikterus „catarrhalis" suggeriert wird und versucht das Geschehen von den extrahepatischen Wegen nun lediglich auf die intrahepatischen Wege als „Katarrh" zu verlegen. Ich meine damit vor allem UMBERS frühere Auffassung, welche die Lehre der „Cholangie" von BERNHARD NAUNYN so fortführte, daß der Ikterus catarrhalis etwa regelmäßig von einem Prozeß in den Gallenwegen ausgehen soll, die in ihren feinsten Endverzweigungen bekanntlich nur noch Lücken zwischen den epithelialen Leberzellen sind und keine eigene

---

[1] SEELIG: Zur Intermediärpathologie der Leber. Dtsch. med. Wschr. 1929, H. 7 und Z. klin. Med. Bd. 110, H. 2, 1930.

Gallengangsauskleidung mehr besitzen. Man sollte deshalb die Bezeichnung des Ikterus catarrhalis streichen und, wenn man schon den „Ikterus simplex" wie eine Krankheitsbezeichnung weiter verwendet, sich klarmachen, daß diese ikterische Hepatopathie zur größeren Gruppe jener Hepatopathien gehört, die fließende und jähe Übergänge finden können zur Leberatrophie, zur Fettleber und Cirrhose, während sie meist nicht dorthin führen, sondern auf Grund jener hochgradigen Reparations- und Regenerationsfähigkeit der Leber klinisch, auch anatomisch, zur vollen Heilung gelangen oder in Restzustände geraten, ähnlich etwa dem sogenannten zweiten Stadium der Nephritis nach VOLHARDS Einteilung, aus dem nicht die Nephrocirrhose und also für unser Problem nicht die sekundäre Hepatocirrhose hervorgehen muß, aber einmal hervorgehen kann.

Im Ikterus simplex ist freilich eine Gruppe enthalten, die als *Cholangitis* (Cholangie, wie UMBER es will) sicher anzusprechen ist und bei febrilen, gerade auch subfebrilen Fällen in Schüben verläuft mit wechselnden Ikterusintensitäten, enorm schwankender Lebervergrößerung bei empfindlichem Organ, oft auch einer vergrößerten Infektionsmilz, manchmal Bakterienbefunden durch Duodenalsondierung gewonnen, Zeichen im Blute für die infektiöse Natur (Leukocytose, Linksverschiebung, Senkungsgeschwindigkeit usw.[1]). Im Einzelfall sind wir also oft in der Lage, zur Diagnose der Cholangitis zu kommen. Ob wir von ihr die „Cholangie" wirklich abtrennen sollen, darüber läßt sich streiten, erst recht ob die „Cholangitis lenta" eine klinische Abgrenzung ist oder eine bakteriologische, wenn die grüne Mutation des Streptococcus (viridans) gefunden wird, prognostisch hat sie jedenfalls nichts mit der Tragik der Endocarditis lenta zu tun.

Auch zwischen der Cholangitis und der *cholangitischen Cirrhose* gibt es keine scharfe klinische Grenzsetzung. In kleinsten Schüben aus einfachen cholangitischen, cholangiolitischen und cholostatischen Anfängen beginnend, kann latent und larviert ein Leberleiden bis zu den schwersten Bildern führen. Die reine Gallenstauung wird noch am unschädlichsten sein, kommt aber sekundär der funktionelle Ausfall atrophisch gewordener Leberepithelien hinzu oder ein aufsteigender Infekt, dann wird sich schnell eine Gallenstauungscirrhose als irreparabler Ausgang entwickeln. Es gibt aber Cholangitiden, die selbst Jahre hindurch subfebril verlaufen, oft in wechselnder Intensität, ohne daß klinisch eine Cirrhose deutlich wird. Sie sind praktisch besonders wichtig. Dann wieder kann die Cirrhose bei cholangitischen Prozessen sich ohne jede Cholostase rapid ausbilden, offenbar unmittelbar toxisch das Leberepithel angreifen.

Wie schwer es ist, einen infektiösen von einem nichtinfektiösen Ikterus simplex abzugrenzen, darüber belehrte mich, ähnlich wie ein epidemisches Auftreten von Ikterus bei Kiel beobachtet wurde, eine Ikterus-Endemie in einer Polizeikaserne von Frankfurt a. Main, die ich durch Jahre hindurch immer wieder feststellen konnte, so daß wir in 7 Jahren etwa 120 Schutzpolizeimannschaften mit diesem Ikterus endemicus in der Klinik studiert haben.

---

[1] v. BERGMANN, G.: Zur Cholangie und ihrer Behandlung. Ther. Gegenw. 1932, H. 4.

Manche dieser Fälle dokumentierten sich fraglos als Infektionskrankheit, andere unterschieden sich in nichts von einem gewöhnlichen Ikterus. Ähnliches gilt, wenn, sporadisch etwa von zwei Nachbarskindern, die miteinander gespielt haben, das eine kurze Zeit nach dem anderen an Gelbsucht erkrankt, von mir beobachtete Fälle, bei denen einmal ein krasser Ikterus da ist, andere mit Subikterus und endlich aus demselben Hause stammend, etwa jener Kaserne, nur ein latenter, im Serum erkennbarer Ikterus, endemisch oder im Sinne des erhöhten Bilirubinspiegels zu finden war. Auch für solche Fälle des Ikterus infectiosus, der sporadisch oder epidemisch auftritt, ist es aber gerade keineswegs erwiesen, daß die völlig unbekannte Noxe ihren Eintritt durch die Gallenwege, die Gallengangscapillaren oder die epithelialen Gallengangslücken genommen hat.

Vom *Ikterus als Sekundärkrankheit* bei Allgemeininfektion, etwa der „biliösen" Pneumonie, dem Erysipel, der Sepsis, ist es wohl selbstverständlich, daß der Schaden auf hämatogenem Wege herankommt durch den portalen Blutstrom mehr noch die Arteria hepatica. Das hat KAUFFMANN und sein Mitarbeiter KNITTEL in meiner Klinik bei der Eiweißzerfallsintoxikation nach intensiven Hautbestrahlungen oder Papajotininjektionen, einem trypsinartig wirkenden Pflanzenferment, gezeigt[1], wo es zu histologischen Veränderungen der Leber, zentraler Läppchenverfettung, manchmal selbst zentraler Läppchennekrose kam, in einigen Fällen war gar kein oder sehr wenig Glykogen, in wenigen anderen trotz reichlicher Verfettung noch reichlicher Glykogengehalt der Leberzellen nachweisbar. Man ist versucht, also nicht von den Gallenwegen her, sondern gerade hämatogen das Leberparenchym zu beachten und dort die Degeneration der epithelialen Leberzelle, ähnlich wie bei der Leberatrophie, in den Vordergrund zu stellen, auch das ist keineswegs erwiesen, jedenfalls wäre es eine unberechtigte Einseitigkeit, allein quasi als epitheliale Selbstverdauung die Leberschäden erklären zu wollen.

Beim akuten Leberzusammenbruch kennen wir seit FRERICHS zwar die autolytische Massenentstehung von Aminosäuren durch jenen Befund von Leucin und Tyrosin im Harn, stärker wie bei der Phosphorleber des Tierexperiments, aber gerade die Ketonämie ist dabei kein häufiger Laboratoriumsbefund, wie es STROEBE in meiner Klinik verfolgt hat.

Müssen wir uns, namentlich ROESSLE folgend, bei den *Cirrhosen* dahin wieder umstellen, daß wir die Reaktion des mesenchymalen Parenchyms, also des Bindegewebes, der Capillarendothelien und besonders der KUPFFERschen Sternzellen als das Wichtigste beachten, also echte entzündliche Reaktionen als regelmäßiges Gewebsverhalten für alle Cirrhosen anerkennen, neben dem die Degeneration der epithelialen Leberzelle zwar auch eine Rolle spielt, aber nicht wie KRETZ einst meinte, die obligat primäre, so sollte man auch für jene Hepatopathien, die uns hier vorwiegend beschäftigen, das mesenchymale Gewebsverhalten mindestens ebenso sehr in Betracht ziehen wie das epitheliale.

[1] KNITTEL: Veränderungen der Leber- und Gallenblase als Folgen toxischen Eiweißzerfalls. Inaug.-Diss. Berlin 1929.

Die große epitheliale Regenerationsfähigkeit der Leber läßt vikariierend neue Leberzellen entstehen, aber dadurch wird die Struktur atypisch und auch das gegenüber der Norm vergrößerte Organ bietet den Pfortaderverzweigungen Widerstand, es kommt zur Stauung, die Milz wird durch Parallelvorgänge groß, und das Bild der manifesten Lebercirrhose tritt dann erst in Erscheinung.

Ob die Leber hierbei zunächst hypertrophisch erscheint und dauernd hypertrophisch bleibt, ob sie sekundär atrophisch wird, wie LAENNEC es für das Typische hielt, als er das „hypertrophische" und „atrophische" Stadium beschrieb oder von Anfang an als atrophische Cirrhose imponiert, ist für die Klinik kein wesentliches Unterscheidungsmerkmal mehr. Die alte Lehre, parenchymatöse und interstitielle Leberentzündung mit der Reihenfolge: erst Zugrundegehen des Parenchyms, dann Bindegewebsentwicklung in den Lücken und interstitielle Entzündung an Stelle des Verlorengegangenen, besteht nicht mehr zu Recht. ROESSLE faßt jede Cirrhose als Ausdruck chronisch entzündlichen Geschehens auf, als reaktives sekundäres Verhalten auf einen zerstörenden Primärvorgang (Noxe) hin, der einem Verdauungsvorgang nahesteht.

Für die Ätiologie spielt die Lues auch dann eine Rolle, wenn vom Gesichtspunkt des Pathologen von spezifischen luetischen Veränderungen, etwa Lebergummen oder luetischem Granulationsgewebe gar keine Rede sein kann. Erst gewisse Leberfunktionsproben haben uns gezeigt, wie häufig bei Syphilitikern, die einmal einen ikterischen oder anikterischen Leberschaden durchgemacht haben, eine latente chronische Hepatopathie besteht (STROEBE[1]), die im Sinne des Anatomen dann doch ein unspezifischer Leberschaden ist. Während solche und ähnliche leichtere Schäden zum Stillstand kommen oder sich hochgradig zurückbilden, können namentlich, wenn neue Schäden gehäuft die Leber treffen (Alkohol, Chloroform, Äther, Avertin, bakterio- und autotoxische Schäden bei Infekten, allergische Sensibilisierungen und andere noch unbekannte Noxen), die hepatitischen Prozesse sich kumulieren, die hepatotischen zu ausgedehntem Zugrundegehen von epithelialen Leberzellen führen, ja selbst zu Zellnekrosen, besonders im Zentrum der Leberacini, gefolgt von hepatitischen Reaktionen.

Zwischen den Anfangsstadien diffuser Hepatopathien, die sich anatomisch noch nicht manifestieren und den Endstadien, bei denen der Anatom eher als der Kliniker Gruppen bilden kann, steht oft die sog. *Fettleber* — nicht fettige „Degeneration" der Leberepithelzelle, trübe Schwellung, Lipoidinfiltration bis zur Nekrobiose, sondern zunächst Fettmast meist mit aber auch ohne Glykogenverarmung. Gerade beim Alkoholiker geht die Fettleber der Cirrhose voraus und auch für den Diabetiker ist das typisch, meist aber bleibt es bei der Fettleber. Es scheint wirklich an der Zeit, daß eine Klinik der Fettleber entsteht, die noch fast völlig fehlt.

---

[1] STROEBE: Ketonomie bei Leberschädigungen. Z. klin. Med. Bd. 118, 1931.

Daß es neben den „sekundären“ Cirrhosen im eben entwickelten Sinne häufiger primäre gibt, scheint pathogenetisch nicht zweifelhaft. Jedenfalls ist so viel empirisch sicher, daß die Cirrhose im Einzelfall meist primäres Leiden scheint, vielleicht aber manchmal nur, weil voraufgegangene Prozesse symptomlos, jedenfalls aber ohne Beschwerden verliefen. Eine ätiologische Einteilung nach toxischen Momenten, nicht nur Lues, Alkohol, Infekt usw. kann nur systematisch berechtigt sein, bleibt unter dem Gesichtspunkt des Funktionellen aber undurchführbar, da sich die Ätiologien kombinieren, und auch eine cholangitische, cholangiolitische und cholostatische Cirrhose im Sinne Roesslеs ist im Einzelfalle für die Klinik nicht immer streng zu scheiden von den Folgen hämatogener Angriffe auf die Leber. Die von den Gallenwegen her ausgehenden Cirrhosen und die durch toxische Schädigungen auf dem Blutwege entstandenen bleiben häufig genug klinisch-funktionell nicht unterscheidbar, da sich auch hier frühzeitig die Angriffe beider Wegsysteme kombinieren können. Denken wir mehr daran, daß die Galle, das Produkt der epithelialen Leberzellen, sich zunächst in einer Lücke zwischen zwei Zellen sammelt und erst distal dieses Lückensystem mit Endothelien in den feinsten Gallengangscapillaren, Cholangioli, ausgekleidet ist, dort, wo die ersten Lücken zu Gängen werden, ist nach Aschoff die „Achillesferse“ für das Eindringen des Infektes. Eine Noxe, die bis in diese letzten Verzweigungen hinaufdringt, muß unmittelbar die epitheliale Leberzelle schädigen, es wird ein ganz analoger Epithelschaden entstehen, auch wenn vom Blutwege her die Epithelzelle getroffen wird, sei es von den Endverzweigungen der Vena portarum, sei es von denen der Arteria hepatica her.

Der epitheliale Leberschaden kann sich also von allen drei Wegen einleiten und deshalb darf man die initiale diffuse Hepatopathie etwa beim sog. Ikterus „simplex“ nicht ohne weiteres als Folge einer „Cholangie“ oder Cholangiolitis ansehen. Was vom initialen Leberschaden gilt, gilt ebenso vom terminalen, chronischen, also von den Hepatocirrhosen. Mag auch hier die spezielle Nosologie mit Recht die von den intrahepatischen Gallenwegen ausgehenden Cirrhosen von den hämatogenen trennen, es bleibt doch ein breites Grenzgebiet, auf dem entweder der Weg zum Schaden nicht zu ermitteln ist, oder doch mindestens sich nicht aussagen läßt, ob Hepatitis oder Hepatose das Primäre in der Entwicklung war. Es ist kein Zweifel, daß die Schädigungen um so wahrscheinlicher zur Cirrhose führen, wenn sie aus beiden Richtungen kommen — hämatogen und ascendierend durch die Gallenwege. Als Beckmann mit Alkohol beim Tier Cirrhosen erzeugen wollte, wie es so vielen nicht gelungen ist, kam er erst zu positiven Resultaten, als er zufällig Hunde verwandte, bei denen er zuvor in hiervon unabhängigen Versuchsreihen bakterielle Infektionen der Gallenwege gesetzt hatte. Für den Cholangitiker sind ebenso Alkoholabusus, lange Narkosen, ein Erysipel oder auch eine Streptokokkenangina von besonderer Gefahr.

Ein paar kasuistische Beispiele sollen erweisen, worauf ich hinaus will:

Trotz mangelnder Koliken (lediglich Beschwerden von Druck im Oberbauch mit Erbrechen nach fetten Mahlzeiten und bestehender Achylie) klärt sich ein Verdacht auf Magencarcinom röntgendiagnostisch als Cholelithiasis auf, ohne Temperaturerhöhung. Es kommt zur Cholecystektomie, 3 große Steine in der entzündeten Blase. Die Leber ist makroskopisch nicht verändert, die Milz nicht vergrößert. Ein schweres Wunderysipel schließt sich an, das über den ganzen Körper wandert, auch zu einer kurzdauernden hämorrhagischen Nephritis führt. Erysipel und Nephritis heilen völlig ab, während des schweren Erysipels bestand Subikterus der Skleren.

1 Jahr später sehe ich den Kranken wieder, enorm große, ganz harte Leber, Milzschwellung, nichts von portaler Stauung, hypertrophische Cirrhose, wieder Spuren von Ikterus.

Es scheint mir hier das Wesentliche der Streptokokkeninfekt zu sein, der eine schnell ablaufende Nephritis, aber einen nicht mehr ablaufenden hepatitischen Prozeß gesetzt hat, den die Klinik kaum als biliäre Cirrhose, eher als gewöhnliche Cirrhose buchen würde, das voraufgehende Gallensteinleiden hatte bereits vor dem Erysipel ascendierend offenbar einen latenten Leberschaden verursacht.

Im Jahre 1923 lassen wir in Frankfurt einen Patienten wegen Ulcus duodeni operieren, der seit 1921 am Magen litt. Dabei fällt eine granulierte Beschaffenheit der Leberoberfläche auf. Eine spätere Untersuchung 1923 gibt keine Störung der Leberfunktion, auch nicht vermehrtes Urobilin im Harn. Erst 1924 wird Urobilin gefunden, positive Galaktose-Lävuloseproben. Im Jahre 1926 kommt es zur Magenresektion, vorher war eine Gastroenterostomie und Cholecystektomie ausgeführt. Wieder dasselbe Bild einer Lebercirrhose, nun die Milz vergrößert. Erst im weiteren Verlauf Schwellung der epigastrischen Venen, auch jetzt noch kein Ascites, aber im Frühjahr 1929 reichlich Urobilin und Urobilinogen im Harn, Galaktoseprobe positiv.

Dies also ein Beispiel für die latente Entwicklung einer Cirrhose, die schon vor 6 Jahren anatomisch unzweifelhaft bestand, aber erst viel später Leberfunktionsstörungen nachweisen ließ, zur selben Zeit, wo man auch klinisch an der Härte der Leber, der großen Milz und den epigastrischen Venen die Diagnose stellen konnte. Ein Ascites besteht auch jetzt noch nicht.

Zwei andere Fälle verdeutlichen die Beziehung vom Infekt auch als große Autointoxikation und Leberzusammenbruch.

Ich sehe beide in schwer septischem Zustande, beim einen ein großer peritonsillärer Absceß, Schüttelfröste, Jugularisunterbindung. Er wird gelb, ist soporös, die Leber ist eben palpabel. Nach Insulintraubenzucker kommt der ganze Prozeß zur Heilung.

Beim anderen schließt sich der septische Prozeß an eine Phlegmone des Armes an. Die Leberdämpfung wird kleiner, und bei der Sektion findet sich eine akute gelbe Leberatrophie, besonders ausgesprochen im linken Leberlappen.

Enge pathogenetische Zusammenhänge bestehen also zwischen dem Ikterus simplex (catarrhalis), dem Ikterus infectiosus, der Cholangitis, speziell der Cholangiolitis, der Fettleber, den Lebercirrhosen — hämatogen und cholangiogen — und der akuten bzw. subakuten Leberatrophie. Selbst die herdförmigen Cirrhosen, die herdförmigen Lebernekrosen und Atrophien stehen diesen Entwicklungsreihen nicht fern. Ist aber die Berechtigung, ja die Notwendigkeit dieser funktionellen Wandlungsmöglichkeit anerkannt, dann wird mein Schema eine leichtverständliche Darstellung des bisher geschilderten geben und die scheinbar getrennt bestehenden alten Krankheitsbilder in ihrem funktionellen Wandel aufzeigen.

Diffuse (und herdförmige) Lebererkrankungen mesenchymal und epithelial beginnend (entzündlich und degenerativ)

manifest ikterische ⇄ latent ikterische ⇄ anikterische

Hepatopathien

akute, subakute Leberatrophie ⇄ Cirrhosen (haematogene, biliäre) als entzündliche Reaktionsformen in Schüben verlaufend

Fettleber (oft Glykogenmangel)

Cholangitis, Cholangiolitis

Die Pfeilrichtungen zeigen die Wechselbeziehungen, die möglich sind, fakultativ, aber nicht obligat.

Das schwerste und eindruckvollste Krankheitsbild bleibt *die akute Leberatrophie* mit Ikterus, schnellem autolytischen Einschmelzen des Organes, in wenigen Tagen zum Tode führend. Es ist das Bild einer großen Autointoxikation, mag durch äußere Vergiftung, etwa durch Phosphor, den Knollenblätterschwammpilz oder auch durch Chloroform, Salvarsan u. a. m. der degenerative Zerfall der Selbstverdauung ausgelöst sein oder mit unbekannter Ätiologie etwa durch unspezifischen körpereigenen Eiweißzerfall, wie etwa bei den Schwangerschaftstoxikosen.

Im Coma hepaticum geht der Mensch „hepatargisch" zugrunde. Die Bezeichnung als „Intoxikation" ist nur konventionelle Zusammenfassung. Man sei sich auch hier der ungeheuer großen Zahl von Partiarfunktionen der Leber bewußt. Viele einzelne wären imstande, schwere Störungen im Allgemeinbefinden hervorzurufen. Die Leber hat eine bedeutende entgiftende Funktion, deren Ausfall allein schon zur Intoxikation führen müßte. Man denke an Paarungen von aromatischen Substanzen mit Glykuronsäuren, die als Entgiftungsvorgang anzusehen sind. Man denke an die Entgiftung des Cyans und seiner aus dem Eiweißzerfall stammenden Nitrile durch die Bindung an Schwefel als Rhodan, die sich vorwiegend in der Leber vollzieht. SCHECHTER[1] hat an meiner Klinik über diese bisher vernachlässigten Zusammenhänge der Cyanentgiftung ausführliche Untersuchungen angestellt (s. später). Auch eine Fülle von anderen Eiweißabbauprodukten, wenn sie nicht mehr zum Endprodukt des Harnstoffes gebracht werden können, müssen giftig wirken.

Die herabgesetzte Leistung der Intermediärfunktion des Eiweißabbaus erscheint also als ganz wesentliches Moment im Bilde der hepatischen Autointoxikation: Ammoniak wird nicht mehr in demselben Umfange wie in der Norm zur Harnstoffsynthese verwendet, Aminosäuren bleiben beim Eiweißabbau zurück, weil auch sie nicht der Weiterwandlung bis zum Harnstoff unterliegen. Das gilt nicht nur für Leucin und Tyrosin, sondern es überschwemmen wohl viele cyklische Komplexe das Blut und die Gewebe. Man denke an die Derivate des Histidins, auch an Cholin und Histamin. KAUFFMANN und ENGEL[2] haben bei

[1] SCHECHTER: Cyanstoffwechsel I—IV. Z. klin. Med. Bd. 117, H. 5/6, 1931.

[2] KAUFFMANN u. ENGEL: Über Imidazolderivate im Harn Leberkranker. Z. klin. Med. Bd. 114, H. 4/5, 1930.

Leberkranken eine spontane Vermehrung der Imidazolkörperausscheidung — nach Belastung mit Histidin und seinen Verwandten eine ungewöhnliche Steigerung — gefunden. Es muß vorläufig unentschieden bleiben, ob damit etwa eine neuartige Störung im Eiweißstoffwechsel aufgedeckt ist, in dem Sinne, daß die kranke Leber mehr oder weniger die Fähigkeit der Ringspaltung eingebüßt hat. Ptomaine wie Cadaverin, Putrescein, „Sepsin" usw., Peptide, auch Albumosen treten vermehrt im Harn auf.

Die „glykogenoprive" Intoxikation von FISCHLER erfaßt einen anderen Teil des hepatargischen Vorganges. An dieser Störung ist nicht nur der überstürzte autolytische Eiweißabbau beteiligt: auch die Fähigkeit, dem Organismus Traubenzucker aus den erschöpften Glykogenreserven der Leber zur Verfügung zu stellen, hat gelitten, die Wandlung aller organischen Nahrungsstoffe, Eiweiß, Kohlehydrate und Fette, ist nicht nur dissimilatorisch überstürzt (wobei die enge Beziehung des Kohlehydrat- zum Fettstoffwechsel zu beachten ist), sondern auch assimilatorisch gestört. Meine Mitarbeiter KUGELMANN[1], STROEBE[2] und KALK[3] haben mit den mannigfachen Funktionsproben, die hier zur Verfügung stehen, diese Verhältnisse im einzelnen zu klären versucht.

Endlich muß das Auftreten körpereigener Abbausubstanzen in ihrer quantitativen Änderung als Zuviel nicht nur als Eiweißzerfallstoxikose, auch als Störung im Säurebasengleichgewicht die stärksten Forderungen an die Ausregulierung stellen, man denke etwa an die Fettsäuren. Wenn auch in meiner Klinik P. BIELSCHOWSKY[4] bei mechanischem Ikterus und sog. Ikterus simplex trotz Vermehrung der Ketonkörper keine Störung des Säurebasengleichgewichtes nachgewiesen hat, so fand er doch gerade in dem einzigen untersuchten Falle von akuter gelber Leberatrophie eine erhebliche Hypokapnie mit echter Acidose. Es versagt schließlich auch das Pufferungsvermögen, wenn der Organismus von jenen körperfremden Substanzen überschwemmt wird, etwa durch die sauren Ketonkörper beim Fettabbau (Oxybuttersäure, SEELIG), durch die Milchsäureanhäufungen beim Zuckerabbau. Wie wenig sagt dabei der Blutspiegel über den noch kaum erforschbaren Chemismus der einzelnen Gewebe und gerade deren physikochemisches Verhalten.

Es hat sich ergeben, daß wir ein ungemein komplexes Geschehen beim Leberzusammenbruch vor uns haben, das in dem Wort „Cholämie" nicht dem Umsturz aller intermediären Stoffumsetzungen gerecht wird und mit dem Worte „Intoxikation" zu einfach wie auf eine vermehrte Giftdosis hinweist.

Auch ein „Mangel des notwendigen Geschehens" ist Schaden, so mag der Ausdruck der „Untätigkeit" des Werks, also der „Hepatargie", des hepatargischen

[1] KUGELMANN: Das Verhalten der Adrenalinblutzuckerkurve bei Erkrankungen des Leberparenchyms. Klin. Wschr. 1929, H. 6.

[2] STROEBE: Ketonämie bei Leberschädigung. Z. klin. Med. Bd. 118, H. 5/6, 1931.

[3] KALK: Klinische Unters. über die Frage des latenten Leberschadens. Dtsch. med. Wschr. 1932, Nr. 28.

[4] BIELSCHOWSKI, P.: Untersuchungen über das Säurebasengleichgewicht und die Ketonkörper im Blut bei Ikterus. Z. klin. Med. Bd. 114, H. 4/5, 1930.

Zustandes, wohl der glücklichste sein neben dem der „akuten Leberinsuffizienz", oder dem besseren der „Leberdekompensation", weil er die Pathologie der Funktion deutlich betont.

Das Kardinalproblem dieses immerhin relativ seltenen akuten oder subakuten deletären Verlaufs liegt in der Frage, warum die verringerte Widerstandsfähigkeit der epithelialen Leberzelle in diesen Fällen?

Das scheint mit dem Glykogenhaushalt sehr eng verknüpft. Mag auch der Glykogenreichtum nicht selbst der Schutz der Leberzelle sein und die Glykogenarmut die schlechte Widerstandskraft zwar dokumentieren, aber nicht selbst verursachen, so ist ein gewisser Glykogengehalt der Leberzelle doch der Ausdruck eines normalgesunden Verhaltens, einer „biologischen Resistenz".

Wie bei der Frage der Entzündung uns die Entzündungsbereitschaft eines Gewebes als hyperergische Reaktion wichtiger als der Entzündungsreiz geworden ist, so scheint uns auch der „Zustand" der epithelialen Leberzelle maßgebender für die Verlaufsart des Krankheitsprozesses in vielen Fällen zu sein, als die Dosis und die Kombination der Noxen, die die Leber vom Blutwege oder von den feinsten Gallenwegen her an ihrem Epithel treffen.

Man ändert z. B. wahrscheinlich durch kleine Insulindosen die Permeabilität der epithelialen Leberzelle im Sinne leichterer Aufnahmefähigkeit für Zucker und besserer Glykogenfixation — eine Hypothese, die mir auch durch die Untersuchungen meines Mitarbeiters GOLDNER[1] an isolierten Zellen zur Wahrscheinlichkeit geworden ist —, dann ist die Leberzelle gleichzeitig resistenter geworden, vielleicht nicht wegen des Glykogenreichtums an sich, sondern wegen des günstigeren biologischen Zustandes. Vermag doch auch die Insulintraubenzuckertherapie zwar die gefahrdrohenden Komplikationen beim Ikterus simplex zu verhindern, aber nicht diesen selbst in seinem Ablauf wesentlich zu beschränken (STROEBE[2]). Der beste Schutz gegen den subakuten Leberzusammenbruch sind diese kleinen Insulindosen bei reichlicher Zufuhr von Kohlehydraten. Man sei in der Ermahnung zu reichlicher Kohlehydratzufuhr bei der Insulintherapie jedoch pedantisch gewissenhaft.

Der Ausbau der *Leberfunktionsproben* hat unser Wissen um die intermediären Abläufe und die funktionellen Zusammenhänge des Leberstoffwechsels nur bescheiden gefördert. Funktionsproben sind aber auch nur isolierte Prüfungen von Teilfunktionen eines Organs und werden schwer letzte Schlüsse auf die physiologische und pathologische Gesamtfunktion zulassen, am allerwenigsten bei der Leber, die einerseits mehr als die meisten übrigen Organe an chemischen Funktionen teilhat und von so vielen biologischen Regulationen gesteuert wird, und die andererseits auch nicht wie andere Drüsen an leicht zu gewinnendem Exkret ihre Funktion erkennen läßt. Erst aus der Fülle einzelner Funktionsprüfungen wird sich einst ein vorsichtiger Schluß auf den biologischen Zustand

---

[1] GOLDNER u. KLEE-RAWIDOWITSCH: Noch unveröffentlichte Versuche.

[2] STROEBE: Zur Klinik und Stoffwechselpathologie der latenten Hepatopathien. Z. klin. Med. Bd. 119, H. 5/6, 1932.

des Organs ziehen lassen. Aber auch dann ist die Erkenntnis der harmonischen Gesamtfunktion noch vielen Fehlschlüssen ausgesetzt, denn die Addition der Teile ergibt im Biologischen nie das Ganze.

Die Bilirubinbelastungsprobe, wie sie auf meine Veranlassung EILBOTT[1] ausgearbeitet hat, nimmt unter den chromodiagnostischen Proben eine besondere Stellung ein. Es scheint mir doch ein großer Unterschied, ob man einen körperfremden Farbstoff, etwa eine Phenolphthaleïnverbindung dem Blute einverleibt und seine Ausscheidung verfolgt, oder ob man reines Bilirubin wählt, das als physiologisch adäquat für die Leberelimination angesehen werden kann. Freilich sind auch dieser Probe gegenüber wichtige Einwendungen möglich: es kann der reticuloendotheliale Apparat Bilirubin speichern, wie es im Ikterus geschieht, und es wird ähnlich wie bei der direkten und indirekten Bilirubinprobe nach HIJMANS V. D. BERGH auch von den kolloidalen Serumstrukturen abhängen, wie schnell oder langsam Bilirubin ausgeschieden wird. Aber STROEBE[2] hat an Tieren, die im reticuloendothelialen Apparat blockiert waren, zeigen können, daß die Speicherung von Bilirubin im R. E. A. nur von geringfügiger Bedeutung sein kann und jedenfalls den Ausfall der Funktionsprobe bei gesunder Leber nicht stört. Das gleiche konnte er kürzlich auch am Menschen nachweisen, bei einem Kranken, bei dem zur Behandlung seines inoperablen Carcinoms eine Isaminblauinjektion vorgenommen worden war. Der Wert der Probe ist neuerdings auch durch japanische Arbeiten bestätigt.

Es handelt sich trotzdem bei der Bilirubinbelastungsprobe nach meiner Meinung keineswegs um eine ideale Methode, mag sie sich auch in der Klinik diagnostisch bewähren, wie es von verschiedenen Seiten (STAUB, JEZLER, LEPEHNE u. a.) betont wird. Ihr Wert liegt vielmehr trotz aller Fehlerquellen darin, daß sie der Leber eine physiologisch-adäquate Aufgabe stellt und allen Zuckerbelastungsproben weit überlegen ist. Sie wird häufig ergänzt durch den Nachweis des Urobilins und Urobilinogens. Aber in einzelnen Fällen scheint sie mir in der Tat auch da auf Störungen einer Partialfunktion der Leber hinzuweisen, wo die Harnproben diesen Hinweis noch nicht geben.

STROEBE konnte in Übereinstimmung mit älteren Versuchen von VOSSIUS und von BOUCKAERT und APPELMANN nachweisen, daß beim Gallenfistelhund nach der Injektion von Bilirubin die Bilirubinelimination durch die Galle innerhalb der ersten Stunden mächtig ansteigt, ja, soweit eine Berechnung zulässig ist, kommt vielleicht die gesamte Bilirubinmenge in dieser Zeit bereits wieder zum Vorschein. Wenn sich bei zwei Patienten mit Choledochusfistel nicht in gleichem Maße das Bilirubin wieder finden läßt, so spricht das in keiner Weise gegen den Wert der Probe, sondern zeigt nur, daß die Choledochusfistel angelegt wurde, nachdem bereits eine diffuse Leberschädigung entstanden war. In der

---

[1] EILBOTT: Funktionsprüfung der Leber mittels Bilirubinbelastung. Z. klin. Med. Bd. 106, H. 5/6, 1927.

[2] STROEBE: Die experimentellen Grundlagen der Bilirubinbelastungsprobe und ihr Anwendungsgebiet beim Menschen. Z. klin. Med. Bd. 120, H. 1/2, 1932.

Norm aber findet man ein Absinken des Serumbilirubins zum Ausgangswert innerhalb von längstens 3 Stunden.

EILBOTT hat bereits an einem großen Material gezeigt, daß bei der Lebercirrhose die Bilirubinelimination so gut wie ausnahmslos verzögert ist. In den letzten 5 Jahren hat sich unser Material erheblich erweitert, ich habe aber nur 2 Fälle erlebt, bei denen klinisch Lebercirrhose diagnostiziert wurde — es ist nur der eine durch Obduktion verifiziert —, die keine verzögerte Bilirubinausscheidung aufwiesen.

Unter unserem Cholecystitismaterial stellten KALK und BINSWANGER[1] 14 Fälle fest mit zum Teil hochgradig verzögerter Bilirubinausscheidung.

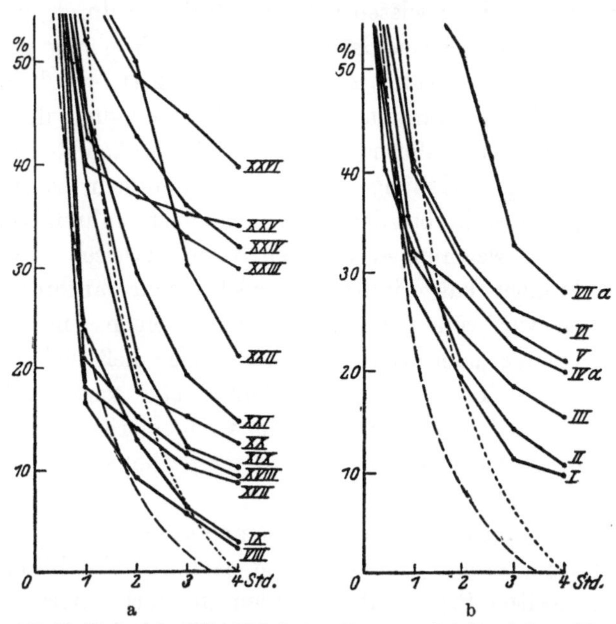

Abb. 51. Verlauf der Bilirubinbelastungskurven, a bei chronischem Alkoholismus, b im bzw. nach akutem Rausch. Auf der Abszisse ist der prozentuale Zuwachs des Serumbilirubins nach intravenöser Injektion von 0,05 g Bilirubin (HOMBURG) eingetragen, auf der Ordinate die Zeit in Stunde. Die ---- und ········ Kurven stellen die normale Schwankungsbreite der Probe bei Lebergesunden dar. Die übrigen Kurven zeigen die Verzögerung der Bilirubineliminierung a bei 10 Fällen von chronischem Alkoholismus und b bei 5 Fällen von akutem Alkoholabusus.

Bei diesen Fällen ist es wichtig, darauf hinzuweisen, daß die Probe auch dann pathologisch ausfiel, wenn Koliken und Fieber schon längere Zeit zurücklagen und lediglich nur noch eine vergrößerte Leber manchmal subfebrile Temperaturen — ohne sonstige Zeichen eines aktiven Prozesses — vorhanden waren.

Am wichtigsten gerade für den Begriff der latenten Hepatopathie aber sind mir EILBOTTS Befunde beim *Alkoholrausch*[2]. Fiel doch nach einem akuten schweren Rausch die Probe stets positiv aus, um schon wenige Tage darauf wieder ein negatives Resultat zu geben, während bei chronischem Alkoholismus auch in Fällen, die keine, wohl n o c h keine Zeichen der Lebercirrhose geboten haben, häufig die Bilirubinelimination dauernd verzögert blieb. Einige Kurven aus der EILBOTTschen Arbeit werden die Größe der Unterschiede veranschaulichen (Abb. 51).

Ähnliche Befunde hat BOSHAUER aus der GULEKEschen Klinik in Jena bei Kranken, die cholecystektomiert werden sollten, erhoben, bei denen zum

[1] KALK: Klinische Unters. über die Frage des latenten Leberschadens. Dtsch. med. Wschr. 1932, Nr. 28.

[2] v. BERGMANN, G.: Zur funktionellen Pathologie der Leber, insbesondere der Alkoholätiologie der Cirrhose. Klin. Wschr. 1927, Nr. 17.

Teil bald nach der Narkose die Elimination noch schlechter wurde, um einige Zeit später sich wieder zu bessern, so daß die Frage eines Narkoseschadens der schon vorher geschwächten Leber nahegelegt wurde.

Diesen Resultaten reihen sich gut Befunde an, die KALK, BINSWANGER und STROEBE nach Ablauf eines Ikterus simplex erhoben haben: solange der Bilirubinspiegel hoch ist und Bilirubin im Urin ausgeschieden wird, kommt die Probe zwar nicht in Betracht, klingt der Ikterus aber ab, so ergibt sich, daß meist eine überschießende Bilirubinausscheidung statthat.

Ich möchte, nachdem ich selbst genügend auf Fehlerquellen und Einwendungen hingewiesen habe, in all diesen durch meine Probe gewonnenen Befunden einen Beweis dafür sehen, daß oft genug nach Ikterus simplex ebensowenig eine restitutio ad integrum eintritt, wie beim Alkoholschaden oder bei Gallenblasenerkrankungen unter Mitbeteiligung der Leber. Kann es bei allen drei Erkrankungsformen auf Grund der großen Regenerationsfähigkeit der Leber auch zu einer Heilung der Funktion kommen, so bleibt doch eine beträchtliche Gruppe zurück, bei der auch noch nach Jahren sich, mindestens durch diese Probe, Abweichungen von der Norm erweisen lassen. Wie leicht allgemeine Infektionen bakteriotoxisch, noch mehr autotoxisch die Leber schädigen, wissen wir von den biliären Pneumonien und der Häufigkeit des Ikterus bei Sepsis oder Erysipel. Auch hier ließ sich unter 7 Erysipelfällen, die nichts von Ikterus zeigten, viermal eine verzögerte Bilirubinelimination nach weisen, bei 5 Scharlachfällen auch viermal und bei 4 Grippepneumonien dreimal. Nach Wochen war dieser pathologische Befund wieder geschwunden (STROEBE[1]).

Auch unspezifische Allgemeinreaktionen führen zu einer positiven Bilirubinbelastungsprobe. STROEBE fand nach Milchinjektion im Fieberstadium viermal eine positive Probe unter 5 Fällen, die vorher normale Reaktion boten. Wichtig erscheint mir in diesem Zusammenhang, daß es ja gelingt, durch Sensibilisierung mit Eiweiß Kaninchen in einen Überempfindlichkeitszustand zu versetzen, bei dem dann weitere kleine Eiweißdosen zu Leberschädigungen führen.

Die Leber hat sicher mit den anaphylaktischen und allergischen Vorgängen wesentlich zu tun, und es ist zweifellos kein Zufall, wenn wir so häufig bei Allergikern, besonders bei Asthmatikern, pathologische Funktionszustände wieder in erster Linie mit der Bilirubinbelastung erheben (KUGELMANN[2]).

Endlich ist es von Bedeutung, daß unter 18 Basedowkranken sich bei 14 eine positive Bilirubinbelastungsprobe aufzeigen ließ, freilich meist schwächeren Grades. Wir wissen, daß die Schilddrüsenstoffe eine Verarmung der Leber an Glykogen erzeugen, zu eigentlichen Cirrhosen scheint aber der Basedow durchaus nicht disponiert.

---

[1] STROEBE s. b. H. VOGT: Leberschädigung bei Infektionskrankheiten. Inaug.-Diss. Berlin 1932.

[2] KUGELMANN: Noch unveröffentlichte Versuche.

Einen wichtigen Hinweis hat uns die Bilirubinprobe auch beim Parkinsonismus gegeben, bei dem sie wie STROEBE mit SIEDHOFF[1] gezeigt haben, in der Mehrzahl der Fälle positiv ausfällt. Es scheinen also nicht nur beim echten Morbus WILSON, sondern auch bei den postencephalitischen Parkinsonismen, bei der echten Paralysis agitans und bei der cerebral-arteriosklerotischen Muskelstarre Beziehungen zur Leber zu bestehen. Angaben der Literatur, nach denen auch beim echten WILSON die Cirrhose der Mittelhirnerkrankung vorausgeht, legen es nahe, den Kausalnexus so anzusehen, daß das Primäre die Leberkrankheit, das Sekundäre die Mittelhirnerkrankung ist. Zeigen doch die großen Stammganglien gewisse chemische Aviditäten, die das übrige zentrale Nervensystem nicht in dem gleichen Maße besitzt. Die Pharmakologie kennt das von der elektiven Wirkung jener Schlafmittel her, die Derivate der Barbitursäure sind, und es scheint mir wichtig, daß bei Sektionen Ikterischer das Mittelhirn viel stärker vom Bilirubin gelb gefärbt ist als etwa der Cortex cerebri.

Die *Zuckerbelastungsproben* mit *Galaktose* und ganz besonders mit *Lävulose* sind weitgehend zur Prüfung der Leberfunktion und auch zur Ergänzung der Bilirubinversuche herangezogen worden. Eine Fülle von Arbeiten von vielen Stätten liegen vor, und auch wir haben uns eingehend mit ihnen beschäftigt. Seit sich erst in allerjüngster Zeit durch die Untersuchungen von P. F. MEYER[2] an meiner Klinik eine bisher kaum beachtete, aber in ihrem Ausmaß, wie es scheint, doch beträchtliche Fehlerquelle hat nachweisen lassen, wird man gut tun, die Ergebnisse der Zuckerbelastungsproben mit Kritik zu bewerten. Nur der *Anstieg* über 30 mg vom Ausgangswert *und* der gleichzeitig *verzögerte* Abfall über $2^1/_2$ Stunden hinaus darf als pathologisch gelten. Denn P. F. MEYER hat zeigen können, daß unter Umständen selbst beim Lebergesunden allein durch Veränderung der Magenmotilität ein Blutzuckeranstieg erzielt werden kann, der erheblich über die Norm hinausgeht, während entgegengesetzte Störung von Motilität und Resorption zu verzögertem Abfall der Kurve führen kann. Da nun in zahlreichen Fällen von Hepatopathien auch der Chemismus des Magen-Darmtraktes, wie wir klinisch wissen, gestört ist, wird man nicht immer jene Kurven, die bisher auf einen Leberschaden zu deuten schienen, als beweisend ansehen dürfen. Es hat neuer kritischer Arbeit bedurft, um festzustellen, wie weit die Zuckerbelastungsproben für die Klinik der Hepatopathien brauchbar sind. Dabei hat sich ergeben, daß nur das gleichzeitige Vorhandensein der beiden obengenannten Kriterien den Schluß auf eine Leberstörung zuläßt, denn es ist durch experimentelle Veränderungen am Magen-Darmkanal nicht gelungen, Blutzuckerkurven hervorzurufen, die sowohl hoch ansteigen als auch verzögert abfallen. Wenn schließlich STROEBE[3] in Paralleluntersuchungen mit peroraler

[1] SIEDHOFF: Über Störungen der Leberfunktion bei Erkrankungen des Mittelhirns Z. klin. Med. Bd. 118, H. 3/4, 1931.

[2] MEYER, P. F.: Zur peroralen Zuckerbelastung. Z. klin. Med. 1932.

[3] STROEBE: Zur Klinik und Stoffwechselpathologie der latenten Hepatopathien. Z. klin. Med. Bd. 119, H. 5/6, 1932.

Lävulosebelastung und Bilirubinbelastung bei Kranken, die früher einmal einen Ikterus durchgemacht hatten, fast durchweg übereinstimmend pathologische Ausschläge erhielt, die auch nahezu parallel gehen mit den Urobilin- und Urobilinogenbefunden im Harn, so zeigt auch das, daß ein gültiger Schluß auf einen Leberschaden noch immer zulässig ist.

Die Adrenalin-Blutdruckkurve hat KUGELMANN[1] an meiner Klinik bei Leberkrankheiten verfolgt und festgestellt, daß sie flacher verläuft und der Quotient aus den höchsten und niedrigsten Blutzuckerwerten der Kurve, der bei Gesunden mindestens 1,5 beträgt, beim Ikterus simplex, bei Lebercirrhose und bei denjenigen Cholecystopathien, die mit Leberbeteiligung verlaufen, stets wesentlich tiefer liegt. Im Gegensatz dazu zeigen andere hochfieberhafte Erkrankungen, etwa eine Pyelitis, aber auch ein fieberloser Occlusionsikterus oder ein Cysticusverschluß den normalen Index von 1,5 oder höher. Wir glauben, daß die veränderte Kurve mit den verringerten Glykogendepots vielleicht auch mit der erschwerten Glykogenmobilisierung zusammenhängt. Die gleichen Befunde, sogar noch mit gleichzeitiger Herabsetzung der Galaktosetoleranz, hat BLOECH wenig später an der ORTNERschen Klinik in Wien erhoben.

Das Verhalten dor Ketonkörper bei Leberkrankheiten hat mein Mitarbeiter SEELIG[2] eingehend studiert. Bei Ikterus, bei der cholangitischen Lebercirrhose und bei Leberinsuffizienz fand er häufig eine Erhöhung des Blutacetons und noch öfter eine Erhöhung der β-Oxybuttersäure im Blute. Dabei erscheinen im Harn keine Ketonkörper, was in Übereinstimmung steht mit SNAPPERS Feststellungen, nach denen die Ketonkörper nicht ohne weiteres harnfähig sind. SEELIGS Befunde, denen ein praktisch-diagnostischer Wert, etwa als Funktionsprobe, naturgemäß nicht zukommt, sind aber ein wichtiger Beweis dafür, daß schon beim gewöhnlichen Ikterus schwere Intermediärstörungen auftreten. Auch in der Entzündungsblase durch Cantharidenpflaster konnte STROEBE[3] eine ganz erhebliche Acetonkörpererhöhung beim Ikterus simplex nachweisen.

Wählt man besondere Bedingungen der Ernährung beim Leberkranken, einem Gedankengange von KUGELMANN folgend, so sind erhöhte Acetonkörperwerte im Blute bei Leberkranken auch dann nachweisbar, wenn sie sich spontan noch nicht finden. KUGELMANN[4] setzte die Kranken 2 Tage auf eine reine Eiweiß-Fettdiät, es zeigte sich gerade bei Leberkranken, daß die Acetonkörperwerte höher anstiegen, während sie bei Lebergesunden normal blieben. Das paßt gut zu jener Beobachtung von BANG aus der PETRÉNschen Klinik in Lund, daß dort bei einer Ikterusepidemie von den 34 Erkrankten 28 Diabetiker waren, die nach

---

[1] KUGELMANN: Das Verhalten der Adrenalin-Blutzuckerkurve bei Erkrankungen des Leberparenchyms. Klin. Wschr. 1929, Nr. 6.

[2] SEELIG: Zur Intermediärpathologie der Leber. Z. klin. Med. Bd. 110, H. 2, 1929.

[3] STROEBE: Über die Verteilung der Ketonkörper zwischen Blut und Hautblaseninhalt beim Diabetes mellitus. Z. klin. Med. Bd. 112, H. 3/4, 1930.

[4] KUGELMANN: Unters. zur Fettsucht als Problem intermed. Stoffwechselstörung. Z. klin. Med. Bd. 115, 1931.

Petrén mit einer reinen Fett-Eiweißdiät, also sehr streng kohlehydratarm ernährt wurden. Die glykogenarme Leber war offenbar anfälliger für den Infekt. Wir konnten andererseits beobachten, daß bei 2 Diabetikern, die einen Ikterus simplex bekamen, die diabetische Stoffwechsellage während des Ikterus sich wesentlich verschlechterte.

Hohe Werte der Acetonkörper im Blut finden sich auch bei schweren Infekten mit Subikterus, dann bei ausgesprochen dekompensierten Lebercirrhosen und bei Schwangerschaftstoxikosen (Bock und Bokelmann). Auch im Ödem der Eklamptischen ist die Erhöhung der Ketonkörper bekannt, und die Parallele zum acetonämischen Erbrechen der Kinder, bei denen die Anatomie jüngst ausgesprochene Leberverfettung gefunden hat, liegt auf der Hand. Beim akuten Leberzusammenbruch können ebenfalls die Acetonkörper erhöht sein.

Darin liegt eine Analogie zwischen hepatischem Koma und diabetischem Koma. Ja, die Frage ist vollauf berechtigt, ob die plötzliche Wandlung eines mittelschweren Diabetes, ja eines leichten Diabetes, etwa bei einem Infekt, in eine schwere Diabetesform bis zum Ausbruch des Komas nicht auf die Entstehung eines diffusen Leberschadens, einer Hepatopathie im weitesten Sinne des Wortes, zurückzuführen ist. Bekannt ist die Lebervergrößerung der meisten Diabetiker, ich glaube, sie sollte nicht immer nur als Fettleber, weil die Glykogenreserven fehlen, aufgefaßt werden, sondern Anlaß sein, die enge Zusammengehörigkeit des Pankreas-Leberapparates zu beachten für die Intermediärabläufe. Wenn auch hepatisches und diabetisches Koma keineswegs identisch sind, ihre Ähnlichkeit auch im chemischen Geschehen ist doch weit mehr als eine äußerliche.

Es gelingt bei Phosphorvergiftung des Kaninchens, wie Stroebe[1] zeigen konnte, der Nachweis der Acetonkörpervermehrung im Blute. Es liegt nahe, das Auftreten der Acetonkörper gerade wie beim schweren Diabetes auch für die anderen Leberschäden auf das Zurückdrängen des Kohlehydratstoffwechsels zu beziehen. Eine Glykogenverarmung der Leber aber muß nicht regelmäßig angenommen werden, die Umsetzungen aus Fett könnten steigen. Es erscheint angebracht, in der Beurteilung der Ketonkörpervermehrung als Zeichen einer geschädigten Leberfunktion eine gewisse Vorsicht walten zu lassen. Untersuchungen von Brentano, auf die im Kap. 8 näher eingegangen werden soll, könnten veranlassen, die bisher allgemein übliche Deutung einer weitgehenden Revision zu unterziehen.

Die Urobilinurie schließlich ist ein fast noch feinerer Indikator für den Glykogenmangel oder das Zurücktreten des Kohlehydratstoffwechsels als das Auftreten der Acetonkörper — zudem weit einfacher nachweisbar. Schon im Hunger tritt bei Abnahme des Leberglykogens Urobilin vermehrt im Harn auf, Ketonurie und Urobilinurie gehen häufig parallel, oder die Urobilinurie tritt noch früher in die Erscheinung, so beim Fieber und beim schweren Diabetes, während sie im Koma zurücktritt. Nach Isaac ist das Urobilin dann nicht mehr für die

[1] Stroebe: Zur Klinik und Stoffwechselpathologie der latenten Hepatopathien. Z. klin. Med. Bd. 119, H. 5/6, 1932.

Niere passierbar. Das paßt zur Auffassung von ROGER, der auch die antitoxischen Fähigkeiten der Leber vom Reichtum an Leberglykogen abhängig macht. Gerade wegen der Feinheit der Ausschläge der Urobilinausscheidung ist die Bedeutung ihres Nachweises für die Klinik aber eingeschränkt, um so mehr, seit durch die eingehenden Untersuchungen von BANG erwiesen ist, daß die Grenze zwischen normaler und pathologischer Urobilinurie durchaus nicht scharf ist und daß andererseits bei schweren pathologischen Veränderungen die Urobilinurie völlig ausbleibt. Es spricht also, wenn wir nur die Frage der latenten Hepatopathie betrachten, ein negativer Ausfall der Urobilinprobe noch nicht dagegen, während ein positiver die Annahme zwar stützt, aber nicht beweist. In Verbindung mit anderen Funktionsproben wird auch dieser Test wenigstens dort von Bedeutung sein, wo es darauf ankommt, klinisch-praktisch die Diagnose einer latenten Hepatopathie oder überhaupt allgemein ihr Vorhandensein zu erweisen.

Die Cyanentgiftung scheint eine spezifische Leberfunktion zu sein. Cyan entsteht beim Eiweißstoffwechsel im Organismus, anscheinend aus Nitrilen, und wird wohl in der Hauptsache durch Bindung an Schwefel in Rhodan umgewandelt und als solches ausgeschieden.

Das Rhodan kann als entgiftetes Produkt der im intermediären Stoffwechsel entstehenden giftigen Cyangruppen gelten (PFLÜGER, SALKOWSKI), und man kann — da auch von außen zugeführte Cyanide und Nitrile in erheblicher Menge in Rhodan übergehen — nach dem relativ leicht zu bestimmenden Rhodanhaushalt über den Cyanstoffwechsel Schlüsse ziehen.

SCHECHTER hat an meiner Klinik solche Rhodanbestimmungen im Serum, im Harn, im Speichel und in den Faeces mit der RUPP-SCHIEDschen jodometrischen Methode vorgenommen[1].

Während bei Normalpersonen und lebergesunden Patienten die Speichel- und Urinwerte, die im wesentlichen untersucht wurden, eine gewisse Einheitlichkeit erkennen ließen (0,03—0,05% SCN im Speichel und 0,03—0,07 g im 24 Stunden-Harn), änderten sich diese Werte bei Leberkranken.

Bei ihnen kommt es im Speichel entweder zu einem wesentlichen Absinken oder zu einer deutlichen Vermehrung der Rhodanausscheidung, im Harn jedoch nur zu einer Vermehrung. Hier scheinen die Normalwerte das Minimum der Ausscheidung überhaupt darzustellen.

Bei Belastungsversuchen mit Cyan oder Nitrilen blieb bei Schwerleberkranken die in der Norm eintretende und tagelang anhaltende Erhöhung des Speichelrhodans, die oft 200—300% erreicht, aus. Das gleiche ließ sich im Blute auch an Tieren zeigen, deren Leber phosphorvergiftet war.

War damit experimentell die wichtige Rolle der Leber bei der Cyanentgiftung erwiesen, so ließ sie sich auch schon aus dem hohen Schwefelgehalt der Leber schließen, der im Leberextrakt 0,9% beträgt, während die übrigen

---

[1] SCHECHTER: Cyanstoffwechsel. Mitt. I—IV. Z. klin. Med. Bd. 117, H. 5/6, 1931.

drüsigen Organe, etwa Nebenniere oder Schilddrüse, nur einen Gehalt von 0,02—0,04 % aufweisen. Das schwefelhaltige Taurin der Taurocholsäure stammt ja aus dem Cystin, also einem S-haltigen Baustein des Eiweißmoleküls. Der organisch gebundene Schwefel der Nahrung wird von der Leber ausgeschieden, das Cystin ist die Muttersubstanz des Taurins, wie ich in meiner Dissertation bei FRANZ HOFMEISTER beweisen konnte[1].

Wenn bei Leberkrankheiten, wie LOEPER gezeigt hat, die schwefelspeichernde und schwefeloxydierende Funktion der Leber gestört ist, so wird verständlich, daß auch die Rhodanbildung und damit die Cyanentwicklung gestört sein muß.

So kann man auch von dieser Partialfunktion her einen wichtigen Einblick in die Störung des intermediären Stoffwechsels bei den Hepatopathien und die Entwicklung der Vergiftung beim Leberzusammenbruch gewinnen.

Solange der Schwefelhaushalt nicht gestört ist, verfügt der Organismus wahrscheinlich noch über einen ausreichenden Vorrat an Schwefel zur Bindung der Cyanradikale, die bei jedem vermehrten Eiweißzerfall vermehrt auftreten, und wehrt sich durch vermehrte Rhodanbildung und Rhodanausscheidung gegen die Vergiftungsgefahr. In den schwereren Fällen jedoch, in denen auch die Regulation des Schwefels gestört ist, können die Cyanradikale nicht mehr zu Rhodan entgiftet werden und kreisen ungebunden im Organismus. Vielleicht ließen sich dadurch manche der Intoxikationssymptome im klinischen Bild des Leberzusammenbruchs, die ja einige Ähnlichkeit mit der Blausäurevergiftung haben, erklären, lassen sich doch auch Cyan- und Nitrilvergiftungen ebenso wie die schweren Leberschäden durch Traubenzuckerinsulingaben günstig beeinflussen, wie SCHECHTER gezeigt hat.

Serologische Leberfunktionsproben stehen in der Bestimmung des trypanociden Titers und des Komplementschwundes zur Verfügung. EHRLICH hat zuerst darauf hingewiesen, daß das Blut bei Ikterus simplex und Lebercirrhosen eine experimentelle Trypanosomeninfektion bei der weißen Maus nicht hemmt, während Normalserum in der Dosis von 0,1 ccm bereits eine Maus von 20 g gegen die nachfolgende Infektion schützt. ROSENTHAL hat diese Untersuchungen am weitesten gefördert, FREUND und GASSMANN[2] haben sie an meiner Klinik ebenso bestätigen können, wie es auch von der UMBERschen Abteilung geschah. Aber parallel mit der Schwere der Krankheit geht die Herabsetzung des trypanociden Titers nicht.

Auch der Komplementschwund bei Leberkrankheiten — ich selbst[3] habe ihn bei der Phosphorleber bereits 1907 beschrieben — ist, wie GOLDNER[4] nach-

[1] v. BERGMANN, G.: Die Überführung des Cystin in Taurin im tierischen Organismus. Z. ges. Biochem. Bd. 4, H. 5/6, 1903.

[2] FREUND: Das Problem des reticulo-endothelialen Systems. (Ein Beitrag zur Partialfunktion der Zellen.) Virchows Arch. 1932.

[3] v. BERGMANN u. SALVINI: Das hämolytische Hemmungsphänomen bei Phosphorvergiftung und anderen pathologischen Prozessen. Z. exper. Path. u. Ther. Bd. 4, 1907.

[4] GOLDNER: Untersuchungen über das Komplement im Serum bei Leberkranken. Dtsch. med. Wschr. 1929, Nr. 10.

gewiesen hat, Ausdruck eines diffusen epithelialen Leberschadens, läßt aber ebenfalls keine weiteren Schlüsse auf das Krankheitsbild zu. Chemische Unterlagen fehlen bei beiden serologischen Beobachtungen.

All diese Untersuchungen und noch viele andere, die hier nicht genannt wurden, weil sie mehr oder weniger zufällig bei uns nicht in größerem Maße angewandt werden, wird die Klinik zur subtilen Analyse und Klassifikation der Einzelfälle gelegentlich heranziehen müssen. Sie wird aber damit weit über das hinausgehen, was der Arzt leisten soll und leisten kann. Dem Einzelfall gegenüber besteht die Forderung der möglichst präzisen Eingliederung des Zustandsbildes innerhalb der Klinik in ein Kategoriensystem, bei dem man freilich stets die „Dürftigkeit der Beziehungen zwischen klinischer und pathologisch-anatomischer Beobachtung“ — so sagte Rössle — mit Recht gerade bei den Lebererkrankungen empfinden wird, aber gerade der Einzelfall lehrt uns nicht im „Zustand“ eines augenblicklichen Zeitpunktes, sondern in seinem „Verlauf“, daß er die Kategorie der Krankheitseinheit nicht achtet und sozusagen von der einen in die andere Krankheit übergehen kann.

Die latenten und larvierten Hepatopathien werden aber in der Praxis nicht durch die subtilen und noch keineswegs befriedigenden Laboratoriumsmethoden aufgedeckt werden können. Deren Anwendung sollte nur der objektiven Stütze des Vorhandenseins der Frühformen der Lebererkrankung, ihrer weiten Verbreitung und der durch sie gesetzten Gefährdung des noch scheinbar Gesunden dienen. Der praktische Arzt kann durch diese Befunde nur überzeugend hingewiesen werden auf eine neue und weitverbreitete Gruppe von Leberschäden zu achten, und er wird mit den ihm zur Verfügung stehenden Mitteln nun versuchen müssen, sie auch ohne jene Proben zu erkennen. Seine beste Hilfe ist hier wie überall die verfeinerte Kunst der Anamnese und der geschulte Blick auch für die geringsten Symptome[1].

Die *Beschwerde* steht im Vordergrund und leider ist sie weit weniger markant wie jene des pylorischen Syndroms von Soupault. Nach dem alten Grundsatz: man diagnostiziert nur, woran man denkt, hat es für den Praktiker die größte Bedeutung, sich stets die Klagen zu vergegenwärtigen, die ihm recht geläufig sind von Kranken, ehe die Gelbsucht ausbricht. Es sind einmal dyspeptische Beschwerden in allen Graden, von der Appetitlosigkeit, dem „pappigen Geschmack im Munde“, Übelkeit und Aufstoßen bis zum Erbrechen und der völligen Inappetenz. Es sind wohl quasi toxische Allgemeinsymptome, das Unbehagen, die Nervosität, Depression, der Kopfdruck und Kopfschmerz, das Gefühl der Unfrische, Unlust, Schläfrigkeit, allgemeinen Mattigkeit und Zerschlagenheit. Gewiß sind das atypische Symptome, die im englischen Sprachgebrauch des Volksmunds gemeint werden: „I am leverished“. Sie können ähnlich jedem chronischen Infekt, oft die Gastritis, oft die Enterokolitis begleiten. Aber wenn ein Kranker sie vorbringt, bei dem ein Ikterus Wochen oder auch Jahre zurück-

[1] v. Bergmann: Zur Klinik der Leberkrankheiten. Dtsch. med. Wschr. 1931, Nr. 47.

liegt oder ein solcher, der ohne je einen Ikterus gehabt zu haben, wiederholt von Schäden getroffen wurde, von denen wir wissen, daß sie die Leber angreifen, werden auch diese diffusen Klagen zum Syndrom subjektiver Art, das uns zur objektiven Diagnose einer Hepatopathie oft mit Sicherheit, häufiger mit mehr oder weniger großer Wahrscheinlichkeit hinführt. Dann werden schon kleine reale Befunde von wichtigerer Bedeutung, so wenn die Leber auch erst in linker Seitenlage bei tiefer Inspiration deutlich verhärtet rechts unterm Rippenbogen in der Axillargegend erscheint oder sich Urobilin und Urobilinogen im Harn ständig finden.

Neben der Beschwerde erscheint uns als Wichtigstes alles das aus der Anamnese herauszufinden, was die Leber im Laufe des Lebens schädigend getroffen haben kann. Nicht, daß jedesmal der Schaden ein irreversibles, anatomisches Pathos gesetzt hat, aber doch kann ein verändertes Gewebsverhalten zurückgeblieben sein, das die optimale Funktionsbreite beschränkt.

Für den Praktiker heißt das: man frage bei Verdacht auf eine latente Hepatopathie nach jedem schwereren Infekt, selbst in weiter Vergangenheit, aber auch nach therapeutischen Serumspritzen oder nach den so beliebten unspezifischen Reizkörperinjektionen. Man frage nach ausgedehnten Hautbestrahlungen, sie alle können persistierende Funktionsschäden an beiden Leberparenchymen gesetzt haben. Man frage weiter nach Intoxikationen, wobei ich besonders auch an Narkosegifte denke. Die seltenen Einzelerlebnisse von Todesfällen nach Avertinnarkose Tage nach der Operation oder von akuter gelber Leberatrophie, als Chloroform noch das Mittel der Wahl für die Allgemeinnarkose war, sind Hinweise, daß diese Mittel in kleinerer Dosis und auch der für harmlos geltende Äther in größeren Dosen, doch nicht für die Leber ganz gleichgültig sind. Die Kombination febriler Zustände besonders Eiterungen, die häufige narkotische Eingriffe erfordert haben, mögen bei manchen erste Disposition zu Hepatopathien, selbst zu Cirrhosen, setzen, wie es mir mehrmals anamnestisch wahrscheinlich wurde, z. B. bei Osteomyelitis oder Knochensplittereiterungen mit zahlreichen operativen Eingriffen. Für die Medikation des Internisten sei nicht nur an die latenten Arsenschäden der Leber durch Salvarsan gedacht, die ja im Salvarsanikterus manifest werden können, sondern auch an Synthalinschäden und solche durch Atophan. So wenig man daran denken wird, das Salvarsan deshalb auszumerzen, braucht man auch auf das Atophan zu verzichten, wenn man es nicht zu lange gibt und häufige Pausen einschaltet. Für jede Leberbehandlung ist jedes Atophanpräparat zu verwerfen. Die toxischen Empfindlichkeiten der Leber weisen zweifellos auf Momente persönlicher Disposition hin, jeder kennt Ikterusfamilien, und kennt die Fälle, die auch mehrmals einen Ikterus simplex durchgemacht haben. So sah ich nach ganz erlaubten Atophandosen schnell einen Ikterus simplex auftreten bei einer Dame mit chronischer Arthritis, die von fünf Mitgliedern ihrer nächsten Verwandten mir von ein- oder mehrmaligem Ikterus berichtete.

Das Wichtigste bleibt daher die Eruierung eines einmal überstandenen Ikterus. Dieses sichere Symptom eines Leberschadens selbst in weit zurückreichender Zeit sollte niemals ohne Grund als harmlos hingenommen werden — und muß bei der Diagnose, oft auch bei der einzuschlagenden Therapie Berücksichtigung finden.

Einen auch nur auf latente Hepatopathien verdächtigen Kranken werden wir von vornherein und auf lange Sicht kohlehydratreich und relativ eiweißarm ernähren. Wir werden ihm Alkohol verbieten, ihn vor Infekten und toxischen Schäden soweit als möglich behüten und auch etwa eine Narkose, besonders mit Avertin, wenn sie aus irgendwelchen Gründen nur relativ indiziert scheint, besser vermeiden.

Wenn wir wissen, daß selbst der akute Rausch einen kurzen vorübergehenden Leberschaden setzt, ist es dann nicht auch verkehrt, wenn wir bei Infektionskrankheiten, etwa Sepsis, Grippe und Erysipel, unsere Kranken unter große Alkoholdosen setzen? Sollte man nicht gerade in jenen Zeiten und auch noch Wochen danach den Schaden vermeiden, bei dem man zum mindesten weitere Leberschädigungen setzen kann. Man denke an jene oben erwähnten Experimente BECKMANNS der kombinierten cholangitischen und alkoholischen Leberschädigung.

Wenn wir gelernt haben, auch dem Hochfieberhaften reichlich Nahrung zu geben, dann sollten wir Sorge tragen, daß gerade die Kohlehydrate in den Vordergrund der Fieberernährung gestellt werden, nicht nur als Eiweißsparer im Stoffwechsel, sondern weil die glykogenreiche Leberzelle offenbar den Schädigungen besser gewachsen ist, als die glykogenverarmte.

Liegt doch von der Lehre der glykopriven Intoxikation bis zur Traubenzuckerinsulintherapie ein Entwicklungsgang, der zu praktischen Triumphen geführt hat, sogar gegenüber dem subakuten Leberzusammenbruch, mir scheint sie nicht weniger wichtig für die nicht rapide verlaufenden diffusen Hepatopathien verschiedenster Art, bei denen oft der Versuch dieser Behandlung lohnt; am wenigsten beim Ikterus simplex selbst, bei dem wir sie nur anwenden, wenn ernstere Erscheinungen, etwa Schläfrigkeit und Benommenheit, auftreten.

Wir üben diese Therapie nach der Empfehlung von P. F. RICHTER und UMBER und injizieren 2mal täglich 5—10 Einheiten Insulin subcutan, nachdem eine halbe Stunde vorher eine reichliche Menge eines traubenzuckerhaltigen Nährstoffes (z. B. 25—30 g Maizena-Nährzucker) peroral als Limonade, in Tee oder Kaffee gegeben wurde. Die Kohlehydratzufuhr darf nicht zu gering bemessen sein. Denn unter allen Umständen muß das Auftreten einer Hypoglykämie verhindert werden, die ja zu erheblichen Beeinträchtigungen der fettabbauenden Funktion der Leberzelle führen kann. Zur Vermeidung eines gesteigerten Kohlehydratverbrauchs in der Muskulatur ist auch bei leichteren Fällen oft Bettruhe angezeigt. Ja, es muß die Durchführung eine Insulintraubenzuckerkur bei Kranken mit Hepatopathien nach Möglichkeit in Bettruhe erfolgen.

Schon häufen sich in der Literatur und mehr noch in der Praxis die Fälle, wo eine so segensreiche Maßnahme wie die Insulintraubenzuckertherapie darum Schaden gestiftet hat, weil der Arzt sich auf die Insulininjektion beschränkte und den Patienten ohne genügende Ermahnung und ohne Hinweis auf die Wichtigkeit das Zuckereinnehmen dem eigenen Gutdünken überließ. Schlimmer noch, wenn durch zu große Insulindosen die Hypoglykämie zur Glykogenverarmung der Leber führt. Man gehe über die kleinen Dosen von 5—10 Einheiten 2 mal täglich nicht hinaus.

Die Kohlehydrate sind nach MacLeods plastischem Ausdruck „der Betriebsstoff des Lebens", sie stehen den oxydativen Prozessen unmittelbarer zur Verfügung als die anderen organischen Nahrungsstoffe und sind die idealen dynamischen Energiespender besonders für den schnell fordernden Muskel. Nichts zeigt die Angreifbarkeit der Leber deutlicher als ihre Glykogenverarmung, das spielt bei der Ätiologie der Cirrhose für den hungernden, wandernden Schnapstrinker die entscheidende Rolle, beim Hungern des hochfiebernden Kranken wie beim Diabetiker, der die Vorräte nicht fixieren kann. Für jeden Leberschaden stehen Kohlehydrate als Zucker und Mehl im Vordergrunde prophylaktischer und Heilbehandlung, deren Fixation an die Leber wird durch größere Insulindosen ebenso ernst gefährdet wie durch kleine Insulindosen gefördert, wie Kugelmann [1] jüngst auf Grund von nicht richtig behandelten Fällen mit Nachdruck betont hat. Allein durch Insulin und Zuckertherapie ist subakuter Leberzusammenbruch aufzuhalten und zu heilen, sind Übergänge von leichteren Intoxikationsschäden, infektiösen wie nichtinfektiösen zu schwereren zu vermeiden, Cholangitiden günstig zu beeinflussen.

Auf die Maßnahmen zur Anregung der Cholerese, wie sie durch glaubersalzhaltige Wässer, künstliche Salze und durch perorale Verabreichung von gallensauren Salzen (Decholin) geschieht, gehe ich hier nicht näher ein, sie sind bei den Cholecystopathien ausführlicher geschildert.

Wenn vor einem operativen Eingriff und auch nach demselben zu lange gehungert wird, so scheint mir das bei unserer heutigen Kenntnis von den Leberschäden recht bedenklich. Gerade übrigens auch bei Cholecystopathien, die oft mit latenten Störungen innerhalb der Leber kombiniert sind. Reichliche Zuckergaben am Vorabend der Operation, evtl. per Klysma oder intravenös können gewiß den chirurgischen Eingriff nicht stören und oft genug wird man auch nach der Operation nicht nur solche Traubenzuckerklystiere und -infusionen machen können, sondern so früh als möglich Kohlehydrate wenigstens als Zuckerlösung per os zuführen. Ganz besonders sollte das gelten, wenn lange Narkosen, speziell solche mit Avertin notwendig waren, die die Leber nicht unberührt lassen. Aber nicht die Noxen allein, auch der momentane Zustand des Erfolgsorgans und Gesamtorganismus sind maßgebend für den resultierenden Leberschaden [2].

Auch längere Kohlehydratkarenz (Hunger und einseitige Diätkuren wie reine Eiweißfettkost, etwa beim Diabetiker), dann Thyreotoxikosen, die, wie Thyroxin im Experiment, zur Glykogenverarmung führen, schließlich auch eine diabetische

[1] Kugelmann: Die Gefahren der Insulinüberdosierung in der Therapie der Leberkrankheiten. Dtsch. med. Wschr. 1932, Nr. 17.

[2] v. Bergmann, G.: Therapeutische Folgerungen aus der Lehre der diffusen Hepatopathien. Ther. Gegenw. 1929, Nr. 12.

Stoffwechsellage mit glykogenarmer Fettleber, und allergische Leberzustände sind Situationen, in denen wir mit der Anfälligkeit des Leberapparates rechnen müssen.

Zwar ist die Reparationsfähigkeit der Leber enorm, aber es ist kein Zweifel mehr, daß latente Lebercirrhosen vorhanden sein müssen, ehe die grobe Betriebsstörung der Pfortaderstauung da ist, und für das geschädigte Organ werden auch geringere Noxen schon überschwellig sein.

Das synoptische Schauen bei den diffusen Hepatopathien — und Ähnliches gilt auch von vielen herdförmigen analogen Erkrankungen — führt nicht nur zur Forderung durch die Anerkennung der latenten und larvierten leichteren Formen, Frühdiagnostik und damit erfolgreichere Therapie zu treiben, sondern lehrt, daß im Gegensatz zu jener Epoche, in der die systematische allein nach Einzelkrankheiten gliedernde Nosologie gewissermaßen kategorial herrschte, der Pessimismus in der Therapie gegenüber den großen klassischen Krankheitsbildern zu groß war.

Es bleibt aus dieser Epoche richtig, daß eine schwere Cirrhose mit hochgradiger Dekompensation des portalen Kreislaufs über kurz oder lang verloren ist. Lebensverlängernd kann man aber oft auch hier noch wirken und selbst die Talma-Operation kann einmal nützen. Aber sonst sind wir jetzt so weit, daß selbst der Leberzusammenbruch des Cirrhotikers, noch mehr derjenige bei subakuter gelber Leberatrophie oft therapeutisch aufgehalten werden kann, daß leichtere Cirrhosen nicht nur zum Stillstand kommen, sondern auch recht häufig weitgehend rückbildungsfähig sind, daß die Fettleber meist heilbar ist, falls das primäre Leiden (etwa eine Phthisis progressa) es nicht hindert, und daß endlich jene Gruppe von diffusen leichteren Hepatopathien, die ikterisch und anikterisch verlaufen, ebenso wie die Cholangitis geradezu eine gute Prognose haben, die man bisher nur als regulären Verlauf des sog. Ikterus simplex gekannt hatte.

Ein nur empirisch zu stützender therapeutischer Rat sind die Anwendung von Leberpräparaten per os, nicht möglichst eiweißfreie sondern gerade Pulver aus Lebergewebe. Mögen sie spezifisch oder unspezifisch nützen, an ihrem günstigen Einfluß besonders bei Cholangitis habe ich keine Zweifel mehr, das geht mit Cholotonon genau so gut oder schlecht wie mit anderen Leberpulvern; ich nenne keine Namen von anderen bekannten Präparaten, damit Industrien nicht meinen Namen zu Reklamepostkarten mißbrauchen — wie es leider geschehen ist.

Endlich konnten wir zeigen, daß Decholin gefolgt ist von deutlich vermehrter Durchblutung der Leber von seiten der Arteria hepatica (Tierexperimente von Schwiegk mit der Methodik der Reinschen Thermostromuhr). Es ist das die Folge der erwiesenen starken „Cholerese“, die schon durch die Medikation mit Fel tauri (Rindergalle) seit alters bekannt ist, bei der eine wasserreiche vermehrte Gallenmenge fließt. Nicht anders ist das zu verstehen, als daß ein arbeitendes Organ regulativ stärker durchblutet wird als ein ruhendes.

Es wird auszuarbeiten sein, wann diese Mehrleistung der Leber erwünscht ist gegenüber ihrer Schonung, ich glaube, daß aktive Hyperämie, also bessere

Versorgung mit arteriellem Blute, nie schaden kann, ebenso sei hinzugefügt, daß auch die alten Kataplasmen zu einer dauernden den ganzen Tag anhaltenden erhöhten Durchblutung führen, von beiden Strömen her, der Vena portarum und der Arteria hepatica, wie mit gleicher Methodik von uns exakt erweisbar gezeigt wurde. So werden auch die Glaubersalzwässer nützen, auch die Anregung der Darmperistaltik und schließlich werden die entzündlich-febrilen Prozesse mit den Mitteln zu bekämpfen sein, die als Antiphlogistica bei den Cholecystopathien aufgeführt wurden (siehe dort).

Die Behandlung der Hepatopathien ist zu einem dankbaren Gebiet geworden, mir scheint ganz besonders von der Lehre der fließenden Übergänge im Krankheitsgeschehen, die auch zurückfließen können. Gelenkt vom Gedanken der Pathologie der Funktion und dieser prinzipiellen allgemein-nosologischen Einstellung gerade unserer klinischen Richtung wird fruchtbar das Wissen vom Glykogenreichtum der Leber als dem Ausdruck des Zellverhaltens des epithelialen Leberparenchyms, wohl nicht so, daß das Glykogen selbst schützt — aber, daß es Ausdruck einer Zellgesundheit ist, also einer günstigen Funktionslage, während wir das mesenchymale Parenchym noch weniger zu lenken vermögen, auch hier aber ist unter der Lehre vom allergisch entzündlichen Geschehen Erfolg zu erhoffen (s. Kapitel 7).

Literatur.

Aschoff: Die Erkrankungen der steinfreien Gallenwege. Verh. dtsch. Ges. inn. Med. Wiesbaden 1932.

Eppinger: Ikterus. Neue dtsch. Klin. Bd. 5, 1930.

Rissle: Entzündungen der Leber, in Hdb. d. spez. pathol. Anatomie u. Histologie von Henke-Lubarsch Bd. V, 1. Berlin: Julius Springer 1930.

Umber: Leber, im Hdb. d. inneren Med. v. Bergmann-Staehelin Bd. III, 2. Berlin: Julius Springer 1926.

— Erkrankungen der steinfreien Gallenwege und ihre Folgen. Verh. dtsch. Ges. inn. Med. Wiesbaden 1932.

Kapitel 7.

Entzündung und Allergie.

Die Bedeutung des Entzündungsproblems für die innere Medizin. — Bakteriologie und Entzündung. — Die „fluktuierende Streptomykose". — Der Stoffwechsel der Entzündung im abgeschlossenen Entzündungsraum. — Carcinomstoffwechsel und Entzündungsstoffwechsel. — Die abakterielle Entzündung als Folge toxischen Eiweißzerfalls. — Die celluläre Reaktion der entzündlichen Cantharidenblase. — Die Reizkörpertherapie. — Chininbehandlung der Lobärpneumonie. — Die Goldbehandlung der Arthritis. — Die allergischen Krankheiten, ein Teil hyperergischer Zustände in der Klinik.

August Bier kritisiert die innere Medizin scharf, wenn er ihr vorwirft, einen wie geringen Raum das Entzündungsproblem noch vor kurzem in ihr einnahm, so daß etwa in dem grundlegenden Werk von Krehl, der „Pathologischen Physiologie", nur eine Seite der Entzündung gewidmet sei, während die allgemeine Chirurgie durch die großen entzündlichen Vorgänge, etwa im Unterhautzellgewebe, den Phlegmonen, dem Wundverlauf und der Heilung von jeher auf fundamentale Fragen des entzündlichen reaktiven Geschehens des Organismus hingewiesen wurde. Wie sehr für Biers Richtung jenes entzündliche Moment bis zum „Heilfieber" hin und bis zum Wiederaufleben ältester entzündlicher Heilmethoden mit dem Brenneisen, den Schröpfköpfen, der Erzeugung von Abscessen auch die therapeutische Tat neben der Pathogenese begeisternd gewirkt hat, ist genügend bekannt.

Man muß Bier, so scheint es mir, im Vorwurf der Vernachlässigung vollkommen recht geben, aber hinzufügen, daß die Wandlung auch im Gebiete der inneren Medizin sich doch bereits vollzogen hat. Seit Robert Koch im Tuberkulin das spezifische Heilmittel finden wollte, seit Emil von Behring den Begriff der „Überempfindlichkeit" bei seinen Versuchen der Rinderimmunisierung gegen Perlsucht prägte, ging von der Immunitätsforschung eine Lehre aus, die durch v. Pirquet in seiner Lehre von der „Allergie" einen Höhepunkt erreichte. Er war es, der anknüpfte an die therapeutische Großtat Jenners, die Schutzpockenimpfung, und der an der Haut als Testorgan verfolgte, wie sich die Immunitätslage dort wandelt im Verlauf der Vaccination: Impft man an aufeinanderfolgenden Tagen, so erreichen die späteren Impfstellen zur selben Zeit wie die ersten den Höhepunkt entzündlicher Reaktion, bis die Haut gefeit ist und die Impfblatter sich an ihr nicht mehr erzeugen läßt. Nicht nur die Haut ist positiv anergisch geworden, d. h. die normale entzündliche Gewebsbereitschaft gegen die Pockenlymphe ist aufgehoben, obwohl die durch die Impfung veränderte biologische Struktur der Haut durch nichts anderes kenntlich wird als dadurch, daß jene Reaktion für Jahre hinaus nicht mehr entsteht, sondern auch der Gesamtorganismus ist in einer veränderten Situation, der Schutz gegen die Pockenerkrankung ist gegeben.

Über das Spezifische des Schutzes gegen die Blattern hinaus wurde die Haut zum Test nicht nur so spezifischer Reaktionen wie für die Tuberkulindiagnostik, die ja auch für die Klinik des Erwachsenen ihre diagnostische Bedeutung fast völlig eingebüßt hat. Die unspezifischen allergischen Reaktionen sind uns fast noch wichtiger geworden als jene spezifischen Tests, mit denen wir die „Allergene“, etwa beim Asthma bronchiale, so oft vergeblich aufzufinden suchen. Es ist ein Gradmesser gefunden für die „Entzündungsbereitschaft des Gesamtorganismus“, für ihre Veränderlichkeit z. B. während eines Infektionsgeschehens und, oft unabhängig davon, für die „lokale entzündliche Gewebsdisposition“. Erst durch v. PIRQUET — auch SCHICK wäre zu nennen — hat die experimentelle Pathologie den Gedanken der „inneren Entzündungsbedingungen“ in den Mittelpunkt ihrer Untersuchungen gezogen, er ist zu einem Kernproblem der funktionellen Pathologie geworden. Wir danken modernen Pathologen, vor allem RÖSSLE, den Begriff der „allergischen Entzündung“. Mag vorher VIRCHOW die „Verhütung der Reizbereitschaft“ schon als wichtiger denn die Fernhaltung der Reize bezeichnet haben, mag auch später das Verhalten des Organismus bei parenteraler Eiweißinjektion weiter studiert worden sein, zuerst wohl in der Klinik von FRIEDRICH KRAUS durch ISAAC und ULRICH FRIEDEMANN — die wirklich entscheidenden Versuche sind diejenigen RÖSSLEs über „die Beziehungen zwischen Morphologie und Immunität“, bei denen er Kaninchen durch Vorbehandlung mit Hühnerblut in ein anderes celluläres Reaktionsverhalten — also morphologisch erkennbare Veränderungen — versetzen konnte. Er konnte zeigen, daß bei Meerschweinchen auf den gleichen entzündungserregenden Reiz, je nach der Vorbehandlung des Tieres, bald überwiegend neutrophile Leukocyten, bald zahlreiche eosinophile Zellen, bald Zellen vom Typus der Lymphocyten in ungewöhnlich großen Mengen im akuten Entzündungsgebiet erscheinen. Auf Grund dieser Feststellung prägte RÖSSLE den Begriff der *„allergischen Entzündung“* und kam zu der wichtigen Schlußfolgerung, daß „das formale Geschehen eines akuten Entzündungsgebietes eins der feinsten Symptome der eingetretenen Allergie auch bei deren schwachen Graden sei“.

Von der spezifischen Immunität ausgehend, in jener Epoche, in welcher die Bakteriologie geradezu im Vordergrund der Klinik, nicht zum wenigsten auch beim Entzündungsproblem, zu stehen schien, und in der viele Krankheiten betrachtet wurden nach den Verhaltungsweisen des Angreifers, etwa der Virulenz der Bakterien in einem relativ indifferenten Organismus, hat sich jetzt der Blick gewandt auf den wechselnden Zustand des Angegriffenen und sieht in dessen Verhalten und in dessen Funktionsabläufen ein Wesentlicheres des Krankheitsgeschehens.

Von der Lehre der spezifischen Immunität und von den spezifischen Antikörpern gegen spezifische Antigene lernte die Klinik verstehen, daß der unspezifische Reiz pathogenetisch, ja selbst therapeutisch bedeutungsvoll ist, erfolgreich für Behandlung freilich nur in Verbindung mit einer kritischen Indikationsstellung.

Der Gedanke der Reizkörpertherapie stammt von Bier, er gewann Gestalt, als Rudolf Schmidt zeigte, daß statt mit Tuberkulin auch mit Milchinjektionen eine „Proteinkörpertherapie" unspezifischer Art möglich sei, und die Gegenwart, mehr noch die Zukunft, hat zur Aufgabe, die Strategie der Bekämpfung sehr vieler Krankheiten so auszuarbeiten, daß wir wissen, wann ein Reizen, wann ein Dämpfen des Entzündungsvorganges indiziert ist, also phlogistische oder antiphlogistische Therapie. Fast ist es schon Zeit, die Frage aufzuwerfen, welche Erkrankungen eine Lenkung des entzündlichen Vorganges durch den Arzt nicht erfordern, ob man also den Glauben an jene „Physis" als der Heilkraft der Natur so überzeugt wie August Bier hinnehmen muß, daß Fieber nur als Heilfieber gilt, Entzündung schlechthin als Heilvorgang und auch der Eiter nur als „Pus bonum et laudabile" anzusehen ist. Man möchte wenigstens die Tumoren außerhalb dieses Problemkreises stellen, aber selbst für das Carcinom werden wir ähnlich wie die Alten die Frage aufs neue zu studieren haben, ob nicht ein eintretender reaktiver entzündlicher Vorgang die Krebszelle schädigen, den Krebs bekämpfen könnte, hat doch gerade auch Pirquet in der letzten Arbeit seines Lebens die malignen Tumoren als Ausdruck der „Allergie des Lebensalters" bezeichnet.

Wir sehen, daß weit über die Lehre der spezifischen Infektionskrankheiten, erst recht über die spezifischen Eitererreger hinaus Probleme der allgemeinen Pathologie der Entzündung, wie sie aus der Cellularpathologie hervorgingen, die Klinik befruchten. Einst war für Rudolf Virchow auch der degenerative Vorgang an der Parenchymzelle „Entzündung", heute gilt den meisten Pathologen nur die „mesenchymale Reaktion" als Entzündungsvorgang im engeren Sinn und wohl oft als Folge primär degenerativer Prozesse. Dann aber reicht alles Geschehen an den Schleimhäuten, die ja auch aus Parenchym und Interstitium bestehen, wie das Geschehen am epithelialen und mesenchymalen Parenchym etwa der Leber, degenerativ wie entzündlich, in jenen Problemkreis hinein. Und für die Krankheiten, die wir so gern noch in der speziellen Nosologie topographisch als Organkrankheit bezeichnen, die Krankheiten des Magens wie des Colons, der großen Drüsenparenchyme der Leber, des Pankreas, der Niere, der Haut wie der Endothelhöhlen — Pleura, Peritoneum, Meningen, Endokard, Perikard, Synovia der Gelenke —, endlich auch der Muskeln, nicht zuletzt des Herzmuskels, vor allem aber die Blutgefäße, Arteriolen, Venolen wie Capillaren — für sie alle werden die cellulären Vorgänge, die über den reticulo-endothelialen Abwehrapparat also weit hinausgehen, zu großen gemeinsamen Reaktionsäußerungen, die sich auch außerhalb des Morphologischen in biologischen, unsichtbaren Strukturänderungen der Zelle und des Gewebes sowie im humoralen Verhalten äußern.

Die Lehre vom funktionellen Krankheitsgeschehen hat auf diesem weiten Gebiete eine ganz neue Möglichkeit des Schauens gezeitigt. Das alles ist auch Pathologie der Funktion, mag sie zum Nutzen oder Schaden von Gewebsteilen oder vom Gesamtorganismus verlaufen. Die Vorstellung von der Pathogenese und vom pathologischen Ablauf verbindet sich aufs engste mit dem Problem, ob jene Abläufe, wenn sie beeinflußt werden können, beeinflußt werden sollen.

Voraufgehende Kapitel haben uns bei der Colitis gravis, bei der Gastritis, auch der Begleitgastritis des Ulcus, bei den Cholecystopathien oder der Cholangitis schon Hinweise gegeben. Hier möchte ich von der allgemeinen Nosologie in der Klinik ausgehen und nur das bringen, was wir als unsere Ergebnisse und Anschauungen zu jenem Problem beitragen können.

Es ist wohl einzusehen, wenn ich glaube, daß hier ein Neuland des Verstehens und des Heilbehandelns sich auftut, noch aber möchten wir uns zurückhalten, es zu praktischen Konsequenzen allzu eilig umzuwerten, weil ich den Schaden nur zu oft sehe, der z. B. durch kritiklose schematische Reizkörpertherapie bewirkt wird. Wie mancher obsolete, praktisch geheilte tuberkulöse Prozeß gerade an der Lunge wird so noch heute zum Aufflackern gebracht, wie manche akute Krankheit, etwa Erysipel oder Angina, nimmt einen schwereren progredienten Verlauf durch die noch relativ harmlosen Omnadinspritzen, ohne die leider so viele Ärzte in therapeutischer Geschäftigkeit nicht glauben auskommen zu können. So könnte auch die Dämpfung, das antiphlogistische Prinzip, vor dem nicht so unbedingt zu warnen ist, wie Bier es leidenschaftlich getan hat, dann freilich zum Schaden werden, wenn es indikationslos zur Auswirkung käme. Es gilt, herauszuarbeiten, wann wir desensibilisieren, wann wir positiv anergisches Verhalten erzeugen sollen und wann die Hyperergie, die phlogistische Förderung, die richtige Behandlungsstrategie ist.

Aber eines wird schon jetzt einleuchten, daß die Erfahrungen der experimentellen Pathologie über die inneren Bedingungen der Entzündung und gerade von der allergischen Entzündung, wie sie experimentell vor allem von Rössle erschlossen ist, in Zukunft den breitesten Raum im klinischen Denken und Handeln einnehmen muß. Hier stehen wir im Mittelpunkt des Gedankenkreises, der uns und somit dieses Buch beherrscht.

Das Zeitalter der bakteriologischen Ära, in dem man die Entstehungsbedingungen entzündlicher Prozesse durch den Nachweis spezifischer Bakterien hinlänglich geklärt zu haben glaubte, mußte erst zu einem relativen Abschluß kommen, und die Lehre von der Variabilität und Mutabilität der Mikroorganismen mußte festen Fuß fassen. Die Erkenntnis, daß „die Seuchenerreger sowohl im Laboratoriumsexperiment, wie auch unter natürlichen Bedingungen eine echte Infektion mit dem Erfolg der Erkrankung in der Regel bei gesunden Individuen gar nicht hervorrufen können“ (R. Freund), hat, wenn auch widerstrebend, Eingang gefunden. Es wurde endlich eingesehen, daß Krankheitserreger und befallener Organismus eine neue Einheit bilden: der Kranke ist nicht nur der passive Krankheitsträger. Aus dem wechselvollen Synergismus Aktion-Reaktion erst resultiert das

Bild, das als Infektionskrankheit in Erscheinung tritt, es wird nicht vom Infektionserreger allein bestimmt. Nur kurz soll auf die bahnbrechenden Arbeiten von Koch und Petruschky und des Pathologen Dietrich, Tübingen, hingewiesen werden, die experimentell diese Beziehungen einwandfrei erwiesen, etwa wenn ein und derselbe Streptokokkenstamm bei dem einen Menschen ein schweres Erysipel erzeugt, bei dem anderen kaum eine lokale Reaktion; oder wenn die Versuche, durch intravenöse Injektion verschiedener Bakterienarten eine Endokarditis beim Tier zu erzeugen, so lange fehlschlugen, bis man dazu überging, mit abgetöteten Bakterien oder Eiweißkörpern vorzubehandeln. Erst dann sah man nach der Injektion virulenter Bakterien regelmäßig endokarditische Klappenveränderungen auftreten, während sonst die Keime kaum an den Herzklappen zum Haften gebracht werden konnten.

Solche Beobachtungen sind zwanglos auch auf die Verhältnisse beim Menschen zu übertragen. Ich erinnere nur an jenen heroischen Selbstversuch von Pettenkofer, der zum Beweis dafür, daß die von Koch entdeckten Vibrionen nicht die Ursache der Cholera sein könnten, den Inhalt eines Reagensglases mit Kulturen trank — und gesund blieb. Zwar war damit die Kochsche Entdeckung nicht widerlegt, aber doch die Bedeutung der Empfänglichkeit des Organismus erwiesen — der Versuch hat ein Todesopfer in dem jungen Mitarbeiter Pettenkofers gefordert, der gleichfalls die Kulturen zu sich genommen hatte. Ganz allgemein wissen wir, daß jeder Mensch auf seinen Schleimhäuten ständig Mikroorganismen beherbergt, die dauernd oder vorübergehend Zustandsformen aufweisen, die wir nach unseren heutigen Methoden (Tierpathogenität, chemotherapeutische Empfindlichkeit, Verhalten gegen verschiedene Nährböden) als mehr oder weniger virulent charakterisieren müssen. Und trotzdem erkrankt an diesen ubiquitären Keimen, mit denen wir gleichsam in Symbiose leben, nur ein gewisser Prozentsatz von Menschen, dieser aber auch nur unter bestimmten Bedingungen, meist erst nach Schädigungen, die die Widerstandskraft herabsetzen. Ich denke auch an das Beispiel der Typhusschutzimpfung, durch die die Typhuskrankheit beim schon Infizierten vorzeitig zum Ausbruch gebracht werden und einen schwereren Verlauf nehmen kann. Dabei ist die Wechselbeziehung so eng, daß nicht nur der Krankheitserreger in der Lage ist, die Reaktionslage des Organismus zu beeinflussen, sondern umgekehrt auch die Körperbeschaffenheit Eigenschaften des Erregers ändern kann. Hierfür ist die Sepsis lenta bzw. der Streptococcus viridans ein treffendes Beispiel. Entsteht doch der grün wachsende Streptokokkus als sog. Standortsvariation (Morgenroth, Rosenow) aus jedem beliebigen Streptokokkenstamm im hochresistenten Organismus.

Was für das pathogenetische Denken im akuten einzelnen Infekt noch relativ neu sein mag, ist der Klinik schon ganz geläufig in der Lehre von den Seuchen und den chronischen Infekten. Seit K. E. Ranke wissen wir, daß der produktive oder exsudative Charakter der Lungentuberkulose nicht so sehr abhängig ist von der Virulenz der Erreger oder der Häufigkeit und Massigkeit der Infektion, sondern von der Reaktionsfähigkeit des Organismus bzw. des lokalen Lungengewebes. Das gleiche ist bei der Lues für die Beeinflussung der Entwicklung der Spirochäten durch Änderung der Disposition des Gesamtorganismus beschrieben worden. Ganz besonders gilt es aber für jene verbreitete Form des chronischen Infektes, die wir mit R. FREUND in unserer Klinik als „fluktuierende Streptomykose" bezeichnen[1].

Es sollen unter diesem Begriff alle Formen schleichend chronischer Streptokokkeninfektion, der wir in der Praxis so häufig begegnen, zusammengefaßt, aber keineswegs soll ein neues Krankheitsbild konstruiert werden. Es entspricht nur praktischem Bedürfnis, wenn man je nach dem Krankheitsmittelpunkt etwa eine Endocarditis lenta von einer Cholangitis lenta trennen will. In Wirklichkeit ist, wie wir glauben, jedes dieser Krankheitsbilder nur ein Glied in der Kette jenes allgemeinen Krankheitsgeschehens, das gerade in seiner Gesamtheit dem ärztlichen Denken nahegebracht werden muß, um die Chancen der Prognose und Therapie dieser verbreitetsten aller Seuchen abwägen zu können. Welcher Arzt kennt nicht jene Fälle, die mit Angina oder akutem Gelenkrheumatismus beginnen und im Verlaufe von Jahren und Jahrzehnten immer wieder mehr oder weniger häufig Affektionen der Gallenwege, der Appendix, des Pankreas, der Gelenke, der Nebenhöhlen, des Endokards, des hämatopoetischen Apparates, der Nieren, des Nierenbeckens, der Iris, ja überhaupt jedes möglichen Organs als Rezidive durchmachen. Jede dieser Erkrankungen kann akut auftreten und kann schleichend eben als „lenta" sich manifestieren. Es scheint dann fast müßig, darüber zu streiten, welches die Eingangspforte der Streptokokken in den Organismus gewesen ist. Ich meine, daß es schlechterdings jede Stelle sein kann, die nur irgendwie bakterielle Ansiedlungsmöglichkeiten gibt. Zweifellos werden deshalb die Mundhöhle, die Zähne und die Tonsillen in allererster Linie in Betracht kommen. Mit der operativen Beseitigung des entzündlichen Primärherdes ist aber nicht in jedem Fall die ganze „Krankheit" beendet, es kann erforderlich sein, durch andere umstimmende Maßnahmen die Reaktionslage des Gesamtorganismus zu ändern. Die Keime sind ja ubiquitär, und es wird nicht mehr verwundern, wenn gelegentlich auch bei klinisch völlig gesunden Menschen Streptokokken im Blute nachzuweisen sind. Sie sind zunächst immer nur Schmarotzer vor allem der Schleimhäute (Mund und Nase) eines jeden Menschen. Der Einbruch in die Blutbahn sollte bei der Riesenoberfläche der Schleimhäute mit ihren zahlreichen Krypten und Läsionen so gut wie stets möglich sein. Daß dem nicht so ist, beweist nur, daß die Erkrankung eine Resultante der Wechselwirkung darstellt, die zwischen dem biologischen Zustand der Mikroorganismen und der Disposition bzw. der aktuellen Resistenz des Gesamtorganismus besteht. Die Immunitätslage im weitesten Sinne des Wortes entscheidet über den Infekt.

---

[1] FREUND, R.: Die fluktuierende Streptokokkeninfektion. Z. klin. Med. Bd. 108, H. 1—3, 1928.

Wir sehen also auch hierin wiederum einen Beweis für die Notwendigkeit der funktionellen Betrachtungsweise, denn zweifellos bedeutet die veränderte Bereitschaft zu dieser oder jeder Reaktionsweise ganz allgemein eine Änderung der biologischen „Struktur“, ohne daß morphologisch etwas nachweisbar sein muß. Es ist das gleiche, wenn etwa nach einer Schutzpockenimpfung ein spezifischer Gewebsschutz fortbesteht, den aber keine andere Methode aufzuzeigen in der Lage ist als das funktionelle Verhalten etwa des Hautorgans bei der erfolglosen Revaccination.

Immer mehr erwies sich aber nicht nur von der Seite der Immunitätslehre her, wo es zuerst v. PIRQUET gezeigt hatte, sondern auch von der morphologischen Forschung her, daß Angehen und Ablauf einer bakteriellen Infektion abhängig ist von dem Zustand des infizierten Organismus. „Nein, die Reaktion der Gewebe hängt nicht wesentlich von äußeren Einflüssen ab, sondern sie hängt vielmehr wesentlich ab von der inneren Einrichtung der Teile. Die äußeren Einflüsse machen dabei nichts, als daß sie dieser inneren Einrichtung den Anstoß zur Tätigkeit erteilen“, hatte RUDOLF VIRCHOW in seiner Abhandlung über „Krankheitswesen und Krankheitsursachen“ geschrieben, den Gang der weiteren Entzündungsforschung vorausnehmend. In gleicher Richtung haben, um nur wenige zu nennen, RICKER und LUBARSCH vertiefend gearbeitet.

Ist die Entzündung nicht einfache Reizbeantwortung, nicht Reaktion, hervorgerufen von dem exogenen Infekt, so ist die Frage nach ihrer Bedeutung für den Gesamtorganismus notwendig. Hierüber kann nicht allein die deskriptive Anatomie Auskunft geben, sondern nur die funktionelle Pathologie, die den Entzündungsablauf in seinen verschiedenen Teilvorgängen und auch den „*Stoffwechsel der Entzündung*“ beobachtet.

KEMPNER hat an meiner Klinik unter Anwendung und Modifizierung der exakten Methodik von OTTO WARBURG am Test der entzündlichen Cantharidenblase, der ihm durch KAUFFMANNS Versuche besonders geläufig geworden war, den Stoffwechsel im Entzündungsraum in seinen physikalisch-chemischen Vorgängen studiert. Es ergab sich, daß die dort ablaufenden Vorgänge relativ unabhängig sind von den Vorgängen im Gesamtorganismus. Wohl wissen wir, daß dort, wo durch fehlende Blutzufuhr — wie im Blasenraum — Sauerstoffabschluß entsteht, eine Säuerung des Gewebes bis zum nekrotischen Zerfall eintritt, die feineren Einzelheiten der Stoffwechselvorgänge im entzündlichen Reizexsudat sind uns aber doch erst durch diese Untersuchungen zugänglich geworden, und ich stehe nicht an, die Befunde als ein Modell jeder abgeschlossenen Entzündung im Körper zu betrachten. Untersucht man, wie KEMPNER und PESCHEL[1] es getan haben, die Entzündungsflüssigkeit auf ihren Gehalt an Zucker, Milchsäure, Bicarbonat und Sauerstoffgehalt in periodischen Zeitabständen, z. B. 20, 40 und 60 Stunden nach Auflegen des Cantharidenpflasters, freilich also erst spät, dann ergeben sich etwa folgende Befunde.

---

[1] KEMPNER u. PESCHEL: Stoffwechsel der Entzündung. Z. klin. Med. Bd. 114, H. 4/5 1930.

Der Zuckergehalt sinkt stetig ab und erreicht nach 60—93 Stunden Werte von nur noch 6—15 mg%. Es kommt zu einer Zuckerverarmung, bei der wahrscheinlich die Zellen aufhören, Zucker zu oxydieren oder zu spalten. Dabei ist nach längerer Einwirkung der Entzündung auch ein vermehrter Zuckergehalt bei künstlicher Steigerung des Blutzuckers durch Zuckerzufuhr nicht mehr nachweisbar, ein Zustrom des Zuckers aus dem normalen Kreislauf ins entzündliche Gewebe besteht nicht mehr. Die Entzündung ist abgeriegelt.

Gleichzeitig sinkt mit fortschreitender Entzündung der Bicarbonatgehalt des Exsudats weit unter den des Serums, der Milchsäuregehalt hingegen nimmt bis zu ungefähr 60 Stunden zu, bleibt dann relativ konstant und kann Maximalwerte von 125 mg% erreichen.

Die Sauerstoffsättigung der Flüssigkeit sinkt in der gleichen Zeit stetig ab, schon nach kurzer Entzündungsdauer kommt es zu Sauerstoffdrucken von 70 mm Hg, ja nach 55—75 Stunden fand sich sogar ein Minimalwert von 6 mm Hg im Vergleich zu 96—140 mm Hg Sauerstoffdruck in der nichtentzündlichen Körperflüssigkeit (siehe Tabelle).

Tabelle 1.

	Normales Serum	Entzündungsflüssigkeit
Sauerstoffdruck	117 mm Hg	6 mm Hg
Zuckergehalt	100 mg %	6 mg %
Milchsäuregehalt	10 mg %	125 mg %
Bicarbonatgehalt	$25 \cdot 10^{-3}$ molar	$8{,}9 \cdot 10^{-3}$ molar
p_H	7,48	6,29

Offenbar sind es die Exsudatzellen selbst, die diese Veränderung in der Beschaffenheit der Entzündungsflüssigkeit durch ihren Lebensbedarf auslösen, um schließlich aber, ebenso wie etwaige Bakterien, an ihrem eigenen Stoffumsatz zugrunde zu gehen. Denn die entzündlichen Zellen haben eine große Atmung und aerobe Glykolyse, größer als die Blutleukocyten oder gar leukämische Leukocyten, die überhaupt nicht aerob glykolysieren (PESCHEL[1]). Im Durchschnitt veratmet 1 mg Blasenleukocyten (Trockensubstanz) in 1 Stunde 22,8 ccm O_2 und bildet ungefähr 0,07 mg Milchsäure. Dabei ist aber in Betracht zu ziehen, daß es sich bei den Blasenleukocyten nicht um einen normalen stationären Stoffwechsel, sondern um einen Schädigungsstoffwechsel entsprechend der Verschlechterung der Lebensbedingungen durch die Veränderungen im Exsudat handelt, und daß die Zellen selbst zum großen Teil bereits „gealterte" und geschädigte Zellen sind.

Dies erinnert an jene epochale Entdeckung von PASTEUR bei der Gärung, in der es auch der besondere Zellstoffwechsel, hier der Hefe, ist, der aus dem Zucker den Alkohol erzeugt, an dem bei zunehmender Entstehung die Hefezelle zugrunde geht. Ich zitiere aus der KEMPNERschen Arbeit die analoge Darstellung des Entzündungsablaufs:

„Auf irgendeinen Reiz hin kommt es zu einer Exsudation und Einwanderung weißer Blutzellen. Die chemische Zusammensetzung der exsudierten Flüssigkeit bei der Exsudation

[1] PESCHEL: Stoffwechsel leukämischer Leukocyten. Klin. Wschr. 1930, Nr. 23.

ist die gleiche wie die des Serums. Sind einmal Exsudat und entzündliche Zellen vorhanden, so beginnt innerhalb des entzündlichen Bereiches ein eigenes, vom normalen Gewebe getrenntes Leben, in dessen Mittelpunkt der Stoffwechsel der entzündlichen Zellen steht... Die Geschwindigkeit der entzündlichen Reaktionen ist abhängig von der vorhandenen Menge der entzündlichen Zellen. Die entzündlichen Zellen haben einen Oxydations- und Spaltungsstoffwechsel und verursachen durch diesen Stoffwechsel eine Säuerung des entzündlichen Gewebes und eine Verarmung des Entzündungsraumes an Sauerstoff und Energie liefernder Substanz (Zucker). Säurebildung und Mangel an Energie liefernder Substanz führen zu Schädigung oder Zerstörung des entzündeten Gewebes, zu Quellung, Degeneration und Nekrose.

Die Reaktionen der Entzündung wirken aber nicht nur zerstörend auf die entzündeten Körperzellen, sondern auch auf die körperfremden Zellen, durch die überhaupt die meisten Entzündungsprozesse bedingt sind, auf die Bakterien ... Ist die Entzündung vorgeschritten, d. h. ist im Entzündungsraum der Zucker verbraucht und der Sauerstoffzustrom minimal, so können die Bakterien weder glykolysieren noch Zucker veratmen, und es ist möglich ..., daß sogar eine totale Anärobiose eintritt."

Natürlich sind solche vom Gesamtorganismus relativ unabhängigen Stoffwechselvorgänge nur dann im Entzündungsraum denkbar, wenn er bereits abgeschlossen und relativ isoliert ist. Die pathologische Morphologie erweist aber durch den Entzündungswall mit rundzelliger Infiltration und die Gefäßveränderungen in der Randzone diese relative Abgeschlossenheit. Jeder Furunkel, aus dem sich der Pfropf nekrotischen Gewebes abstößt, jede Aknepustel bis zum Absceß hin zeigt diese besonderen Vorgänge im demarkierten Entzündungsraum. Wenn etwa eine lokale Entzündung, z. B. eine Aknepustel histologisch die kleinzellige entzündliche Infiltration zeigt, die sich wie eine Schale um das zerfallende Gewebe legt, so herrscht innerhalb des abgeschlossenen Entzündungsraumes jener Stoffwechsel, der unter Aufbrauch des Zuckers Säuerung hervorruft, die schließlich die entzündlichen Exsudatzellen wie gleichzeitig das Gewebe an ihrem eigenen Produkt, der Milchsäure, nekrobiotisch zugrunde gehen läßt, so daß es sich demarkiert und abstößt, der eitrige Pfropf nach außen durchbricht und die „reparative" Phase nach der „defensiven" die Ausheilung herbeiführt. Wir erkennen an diesem Beispiel, bei dem ein kleiner Gewebsteil geopfert wird, um das größere Ganze zu erhalten (RÖSSLE), Lokalvorgänge, die regulierend eingreifen und können es kaum vermeiden, von einem Geschehen zu sprechen, das uns vom Standpunkt der Gesamterhaltung des Organismus nötig, ja zweckmäßig erscheint. Versagen die lokalen Abwehrkräfte, wird die Demarkierung durchbrochen wie bei einer fortschreitenden Phlegmone, dann sehen wir den Vorgang bis zum Untergang des Organismus. Wird dagegen der Entzündungsraum frühzeitig und schnell abgeriegelt, so tritt oft nicht einmal Fieber und Blutleukocytose ein. Ich erinnere etwa an manche Fälle von Leber- oder Hirnabsceß, wobei Allgemeinreaktionen (Fieber, Leukocytose usw.) häufig fehlen. In der Regel freilich kommt es gerade erst durch den Abschluß zum vehementen Entzündungsvorgang, etwa wenn eine entzündete Gallenblase ihren Inhalt durch den verschlossenen Cysticus nicht entleeren kann.

Andererseits läßt sich vielleicht auch das Rätsel, warum eine Gastritis, selbst eine eitrige, so gut wie immer fieberlos verläuft, so lösen, daß hier eben die

Entzündungsprodukte nach der Oberfläche des Magens hin freien Abfluß haben — etwa zu vergleichen dem Abfall des Fiebers, wenn der Chirurg einen Absceß geöffnet hat.

Das Fieber aber und jene Allgemeinreaktionen im Blutbilde, die wir an der Leukocytenzahl wie an der prozentischen Verschiebung der weißen Blutkörperchen studieren, ebenso an der Senkungsgeschwindigkeit der Erythrocyten oder den Flockungsreaktionen in Plasma und Serum und allen anderen unspezifischen Reaktionen, zeigen nur, daß der Abschluß im Entzündungsraum noch kein vollkommener ist.

Diese Untersuchungen KEMPNERS eröffnen noch nach einer ganz anderen Richtung hin Ausblicke und gestatten eine Verknüpfung der beiden wesentlichsten Grundformen pathologischer Abläufe, von denen die eine die Entzündung, die andere die Zelldegeneration bis zum quasi spezifischen *Carcinomstoffwechsel* hin darstellt.

Wir kennen aus den grundlegenden und berühmten Arbeiten OTTO WARBURGS den besonderen Stoffwechsel der Carcinomzelle, die ohne Sauerstoffzufuhr leben kann und ihre Energiequellen aus dem Zucker bezieht, den sie zur Milchsäure spaltet. Im Blutplasma findet sie ausgezeichnete Lebensbedingungen, in der Entzündungsflüssigkeit dagegen müßten sie ihr völlig fehlen, denn diese ist ja so zusammengesetzt, daß die Carcinomzelle keinen Zucker zur Glykolyse mehr findet. Schon bei einer Abnahme der Zuckerkonzentration auf 20 mg% sinkt, wie WARBURG gezeigt hat, die Milchsäurebildung auf die Hälfte, und dieser Zuckergehalt wird in der Entzündung noch unterschritten. Träte also der Stoffwechsel der Entzündung als Reaktion auf den Reiz der Carcinomzelle ein, so müßte das Carcinom zugrunde gehen. Sollte es sich vielleicht gerade deshalb vermehren und entwickeln können, weil die entzündliche Umgebungsreaktion ausbleibt oder nicht in genügender Weise erfolgt, mit der sonst sich der Organismus schützt? Ist der krebskranke Organismus entzündlich anergisch? Oder sollte gar eine künstlich gesetzte lokale entzündliche Reaktion imstande sein, das Carcinomgewebe zu vernichten? Ist es therapeutische Aufgabe, den krebskranken Organismus wieder entzündlich hyperergisch umzustimmen?

Es hat einmal FEHLEISEN, ausgehend von kasuistischen Beobachtungen, in diesem Sinne versucht, Cancroide durch künstlich gesetzte Erysipele zum Heilen zu bringen und hat neben vielen Versagern über einige eindrucksvolle und sicherlich nicht zufällige Erfolge berichtet. Ebenso kennt wohl jeder erfahrene Kliniker einzelne Fälle, wo sichere Carcinome durch interkurrente Entzündungsvorgänge zur Ausheilung gekommen sind.

Mag auch ein systematischer therapeutischer Ausbau dieses Gedankens unmöglich sein, da eben gerade dort der Carcinomstoffwechsel eintritt, wo der Körper zu einem aktiven Entzündungsstoffwechsel nicht mehr fähig ist, so läßt sich in vitro doch die Gegensätzlichkeit der Stoffwechselvorgänge beider Reaktionen und die Aufhebung des Carcinomstoffwechsels, d. h. die Abtötung der Ca-Zelle durch den Entzündungsstoffwechsel deutlich zeigen. Es sind Versuche, die unter KEMPNERS Leitung RUTH LOHMANN an meiner Klinik angestellt hat[1], die beweisen, daß Schnitte von malignen Tumoren der Ratte und von menschlichem Carcinomgewebe im entzündlichen Exsudat rasch zugrunde gehen, einfach deshalb, weil der spezifische Stoffwechsel der Carcinomzelle in diesem Milieu, wie die exakt ermittelten Werte für Zucker, Bicarbonat, Sauerstoff und den am p_H gemessenen Säuregrad zeigen, nicht mehr aufrechterhalten werden kann.

Die Tabelle 2 zeigt anschaulich das schnelle Zugrundegehen der Sarkomzellen in Entzündungsflüssigkeit innerhalb weniger Stunden, während sie im Serum völlig lebensfähig geblieben sind.

Tabelle 2. Stoffwechsel von Sarkomgewebe in Normal-Ringerlösung nach verschieden langem Aufenthalt in Serum und Entzündungsflüssigkeit unter aeroben Bedingungen.

I	Aus Serum		Aus Entzündungsflüssigkeit		II	Aus Serum		Aus Entzündungsflüssigkeit	
	Q_{O_2}	$Q_H^{O_2}$	Q_{O_2}	$Q_H^{O_2}$		Q_{O_2}	$Q_H^{O_2}$	Q_{O_2}	$Q_H^{O_2}$
0 Stunden .	10,8	23,4	11,2	21,8	0 Stunden .	11,3	17,6	12,0	21,1
6 Stunden .	10,2	21,8	6,9	13,3	12 Stunden .	8,8	16,6	0	0
10 Stunden .	9,7	18,9	2,8	2,9					
14 Stunden .	9,6	17,5	0	0					

So gewinnt die Entzündung immer mehr Beziehung zu den großen Aufbau- und Abbauvorgängen im Organismus.

Es braucht der Kliniker kaum auszuführen, daß in der Praxis mehr noch wie an der Haut die Entzündung an der Schleimhaut im Vordergrund steht, wenn etwa das Asthma bronchiale wie der Heuschnupfen in alter Zeit als „Catarrhus acutissimus" bezeichnet wurde, oder wenn man einsieht, daß auch die spezifische Schleimsekretion bei der Colica membranacea oder mucosa Analogien zum Asthma hat, ohne daß man den Vorgang als Colitis bezeichnet. Als allergische Reaktionen sind uns aber Asthma, Heuschnupfen oder jene Dickdarmzustände mit den Abgängen der Schleimmembranen, auch die „Enteritis anaphylactica" SCHITTENHELMS, jetzt etwas ganz Geläufiges, in naher Beziehung zu den anaphylaktischen Phänomenen des Tierexperimentes. Ja, man kann die Anaphylaxie des Experimentes und die Allergie begrifflich nicht mehr trennen (DOERR). Es gab schon lange eine Auffassung von WEINTRAUD, nach der die Polyarthritis rheumatica acuta in Analogie gesetzt wurde zu jenen akut entzündlichen Gelenkschwellungen, die wir als Teilphänomene der Serumkrankheit kennen. Hier wie dort akut allergische Entzündung der Synovia. Ebenso sind wir wohl auch berechtigt, die abakterielle Reaktion am Endokard, vielleicht auch die Rheumatismusknötchen ASCHOFFS im Myokard und ähnliche Herde an vielen Körperstellen, die entzündlichen Herde im Gehirn bei der Chorea minor und die Hauterscheinungen der Purpura rheumatica und des Erythema nodosum als solche Reaktionen der Überempfindlichkeit aufzufassen — im Zusammenhang mit der veränderten Reaktionslage des reticulo-endothelialen Apparates, wenn er, wie bei der Serum-

[1] LOHMANN, R.: Krebsstoffwechsel und Entzündung. Klin. Wschr. 1931, Nr. 39.

krankheit etwa durch artfremdes Eiweiß, sensibilisiert ist, selbst wenn ASCHOFFS Schüler GRÄFF recht hätte, daß diesen Erscheinungen doch ein spezifischer Erreger zugehört (?).

Wir sahen oben, daß die veränderte Resistenz des Organismus erst dem Erreger die Bereitschaft zur Krankheitsentstehung schafft. Für die chronische Arthritis sind unspezifische allergische Zustände durch KLINGE experimentell erwiesen. Nach Vorbehandlung mit parenteralen Eiweißinjektionen gab er Kaninchen Injektionen vom gleichen Eiweiß in die Gelenke. Es entstand dann bei diesen eine Arthritis, während sie bei den nichtvorbehandelten Tieren ausblieb.

Aber nicht nur im vorbehandelten Organismus haben körpereigene Zellzerfallsprodukte gewebsschädigende und entzündungserregende Wirkung. Die Untersuchungen meines Mitarbeiters FRIEDRICH KAUFFMANN über *die abakterielle Entzündung*[1] haben gezeigt, daß dies, wenigstens an einzelnen Organen, auch für den normergischen Zustand Gültigkeit hat. Als er bei Hunden an der rasierten Haut durch Quarzlampenbestrahlung Verbrennungen 2. Grades erzeugt hatte, konnte er 10—14 Tage später Veränderungen als degenerative Zustände an den Oberflächen- und Grübchenepithelien des Magens beobachten, die gefolgt wurden von mesenchymalen, echt entzündlichen Reaktionen mit Capillarbeteiligung, Exsudation und Auswanderung von weißen Blutkörperchen. Bei denselben Tieren traten aber zugleich auch Veränderungen an der Leber auf, sowohl am epithelialen Parenchym, also an der Leberzelle selbst, wie Entzündungsreaktionen am mesenchymalen Parenchym. Zu demselben Resultat kam KAUFFMANN auch nach subkutaner Injektion von einem pflanzlichen eiweißspaltenden Ferment, dem Papajotin, das dem Trypsin nahesteht. In beiden Fällen, bei der Dermatitis durch Quarzlampe wie bei jener proteolytischen Fermentinjektion kommt es zu einem Zerfall körpereigener Zellen. Stoffe, die etwa dem Histamin und Cholin nahestehen, überschwemmen den Organismus. Diese sind zwar nicht artfremd, aber in solcher Form und Menge doch körper- oder blutfremd. Eine wie gewaltige Umwälzung sich dabei im Organismus vollzieht, ist auch an Störungen im Säure-Basengleichgewicht und an Temperaturerhöhungen erkennbar. Wesentlich ist, daß es im Gefolge von solchen abakteriellen Autointoxikationen zu diffusen Parenchymschäden kommen kann und zu entzündlichen Reaktionen. Offenbar angeregt, jedenfalls aber in strikter Konsequenz der Befunde KAUFFMANNS, bestätigte jüngst EPPINGER durch Histamininjektionen jene histologischen Organveränderungen, die für viele Eiweißabbauprodukte, offenbar auch für gewisse Aminosäuren, gelten.

Wir sehen Analogien zu spontanen klinischen Geschehnissen, die KAUFFMANNS Experimente uns nun verständlicher machen. So, wenn nach ausgedehnten Hautverbrennungen, wie sie uns mitunter bei Unfällen, und durch unsere Nacktkulturmode besonders häufig beim ausgedehnten Sonnenbrand begegnen, gastri-

[1] KAUFFMANN, FR.: Experimentelles zur Gastritisfrage. Dtsch. med. Wschr. 42/43, 1929. — Entzündung der Verdauungsorgane als pathogenetisches Problem. Verh. Ges. Verdgskrkh. X. Tg. Leipzig: Thieme 1930.

tische Reizerscheinungen mitunter sogar schweren Grades und die bekannten Ulcera duodeni nach ausgedehnten Hautverbrennungen auftreten, deren Entstehung man sich früher so gar nicht erklären konnte. Auch die urämische Gastritis könnte hier genannt werden. Oder wenn wir nicht selten bei Infektionskrankheiten degenerative und entzündliche Veränderungen an der Magenschleimhaut oder der Schleimhaut der Gallenblase und des Dickdarms, ja in der Leber feststellen. Auch diese erscheinen uns jetzt als parallel geschaltete Vorgänge, als Schädigungen und biologische Reaktionen auf den körpereigenen Eiweißzerfall, der bei jedem Infekt eine so entscheidende Rolle spielt. Wir werden die Bakterien und Bakterientoxine nicht mehr als die einzigen Schädlinge beschuldigen, wie man es bisher fast ausschließlich tat, — so etwa nicht in den häufigen Fällen von postinfektiöser Gastritis, die mit das beste Beispiel einer „zweiten Krankheit“ überhaupt darstellt.

Bei einem Japaner sahen wir eine schwere akute Gastritis, klinisch wie im Röntgenbilde kraß ausgesprochen, die 14 Tage nach einer kurz dauernden hochgradigen Streptokokkenangina aufgetreten war. Das Sediment der Magensaftes, nüchtern gewonnen, enthielt massenhaft Leukocyten. Dagegen fehlten völlig jene Streptokokken, die primär die Angina ausgelöst hatten. Hier scheint uns der Magen hämatogen durch blutfremde in erster Linie wohl körpereigene Substanzen affiziert. Nicht etwa sind die Streptokokken metastatisch in die Blutgefäße des Magens und seine Capillaren verschleppt worden.

Die akute Glomerulonephritis als zweite Krankheit nach einem Scharlach mit seiner Streptokokkenangina ist uns ganz geläufig, die Zeit, die zwischen dem Scharlach und der Nephritis liegt, ist meist eine längere (12—22 Tage). Auch hier werden wir nicht allein die problematischen Streptokokkentoxine beschuldigen.

Beim Scharlach ist zu beachten, daß neben den Forschern (Löwenstein), die das spezifische Virus suchen, auch kritische Autoren (S. Meyer, Schlossmann u. v. a.) existieren, die in den Erscheinungen des Scharlachs selbst, speziell im Exanthem, nur eine allergische Reaktion sehen, die zur Streptokokkenangina des Scharlachs die Beziehung einer Überempfindlichkeitsreaktion hat, — ja es gibt unter diesen sogar solche (Györgi), die an ein spezifisches Scharlachvirus überhaupt nicht mehr glauben trotz der Infektiosität des Scharlachs, die dieser Auffassung doch sehr stark im Wege steht.

Wichtig ist auch, daß eine entzündliche Reaktion im befallenen Gewebe eine erhöhte oder herabgesetzte Disposition hinterläßt, die wir makroskopisch und mikroskopisch im Intervall nicht unbedingt immer erkennen können. Man spricht von lokaler Allergie und vom Locus minoris resistentiae. Die Haut, die Schleimhaut, ja auch das epitheliale Parenchym innerer Organe ebenso wie das mesenchymale verbleiben in einer allgemeinen oder lokal veränderten Krankheitslage: eine Haut, die mit abgeschwächter Pockenlymphe die entzündliche Reaktion an irgendeiner Stelle durchgemacht hat, verhält sich bei späterem Impfen überall „positiv-anergisch“, die entzündliche Reaktion bleibt bei späteren neuen Provokationen aus oder verläuft anders. Das gilt weit über das Gebiet der Pocken hinaus z. B. für die Tuberkulose (percutane Tuberkulinimpfung), aber auch für viele weitere allergische entzündliche Zustände. Hier wäre auch des ARTHUSschen Phänomens zu gedenken. Wie oft sehen wir noch jetzt rezidivierende Colitiden mit allen Zeichen echter Entzündung der Dickdarmschleimhaut, aber negativem Befunde, was Ruhrbacillen anlangt, bei Männern, die im Kriege eine echte bacilläre Ruhr durchgemacht haben. Dem Kliniker sind die Erysipeloide der Haut ohne Streptokokkenbefund geläufig bei Menschen, die ein oder mehrmals ein echtes Streptokokkenerysipel an derselben Stelle überstanden haben. So tritt bei einem meiner früheren Mitarbeiter, der vor 15 Jahren einmal ein Erysipel am Unterschenkel gehabt hat, ein „Erysipeloid" bei der geringsten Allgemeinstörung, einer Erkältung, einer Gastroenteritis u. ä. immer wieder von neuem auf, ohne daß je wieder Streptokokken nachgewiesen werden konnten, also eine hyperergische Reaktionslage der Haut, dabei oft mit hohem Fieber.

In meiner Vorlesung bringe ich gern zwei Beispiele von einer solchen fortbestehenden Überempfindlichkeitsreaktion der Haut.

Eine Krankenschwester bekam auf Sublimat stets ein so lästiges Erythem der Hände und Unterarme, daß sie ihre Hände anders desinfizieren mußte. 15 Jahre vergehen, sie ist längst nicht mehr Krankenschwester, kommt in schwere soziale Bedrängnis, macht einen Suicidversuch durch Verschlucken einer Sublimatpastille — und das Erythem tritt an beiden Unterarmen auf, genau bis zur Grenze, bis zu der sie früher sich die Unterarme zu desinfizieren pflegte.

Bei einem jungen Mann ging der Entfernung des großen Zehennagels ein Jodanstrich voraus, der eine besonders starke entzündliche Reaktion der Haut am Fuß zur Folge hatte — als er nach vielen Jahren Jodtinktur innerlich bekommt, tritt nur an dieser Stelle wieder ein Ekzem auf.

Die Neigungen zu Lobärpneumonien immer wieder im selben Lungenlappen sind dem Arzte ganz geläufig. Ebenso die Tatsache, daß eine Cholecystitis, die zur Ruhe kam, wieder aufwacht nach einer Tonsillitis. Und doch können in der Gallenblase Colibakterien gefunden werden, während an der Tonsille in diesem Falle die Erreger als Streptokokken erwiesen sind. Das sind „unspezifische Herdreaktionen" mit Aktivierung der Entzündung im sensibilisierten Gewebe, die wohl zu der Parallergie von MORO und KELLER in Beziehung stehen. Diese Beziehung von Allergie und Entzündung wird schließlich auch deutlich an einem Fall von Asthma bronchiale und Cholecystitis, bei dem nur dann Asthmaanfälle auftraten, wenn die chronische Gallenblasenentzündung akut aufgeflackert war.

Über *die veränderte Reaktionslage* bei und nach dem Infekt hat FRIEDRICH KAUFFMANN ausgedehnte Versuche am Test der entzündlichen Cantharidenblase angestellt[1]. Legt man ein in der Dosierung gleichmäßig wirkendes Canthariden-

[1] KAUFFMANN, FR.: Entzündung und Körperverfassung. (Zur Diagnostik unspez. allergischer [immunbiologischer] Zustandsänderungen.) Klin. Wschr. 1928, Nr. 28, S. 1309. — Die örtlich-entzündliche Reaktionsform als Ausdruck allergischer Zustände. 1. u. 2. Krankheitsforsch Bd. 2, S. 372, 448, 1926; Bd. 3, S. 263, 1926.

pflaster auf die gesunde Haut eines Patienten und untersucht nach einer genau bestimmten Zeit (optimal erwiesen sich KAUFFMANN 22 Stunden) die Zellen, die man aus dem Blaseninhalt gewinnt, so finden sich in weitgehender Unabhängigkeit vom Blutbilde ganz verschiedene Verhältniszahlen zwischen den gewöhnlichen polymorphkernigen Leukocyten, eosinophilen Leukocyten und anderen Elementen, die den Lymphocyten ähnlich sehen, zum Teil aber wohl von bestimmten Elementen der Gefäßwand (Adventitiazellen) und diesen gleichwertigen Zellformen des Bindegewebes abzuleiten sind. Dieser harmlose Test kann an Kranken täglich vorgenommen werden und zeigt uns dann an lokalen, morphologischen Befunden, daß etwa nach einer Pneumonie, einer Angina, einer hochfieberhaften Pyelitis u. a. die Reaktionslage des Gesamtorganismus noch Wochen gegenüber der normalen Reaktion verändert ist. Wir dürfen daraus schließen, daß die sog. „Rekonvaleszenz" mehr ist als nur Erholungsphase eines von der Krankheit angegriffenen Organismus, da uns doch das veränderte celluläre Geschehen auf einen (unspezifischen) Entzündungsreiz hin das veränderte reaktive Verhalten aufdeckt. Auch bei physiologischen Vorgängen wie der Menstruation und der Gravidität sind die Reaktionsformen der Entzündungsblase verändert, wie ja auch in der Menstruation schon das Verhältnis der Serumeiweißkörper durch Ansteigen der Globuline sich verschiebt, was GOLDNER[1] gezeigt hat.

Ist beim klinisch Gesunden das entzündliche Zellbild im Reizexsudat in der Hauptsache aus neutrophilen Leukocyten zusammengesetzt, neben denen sich ungranulierte basophile Elemente zu $1^1/_2$—8% und 0—$3^1/_4$% eosinophile Zellen finden, und ist es in diesen Grenzen beim einzelnen Individuum hinlänglich konstant, so macht es im Verlauf einer Infektionskrankheit hinsichtlich Zahl und Art der Zellen charakteristische Veränderungen durch, die zwar keineswegs krankheitsspezifisch sind, die aber doch die veränderten inneren Entzündungsbedingungen in Abhängigkeit von der jeweiligen Krankheitslage fast gesetzmäßig erkennen lassen. Da die Veränderlichkeit des entzündlichen Zellbildes im Verlaufe des Krankheitsgeschehens einer Angina, Bronchopneumonie, Pleuritis, Pyelitis, Cholecystitis, Parametritis, Polyarthritis rheumatica, Arthritis gonorrhoica, Enteritis, aber auch bei nichtinfektiösen Erkrankungen wie bei Basedow, der perniziösen Anämie oder der Leukämie grundsätzlich der gleiche ist, sei aus den KAUFFMANNschen Arbeiten die Beschreibung des Ablaufs bei einer croupösen Pneumonie hier ausführlich wiedergegeben:

In der Zeit vor der Krise ist die entzündliche Reaktionsfähigkeit der Haut dem Cantharidin gegenüber herabgesetzt. Besonders liegen die cellulären Vorgänge bei allen vor der Krise erzeugten Reaktionen danieder: die Reizexsudate sind ungewöhnlich arm an Zellelementen. Unter den vorhandenen Zellen werden lymphohistiocytäre Elemente meist völlig vermißt, ebenso eosinophile Zellen, so daß das entzündliche Zellbild so gut wie ausschließlich aus neutrophilen Leukocyten besteht. Aber auch die durch diese

---

[1] GOLDNER: Veränderung der Serumeiweißkörper während der Menstruation. Inaug.-Dissert. Frankfurt a. M. 1927.

Zellart repräsentierten emigrativen Vorgänge treten um so mehr zurück, je schwerer das Krankheitsbild ist. Schließlich kann es bei ungünstiger Krankheitslage, der Vernichtung des Organismus vorausgehend, zu einem Zustand „negativer“ Anergie kommen; unter dem Pflaster fehlt nicht nur Blasenbildung, sondern auch jegliche Andeutung einer entzündlichen Reaktion. Im übrigen können die resultierenden Reizexsudate durch ungewöhnlichen Reichtum an Fibrin ausgezeichnet sein. Es ist bemerkenswert, daß eben zu jener Zeit, in der am Krankheitsmittelpunkt die Ausschwitzung großer Fibrinmassen zu den charakteristischen Symptomen gehört, Faserstoff auch an der „gesunden“ Haut und, ohne daß hier der spezifische Erreger vorhanden wäre, in so gewaltigen Mengen in das Reizexsudat ausgeschwitzt werden kann, daß er, schon innerhalb der Blase zu einem dichten Maschenwerk gerinnend, dem Blaseninhalt plastische Beschaffenheit verleiht. Aus solchen fibrinösen Reizexsudaten lassen sich nur mit Mühe einzelne Tropfen Flüssigkeit zur weiteren Untersuchung (Zelldifferenzierung) exprimieren. Meist allerdings ist der Fibrinreichtum nicht

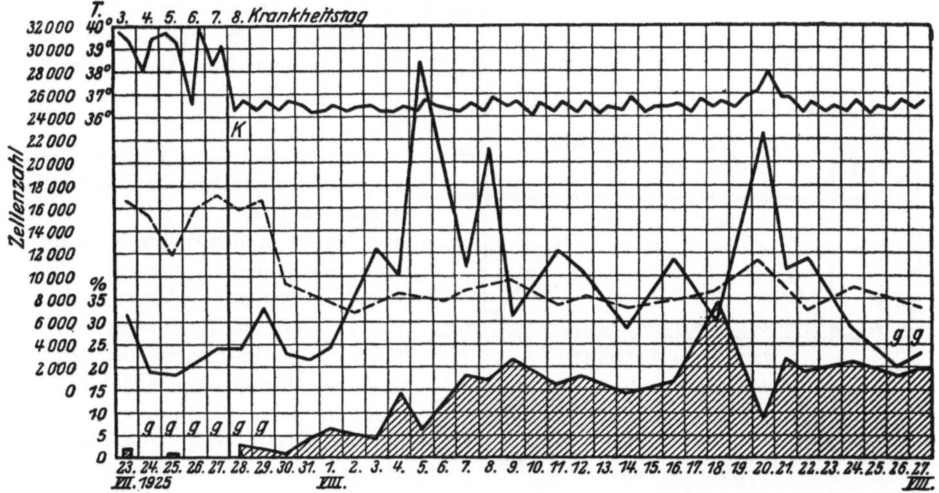

Abb. 52. Croupöse Pneumonie. Oben: Fieberkurve; gestrichelte Kurve: Leukocytenzahl im Blut; ausgezogene Kurve: Zellgehalt der entzündlichen Reizexsudate; schraffierte Fläche unten: prozentuale Mengen an ungranulierten basophilen (lymphohistiocytären) Elementen. *K* = Krise; *g* = serofibrinöse Beschaffenheit der flüssigen Exsudatbestandteile.

so gewaltig. Die flüssigen Exsudatsbestandteile zeigen in der Regel serofibrinöse Beschaffenheit, wobei sich Gerinnungserscheinungen erst nach der Entnahme des Reizexsudats im U-Röhrchen einstellen. . . .

Die Lösung der Pneumonie stellt sich bekanntlich bald vor, bald erst nach der Krise ein. Jedenfalls steht sie zur Krise in keiner festen zeitlichen Beziehung. Die Lösung des Fibrins im Reizexsudat der Haut dagegen fiel in allen Fällen zeitlich mit der kritischen Entfieberung zusammen. Neben vielen anderen stempelt also auch diese Beobachtung unsere örtliche Reizentzündung zu einem Ausdruck des allgemeinen Krankheitsgeschehens, denn „die Krise der Pneumonie ist eine Krise des Fiebers“ — wir würden heute sagen, der Allgemeinkrankheit — „und keineswegs immer der entzündlichen Lungenveränderung“ (R. Virchow). Sie weist ferner auf eine gewisse Unabhängigkeit der Allgemeinkrankheit vom lokalen Lungenprozeß und umgekehrt hin, sowie darauf, daß unsere Cutanprobe in ihren verschiedenen Teilen keineswegs als das Spiegelbild der am Krankheitsmittelpunkt sich abspielenden Vorgänge angesehen werden darf. (Abb. 52.)

Nach der Krise beginnt eine bunte Kette einander ablösender Reaktionsweisen, deren Glieder im Einzelfall um so schneller aufeinanderfolgen, je rascher die Heilungsvorgänge am Krankheitsmittelpunkt und je rascher besonders die allgemeine Reparation vonstatten geht. Zunächst steigert sich die entzündliche Reaktionsfähigkeit und besonders die Intensität der cellulären Vorgänge von Tag zu Tag. Der Zellreichtum der immer wieder neu erzeugten Reizexsudate wird größer, der Blaseninhalt erscheint daher getrübt. Gerinnendes Fibrin fehlt meist schon nach wenigen Tagen völlig, so daß an Stelle fibrinöser oder serofibrinöser eitrige Reizexsudate resultieren. Bald früher, bald später wird mit fortschreitender Besserung des Gesamtbefindens eine Phase der Rekonvalescenz erreicht, in der unser Entzündungsreiz mit cellulären Vorgängen beantwortet wird, die quantitativ weit über das Normalmaß bzw. den individuellen Grundwert hinausgehen. Fanden sich z. B. am letzten Tage vor der Krise 900 Zellen in 1 ccm Reizexsudat, so betrug deren Zahl am 6. Tage nach der Krise 34200, also eine Steigerung um fast das 38fache. Angesichts derartig zellreicher Reaktionen gewinnt man jetzt den Eindruck höchster Intensivierung und Beschleunigung der örtlichen Reizentzündung; meist kommt es gleichzeitig als Folge ungewöhnlich starker Gewebsschädigung zu oberflächlicher Geschwürsbildung. Dies Stadium, in dem die Haut wohl als Auswirkung gehobener Resistenz vorübergehend überempfindlich geworden ist gegenüber unserem unspezifischen Gift, stellte sich unter 15 Pneumonien frühestens am 6. Tage nach der Krise ein und hielt 2—6 Tage lang an.

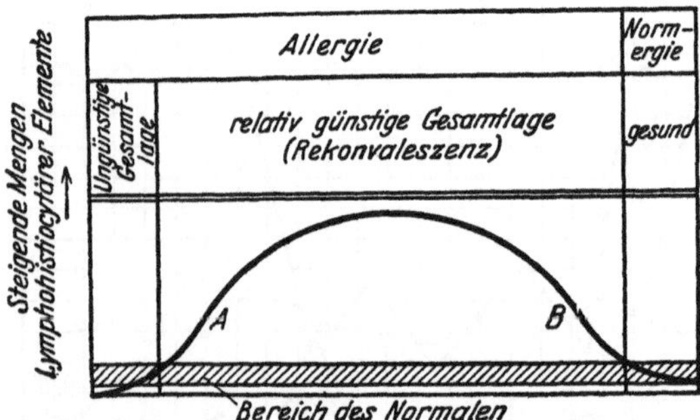

Abb. 53. Schematische Kurve über die Beziehungen der jeweiligen örtlich-entzündlichen Reaktionsform (beurteilt nach dem prozentualen Gehalt des Reizexsudates an lymphohistiocytären Zellen) zur herrschenden Krankheitslage. Der horizontale schraffierte Bezirk entspricht der Reaktionsform klinisch Gesunder.

Schreitet die Rekonvaleszenz weiter fort, so werden die Reizexsudate wieder zellärmer, bis schließlich, nun also bereits zum zweiten Male innerhalb unserer Kette fortlaufender Reaktionsänderungen, wiederum Exsudate von serofibrinöser Beschaffenheit resultieren. Diese Phase abnehmender Entzündungsfähigkeit erreicht ihren Höhepunkt in einem Stadium örtlicher Unempfindlichkeit, das frühestens am 17. Tage nach der Krise begann und bis zu 11 Tagen anhielt. Da die Gesamtlage des Organismus zu diesem Zeitpunkt ohne Zweifel günstig ist, ist diese örtliche Reaktionslosigkeit im Gegensatz zu jener des Fieberstadiums als „positive“ Anergie zu werten.

Im Anschluß an diese Periode der Allgemeinkrankheit nimmt die Reizempfindlichkeit der Haut wieder zu; zunächst resultieren noch einmal Reizexsudate serofibrinöser Beschaffenheit, bis schließlich ein Zustand eitriger Reaktionsart, d. h. also der Reaktionsweise Gesunder, erreicht und damit die Kette der verschiedenen Allergiephasen beendet ist.

Da, wie gesagt, die fortlaufende Veränderlichkeit der örtlich-entzündlichen Reaktionsweise: negative Anergie, fibrinöse Entzündung, serofibrinöse Entzündung, eitrige Entzündung, serofibrinöse Entzündung, positive Anergie, serofibrinöse Entzündung und wieder eitrige Entzündung im Verlauf verschiedenartiger Krankheiten immer wieder in grundsätzlich gleicher Art anzutreffen ist, also gleiche Reaktionsweisen immer wieder gleichen Krankheitslagen zugeordnet erscheinen, so ergab sich die Möglichkeit, die Beziehungen der jeweiligen örtlich entzündlichen Reaktionsform zur herrschenden Krankheitslage in Form einer Kurve schematisch darzustellen, die Kauffmann entsprechend der nachfolgenden Abbildung entworfen hat. (Abb. 53.)

Vom Höhepunkt der Krankheit bis zur Heilung im biologischen Sinn werden die einzelnen Abschnitte dieser Kurve aus dem Bereich der ungünstigen durch den der relativ günstigen Gesamtlage (Rekonvaleszenz), deren Dauer dem Zustand veränderter Reaktionsfähigkeit entspricht, von links nach rechts durchlaufen, bis die Normergie des gesunden Organismus gegenüber dem gewählten Test erreicht ist.

Für die Klinik bleiben außer solchen morphologischen Merkmalen der wechselnden immunbiologischen Verhältnisse auch humorale Zeichen fast noch größerer praktischer Bedeutung.

Mit gewissen Flockungsreaktionen im Serum durch bestimmte Aussalzungsmethoden hat Cahn-Bronner[1] an meiner Klinik in Frankfurt den Zustand des Organismus bei entzündlichen Erkrankungen festzustellen gesucht und gerade in den verschiedenen Phasen der Phthise wesentliche Änderungen gefunden. Diese gehen weder mit der Temperatur noch mit der Gewichtskurve parallel, sie können aber nicht selten ein Signal sein, daß die Krankheitslage im Verlauf einer Lungentuberkulose sich zum Ungünstigen verschoben hat. Hierbei bewährte sich besonders die von Gerloczy angegebene Labilitätsprobe im Blutplasma, bei der eine gleiche Menge Plasma einer in ihrem Eiweißfällungsvermögen verschieden wirksamen, aber stets isotonischen Reihe von Salzlösungen zugesetzt wird, und die Ausflockung, die während eines langsamen Temperaturanstieges von 50 bis 60^0 im Laufe von 15 Minuten erfolgt, kontrolliert wird. Je zahlreichere Salzlösungen Flockung bewirken, desto größer ist die Kolloidlabilität des Plasmas. Als Salzlösung benutzt man zweckmäßig die Hofmeistersche Anionenreihe in der Form: Sulfat, Chlorid, Bromid, Nitrat, Jodid, Rhodanid und wählt als Kation das Kalium.

Ähnlich, völlig unspezifisch, aber für die augenblickliche Krankheitslage charakteristisch, dürften auch die übrigen Labilitätsreaktionen der Bluteiweißkörper sein, von denen ich nur noch die von Daranyi für das Serum angegebene, und die ganz besonders einfache Aluminiumsulfat-Flockungsreaktion von Matefy erwähnen will. Keine der Methoden hat sich recht in die Klinik einbürgern lassen, und zwar wohl weniger deswegen, weil ihre Durchführung Schwierigkeiten bot, sondern vielmehr, weil ihre Ergebnisse zu wenig krankheitsspezifisch und weil sie schon innerhalb der Breite des „Normalen“ häufig von rein physiologischen Lebensvorgängen beeinflußbar sind, so daß sie mehr theoretischen als diagnostischen oder prognostischen Wert behalten.

Den brauchbarsten Text besitzt die Klinik in der Senkungsgeschwindigkeit der roten Blutkörperchen, mag sie nach Linzenmeier oder physikalisch richtiger nach Westergren angestellt werden, die ebenfalls auf der kolloidalen Blutbeschaffenheit — auf der Suspensionsstabilität der geformten Blutbestandteile bzw. der Plasmaeiweißkörper — beruht.

Die Suche nach brauchbaren Kriterien der „Entzündungsbereitschaft“ ist für die Klinik von allergrößter Bedeutung. Sie bedarf ihrer dringend zur Er-

[1] Cahn-Bronner, C.: Klinische Untersuchungen über die Colloïdlabilität des Blutes bei inneren Krankheiten. Hab.-Schrift Frankfurt a. M. 1927.

kennung der Prognose wie zur Indikationsstellung und Kontrolle therapeutischen Vorgehens. In dieser Richtung ist z. B. praktisch wichtig, daß das celluläre reaktive Geschehen in der Cantharidenblase durch Chinin (Solvochin) wie durch Pyramidon in kleinen Dosen (10× 0,1 pro die) gedämpft wird, wie Frau WINTERNITZ-KORANYI[1] bei KAUFFMANN an meiner Klinik gefunden hat (Abb. 54). Vom Chinin war das den Pharmakologen ja schon seit langem bekannt. Während hier die entzündungshemmende Wirkung auf die Cantharidenblase in völliger Übereinstimmung mit allen übrigen pharmakologischen Prüfungen steht, scheint aber der Mechanismus der Pyramidonwirkung im Tierexperiment und am Menschen verschieden zu sein. Wenigstens haben LIPSCHITZ und OSTERROTH an der Kaninchenhaut mit Pyramidon keinen entzündungshemmenden Effekt feststellen können. Dagegen werden klinisch-empirisch die Ergebnisse vollauf bestätigt, haben wir

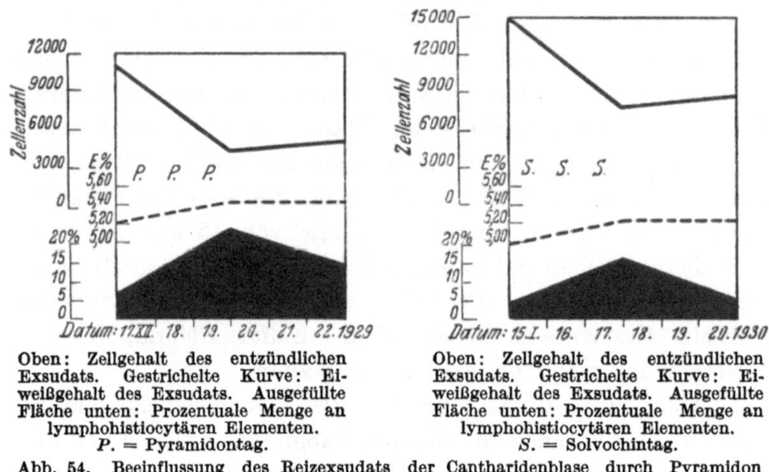

Oben: Zellgehalt des entzündlichen Exsudats. Gestrichelte Kurve: Eiweißgehalt des Exsudats. Ausgefüllte Fläche unten: Prozentuale Menge an lymphohistiocytären Elementen. *P.* = Pyramidontag.

Oben: Zellgehalt des entzündlichen Exsudats. Gestrichelte Kurve: Eiweißgehalt des Exsudats. Ausgefüllte Fläche unten: Prozentuale Menge an lymphohistiocytären Elementen. *S.* = Solvochintag.

Abb. 54. Beeinflussung des Reizexsudats der Cantharidenblase durch Pyramidon und Chinin (Solvochin).

doch in zahlreichen Fällen chronischer Infektion, so bei der Polyarthritis rheumatica und bei der Endokarditis günstige Wirkungen von dieser Pyramidondosierung gesehen. In demselben Sinne spricht ja auch die von KREHL empfohlene Behandlung des Typhus mit kleinsten, verzettelten Pyramidondosen.

Es ist mit Nachdruck auszusprechen und sei darum hier noch einmal gesagt, daß die phlogistische unspezifische Reizkörpertherapie im Gegensatz zur antiphlogistischen Therapie viel zu sehr indikationslose Mode geworden ist und in ihrer wahllosen Anwendung nur allzu oft Schaden anrichtet. Denn es sollte klar sein, daß sie immer dann schädigend wirken muß, wenn der entzündliche Prozeß schon an sich sehr lebhaft ist. So droht leicht Gefahr, daß man etwa beim Erysipel durch Omnadin geradezu die Weiterwanderung veranlaßt oder auch ruhende etwa tuberkulöse Prozesse unspezifisch wieder aktiviert. Ohne die große Bedeutung

---

[1] WINTERNITZ-KORANYI: Entzündungshemmung durch Pyramidon. Dtsch. med. Wschr. 1930, Nr. 42.

der Reizkörpertherapie verkennen zu wollen — niemand wird die therapeutische Großtat WAGNER-JAUREGGS, die Fieberheilung der Paralyse, übersehen können —, meine ich doch, es fehlt uns noch fast überall in der Klinik das Wissen darüber, wann ein Fieber „Heilfieber" ist, und es tut zuerst not, die Indikationen zu finden, wann wir entzündliche Reaktionen anfachen sollen und wann dämpfen. Trotz größter empirischer Erfahrungen, etwa bei der Behandlung der chronischen Arthritis mit Schwefelinjektionen, ist hier noch immer mehr Gefahr und Ungewißheit als bei der Entzündungsdämpfung.

Ein Erysipel, nach einer Ohrmeißelung entstehend, verschonte kaum eine Stelle des Körpers und lief vom Scheitel bis zur Sohle; ich hatte es bei der Kollegenfrau nicht durchsetzen können, daß ganz ohne aktive Therapie behandelt wurde, sondern mehrmals mußten Reizkörper gegeben werden, die Haut wurde künstlich offenbar in eine Überempfindlichkeitslage versetzt.

Ich habe so manche Angina konsultativ gesehen, bei der ich mich über die Ausdehnung und Größe der regionären Drüsenschwellungen wunderte, aber durchaus nicht über den Typus mit der lymphocytären lange anhaltenden Reaktion (Monocyten-Angina von WERNER SCHULTZ). Ich mußte mir die Frage vorlegen, ob diese Infektionszustände nicht schneller und glimpflicher verlaufen wären, wenn die wohlmeinende Polypragmasie einer Reizkörperbehandlung unterlassen worden wäre, denn nur allzu häufig waren Injektionen von Omnadin, Ophthalmosan und ähnlichen Mitteln der Proteinkörpertherapie gegeben.

Wieviele obsolete, praktisch geheilte Tuberkulosen sind durch ähnliche Behandlungen zum Aufflackern gebracht; hier wird exogen — iatrogen — dasselbe bewirkt, was eine Grippe oder, uns noch geläufiger, Masern oder Gravidität auslösen, die eine Phthise zum Aufflackern bringen, wobei die negative PIRQUETsche Reaktion an der Haut anzeigt, daß der Kranke in einen Zustand verminderter Resistenz geraten ist, in eine ungeschützte Krankheitslage.

Wie wenig ähnliche Gedankengänge noch klar erfaßt sind, wird deutlich, wenn ein bedeutender Kliniker etwa sagt: was fangen wir mit dem Moment der Erkältung durch nasse Füße, der Abkühlung der Haut als Ursache etwa für eine Lobärpneumonie an, wo doch der Pneumococcus als Erreger bekannt ist? Wir aber sagen: die Pneumokokken sind als Saprophyten in der Mundhöhle und den Luftwegen unendlich häufig da, bereit zu „Krankheitserregern" zu werden, wenn die Resistenz des Organismus sich verändert hat und dafür genügt schon, was an vasomotorischen Reaktionen sich bei jenen Abkühlungsvorgängen vollzieht. Die ausgedehnte Typhusepidemie in Hannover des Jahres 1926 hätte sich nicht vollzogen, wenn nicht jene sogenannte „Wasserkrankheit" — eine Gastroenteritis durch die Verunreinigung des Trinkwassers — eine Bevölkerung geschaffen hätte, die nun in eine erhöhte Krankheitsbereitschaft versetzt war. Es wirkt merkwürdig veraltet, wenn man heute noch sucht, wer an der Leine oberhalb Hannovers die Typhusbazillen in den Strom abgesetzt haben mag, da doch jede Großstadt vereinzelte Fälle von Typhus und genug Typhusbazillenträger beherbergt. Es muß die Krankheitsdisposition gegeben sein. Sie ist nichts Mystisches, auch kein Zurückgreifen auf die alten PETTENKOFERschen Theorien vom Stande des Grundwassers, sondern jede vorher durchgemachte Erkrankung kann die Durchseuchungsresistenz einer Bevölkerung verändern; das kann man gerade aus jenen Erfahrungen in Hannover lernen.

Gewiß beanspruchen wir nicht, hier völlig Neues zu sagen, Verwandtes ist von vielen Seiten geäußert, es muß aber hier aus unserem Anschauungskreise heraus betont werden, damit es mehr in das ärztliche Bewußtsein eindringt bis zu akademischen Klinikern und nicht zuletzt Hygienikern und Behörden, die bei Epidemien ihren Apparat von Nachforschungen oft allzu einseitig bakteriologisch in Gang setzen.

In Deutungsversuchen darf man heute noch weitergehen, selbst wenn es nur Hypothesen sind. Dafür ein Beispiel: Im November ein Trauma am linken Fuß mit großem Hämatom bis zur Wade hinauf, eine geringe Empfindlichkeit bleibt dort lange. Im Februar eine akute Appendicitis offenbar ganz unabhängig davon, man beschließt à froid zu operieren, weil es zur Frühoperation zu spät war, als der Hausarzt verständigt wurde. Die Appendektomie im März zeigt eine alte Appendicitis, aber daneben gerade wieder ein frisches Aufflackern, 14 Tage später eine Lungenembolie mit hämorrhagischem Infarkt, erst 3 Wochen darauf wird eine Thrombose in der linken Wadenmuskulatur deutlich, die zu zwei weiteren Lungenembolien führt und die Thrombose entwickelt sich im linken Bein ascendierend weiter durch die Venae iliacae zum rechten Bein hinab. Warum begann gerade im linken Unterschenkel die Thrombose, entstand sie schon vor der ersten Embolie oder wahrscheinlicher erst vor der zweiten? Die Resorption des Blutergusses Monate zuvor wirkte analog einer ersten Eiweißinjektion beim Versuchstier, hinterließ lokal erhöhte Reaktionsbereitschaft der Venenwand, die Appendicitis wirkte wie eine zweite Injektion als Eiweißzerfall und der operative Eingriff entspräche der dritten experimentellen Vorbehandlung. Nun erst ist der Organismus hyperergisch und am stärksten dort, wo der erste Eiweißzerfall und die ersten Resorptionsvorgänge sich vollzogen und deshalb entsteht postoperativ die Thrombose gerade an dieser Stelle. Was man auch einwenden mag, mir scheint es fruchtbar, zum mindesten als Anregung am Krankenbett, so zu deuten, denn von solchen Anregungen des ärztlichen Erlebens führt der Weg zur Probe aufs Exempel, d. h. zu jenen Tierexperimenten, die von der Klinik ausgelöst sind und deshalb der Klinik Antwort geben.

So wird es berechtigt sein, auf allen Wegen zu versuchen, die entzündliche Reaktionsbereitschaft des Organismus und einzelner Gewebe zu beeinflussen. Es öffnet sich jenes Gebiet, das namentlich von den Chirurgen in den letzten Jahren mit Intensität aufgegriffen ist. Nicht nur die Behandlungen AUGUST BIERS mit dem Glüheisen, die zu großem körpereigenen Eiweißzerfall führen, auch wenn sie die Endocarditis lenta mit obligatem Viridansbefund nicht zu heilen vermögen, aber auch die Versuche durch verschiedene Ernährungsarten Heilwirkungen auszuüben, etwa durch Verschiebungen im Säurebasengleichgewicht, gehören in diese Versuchsrichtung.

Ich kann zu der Tuberkulosebehandlung, die von SAUERBRUCH und HERRMANNSDORFFER als Modifikation der GERSON-Diät aufgenommen ist, nicht aus Erfahrung Stellung nehmen. In der Theorie bleibt die Schwierigkeit, daß man jenes humorale Gleichgewicht schwer beeinflussen kann, weil es durch mannigfache Regulationen recht konstant eingestellt ist, wenigstens im Blute. Im Gewebe, insbesondere der Haut, scheint das anders zu sein. Vielleicht sind deshalb die Erfolge bei Lupus sicherer als die vielfach umstrittenen für die Lungenphthise. Auch die lokalen Beeinflussungen an Wunden, wie sie besonders VON GAZA durchgeführt hat, gehören hierher, und es läßt sich ein Schema konstruieren, bei dem man aufzählt, was phlogistisch, was antiphlogistisch wirken könnte, wie es etwa SCHÜCK kürzlich getan hat: Säure und Base, Kalium und Calcium, Sympathicus, Parasympathicus usw.

Das alles ist im Werden. Dazu nur noch ein bescheidener kasuistischer Beitrag, den KALK veröffentlicht hat: Ein riesiges Röntgenulcus, entstanden durch die Untersuchungen vieler Kliniken bei einem Demonstrationspatienten, eiterte ständig gewaltig. Der Kranke bekam ein Oesophaguscarcinom und geriet in völlige Inanition. Nun reinigte sich das Ulcus, das 15 Jahre eiternd bestanden hatte, und heilte in 8 Tagen völlig aus. Der Patient hatte eine Hungeracidose, seine Alkalireserve hatte stark abgenommen, der Urin war stark sauer. KALK[1] erinnert an jene Beobachtung SAUERBRUCHS bei einer Kranken mit paranephritischem Absceß und jauchigem Empyem, der durch Hunger und saure Kost acidotisch wurde und sich schnell besserte. Dem steht allerdings entgegen, daß die diabetische Acidose mit schlechter Wundheilung und erhöhter Infektionsbereitschaft verknüpft ist und ebenso daß bei Schrumpfnierenkranken die Neigung zu Entzündungen, Perikarditis und Lungengangrän uns geläufig sind.

Ich will hier nur andeuten, weil exakte Unterlagen im biologischen Sinne noch ausstehen, sie müßten ähnlich gewonnen werden wie in jenen zahlenmäßig präzisen Ergebnissen, wie wir sie in diesem Kapitel bei KAUFFMANNS Versuchen und denen von KEMPNER, PESCHEL und RUTH LOHMANN beibringen konnten.

So übergehen wir die Eigenblutbehandlung, wie auch die Bluttransfusion und vieles andere, z. B. die Wirkung des Aderlasses, und bleiben uns bewußt, daß „Umstimmungen" gewaltig wirken können, nur schade, daß man vom Instrument — vom Organismus — nicht recht weiß, wie es gestimmt ist, und wann es auch verstimmt werden kann. Nur auf einiges will ich speziell eingehen.

Ich möchte bei entzündlichen Erkrankungen der Luftwege, weniger bei Bronchitiden, Bronchopneumonien (Grippe), aber ausnahmslos bei der croupösen Pneumonie, auch einer sekundär konfluierenden, das *Chinin* nicht mehr missen, seit CAHN-BRONNER[2] an meiner Klinik die Wirksamkeit der par-

---

[1] KALK, H.: Ein Beitrag zum Zusammenhang zwischen Wundheilung und Säurebasengleichgewicht. Klin. Wschr. 1929, Nr. 23.

[2] CAHN-BRONNER, C.: Chinin bei Erkrankungen der entzündlichen Luftwege. Ther. Gegenw. 1925. — 10 Jahre Chinintherapie der croupösen Pneumonie. Ebenda 1927, H. 3.

enteralen Behandlung gerade mit basischem Chinin auf großer Basis bei der Lobärpneumonie als Verbesserung der alten AUFRECHTschen Pneumoniebehandlung erwiesen hat. Seit wir systematisch frühzeitig jede croupöse Pneumonie mit Solvochin, was bequem zu handhaben und bei der Injektion kaum schmerzhaft ist, behandeln, ist in unserem Material nicht nur die Letalität wesentlich gesunken, sondern wir haben uns auch immer wieder davon überzeugen können, daß die Krankheitsdauer an sich, wenn nur frühzeitig genug behandelt wurde, eine wesentliche Abkürzung erfuhr. Wie schnell die Entfieberung, die sonst gewöhnlich zwischen dem 7. und 8. Tag zu erwarten ist, bei Chinin eintritt, mag eine Zusammenstellung von CAHN-BRONNER veranschaulichen.

Tabelle 3.

Behandlungsbeginn	Zahl der Fälle	Entfieberung bei Chininbehandlung innerhalb				Innerhalb 4 Tagen entfieberte Kontrollfälle	Entfieberung bei Chininbehandlung innerhalb 5 Tagen	Innerhalb 5 Tagen entfieberte Kontrollfälle	Entfieberung erst nach 6 und mehr Tagen bei	
		1 Tag	2 Tagen	3 Tagen	4 Tagen				Chininbehandlung	Kontrollfällen
1. Tag	53	17=32%	25=47%	35=66%	43=81%	5,4%	47=89%	16,4%	6=11%	83,6%
2. „	66		8=12%	25=38%	35=53%		43=65%		23=35%	
3. „	56			10=18%	21=37,5%		33=59%		23=41%	
4. „	29				8=27,5%		12=41%		17=59%	
5. „	20						5=25%		15=75%	

Tabelle 4.

Behandlungsbeginn am	Durchschnittliche Fieberdauer bei		
	Chininbehandlung		Kontrollfällen
1. Tag	2,9 Tage	4,3 Tage (1.–3. Tag)	8,1 Tage
2. „	4,6 „		
3. „	5,3 „		
4. „	6,3 „		

Es ist wichtig, daß es sich bei der Entfieberung tatsächlich nicht um eine einfache antifebrile Wirkung des Chinins handelt — eine solche kommt bei Injektion von 0,5 g Chinin, das in einer Ampulle Solvochin enthalten ist, bei anderen fieberhaften Zuständen meist gar nicht oder nur vorübergehend zum Ausdruck. Es handelt sich vielmehr um eine echte Coupierung. Darum vertrete ich mit Nachdruck den Standpunkt, eine solche Abortivbehandlung der Pneumonie zu versuchen und noch vor Ausbildung aller typischen Krankheitssymptome möglichst schon beim ersten Schüttelfrost Chinin zu verabreichen. Auch bei der Pneumonie ist die Gefahr ja der Vasomotorenkollaps infolge von Bakteriengiften und körpereigener Eiweißzerfallsprodukte und diesem kann nur begegnet werden, wenn der Reaktionsablauf der Krankheit so wesentlich verkürzt wird. In der Tat hat jeder, der nur einige Erfahrungen mit der Chinintherapie gemacht hat, ein wesentliches Absinken der Sterblichkeit bei der Pneumonie beobachten können. Die Chininbehandlung steht in keiner Weise

Tabelle 5.
Herabsetzung der Sterblichkeit durch Chininbehandlung.
(Eigene und aus der Literatur gesammelte Fälle.)
(Nach CAHN-BRONNER.)

Autor	Kontrollfälle	Chininfälle	Mortalität	
			Kontrollfälle	Chininfälle
AUFRECHT und PETZOLD .	1361	330	17,1%	8 %
CAHN-BRONNER.	341	318	20,5%	5 %
JOHN	300	200	35 %	16,4%
NICOLAYSEN	237	95	17,7%	9,4%
BERGER	36	33	18 %	11 %
Gesamtzahl	2275	997	20%	9,6%

der Serumbehandlung der Pneumonie nach. So großzügig jene Behandlung nach der jeweiligen Art der Pneumokokkenstämme im Rockefellerinstitut studiert wurde, die unspezifische Behandlung führt statistisch eher zu besseren Resultaten.

Mich belehrt das prinzipiell: nicht die Bakterien sind die einzige Zielscheibe der Therapie, die Chemotherapie wende sich auch dem Makroorganismus zu, an dem sie ganz anderes zu leisten hat, als das antiseptische Sterilisieren, weshalb auch Optochin und Eukupin, die im Reagenzglase wie bei allgemeiner Sepsis des Versuchstieres ganz den Idealen der EHRLICH-MORGENROTHschen Chemotherapie entsprechend zwar die Pneumokokken abtöten, für die Pneumonie des Menschen aber entschieden weniger leisten als das einfache Chinin und dabei weit gefährlicher sind — nicht nur für den Opticus.

CAHN-BRONNER konnte den Nachweis führen, daß bei der intramuskulären Applikation ein höherer Chininspiegel im Blute resultiert, wie bei der oralen, nach der das Chinin in die Leber gelangt und offenbar gleich erheblich abgebaut wird. Es findet außerdem eine besondere Anreicherung im Lungengewebe statt, so daß dort wahrscheinlich der entzündliche Ablauf im Gewebe selbst beeinflußt wird. Damit erscheint diese Therapie unter einem ganz anderen Gesichtspunkte als der der Bekämpfung oder Abtötung von Bakterien, d. h. sie ist prinzipiell völlig verschieden sowohl von der Serumtherapie der Pneumonie wie von der mit den MORGENROTHschen organischen Chininderivaten.

Immer wieder wird übrigens Solvochin und Transpulmin in der Praxis verwechselt, letzteres Präparat, das auch in meiner Frankfurter Klinik entstand, ist fraglos ein sehr gutes Mittel für alle Erkrankungen der Luftwege, die mit großen Auswurfmengen verlaufen und beseitigt nicht nur den fötiden Geruch, sondern setzt bei einer Applikation von 1—2 cm die Auswurfmengen in 8 bis 14 Tagen sehr oft nicht nur herab, es hören in dieser Zeit die Sputummengen auch ganz auf, also bei Bronchoblennorrhoe, Bronchiektasen und Lungenabsceß. Bei so langem Gebrauch scheinen mir die kleinen Chininmengen des Transpulmin auch nützlich, während sie für die Coupierung der Pneumonie, die in 1—3 Tagen durchzusetzen ist, gar nicht in Betracht kommen. Die beigegebenen ätherischen Öle sind beim Transpulmin nützlich, werden durch die Exspirationsluft ausgeschieden und endlich wird auch das Hexeton mit seiner Kreislaufswirkung im Transpulmin günstig sein; selbst beim Phthisiker mit der Mischinfektion in seinen Cavernen habe ich oft Gutes gesehen, aber für die Pneumonie kommt nur das Chinin als basisches in den täglichen, relativ großen Mengen von 0,5 g in Betracht, wie es in einer Solvochinampulle enthalten ist. Man sollte sich entschließen, bei jedem Verdacht auf eine akute Pneumonie Solvochin sofort, also schon am ersten Tag, anzuwenden, selbst wenn einmal sich später herausstellt, daß keine Pneumonie vorlag, damit kann kein Schaden angerichtet werden, andererseits ein großer Nutzen, wenn so früh wie möglich die Abortivbehandlung einsetzt. Ich habe einen Fall gesehen, wo sofort beim Schüttelfrost Solvochin gegeben wurde, physikalisch die Zeichen der Pneumonie sich hinterher noch entwickelten, aber die allgemeine Krankheitssituation nach dem Beginn mit Schüttelfrost sofort geradezu beseitigt schien, es kommt also alles darauf an, daß diese beste Pneumonietherapie, die wir durch AUFRECHT besitzen, in jener von uns ausgearbeiteten Form, sofort zur Anwendung kommt, die Letalität an Lobärpneumonien könnte damit um die Hälfte gesenkt werden, wenn sich im oben entwickelten Sinne *die Solvochintherapie* fast als *prophylaktische Frühbehandlung* endlich durchsetzte.

Als Umstimmungs- und wohl nicht als Reizkörpertherapie betrachten wir *die Goldbehandlung* des chronischen Infektes, die R. FREUND[1] an meiner Klinik eingehend und mit gutem Erfolge durchgeführt hat. Geht die Wirkung des Chinins im wesentlichen wohl über die Änderung der Reaktionsfähigkeit des Lungengewebes, so wird das Gold wie alle übrigen Chemotherapeutica ganz allgemein im mesenchymalen Apparat, also dem reticulo-endothelialen System, abgelagert und wirkt dort katalysatorisch (ASCOLI und IZAR, FELDT). Ohne selbst zu reagieren, beeinflußt es wie alle echten Katalysatoren durch die bloße Gegenwart die ablaufenden Reaktionen, wobei meist auch die Menge des Katalysators in keinem wesentlichen Verhältnis zur Größe der ausgelösten Reaktion steht.

Auch durch das Gold wird also nicht der Infektionserreger selbst geschädigt, sondern der Infektionskranke „umgestimmt“. Die katalytische Wirkung des Goldes und der Gedanke ihrer therapeutischen Ausnutzbarkeit ist nicht neu. Die Therapie konnte aber solange nicht einen breiteren Gebrauch davon machen, als dem Präparat noch schwere und unkontrollierbare, giftige Eigenschaften anhafteten. Erst in den letzten Jahren ist es der chemotherapeutischen Forschung gelungen, derartige, für die Praxis brauchbare, relativ ungiftige Verbindungen herzustellen, unter denen wir mit dem von FELDT dargestellten Solganal unsere günstigen klinischen Erfahrungen gesammelt haben.

Als Prototyp des chronischen Infektes haben wir zur Erprobung der Goldtherapie die chronische Arthritits gewählt. Ich möchte aber meinen, nachdem sich erst einmal hier haben Erfolge zeigen lassen, daß die Goldtherapie ganz allgemein in der Behandlung des chronischen Infektes einen wichtigen Platz sich

[1] FREUND, R.: Die Goldbehandlung der entzündlichen Gelenkerkrankungen. Med. Klin. 1931, Nr. 27.

erobern wird. Wir geben Solganal in langsam steigenden Dosen von 0,1—0,5 g pro die über einen Zeitraum von 6—8 Wochen hin.

Die Chemotherapie PAUL EHRLICHS und MORGENROTHS hat zweifellos schon ungeheure Erfolge gezeitigt. Sie hat sich nicht mehr auf den Wunsch der Bakterienvernichtung zu beschränken, steht auch sie erst am Anfang ihrer Möglichkeiten. Und gerade für die schleichenden Infekte unserer Breiten mit all ihren klinischen Bildern werden wir von ihr noch wichtige Hilfsmittel erwarten dürfen. Ein Beispiel dafür geben die Erfolge der Goldtherapie.

Wirkt die Behandlung mit Schwermetallen katalytisch, so ist *die umstimmende Wirkung der Eigenblut- und Fremdblutbehandlung*, der Behandlung mit unspezifischen Seren und mit Pepton in ihrem biologischen Mechanismus noch recht unklar.

Seit der Bluttransfusion durch LANDSTEINER und HIRSZFELD mit der Entdeckung der Blutgruppen die Gefahren des anaphylaktischen Shocks genommen sind, ist die Transfusionsbehandlung, nicht so sehr zum Zwecke des Blutersatzes oder zur Anregung der Blutbildung als zur Umstimmung des Gesamtorganismus, immer mehr ein wichtiges therapeutisches Hilfsmittel geworden. Noch stehen wir unter dem erstaunlichen Eindruck der Heilungs- oder mindestens weitgehenden Besserungsmöglichkeit der Colitis gravis durch die Bluttransfusion, einer Krankheit, die bis vor kurzem fast überhaupt unbeeinflußbar schien und in der Prognose so oft infaust war (über 50%). Noch erleben wir es immer wieder als überraschendes kasuistisches Ereignis, wenn es gelingt, durch Blut- oder Seruminjektion ein akutes Ekzem, ein Asthma bronchiale, auch eine akute Polyarthritis günstig zu beeinflussen. Was heute aber nur empirische Beobachtung ist, wird in der Zukunft richtunggebend für die klinische Forschung sein müssen, und es ist schon ein erfreulicher Schritt nach dieser Richtung getan, wenn wir ähnliche Erfolge, wie sie durch eine Transfusion von 400 ccm Blut erreicht werden, herbeiführen können durch eine vorsichtige Behandlung mit unspezifischen Seren oder gar durch intracutane Injektionen von Pepton.

Da, wo die therapeutische Wandlung einhergeht mit einer völligen Änderung der Anschauungen über den Entzündungsvorgang überhaupt, wo Gewebsschutz und Allergie immer mehr in den Vordergrund der Beziehung zum entzündlichen Reiz treten, wird das therapeutische Bemühen mit allergrößter Wahrscheinlichkeit auch dann gerade von Erfolg gekrönt werden, wenn es sich vom Kampf gegen den spezifischen Entzündungserreger weg der Unterstützung der Abwehrvorgänge des Organismus zuwendet. Von hier wird die hippokratische Auffassung des Heilbestrebens der Physis neuen Sinn erhalten (AUGUST BIER), aber auch nur dann von wahrem Erfolg gekrönt werden können, wenn die Medizin der Gegenwart sich davor hütet, in allen pathophysiologischen Abläufen des Organismus stets nur Heilbestreben sehen zu wollen, und gerade auch mit Hippokrates die Schädigungen und häufigen Fehlleistungen der Physis erkennt.

Fassen wir noch einmal zusammen: wir gingen von JENNER und von v. PIRQUET aus, kamen zu den alten Lehren phlogistischer und antiphlogistischer

Therapie und stellten die Bakteriologie wie die spezifische Immunitätslehre in den Hintergrund gegenüber den Begriffen des lokalen Gewebsverhaltens und der allgemeinen Krankheitsbereitschaft. Es haben sich zahlenmäßig präzise Werte für die Stoffwechselvorgänge bei der Entzündung von uns finden lassen — sie werden noch weiter ausgebaut werden müssen —, alte Vorstellungen von der Autointoxikation bei infektiösen wie nichtinfektiösen Erkrankungen sind wieder aufgelebt — die naturwissenschaftlich eingestellte Klinik ist daran, jene Substanzen, die die Körperverfassung beim entzündlichen Geschehen bestimmen, chemisch zu erfassen. Sie wird immer weiter nach den Körpern suchen müssen, die als chemische Noxen beim körpereigenen Eiweißzerfall wirken. Es handelt sich um dieselben Stoffe, die man einst als das „putride Gift“ suchte und im Sepsin gefunden zu haben glaubte (SCHMIEDEBERG, ERNST V. BERGMANN). Hier wäre an die Frühgifte FREUNDS, Münster, beim Eiweißzerfall, an Histamin, Cholin, Adenosin usw. zu denken. Mag durch die Aufgaben chemischer Forschung oder Wiedereinführung alter hippokratischer Gedanken die Weite des neu zu erschließenden Gebietes ermessen werden. In der Einzelarbeit, die nur durch exakte biologische Forschung geleistet werden wird, können so undefinierte Begriffe wie die „Zersetzung“ uns nicht mehr genügen. Jedes präzise Einzelfaktum, auf das wir in diesem Kapitel hinweisen konnten, mag es chemisches, physiko-chemisches Material liefern, morphologisch celluläres Geschehen erschließen, erscheint uns als mühsame Einzelarbeit nötig, auf welche die Synthese einst aufzubauen ist.

Noch ist für die meisten Kliniker der Begriff der „*allergischen Krankheit*“ ein relativ eng begrenzter. Er umfaßt etwa Heuschnupfen, Asthma bronchiale, Colica mucosa, bekannte Idiosynkrasien, wie sie namentlich durch bestimmte Nahrungsmittel und Arzneimittel vom Darm her hervorgerufen werden, etwa durch Eiereiweiß, Krebse, Erdbeeren, Sellerie, Antipyrin, Luminal usw., und ihre Auswirkungen auf den Organismus als Urticaria, QUINCKEsches Ödem, Erytheme, verbunden mit Durchfällen, Erbrechen, allgemeinen Kollapserscheinungen bis zu bedrohlichem Charakter. Es scheint uns wichtig, daß oft, aber keineswegs immer, der Nachweis von Störungen irgendwelcher Partiarfunktionen der Leber gelingt, wie sie bei den Hepatopathien kritisch besprochen wurden (s. Kap. 6). FUNCKS (Köln) Vorstellung der nutritiven „dienteralen“, an die Leber geknüpften Allergie ist mir aber zu einseitig.

Ein Patient bekam seine Haut- und Asthmaerscheinungen nur im Anschluß an jeden Alkoholexzeß; wir möchten glauben, daß die akute Alkoholgastritis Allergene zur Resorption kommen ließ, die sonst nicht in genügender Dosis in die Blutbahn gelangten. Ähnlich sah HANSEN Anfälle von Bronchialasthma häufig nur dann ausgelöst, wenn chemische Dämpfe in einer Fabrik die Bronchialschleimhaut geschädigt hatten. Dabei waren diese chemischen Noxen gerade nicht die spezifischen Allergene.

Hier öffnet sich auch das Gebiet der „intestinalen Autointoxikation“, und es liegt nahe, nach den Stoffen zu suchen, die vom Darm resorbiert der Leber zuströmen und vielleicht dort erst unter besonderen Abbaubedingungen zu endogenen Allergenen werden.

Geläufig ist namentlich der französisch-medizinischen Schule die orale Peptontherapie, die offenbar nur wirkt, wenn das Pepton auf leeren Magen ohne jede andere Nahrung genommen wird. Dann wirkt es zwar keineswegs regelmäßig, aber doch öfter unspezifisch desensibilisierend. Wichtiger aber ist es meines Dafürhaltens, daß der für deutsche Gründlichkeit bisher so verschwommen unbehagliche Begriff des „Arthritismus" der französischen Schule nun Gestalt gewinnt und epikritisch als geniale Konzeption des ärztlichen Schauens am Krankenbett uns erscheint: denn Asthma, allergische Dermatosen, echte Gicht, durchaus nicht jede Arthritis, gewisse Lebererkrankungen wurden in diese „Diathese" von Frankreichs Klinikern einbezogen.

Wir möchten den *endogenen Allergenen* eine weit größere Rolle zuschreiben als jenen, die durch die Luft eine Conjunctivitis auslösen oder inhaliert einen Schnupfen oder ein Asthma bronchiale. Ich zweifle auch, ob die übrigen allergischen Stoffe wirklich von intestinaler Resorption her so oft auf dem Wege durch die Pfortader zur Leber gelangen müssen und nicht vorwiegend intermediär entstehende Stoffe sind. Seit wir durch von PIRQUET die „Serumkrankheit" kennen und die schweren allergischen Reaktionen selbst mit tödlichem Ausgang bei wiederholten Gaben desselben artfremden Serums, rückt jener allergische Zustand nach Injektionen immer näher an das Anaphylaxieexperiment RICHETS und seine Vertiefung durch ARTHUS (1902—1903) beim Meerschweinchen heran, bei dem die Lungenblähung durch den Vagus vermittelt ist. Sollten nicht auch andere allergische Zustände, als Asthma und Colica mucosa entsprechend der häufigen Eosinophilie und den Erfolgen der Atropin- und intravenösen Calciumtherapie über den parasympathischen Apparat laufen und dennoch nicht einseitig neural zu deuten sein? Immer wird das Humorale dabei nach allen Richtungen hin die wichtigere Berücksichtigung finden müssen, so wie SCHITTENHELM im experimentellen anaphylaktischen Shock mächtige Elektrolytverschiebungen gefunden hat. Statt intestinaler, erscheint mir wichtiger die intermediäre „Autointoxikation" des sensibilisierten Organismus oder Gewebes, das überstürzend den Abbau vollzieht.

Es scheint uns auch außerhalb des Kapitels der spezifischen Infektionskrankheiten das Problem, warum Entzündungen aufflackern und abklingen, mögen Bakterien dabei mitspielen oder nicht, so deutbar. Nicht nur die Cholangitis z. B. verläuft in Schüben, auch die Gastritis mit und ohne Ulcus, flackert auf und tritt zurück, heilt und rezidiviert. Das Kommen und Gehen beim entzündlichen Krankheitsgeschehen ist wechselnde Werktätigkeit des Organismus — Allergie? Sollten auch hier Desensibilisierungen möglich sein, so erinnert mich das an jene alten oben erwähnten Feststellungen (s. Kap. 4), bei denen es mir gelang, durch Vorbehandlung mit Pankreaspulvern den sonst immer tödlichen tierexperimentellen Eingriff der akuten Pankreasautodigestion zu verhindern. Was ich vor 25 Jahren für eine spezifische Immunisierung, die

Erzeugung von Antitrypsin hielt, kommt mir unter dieser Lehre wie eine unspezifische Desensibilisierung durch irgendein Organpulver vor. Dann könnte aber auch vor einem großen chirurgischen Eingriff, dessen nicht geringste Gefahr der postoperative Kollaps durch Eiweißzerfallsprodukte ist, eine systematische Vorbehandlung mit dem Ziel der Desensibilisierung die Letalität solcher Eingriffe wesentlich herabsetzen und mancher Heilerfolg mit Pulvern aus Magen, Duodenalschleimhaut, Leber und Niere wäre vielleicht auch unspezifisch perorale Peptonbehandlung.

Wir gehen weiter — hier beziehe ich mich auf Untersuchungen und klinische Studien meines Mitarbeiters KUGELMANN — und fragen uns, wie viele rezidivierende Entzündungen in dem Begriff jenes allergischen Geschehens hineingehören? Sie wären bei individueller Dosierung, die noch sehr schwierig scheint, besser mit dem Ziel einer percutanen Desensibilisierung zu behandeln, der wohl meist als Herdreaktion auf der Haut eine hyperergische Reaktion vorausgeht. KUGELMANN hat Anlaß, selbst beim Aufflackern der Gastritisbeschwerde mit und ohne Ulcus, der Cholecystitis ebenso bei der Arthritis und manchen Colitiden ähnliche Beeinflussungsmöglichkeiten anzunehmen wie bei der Colitis gravis. Die Möglichkeiten einer unspezifischen percutanen Desensibilisierungstherapie erschienen dann fast unbegrenzt, wird doch selbst für die Migräne, Angina pectoris, PALsche Gefäßkrisen eine solche Umstimmung wahrscheinlich, die schon kaum mehr zum Entzündungsproblem gehört, wohl aber in das Gebiet allergischer Gefäßreaktionen sehr wohl gehören kann (BIENSTOCK, s. Münch. med. Wschr. 1929 u. 1932).

So erscheint uns eine Kardinalaufgabe der Zukunft nicht nur den Einzelfall einer besondersartigen spezifischen Idiosynkrasie, sondern den so häufigen Fall allergischer oder allergieähnlicher Reaktionen, sei es Entzündungen, seien es Gefäßreaktionen mit ihrer neuro-humoralen mehr oder weniger lokalen Regulationsstörung aus dem Verhalten der Hyperergie in die der positiven Anergie überzuführen. Die Reizkörpertherapie sollte die erste Phase der Reizung oft so gering als möglich gestalten, wenn Aktivierung unerwünscht ist, die zweite der Dämpfung wird zum wichtigen Ziel. Die unspezifische Desensibilisierung weist dafür einen Weg, mehr kann im Rahmen dieser Kapitel noch nicht gesagt werden, denn unsere therapeutischen Beobachtungen sind heute noch nicht für die allgemeine Anwendung umfangreich genug, als daß wir Empfehlungen schon jetzt geben dürften. Vor allem aber muß die Lehre von der allergischen Entzündung in der Klinik ausgedehnt Eingang finden, es besteht aber die Gefahr, daß nicht die noch sehr notwendige kritische Zurückhaltung geübt wird. Wie vorsichtig äußert sich RÖSSLE in bezug auf das Problem, ob Nephritiden nach Anginen als allergische Reaktionen aufzufassen sind, und dennoch liegt es nahe, in Analogie zum Tierexperiment anzunehmen, daß wiederholte Einschwemmungen von blutfremden Substanzen die Parenchyme in hyperergische und anergische Reaktionslagen versetzen müssen. Ist das der Fall, so kann auch der Weg nicht mehr allzu weit sein zu dem Ziele, die Art dieser Reaktionslagen zu beeinflussen.

Wenn wir bedenken, was alles an sämtlichen Organen zum Entzündungsbegriff gehört, so öffnet sich eine therapeutische Auswirkungsmöglichkeit von ungeahnter Dimension. Ein Gewebe, das eine entzündliche Reaktion durchgemacht hat, bleibt ein verändertes und muß auf den nächsten Entzündungsreiz, mindestens für Wochen hinaus, wenn nicht dauernd, in anderer Form reagieren, sowohl in seinen cellulären Reaktionen, wie in seinem humoralen Verhalten. Spritzt man systematisch intracutan Pepton ein, so finden sich Individuen, wie KUGELMANN zeigen konnte, die sofort hyperergisch mit einem großen Entzündungshof reagieren und unter weiteren Injektionen wird diese reaktive Entzündung immer geringer bis zur Anergie. Es muß ermittelt werden, ob hierbei das Pepton oder was man immer sonst einspritzen mag, das Wesentliche ist, oder ob nicht die Injektionen selbst unspezifisch als Entzündungsreiz wirken und Vorgänge im Gewebe auslösen, die lediglich von der Gewebsdisposition abhängen. Diese Gewebsdisposition gilt es über ihr celluläres Verhalten hinaus in ihrem chemischen Verhalten zu erfassen, im Ablauf dessen, was sich chemisch und physiko-chemisch an jeder einzelnen Zelle vollzieht. Eine Cellularpathologie entsteht in neuer Form als die funktionelle Pathologie des reaktiven entzündlichen Gewebsgeschehens. Es scheint fast, als wenn im Gewebe ein wiederholtes Geschehen niemals identisch ist mit dem ersten Geschehen, und es läge nahe, aus diesen schon gefundenen Tatsachen moderner Pathologen für die Klinik hieraus eine allgemeine Ableitung zu finden über die biologische Art jener Reizbeantwortung. Daraus entwickelt sich, nur als ein Teilgebiet, eine unspezifische Immunitätslehre, richtiger gesagt die Lehre unspezifischer wechselnder Reizbeantwortung mit allen Übergängen von hyperergischen zu anergischen Reaktionsweisen. Hier scheint mir eine der größten therapeutischen Hoffnungen für die Klinik der Zukunft zu liegen.

Literatur.

LUBARSCH, O.: Zur Lehre von den Geschwülsten und Infektionskrankheiten. Wiesbaden 1899.
RÖSSLE, R.: Die geweblichen Äußerungen der Allergie. Wien. klin. Wschr. 1932, Nr. 20/21.
— Referat über Entzündung. Verh. d. Dtsch. path. Ges. 1923. S. 18.

Kapitel 8.

Stoffwechselprobleme. Fettsucht und Magersucht.

Das Problem des Energieumsatzes. — Begriff des Stoffwechsels. — Die sog. „Stoffwechsel“krankheiten. — Fettsucht, ein Problem des intermediären Stoffwechsels. — Die lipomatöse Tendenz. — Kohlehydrat- und Fettstoffwechsel der Fettsucht, vermehrter Aufbau im Fettgewebe, erschwerter Abbau, Ketonkörper und Kreatin bei Schwund des Muskelglykogens. — Magersucht und Magerkeit. — Formes frustes der SIMMONDSschen Kachexie.

Betrachtet man den Organismus des Warmblüters in seiner energetischen Beziehung zur Umwelt, so steht im Vordergrund, daß ein durch seine Organisation auf ein konstantes Wärmeniveau eingestelltes Wesen sich gegenüber seiner klimatisch ganz verschieden temperierten Umgebung in seiner Körpertemperatur konstant zu erhalten hat.

Die Wärmeregulation des Menschen ist notwendige Voraussetzung seiner biologischen Funktionsabläufe.

Es interessiert für diese Betrachtung nicht, daß der Mensch weitgehend imstande ist, mit physikalischen Mitteln eine Überwärmung auszugleichen, etwa als Wärmeabgabe von der Haut durch Leitung und Strahlung, auf die auch sein Kreislaufverhalten eingestellt ist, oder mit der Wasserabgabe als Perspiratio insensibilis und als Schweißverdampfung; auch daß der Mensch durch wechselnde Kleidung physikalisch zu regulieren und auch sein „Milieu externe“ zu beeinflussen vermag, etwa durch die Beheizung der Wohnung, kann hier ebenso beiseite gelassen werden, wie daß auch die Einsparung von Wärme durch ähnliche physikalische Maßregeln bewirkt werden kann.

Die Voraussetzung dieses weitgehenden vitalen Regulationssystems ist, daß der Mensch ein calorienproduzierendes Wesen ist. Wenn die physikalischen Maßnahmen nicht ausreichen, vermag er durch die Mittel der „chemischen Regulation“ die Calorienproduktion zu mehren oder zu mindern.

In dieser grundlegenden Organisation, die RUBNER vollendet bewiesen hat, erscheint der Organismus als ein Körper, der durch Oxydationen jeweils mindestens die Quantitäten von Wärme liefert, die für die Konstanz seines Temperaturniveaus erforderlich sind. Die organischen Nahrungsmittel sind Wärmequellen, bei denen es unter diesem Gesichtspunkt darauf ankommt, wieviel Calorien sie liefern, sie vertreten sich nach dem Prinzip der „Isodynamie“. Es handelt sich um die durch RUBNERS' Werk gesicherten Werte, wonach 1 g Fett gleich 9,3 Calorien, 1 g Kohlehydrat oder Eiweiß gleich 4,1 Calorien zu setzen sind und die durch die Verbrennung fast bis zu den Endprodukten, wärmeenergetisch so vollständig ausgenutzt werden, als wenn man in einer BERTHELOTschen Bombe unter hohem Sauerstoffdruck diese organischen Nahrungsstoffe durch Zündung verbrennt.

Maßgebend ist dabei, wenn man den Organismus in Beziehung zur Umwelt betrachtet, seine Körperoberfläche und nicht sein Körpergewicht. Auch das hat RUBNER erwiesen. Aber erst die jüngste Zeit setzt uns wahrscheinlich durch eine wichtige Methode von BOHNENKAMP in den Stand, nun wirklich ein präzises Größenmaß der Oberfläche auch für die Klinik als Bezugssystem unmittelbar zu gewinnen, während es in breitesten Arbeiten, namentlich ADWATERS und BENEDIKTS, errechnet wurde, so daß es in Zukunft nicht mehr die erheblichen Fehlerquellen der bisher üblichen Näherungswerte durch Formeln erhalten wird.

Vergegenwärtigen wir uns weiter, daß der menschliche Organismus nicht verglichen werden kann mit einem auf Wärmeerhaltung eingestellten ruhenden Körper, sondern daß das Wesen des Animalischen gerade in der Fortbewegungsmöglichkeit besteht, so tritt beim Warmblüter die Dynamik seiner Muskelmaschine als lokomotorischer Apparat in den Vordergrund des Interesses. Im quergestreiften Muskel wird einerseits aus Wärme Energie entfaltet als Muskelkontraktion, andererseits Wärme gebildet, die nicht in Arbeit übergeführt wird, sondern auch jener Beheizung des Warmblüters dient. Es gehört zu den großen biologischen Erfolgen unserer Zeit, mit denen die Namen von MEYERHOFF, HILL, EMBDEN und manchen anderen verknüpft sind, daß die Vorgänge bei der Muskelaktion erschlossen wurden, nicht nur die chemischen, auch gerade die dynamischen, wobei freilich vieles in unserem Wissen sich später fundamental umgestellt hat, da die chemischen Umsetzungen erst sekundär in der Erholungsphase des Muskels verlaufen, — etwa so wie ein Akkumulator wieder aufgeladen werden muß, — BETHE hat das am klarsten entwickelt.

Wir zitierten schon oben die Prägung von MACLEOD: „der Zucker ist der Brennstoff des Lebens“. Mag der eigentliche Vorgang der Muskelzuckung auch rein physikalisch als Quellung oder Gerinnung, ja etwa elektrodynamisch zu verstehen sein, indem potentielle Energie zu kinetischer Energie, zur Kraftleistung verwandelt wird, — der Energiespender ist chemischer Natur, wie bei der Dampfmaschine die Kohle, beim Automobil das Benzin.

Aber wir stehen auch bei den noch gar nicht restlos geklärten Problemen des Chemismus der Muskelerholungsphase nicht nur vor Fragen des intermediären Ablaufs chemischer Prozesse.

Wenn ein Fünftel der aus dem Zucker entstehenden Milchsäure nicht zum Wiederaufbau zu Muskelglykogen verwandt wird, sondern zur Verbrennung kommt, damit vier Fünftel resynthetisiert werden können, so dient die dabei entstehende Wärme auch der Wärmeökonomie des Gesamtorganismus. Sie gehört zu jener Calorienproduktion, die der Organismus des Warmblüters das eine Mal für seine Wärmeerhaltung dringend braucht, unter anderen Umständen ist er gezwungen, weil es sonst zu einer Überhitzung käme, nach außen mit seinen physikalischen Mitteln auch diese Wärme abzugeben, so etwa wenn bei heißem Wetter und Muskelarbeit es mit diesem Ziel der Entwärmung zum Schweißausbruch kommt, leichter beim Fettsüchtigen wie beim Mageren.

Mein jetziger Mitarbeiter, S. G. ZONDEK[1], ist so weit gegangen, nur das als „Stoffwechsel“ zu bezeichnen, was als energieliefernde Oxydation aufzufassen ist. Er empfand mit Recht die Schwierigkeit der Begriffsbildung „Stoffwechsel“ oder gar „Stoffwechselkrankheit“, wenn man zu ihr jede stoffliche Änderung im Organismus überhaupt rechnet. Denn man kann in der Tat fragen, gibt es irgendein Geschehen, bei dem nicht chemische oder physikalisch-chemische Zustandsänderungen ablaufen? Welche Abweichungen von der Norm sollte man bei solcher Verallgemeinerung dann nicht als „Stoffwechselkrankheiten“ bezeichnen?

Dennoch scheint mir der Maßstab nur energieliefernde Prozesse im Sinne von Wärmebildung, die übrigens nicht nur oxydativer Art sind, zum Stoffwechsel zu rechnen, auf erhebliche Bedenken zu stoßen, noch mehr, wenn wir nur eine Störung in der gesamten Energiebilanz im Sinne vermehrter oder verminderter Oxydationen hierfür anerkennen. Der Vollbasedow wäre dann eine Stoffwechselkrankheit, seine geringen Grade, die nicht selten normale Oxydationswerte zeigen, wären es nicht. Der Diabetes, der für gewöhnlich, bilanzmäßig betrachtet, keine Störungen des Energiehaushaltes erkennen läßt, würde nicht zu den Stoffwechselkrankheiten gehören. Für die Fettsucht ist es ja besonders bekannt, wie noch immer der Streit um die Frage geht, ob die Einsparung des Fettes auf einen geringeren Verbrauch zu beziehen ist, eine Betrachtungsweise, durch die man sehr zu Unrecht Mast aus Eßsucht oder Faulheit scharf abgrenzen wollte von der echten endogenen, biologisch bedingten Fett-„Sucht“ mit Veränderung der intermediären chemischen Abläufe. Die endokrine Magersucht zeigt erniedrigte Oxydationen — wo zögen wir auch nur die Grenze zwischen den innersekretorischen und den „Stoffwechselkrankheiten“?

Mir scheint, daß alle Grenzsetzungen theoretisch versagen, denn auch den Ausfall einer einzelnen intermediären Abbaufunktion wird man nicht umhin können unter dem Gesichtspunkt des „Metabolismus“ zu sehen und dabei nicht vergessen dürfen, daß dieses Wort die übernationale Prägung für den deutschen Ausdruck des „Stoffwechsels“ ist.

Ich denke bei solchen einzelnen intermediären Störungen z. B. an jenen Stop im Abbau, der offenbar bei der Homogentisinsäure vorkommt, also an die Fälle von Alkaptonurie, bei denen KATSCH[2] gerade jenen intermediären Stillstand eingehend studiert hat, hier nur als Beispiel für viele ähnliche Störungen.

---

[1] ZONDEK, S. G., u. F. MATAKAS: Über den Energiestoffwechsel und seine klinische Bedeutung. Klin. Wschr. **1931**, H. 1.

[2] KATSCH: Alkapton und Aceton. Dtsch. Arch. klin. Med. Bd. 127, H. 3/4, 1918; Bd. 134, H. 1/2.

Dieser propaedeutische Auftakt zu einigen wenigen Stoffwechselproblemen schien mir nötig, damit wir die Berechtigung einsehen, die chemischen Vorgänge im Organismus stets unter zwei ganz verschiedenen Gesichtspunkten zu sehen und über dem einen den anderen nicht geringer zu achten: den intermediären chemischen Einzelvorgängen und den ökonomischen der thermo-dynamischen Energiebilanz.

Fast scheint es mir, daß unter dem zunehmenden methodischen Können der klinischen Chemie der große Gesichtspunkt jener meßbar energetischen Einregulierung des Warmblüters mit seiner Lokomotion in die wechselnden Umweltsbedingungen zu gering geachtet wird.

Diese Betonung ist mir nicht wichtig wegen der Definition der „Stoffwechselkrankheit" — diese läßt eine exakte Definition überhaupt nicht zu — sondern weil ich gerade beim Fettsuchtsproblem, mit dem ich mich seit langem besonders beschäftigt habe, werde aufzeigen müssen, wie man freilich in die Irre ging, als man meinte, bei keiner Krankheit müsse, so einleuchtend wie hier, die Ersparung sich allein vom Standpunkt der Bilanz aus lösen lassen, wo sie in der Anhäufung der oft monströsen Fettmassen zum Ausdruck kommt. Ich behaupte aber, gerade vom klinischen „Anschauen" ausgehend, daß die Fettmassen, an ganz verschiedenen Stellen angehäuft, zeigen, daß die Fettsucht in erster Linie ein Problem des intermediären Stoffwechsels ist, ebenso wie die endogene Magersucht oder der Diabetes, selbst der Basedow — und doch kann man mit gleichem Recht sie alle in das Kapitel der endokrinen Krankheiten einreihen, wie erst recht in das Kapitel der Regulationsstörungen.

Niemals ist aber deshalb der Vorwurf berechtigt, dem ich nicht entgegnen würde, wenn er mir nicht einmal gemacht wäre, daß mit dieser Einstellung gegen das Gesetz von der Erhaltung der Energie verstoßen würde. Immer wird das Fett, auch wenn es in Massen sich anhäuft, aus organischem Nahrungsmaterial stammen, ebensowohl aus den Kohlehydraten der Nahrung wie den Fetten, und eine ideale Jahresbilanz, wie sie methodisch auch nicht mit besten Apparaturen gewonnen werden kann, wird dabei nichts Entscheidenderes zeigen als das so exakte Maß der Waage. Man hat trotz eines enormen Aufwands an Versuchen und Dialektik zum Schluß nichts anderes eingesehen, als daß ein Mensch zugenommen hat, weil er Fett angehäuft hat. Wissenschaftlicher Scharfsinn und Fleiß ist verpufft, um Selbstverständliches zu beweisen, — als wenn man beim Diabetiker nachweisen würde, daß die Zuckermengen, die im Harn zu Verlust gehen, nicht im Energiehaushalt Verwendung gefunden haben. Die Reserven, die der eine als Ballast speichert, der Fettsüchtige, hat der andere nicht als Reserven, sondern als Verluste durch sein Nierenfilter zu buchen, nur das bedeutet, wenn man sich sehr zu Unrecht auf den Energiehaushalt beschränken würde, die Glykosurie.

Nun gibt es Krankheiten, die endogene Magersucht und der Vollbasedow, die mit entgegengesetztem Vorzeichen sich in ihren Gesamtoxydationen unzweifelhaft deutlich verändert verhalten, die Magersucht zeigt meist stark herabgesetzte Oxydationswerte, Erniedrigungen des Grundumsatzes um 30, ja

60 %, sie würden noch gewaltiger sein, wenn man sie für das normale Körpergewicht oder die reduzierte Oberfläche des betreffenden Kranken errechnete. Hier wäre beste Gelegenheit der Einsparung von organischem Nahrungsmaterial, also zur Fettsucht, und doch geht die intermediäre Regulationsstörung auf ein entgegengesetztes Ziel hin, auf die Magerkeit, und erzielt diese durch die völlige Unlust zur Nahrungsaufnahme, während das Myxödem mit seinen erniedrigten Grundumsatzwerten nicht auf diese Nahrungskarenz eingestellt ist. Umgekehrt zeigen schwerste Basedowfälle gleiche Abmagerungen bis zur Kachexie. Hier können wir unschwer auf die erhöhten Verbrennungen den Verlust an calorischem Material zurückführen. Aber beim marantischen Urämiker oder Carcinomatösen haben Bilanzuntersuchungen normalen O_2-Verbrauch und nichts anderes ergeben, als was jede Waage aussagt, klarer der Aspekt: Kachexie—Siechtum.

Niemand erhebt dort den Vorwurf, man dächte daran, an dem Gesetz von der Erhaltung der Energie zu rütteln. Dieses bleibt selbstverständlich unangetastet, auch wenn wir behaupten, daß für viele Erkrankungen mit Plus- oder Minusvariation des Körpergewichts nur das Eindringen in die intermediären Metabolismen uns Zugang zum Verständnis des veränderten biologischen Geschehens der funktionellen Pathologie bietet.

Für dieses Eindringen in die feinsten Abläufe des Geschehens eigentlich in der einzelnen Zelle bedürfen wir aber methodischer Prüfungen, die uns noch zum großen Teil fehlen. Erst mühsam bahnt sich hier die Erkenntnis den Weg.

Man denke, daß es heute wahrscheinlich ist, daß die Gicht keine Stoffwechselkrankheit ist. Sie ist es dann nicht, wenn man THANNHAUSERS Theorie folgt von der Unfähigkeit der Niere die Harnsäure auszuscheiden — „Retentionsurikämie" — und nach LICHTWITZ die allergische Gelenksentzündung ätiologisch mit heranzieht, die zur Harnsäurelösung im Anfall — etwa der Podagra — führt. Dann stände zwar eine chemische Substanz, die Harnsäure, auch im Mittelpunkt des Krankheitsgeschehens, aber eine Störung des intermediären Metabolismus, wie sie die Theorie von BRUGSCH und SCHITTENHELM annimmt, liegt dann nicht vor.

Man denke weiter an das immer noch ungelöste, scheinbar zentrale Problem des echten Diabetes: Ist es die Unfähigkeit des Organismus, den Zucker zu verbrennen oder wird er vermehrt aus den Depots ausgeschieden, auch vermehrt fabriziert? Vieles spricht dafür, daß beides der Fall ist, ja vielleicht läßt sich beides auf eine übergeordnete Veränderung des Verhaltens aller Zellen beim Diabetes mellitus zurückführen.

So möchte ich nur einige Analogien aus unserem eigenen Arbeitsgebiet aufzeigen, um verändertes Verstehen für diese Stoffwechselfragen zu schaffen.

Will man unter Ausschaltung aller Regulationen die Stoffwechselwirkungen eines einzigen Hormons oder Elektrolyts auf die isolierte Zelle studieren, so wird man, besonders wenn es sich um langfristige Beobachtungen handelt, das subtile Verfahren der Gewebezüchtung heranziehen können. Bei solchen Versuchen, die GOLDNER und E. KLEE-RAWIDOWITSCH[1] ausgeführt hat, ergab sich, daß die überlebende Bindegewebszelle (embryonale Hühnerherzfibroblasten) unter Insulin mehr Zucker aus dem Nährmedium in der Zeiteinheit verbraucht als unter normalen Verhältnissen. Da trotz dieses Mehrverbrauches kein wesentlich größeres Wachstum der Zellen zu beobachten war, die Kulturen aber auch nicht schneller zugrunde gingen, ist es wahrscheinlich, daß der unter Insulin vermehrt eingeströmte Zucker in irgendeiner Form in den Zellen abgelagert wird.

Damit erhielte die von E. J. LESSER aufgegriffene, später von ihm wieder verlassene, schließlich erneut modifiziert vertretene These von MACLEOD eine wesentliche Stütze, daß es durch Insulin an den gesamten Körperzellen zu einem vermehrten Zuckereinstrom und zu einer besseren Glykogenfixation kommt. Dabei bleibt weiter unentschieden, ob der Weg über eine Änderung der Zelloberfläche oder über veränderte Fermentverhältnisse in den Zellen geht oder über einen rein chemischen „Stop", bzw. einer Förderung in der Umwandlung von Zucker zu Glykogen.

Für das Adrenalin ließen sich an solchen Zellkulturen entsprechende Verhaltensweisen zeigen. Hier nimmt in einer ersten Phase die Zellkultur weniger Zucker aus dem Nährmedium auf und kehrt erst nach einer gewissen zu einem normalen Zuckerverbrauch zurück.

Bei gleichzeitiger Gabe von Adrenalin und Insulin in bestimmtem Verhältnis läßt sich die Insulinwirkung hemmen — eine Bestätigung des bekannten vorhandenen Antagonismus der beiden Hormone, der auch im Gesamtorganismus gilt.

Daß diese am Modellversuch der isolierten überlebenden Zelle gewonnenen Befunde des direkten Hormonangriffes an der Peripherie nicht nur theoretische Bedeutung haben, das zeigen Untersuchungen meines Assistenten BRENTANO[2] über die Adrenalinwirkung auf den Muskelglykogenhaushalt, die am Ganztier ausgeführt worden sind. Hier ergab sich, daß die Adrenalinwirkung auch nach Durchschneidung des Nerven voll zum Ausdruck kommt. Sie wird allerdings scheinbar verdeckt durch eine primäre Glykogenanreicherung des Muskels bei der Nervendurchschneidung selbst. Zieht man dieses verschiedene Ausgangsniveau aber in Betracht, so bleibt prinzipiell und qualitativ die Adrenalinwirkung auf den innervierten wie auf den entnervten Muskel die gleiche.

In dieselbe Richtung der Hormonregulation weisen andere Versuche aus unserer Klinik. MISLOWITZER und SILVER[3] haben im Experiment gezeigt, daß die Adrenalinhyperglykämie, also die normale Regulation des Zuckerstoffwechsels, abhängig ist von dem Zustande des übrigen hormonalen Systems, insbesondere der Schilddrüse. Beim hyperthyreotischen Tier bleibt die

---

[1] GOLDNER u. KLEE-RAWIDOWITSCH: Unveröffentlichte Versuche.

[2] BRENTANO: Zur Frage der nervösen Vermittlung der Adrenalinwirkung auf das Muskelglykogen. Naunyn-Schmiedebergs Arch. Bd. 165, H. 5/6, 1932.

[3] MISLOWITZER u. SILVER: Studien über die Adrenalinhyperglykämie. Z. exper. Med. Bd. 78, H. 5/6, 1931.

Adrenalinhyperglykämie aus, denn Thyroxin führt neben anderen Erscheinungen frühzeitig zu einer Glykogenverarmung der Leber. Das haben in Bestätigung älterer Untersuchungen von CRAMER auch DRESEL und GOLDNER[1] gefunden.

Diese Beobachtung hat für die Klinik nicht geringe Bedeutung. Wenn auch bisher der zahlenmäßige Beweis dafür fehlt, daß beim Basedow Leberschäden gehäuft auftreten, so gilt doch in der ärztlichen Empirie stets ein Ikterus bei Basedow als ernste Erkrankung. Dieser Erfahrungssatz findet jetzt in der Glykogenverarmung der Basedowleber, die dem Pathologen zwar schon lange bekannt, der Klinik aber fremd war, seine biologische Grundlage. So finden wir auch bei der Bilirubinbelastungsprobe beim Basedow häufig pathologische Kurven und ebenso ergibt die Funktionsprüfung der Leber mit Lävulose, gegen die freilich Einwände bestehen (siehe Kap. 6), hier nie normale Werte (KUGELMANN). Auch die Verarmung der übrigen Gewebe (Muskel) an Glykogen scheint mir eine wichtige Brücke zum Verständnis der Kreislaufsymptome des Basedow (siehe später).

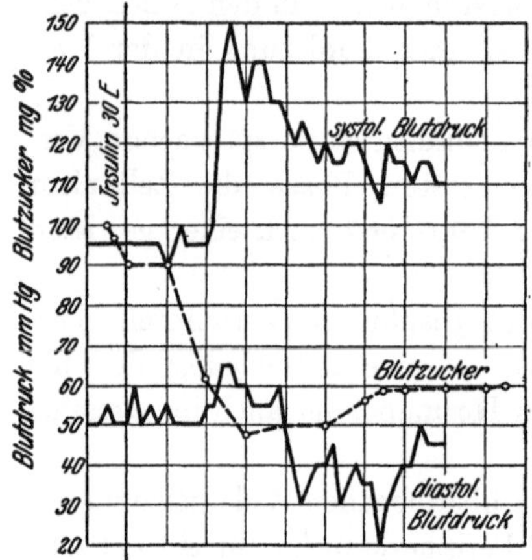

Abb. 55. Blutdruck und Blutzucker nach intravenöser Gabe von 90 E. Insulin.

Für die Klinik hat die endokrine Korrelation des Kohlehydratstoffwechsels KUGELMANN[2] recht klar gezeigt, indem er nachwies, daß bei der Insulinhypoglykämie die Symptome des hypoglykämischen Shocks nicht ausschließlich von der Größe der Blutzuckersenkung abhängen, sondern gleicherweise von der Stärke der Gegenregulation, d. h. von der Menge an Adrenalin, die im hypoglykämischen Shock in die Blutbahn gelangt. Untersucht man nämlich nach einer Insulininjektion parallel mit der Blutzuckerkurve das wechselnde Verhalten des Blutdrucks und des leukocytären Blutbildes, so kann man feststellen, daß es, wenn der Blutzucker unter eine bestimmte, für die einzelnen Individuen nicht gleiche Zahl gesunken ist, zu einer systolischen Blutdrucksteigerung und diastolischen Senkung kommt (Abb. 55). Ein primäres Absinken der Gesamtleukocytenzahl ist nach Eintritt des hypoglykämischen Zustandes von einer ausgesprochenen Hyperleukocytose mit beträchtlichem Anstieg der Lymphocyten gefolgt. Ferner konnte KUGELMANN nachweisen, daß mit dem Einsetzen des hypoglykämischen Zustandes pathologisch vergrößerte Milzen sich außerordentlich stark verkleinerten. Blutdruckverhalten, Milzverkleinerung und die Reaktion im weißen Blutbild aber gelten als ausgesprochene Symptome einer Adrenalinwirkung. Und

[1] DRESEL, GOLDNER u. HIMMELWEIT: Zum Basedowproblem. Dtsch. med. Wschr. 1929, Nr. 7.

[2] KUGELMANN: Über die Beziehungen zwischen Insulin und Adrenalin im menschlichen Organismus. Klin. Wschr. 1931, H. 2.

auch die eindrucksvollen Allgemeinreaktionen der Kranken im hypoglykämischen Shock: Herzklopfen, Zittern, Blässe und Druckgefühl über dem Sternum sind uns nach Adrenalininjektion nur allzu bekannt.

In diesem Zusammenhang ist die *Kreatinurie* als Maß des Muskelglykogenhaushaltes, die mein Mitarbeiter BRENTANO[1] gefunden und in letzter Zeit systematisch ausgearbeitet hat, wichtig. Aus seinen Versuchen ergab sich ganz allgemein, daß das Glykogen des quergestreiften Muskels sehr viel leichter angreifbar ist, als bisher angenommen wurde. Durch Parallelbestimmung des Kreatins im Harn und des Glykogens im Muskel ließ sich im Tierversuch zeigen, daß offenbar jede Kreatinurie mit einer Glykogenabnahme im Skeletmuskel einhergeht und daß jeder Eingriff, der zu einem Glykogenschwund im Muskel führt, von einer Kreatinurie begleitet ist. Dabei scheint für die Größe der Kreatinurie nicht der beim Schwund erreichte absolute Glykogengehalt des Muskels maßgebend zu sein, sondern der Umfang und die Geschwindigkeit, mit der der Glykogenschwund vor sich geht. Umgekehrt reagiert, wie BRENTANO weiter fand, der Skeletmuskel auf das Aufhören einer Kreatinurie mit einer sehr erheblichen Glykogenzunahme. Eine Ausnahme hiervon bildet lediglich die Kreatinurie nach Thyroxinvergiftung. Das Auffallende an diesen Befunden ist, daß die enge Verknüpfung des Glykogen- mit dem Kreatinstoffwechsel nur für das Muskelglykogen gilt, während für das Leberglykogen jeder Zusammenhang mit dem Kreatinhaushalt fehlt.

Diese Befunde geben einen praktisch sehr wichtigen Hinweis auf die Bedeutung und Bewertung der so häufig auftretenden und bisher so schwer klinisch einzuordnenden Kreatinurie.

Der Wert der Untersuchungen BRENTANOS liegt aber vielleicht nicht nur in der neu gewonnenen Kenntnis über das Wesen der Kreatinurie als solcher. Er scheint mehr noch in dem Umstand zu bestehen, daß damit ein entscheidender Schritt in der Erforschung der intermediären Stoffwechselvorgänge der „Peripherie“ getan wird, besonders der Muskulatur, der — rein quantitativ und offenbar in seinem Anteil am Gesamtumsatz betrachtet — größten Organmasse unseres Körpers, die bisher von der Klinik zugunsten der inneren Organe allzusehr vernachlässigt wurde.

Sicherlich mit Unrecht. Denn einmal scheint der von BRENTANO studierte *Glykogenzerfall in der quergestreiften Muskulatur* — im Gegensatz zu unseren bisherigen, allerdings mehr in spekulativen Bahnen und kaum auf der Basis des Experiments sich bewegenden Vorstellungen über die Physiologie des Muskelglykogens — doch ein außerordentlich häufiges Ereignis zu sein. Es tritt nicht

---

[1] BRENTANO: Untersuchungen über die Entstehung der Kreatinurie. II. Mitteilung: Die Beziehungen zwischen Kreatinurie und Muskelglykogen. Arch. f. exper. Path. Bd. 155, S. 21, 1930. — Zur klinischen Bedeutung der Kreatinurie. Dtsch. med. Wschr. 1932, Nr. 18. — Über die Beziehungen der Kreatinurie zum Muskelglykogen beim Menschen. Z. klin. Med. Bd. 120, S. 249, 1932. — Beitrag zur Physiologie und Pathologie des Ketonkörperstoffwechsels. Habilitationsschrift, Berlin 1932.

nur beim Diabetes oder anderen schweren Schädigungen, wie beim Hunger oder der Narkose auf, sondern ebenso leicht auch im Anschluß an viel weniger bedeutende Noxen, so etwa schon bei einem harmlosen Infekt, einer Erkältung, einem Diätfehler oder ähnlichen ganz geringfügigen Ursachen.

Die Bedeutung dieser Stoffwechselstörung, deren Wesen BRENTANO in einem Glykogenzerfall in der Skeletmuskulatur erkannte und deren ausnahmslose und gleichzeitige Verknüpfung mit dem Phänomen der Kreatinurie er für die klinische Diagnostik dieses Vorgangs nutzbar machte, liegt aber nicht nur in der Häufigkeit, mit der sie anzutreffen ist. Sie liegt auch nicht nur in der jedenfalls recht erheblichen Verschiebung energetischer Potentiale, zu der ein plötzliches Verschwinden sehr großer Mengen einer so energiereichen Substanz, wie sie das Muskelglykogen vorstellt, im Energiehaushalt des Körpers führen muß. Die Bedeutung dieser Störung scheint vielmehr gerade auch in den Auswirkungen zu liegen, die ein solcher Glykogenzerfall offenbar auf den übrigen Organismus hat.

So hat BRENTANO weiter zeigen können, daß es bei solchen Kranken immer auch zu einer erheblichen Umstellung im Fettstoffwechsel kommt. Bei jedem Fall von Kreatinurie, bei jedem Glykogenzerfall im Muskel also, kommt es zu einer vermehrten Bildung von Ketonkörpern, sowohl „endogen" — eine Bezeichnungsweise, die von BRENTANO in Analogie zu anderen Stoffwechselgebieten, etwa dem Harnsäurestoffwechsel, vorgeschlagen worden ist — aus dem körpereigenen Fett durch vermehrten Abbau, als auch „exogen", d. h. aus solchen Ketonbildnern, die dem Körper von außen per os zugeführt wurden. Diese Ketonkörpermehrbildung gibt sich in den meisten Fällen nicht in einer Hyperketonämie oder Ketonurie zu erkennen. Das geschieht deswegen, nicht, weil die Beseitigung und Weiterverarbeitung der mehr gebildeten Ketonkörper bei solchen Kranken ebenso prompt und schnell erfolgt wie beim Gesunden. Sie ist aber durch eine von BRENTANO gewählte besondere Versuchsanordnung erst zu erkennen, die auf pharmakologischem Wege die Funktion der Ketonkörperbeseitigung aufhebt, ohne dabei die Ketonbildung zu stören, oder aber, indem man (bei der Prüfung der exogenen Ketonbildung) ketonbildendes Material in reichlichem Überschuß von außen zuführt. — Natürlich lassen auch die Fälle mit spontaner Hyperketonämie oder Ketonurie niemals eine Kreatinurie vermissen.

BRENTANO deutet die gesteigerte Ketonbildung als den Ausdruck eines Regulationsmechanismus, der bei jedem Glykogenzerfall in der Skeletmuskulatur in Tätigkeit tritt. Dieser stellt seiner Ansicht nach den Versuch des Organismus vor, aus Fett Kohlehydrat zu machen und so wieder das zu Verlust gegangene Glykogen, die zu einer ökonomischen Muskelarbeit unumgänglich erforderliche Energiequelle, zu ersetzen. BRENTANO schließt sich damit der alten, allerdings auch heute noch unbewiesenen Anschauung von MINKOWSKI an, daß die Ketonkörper eine Zwischenstufe bei dem Übergang von Fett in Kohlehydrat sind.

Sollten sich diese Untersuchungsergebnisse bestätigen, so müßten wir unsere heute noch geltenden Anschauungen über die Rolle der Leber im Ketonkörperstoffwechsel gründlich revidieren. Denn diese Beobachtungen führen zwangsläufig zu dem Schluß, daß der Umfang, in dem Ketonkörper von der Leber gebildet werden, in allererster Linie von dem Zustande der Muskulatur (vielleicht darf man auch sagen: von ihren Bedürfnissen) reguliert wird. Die Leber bzw. der Zustand des Leberglykogens spielt, solange sie im Zusammenhang mit dem Organismus arbeitet, bei der Ketonbildung nur eine mittelbare Rolle als reine Fabrikationsstätte für diese Substanzen. Die Produktionsgröße jedoch wird ihr offenbar in allererster Linie von extrahepatischen Faktoren diktiert, nämlich vom Zustande des Muskelglykogens. Diese Auffassung steht nun in diametralem Gegensatz zu der heutigen Lehre, die, wie ja allgemein bekannt, besagt, daß nur der Glykogenhaushalt in der Leber für die Bildung der Acetonkörper bestimmend sei und daß umgekehrt die Vorgänge des Kohlehydratstoffwechsels in der Peripherie, besonders in der Muskulatur, zum Ketonkörperumsatz in keiner Beziehung stünden.

Wenn aber eine Mehrbildung von Ketonkörpern in der Leber die normale und regelrechte Reaktion auf einen Glykogenzerfall in der quergestreiften Muskulatur darstellt, wird man auch nicht mehr wie bisher jedes vermehrte Auftreten von Ketonkörpern als Zeichen einer Leberschädigung auffassen dürfen. Brentano geht sogar so weit, zu behaupten, daß es sich dabei immer um den Ausdruck geradezu einer Intaktheit jener Partiarfunktion der Leber handelt, der die β-Oxydation der Fettsäuren obliegt. Er stützt sich dabei auf die Beobachtung, daß in der Tat bei allen Fällen von Ketonkörpermehrbildung (auch bei den eigentlichen Lebererkrankungen im engeren Sinne, soweit sie eine solche aufweisen) ein Glykogenzerfall in der Peripherie bzw. eine Kreatinurie ohne Ausnahme gefunden wird, d. h. also der nach seiner Ansicht eigentliche, adäquate und unmittelbar auslösende Reiz für diesen Vorgang, während jedoch gleichzeitig in der allergrößten Mehrzahl dieser Fälle irgendeine Leberschädigung (sieht man von den eigentlichen Leberkranken ab), insbesondere eine Glykogenverarmung der Leber, mit unseren Untersuchungsmethoden nicht nachweisbar ist. Ist aber eine Mehrbildung von Ketonkörpern der Ausdruck einer intakten Leberfunktion, so wird man sich vorstellen können, daß es Zustände, Erkrankungen der Leber geben könnte, bei denen diese Funktion beeinträchtigt ist. Tatsächlich konnte Brentano die Beobachtung machen, daß bei schweren Leberschädigungen (z. B. bei Cirrhosen) eine Ketonkörpermehrbildung fast völlig ausbleibt, wenigstens unter solchen Versuchsbedingungen, die sonst dazu führen. Kurzum, wir kommen auf diese Weise zu dem Schluß, daß eine kräftige Ketonbildung nur einer gesunden Leber möglich ist, während das Fehlen einer solchen Leistung unter den Umständen, wo Ketonkörper sonst vermehrt gebildet werden, eine kranke Leber anzeigt.

Dies alles Beispiele für die intermediäre Regulation und auch für das Zusammenwirken der einzelnen Hormone miteinander bei den Stoffwechselvorgängen.

Aus solcher Betrachtungsweise heraus wird auch mein Postulat ohne weiteres verständlich sein, daß das Problem der Fettsucht ein Problem der intermediären Stoffwechselregulation ist, während die Bilanz ganz sekundärer Natur ist — ein notwendiges Resultat der sich anhäufenden Fettmassen.

Was auch je die exakte Untersuchung der Gesamtbilanz wird aufdecken können, das wird immer nur dem Beweise jener von vornherein selbstverständlichen Tatsache dienen können, daß Körperfett nicht aus nichts wird. Sind aber, wie ich oben gezeigt habe, die Regulationen für Aufbau und Abbau der organischen Nahrungsstoffe weitgehend dem Energiebedarf angepaßt, so werden sich Abweichungen von der Norm oft nur dann zeigen, wenn wir den Stoffwechsel des Organismus besonderen Belastungen aussetzen. Erst dann werden Abweichungen in den Intermediärabläufen erweisbar werden, während sie sonst durch zweckmäßige Gegenregulationen noch verborgen bleiben. Diesen Weg hat KUGELMANN[1] in seinen Fettsuchtsstudien eingeschlagen, da ist ein Schritt nach vorwärts getan.

Konnte man aus den üblichen Stoffwechselbilanzen bisher feststellen, ob ein Mensch wächst oder ausgewachsen ist? Fraglos müßten Idealbilanzen das zahlenmäßig exakt ergeben, aber nichts Wichtiges wäre für Biologie und Klinik damit gewonnen, gelungen ist es im übrigen nur in der Säuglingsepoche. Schon für die Gewichtszunahme des Jugendlichen, die doch im Laufe von 20 Jahren das Ausgangsgewicht stetig bis auf das 20fache ansteigen läßt und noch in der Pubertät Tausende von Gramm im Jahr beträgt, versagt die Bilanzberechnung. Wie gering brauchte aber auch eine tägliche Gewichtszunahme zu sein, um in der üblichen Bestimmung des Ruhe-Nüchtern-Umsatzes noch einen deutlichen Ausschlag zu geben. Bei 40 g Fett täglich — und das wäre schon eine gewaltige Jahreszunahme — kämen auf die Dauer einer gewöhnlichen Grundumsatzbestimmung von 10 oder 15 Minuten noch nicht einmal 1 g Fettansatz. Das muß innerhalb der Fehlerbreite der Methode verschwinden.

Aber auch bei langfristigen Stoffwechseluntersuchungen haben sich entscheidende Grundlagen für das Verständnis der Fettspeicherung nicht finden lassen, nur in ganz seltenen Fällen — ich habe das zuerst gezeigt[2] — findet man beim Fettsüchtigen einen abnorm niedrigen Stoffumsatz. Diese Fälle sind aber so vereinzelt, daß sich aus der ungeheueren Literatur hierzu nur wenige Fälle mit einwandfrei festgestellter Umsatzminderung haben sammeln lassen. Die Bedeutung dieser Befunde bleibt gering, wenn man bedenkt, daß selbst der fett werdende Fettsüchtige einen erhöhten Grundumsatz zeigen kann, und daß umgekehrt gerade die Fälle ausgesprochenster Magersucht bei der SIMMONDSschen Kachexie mit vermindertem Grundumsatz einhergehen.

---

[1] KUGELMANN: Untersuchungen zur Fettsucht als Problem intermediärer Stoffwechselstörungen. Z. klin. Med. Bd. 115, H. 3/4, 1931.

[2] v. BERGMANN: Der Stoff- und Energieumsatz beim infantilen Myxödem und bei Adipositas universalis mit einem Beitrag zur Schilddrüsenwirkung. Z. exper. Path. u. Ther. Bd. 5, 1909. — v. BERGMANN u. STROEBE: Das Entstehen der Fettsucht mit besonderer Berücksichtigung des Stoff- und Kraftwechsels. Hdb. d. Bioch. Bd. 7, 2. Aufl., 1927.

Schwierigkeiten liegen auch in der Methode der Bilanzbestimmung selbst begründet, da keine sichere Maßeinheit vorhanden war, auf die die Versuchsergebnisse beim Fettsüchtigen im Vergleich mit den Normalen zu beziehen sind. Auch die jüngst von BERNHARD mitgeteilten Befunde über auffällig große „negative Phasen" nach Arbeitsleistung bei Fettsüchtigen scheinen nicht den Einwendungen standzuhalten. MAGNUS-LEVY hat gerade diesen Befunden gegenüber mit Recht darauf hingewiesen, daß es mehr als unangebracht ist, Zahlen, die sich aus 10—12 Minuten dauernden Versuchen ergeben, ohne weiteres in 24-Stunden-Werte umzurechnen. Er hat darum die BERNHARDschen Ergebnisse auf die tatsächlich gefundenen Einsparungen reduziert und gezeigt, daß sich dann ein Mittelwert von etwa 18 Calorien ergibt, der im Verhältnis zum Tages-Ruheverbrauch von 2848 und zum Arbeitsaufwand von 3206 Calorien nicht in Betracht kommt. MAGNUS-LEVY schließt seine eingehende Kritik mit dem deutlichen Zweifel daran, ob derartige Ersparnisse für die Lösung des Rätsels der Fettsucht überhaupt wesentlich ins Gewicht fallen können. Ähnlich scheint es sich auch mit der spezifisch-dynamischen Eiweißwirkung und der Luxuskonsumption überhaupt (GRAFE) und mit der Bewertung der Muskelleistung eines Tages (LAUTER) für das Fettsuchtsproblem zu verhalten. Diese Beobachtungen und Befunde sind in ihrer Größenordnung viel zu gering, um aufhellend in die Entstehung der Fettsucht hineinleuchten zu können.

Sicher ist neben Ersparungen durch geringe Muskelarbeit — „das Kapital trägt Zinsen" (FR. V. MÜLLER) — auch die Steigerung des Appetits und damit die vermehrte Nahrungsaufnahme das einfachste und wohl auch das häufigste Mittel, die Fettdepots zu mehren. Wann aber und wodurch kommt es dazu? Eine Gesamtkostberechnung durch Wochen und Monate vermag etwa zu zeigen — wie es v. NOORDEN einmal getan hat —, daß ein Mensch, weil er nicht mehr im dritten Stock wohnt, ceteris paribus, alljährlich um ein bestimmtes Gewicht ($1^1/_2$ Kilo) zunehmen müßte. Aber gerade das wird beim normalen Menschen nicht eintreten, denn entweder findet sein Bewegungsdrang andere Betätigung oder sein Appetit geht zurück. Es bleibt eben nicht alles andere unverändert, wenn die Gesamtsituation eine andere wird.

Der Trieb zur Nahrung und der Trieb zur Bewegung sind nicht psychische Verhaltungsweisen außerhalb der Biologie, sondern Ausdruck physiologischer Regulationen zur Konstanterhaltung des Körpergewichts. So wirken sich theoretisch zu erwartende Gewichtszunahmen oder -abnahmen oft praktisch gar nicht aus, im Gegenteil: Kennt man doch fast als Normalreaktion etwa bei jungen Krankenschwestern, daß die ungewohnte körperliche Mehrarbeit durch überschießende Appetitsteigerung häufig gerade zur Körpergewichtszunahme führt. Ist es beim mächtigen Bewegungsdrang des Jugendlichen nicht auch die gerade dadurch überschießende Nahrungsaufnahme bei mächtigem Appetit, die dem Körperansatz dient? Es ist so, daß der Körper das, was er zum Wachsen braucht, fast immer findet, und daß er das, was er zum Fettansatz braucht, sich auch, und wenn es 10mal mehr wäre, aus der Jahresbilanz herausspart —

wenn er nur die Fettsuchtstendenz hat; ganz analog der Wachstumstendenz. Aber der exakte Bilanzstoffwechselforscher merkt es nicht und kann es nicht merken.

Das ärztliche Betrachten nicht nur am Krankenbett, sondern auch sonst im Alltage zeigt demgegenüber mit großer Deutlichkeit, daß innere endogene Faktoren das Fett- und Magerwerden entscheidend bedingen. Wenn ich auch nicht so weit wie Biedel und Gigon gehen möchte, jede Form der Fettsucht als endogen anzusehen, so bin ich doch darin mit ihnen einig, daß die Fälle reiner Mast- oder Faulheitsfettsucht außerordentlich selten sind. Wie schwer ist es auch im Einzelfall zu entscheiden, ob jener Mensch fett wird, weil er soviel ißt, oder ob seine Eßlust zugehört der Tendenz seines Körpers, fett zu werden — und umgekehrt, ob jene Unlust zum Essen nur dem Wunsche nach der „schlanken Linie“ entspringt oder nicht Ausdruck ist der „Sucht“ des Organismus zum Magersein.

Wir haben eine Patientin kennengelernt — Kugelmann hat den Fall publiziert[1] —, die an regelmäßig sich wiederholenden Depressionen leidet und uns erzählt, daß sich bei ihr zu Beginn der Depression jedesmal ein so unerträgliches Hungergefühl einstellt, daß sie es durch Nahrungszufuhr kaum stillen kann. Sie ißt in dieser Zeit außer der übrigen, sehr reichlich bemessenen Anstaltskost noch 25—30 „Stullen“ Brot pro Tag und nimmt hierbei in kurzer Zeit 15—20 Pfund zu. Sobald die psychische Stimmungslage sich bessert, die Depression verschwindet, stellt sich wieder ein normaler Nahrungstrieb ein. Die Kranke nimmt dann solange wieder an Körpergewicht ab, bis sie ihr Normalgewicht erreicht hat.

Wird diese Frau nun wirklich fett, weil sie zuviel ißt? Soll man sie wirklich in die Kategorie der Mastfettsüchtigen einreihen? Oder zeigt sich nicht vielmehr bei ihr deshalb ein so pathologisches Hungergefühl, weil zugleich mit der psychischen Veränderung eine abnorme Tendenz der Gewebe zur Fettspeicherung eingetreten ist?

Das falsche Hungergefühl, die „Dysorexie“, ist in solchen Fällen gewiß nicht das Produkt unrichtiger Erziehung oder schlechter Angewohnheiten, wie jetzt noch beste Stoffwechselkenner unter pädagogischer Entrüstung meinen. Vermehrter Nahrungstrieb und Fettsuchtstendenz scheinen vielmehr Ausdrucksform ein und derselben Regulationsstörung und die scheinbare ‚Mast‘fettsucht stellt sich oft in tieferem Sinne als endogene Fettsucht dar.

Für die Berufe, bei denen man gemeinhin annimmt, daß sie besonders leicht zur exogenen Fettleibigkeit Anlaß geben, wie Bierbrauer, Fleischer, Gastwirte und Bäcker, hat Julius Bauer an großem Material statistisch finden können, daß Fettleibige dort auch nicht häufiger vertreten sind als in der übrigen Bevölkerung. Auch scheint mir der Einwand v. Noordens, daß in gewissen Familien und Rassen die Fettsucht nur deshalb gehäuft auftrete, weil sich in ihnen Küchen- und Speisegewohnheiten vererben, durchaus nicht das Richtige zu treffen. Wie sollte man auch sonst die Tatsache deuten, daß doch meist nicht alle Kinder

[1] Kugelmann: Untersuchungen zur Fettsucht als Problem intermediärer Stoffwechselstörungen. Z. klin. Med. Bd. 115, H. 3/5, 1931.

solcher Familien, sondern gerade nur bestimmte Typen fettleibig werden, während die anderen im gleichen Haushalt leben und mager bleiben. Es mag offen bleiben, ob diese Tendenz, die jedenfalls endogen im Organismus selbst verankert sein muß, erbmäßig als „Tendenz zur Fettsucht und Magersucht“ unmittelbar bedingt ist, oder ob es sich nur um eine Anlage zu besonderem d. i. verändertem biologischen Gesamtverhalten handelt, die gegebenenfalls in Fettsucht und Magersucht sich äußern kann. Ich glaube immerhin Anhaltspunkte für das letztere zu haben, wenn auch eine reine Vererbung sicherlich vorkommt, wie sie DANFORTH an einem Mäusestamm hat zeigen können, bei dem sich extreme Fettsucht als dominantes Erbmerkmal erwies. Immerhin darf so viel als sicher angenommen werden, daß, während beim normalen Organismus die Organisation durch die ihr zur Verfügung stehenden Regulationen vermehrten Bedarf auch durch Phlegma und gesteigerten Appetit einzudecken suchen wird, beim Fettsüchtigen diese Ausgleichswege entweder noch gesteigert in Anspruch genommen werden — Faulheit, Mast — oder, wenn diese Regulationen nicht gangbar sind, daß andere Möglichkeiten zum Ziele des Fettansatzes zu kommen bestehen. Denn so mancher Fette ißt notorisch nicht viel und ist behende und keineswegs muskelträge.

Diese Erkenntnis der regulativ bedingten oder gestörten Fettsucht hat RAAB dazu geführt, ein Fettzentrum in Analogie zum Wärmezentrum zu postulieren. Es soll nach ihm in Abhängigkeit von der Hypophyse stehen, denn er konnte im Experiment zeigen, daß, wenn man Hypophysenextrakt subcutan oder in den Liquor injiziert, das Fett aus dem Blut schwindet und die Leber mit Fett angereichert wird. Für die Konstanz des Körpergewichts hat diese Annahme eines Fettzentrums immerhin einleuchtende Bedeutung. Durch sie werden dann nicht nur jene symmetrischen Formen von Fettansammlungen am Körper als neural bedingte verständlicher, sondern auch jene Fälle, bei denen etwa nach Überstehen einer schweren Erkrankung akut hochgradige Fettsucht sich entwickelt, ich habe akuten Fettansatz wiederholt nach Cholecystektomie beobachtet.

Wie von den Zentren her ist die Fettsucht auch von den Hormondrüsen reguliert. An historisch erster, de facto an letzter, Stelle steht hier die thyreogene Fettsucht v. NOORDENS. Heute ist der Klinik ganz geläufig die hypophysäre oder Zwischenhirnfettsucht (Dystrophia adiposo-genitalis, FOEHLICH) und die genitale bzw. Kastrationsfettsucht. Umstrittener ist die insuläre Fettsucht, die FALTA schon 1913 postuliert hat, indem er den Appetit als vom Inselorgan reguliert auffaßte; dieser Fettsucht einer besseren Assimilationsbereitschaft hat er dann die hybride Fettsucht mit hohem Wassergehalt gegenübergestellt.

Ich kann es mir ersparen, auf alle übrigen unter diesem Gesichtspunkt und Ordnungsprinzip aufgestellten und charakterisierten Fettsuchtsformen näher einzugehen, ich möchte weder theoretisch noch praktisch hier scharfe Trennungstriche ziehen. Führt doch auch diese Ordnung und Unterordnung nicht tiefer in das Verstehen der Fettsucht ein als die Erkenntnis gestörter vegetativer Regulationen in ihrer Bedeutung für die Fettsucht überhaupt. Dissimilatorisch und assimilatorisch wirkende Hormone, antagonistisches und synergistisches Spiel, enge Zusammengehörigkeit und Beeinflussung der intermediären Vorgänge im Eiweiß-, Kohlehydrat- und Fett-Ab- und Aufbau als Gewebsverhalten durch Zentren, Nerven und Hormone reguliert, also erst das Studium der Gesamtheit der Intermediärvorgänge werden uns für die Entstehung der Fettsucht tiefere Einblicke ermöglichen.

In dieser Erkenntnis und in bewußtem Gegensatz zu jenem Standpunkt, der in der Fettsuchtsentstehung nur ein Problem des Gesamtstoffwechsels sieht, habe ich unter besonderer Hervorhebung des dritten bisher am meisten vernachlässigten Koeffizienten neben Zentrum und Hormon, des peripheren Gewebsverhaltens meine Hypothese von der „lipomatösen Tendenz" der Fettsuchtsentstehung aufgestellt[1]. Sie ist zuerst bekannt geworden in der Darstellung der Fettsucht im Lehrbuch von MEHRING und KREHL, die mein Lehrer FRIEDRICH KRAUS gegeben hat und in der er diese meine Anschauung entwickelte.

Aus einfachem Beobachten am Krankenbett ist diese Hypothese erwachsen. Wie sollte man anders etwa das Lipom, das bei keiner Kachexie verschwindet, verstehen, wie die schon bei normalen Individuen vorhandene besondere Avidität verschiedener Fettgewebspartien zur Fettspeicherung (Bauch, Nates, Waden, Hüften, Mammae, Oberschenkel) oder wie den Vorgang, daß bei Fettgewebsschwund gerade die Region solcher lokalisierten Fettansammlungen häufig nicht betroffen wird — als durch die Annahme einer besonderen im Gewebe selbst verankerten lipomatösen Tendenz.

Ein besonders hübsches Beispiel dafür bietet das Transplantat eines Stückes der Bauchhaut auf den Handrücken desselben nichtfetten Mädchens. Als dieses nach vielen Jahren einen Fettbauch bekommt, wuchert nur das transplantierte Stück der Bauchhaut auf seiner Hand, während die Hände sonst schlank bleiben. Auch die hemiplegisch und paraplegisch angeordnete Fettsucht wird unter dieser Anschauungsweise erst voll verständlich, wird doch durch die Annahme der lipomatösen Tendenz oder, wie JULIUS BAUER sich ausdrückt, der Lipophilie, keineswegs die Abhängigkeit von der zentral-neuralen Regulierung einerseits, und der endokrinen Regulierung andererseits vernachlässigt. Aber wie wir auch sonst gewohnt sind, bei pathogenetischen Problemen die Peripherie in ihrer Gewebsreaktion und das humorale Verhalten in Betracht zu ziehen, so sollte die Reaktionsbereitschaft des Erfolgsorgans hier ganz besonders hervorgehoben werden. Die Aufmerksamkeit auf diesen Punkt zu lenken, war das Wichtigste an der Hypothese von der lipomatösen Tendenz.

Eine Frau, die bis zu ihrer ersten und einzigen Gravidität von normaler Körpergestalt ist, wird plötzlich nach der Entbindung an der ganzen unteren Körperhälfte, ausgehend von den Hüften, extrem fett. In den nächsten Jahren entwickelt sich bei ihr das klassische

---

[1] v. BERGMANN, G.: Die Fettsucht (Störungen des Allgemeinstoffwechsels). Handb. der Biochemie des Menschen und der Tiere. Bd. 4, 1. Aufl. 1908; — s. a. G. v. BERGMANN u. F. STROEBE: Das Entstehen der Fettsucht. Handb. der Biochemie Bd. 7, 2. Aufl. 1927.

Bild eines Morbus Basedow. Die obere, an sich normale Körperhälfte magert ab, während die untere Körperhälfte wie vorher fett bleibt (Abb. 56). Nach einer Strumektomie bessert sich zwar der Basedow, es kommt zu mäßigem Fettansatz auch in den oberen Körperpartien, die untere Körperhälfte bleibt unverändert, ja nimmt noch eher an Umfang zu. Nach 20 Jahren etwa kommt die Frau wegen neuer basedowischer Symptome in unsere Beobachtung. Es ist dasselbe Spiel wie bei dem ersten Basedow, nur fehlt jetzt natürlich im wesentlichen die Struma. Ein kleiner Knoten hat sich in der alten Narbe neu entwickelt. Atemnot und Reizhusten veranlassen eine Röntgenaufnahme des Thorax. Dabei finden sich nun, in beiden Lungenfeldern zerstreut, kreisrunde Schatten. Nachdem aus dem Knoten am Halse eine Probeexcision vorgenommen worden ist, die reines Schilddrüsenparenchym gezeigt hat, müssen diese Schatten als versprengte Schilddrüsenkeime aufgefaßt werden. Die naheliegende Vermutung einer malignen Neubildung konnte fallen gelassen werden, da wir über mehrere Jahre die Frau beobachteten und weder ein Wachstum dieser Keime noch sonst einen Hinweis für eine bösartige Entartung gefunden haben. Jetzt, im Frühjahr 1932, kehrt sie zurück, diesmal zeigt plötzlich der Knoten am Halse ausgesprochene Wachstumstendenz — dennoch erweist die neue Probeexcision den alten benignen Befund.

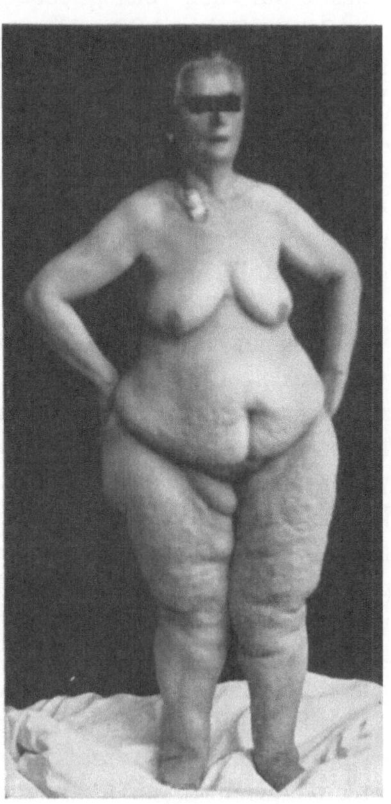

Abb. 56. Morbus Basedow mit paraplegischer Fettsucht.

Was ist hier vorgegangen? Der Fall bietet ein lehrreiches Beispiel der Intermediärvorgänge. Vielleicht durch ovariell-hormonale Störung bei der Gravidität wird in einem bestimmten Körperabschnitt die Tendenz zur Fettsucht geweckt. Die sonst regulativ eingreifende Schilddrüse vermag dem nicht zu steuern, sondern führt nun durch Überproduktion von Sekret — möglicherweise aber auch begünstigt durch besonderes Verhalten anderer Organe — zur Hyperthyreose. Nach Entfernung der Schilddrüse kommt es durch Wachstum und Inbetriebnahme der wahrscheinlich embryonal angelegten versprengten Schilddrüsenkeime in der Lunge wieder zur Thyreotoxikose. Die lipomatöse Tendenz der Peripherie bleibt aber völlig unbeeinflußt.

Das weitgehend selbständige — wenn auch nicht unabhängige — Gewebsverhalten ist es, das uns immer wieder bei der Fettsucht entgegentritt, aber uns ja auch sonst im klinischen Erleben begegnet, manchmal sogar als paradoxe Erscheinung, wenn etwa bei einem Basedow ein lokalisiertes Myxödem auftritt, wie es Goldner[1] beschrieben hat. Auch Eppinger erkennt diese periphere Selbständigkeit an, wenn er kürzlich eine lokale Insulintherapie bei torpiden Hautgeschwüren fordert.

[1] Goldner: Basedow mit lokalisiertem Myxödem. Z. klin. Med. Bd. 114, H. 5/6, 1930.

LICHTWITZ sieht in dem Begriff von der lipomatösen Tendenz einen glücklichen Gedanken, „der den Keim der Wahrheit birgt. Er ist nicht nur in dem Sinne zu verstehen, daß das Fettgewebe autochthon erkrankt ist, sondern schließt den Deutungsversuch ein, daß die Fettzellen als Erfolgsorgan auf eine Schädigung ihrer neuro-endokrinen Beziehung mit starker und unangreifbarer Fettfüllung reagieren".

Die experimentellen Untersuchungen der letzten Jahre haben nun meine Theorie auf exakt biologische Grundlagen gestellt.

Schon früher haben HOFFMANN und E. WERTHEIMER gezeigt, daß ausgehungerte und abgemagerte Hunde nach einer reichlichen Kohlehydratgabe beträchtliche Glykogenansammlungen im Fettgewebe als Zeichen des erfolgenden Fettansatzes und Vorläufer einer Transformation des Kohlehydrates zu Fett aufweisen. Dabei erfolgt diese Glykogenablagerung nicht gleichmäßig überall im Fettgewebe, sondern nur dort, wo wirklich Fett angesetzt wird. Es fehlt also ebensosehr in den Fettpolstern der Augenhöhlen wie denen der Sohlenballen, die auch bei Hunger wie bei Mast sich kaum veränderte.

Noch deutlicher hat diese lipomatöse Tendenz des Fettgewebes BAUR nachweisen können und gleichzeitig damit einen Beitrag zur Transformation von Kohlehydraten in Fett in der Peripherie gegeben. Er ging von der Beobachtung eines recht beständigen Fettkörpers am Hoden einer gewissen Mäuserasse aus. War durch exzessives Hungern jener Fettkörper eingeschmolzen, wovon man sich leicht durch Exstirpation des einen Hodens überzeugen konnte, so erhielten die Mäuse eine reichliche Kohlehydratmahlzeit. In histologischen Untersuchungen fand sich dann massenhaft Glykogen in den aufgelockerten Zellen des zurückgebliebenen Hodenfettkörpers. Da eine Fettleber nicht vorhanden ist, schließt BAUR, wie mir scheint mit Recht, einen wesentlichen Fetttransport zu dem Depot in diesem Fall aus und nimmt eine periphere Fettbildung aus Kohlehydraten an, die dorthin transportiert wurden.

Mit einer neuartigen Versuchsanordnung hat KUGELMANN[1] Einblick in intermediäre Stoffwechselvorgänge beim Fettsüchtigen zu erlangen versucht. Er setzt die Kranken unter abnorm schwere, einseitige Ernährungsbedingungen. Dann zeigte sich bei Patienten, die 2 Tage lang absolut kohlehydratfrei ernährt worden waren und am dritten Tage eine Olivenölmahlzeit erhalten hatten, daß ihr Blutgehalt an Aceton und β-Oxybuttersäure nach der Ölgabe deutlich anstieg, während er bei den normalen auf dem Nüchternwert blieb (Tabelle 1).

Wenn auch über die Einzelheiten der Bedingungen, unter denen Ketonkörper entstehen, noch nicht völlige Einigkeit besteht, so wird doch soviel allgemein anerkannt, daß für die Höhe des Ketonkörperspiegels der für Abbauprozesse verfügbare und verwertbare Glykogenvorrat des Organismus maßgebend ist. Wenn hier der Fettsüchtige versagt und bei einer brüsken Belastung mit 50 g

[1] KUGELMANN: Untersuchungen zur Fettsucht als Problem intermediärer Stoffwechselstörungen. Z. klin. Med. Bd. 115, H. 3/4, 1931.

Olivenöl einen Anstieg der Ketonkörper nicht vermeiden kann, so beruht dies doch offenbar darauf, daß bei ihm nicht genügend Kohlehydrate zum Abbau der Ketonkörper bereitstehen. Dieses Phänomen ist der Ausdruck einer „exogenen“ Mehrbildung von Ketonkörpern, die nach den oben erwähnten Untersuchungen BRENTANOS für einen Glykogenzerfall in der Skeletmuskulatur charakteristisch ist und bei keinem derartigen Fall (also auch nicht bei der Glykogenolyse des Fettsüchtigen) vermißt wird. BRENTANO sah auch, daß der Fettsüchtige auf Kohlehydratentzug ganz erheblich viel schneller und leichter mit einer Kreatinurie reagiert als der Normale. Offenbar kommt es also bei ihm sehr viel leichter und jedenfalls auch häufiger zu einem Glykogenschwund in der Skeletmuskulatur als beim Nichtfettsüchtigen.

Tabelle 1. Ketonkörper im Blute nach Ölbelastung bei Gesunden und Fettsüchtigen (nach KUGELMANN).

Nr.	Name und Geschl.	50 g Öl	Aceton + Acetessigsäure mg%	β-Oxybuttersäure mg%
		Gesunde		
1	L. ♀	vor	2,6112	4,00
		nach	3,2768	4,00
2	T. ♀	vor	4,4304	4,5
		nach	3,5328	3,125
3	W. ♀	vor	3,072	4,625
		nach	3,2256	4,10
		Fettsüchtige		
1a	B. ♀	vor	1,1776	5,25
		nach	3,6864	8,125
1b	B. ♀	vor	1,6896	4,25
		nach	1,4748	7,625
2	Mü. ♀	vor	2,560	3,125
		nach	2,5088	7,25
3	Mi. ♀	vor	2,3040	4,50
		nach	3,584	7,00
4	W. ♂	vor	1,8432	4,875
		nach	3,0208	7,125
5	O. ♀	vor	2,7136	5,25
		nach	3,1232	6,625
6	Zan. ♀	vor	3,1744	5,375
		nach	4,6592	7,675
7	Zach. ♂	vor	3,1744	8,00
		nach	3,1744	12,50
8	Th. ♀	vor	5,6808	10,375
		nach	7,7312	15,375

Für diese Annahme mangelnder verfügbarer Glykogenreserven sprechen auch KUGELMANNS Untersuchungen des Blutfettes, die so vorgenommen wurden, daß die Versuchspersonen zunächst mehrere Tage auf gleichmäßige gemischte Kost gesetzt wurden und nach einer Nüchternbestimmung des Blutfettes eine kohlehydratfreie und fettreiche Abendmahlzeit erhielten. Dann wurde in gewissen Intervallen während der Nacht und am nächsten Vormittag das Blutfett bestimmt. Die auf diese Weise gewonnenen Fettkurven zeigen bei Normalen einen stetigen Abfall bis unter das Ausgangsniveau, während beim Fettsüchtigen zwar zunächst die Werte ebenfalls absinken, aber vom frühen Vormittag an wieder ansteigen und um die Mittagszeit eine Höhe erreichen wie etwa 2 Stunden nach der fettreichen Mahlzeit (Tabelle 2). Dies Ansteigen ist, da von außen kein neues Fett zugeführt wurde, wie KUGELMANN meint, durch eine Mobilisation von Fett aus den Depots zu erklären. Die Stärke der Fettmobilisation sei nun aber, wie der Beginn einer Hungerlipämie, abhängig von der Füllung der Glykogenspeicher eines Organismus. Je geringer die verfügbaren Glykogenvorräte, desto frühzeitiger setzt eine Hungerlipämie ein.

Tabelle 2. Blutfett (Ätherextrakt) Kurven bei Gesunden und Fettsüchtigen (nach KUGELMANN).

Nr.	Name und Geschl.	Ätherextrakt in mg%								
		19 Uhr	21 Uhr	0 Uhr	3 Uhr	6 Uhr	9 Uhr	11 Uhr	1 Uhr	2 Uhr
		Gesunde								
1	He. ♂	111	116	124	116	135	123	110	105	100
2	Do. ♀	118	140	130	127	121	115	104	104	105
3	Ke. ♀	102	110	115	108	101	90	90	—	80
		Fettsüchtige								
1	Fe. ♀	131	156	150	141	130	132	140	146	155
2	We. ♀	135	145	140	130	130	140	137	142	147
3	Ri. ♀	116	136	131	113	120	121	127	128	135

Schließlich hat KUGELMANN den Milchsäurespiegel in absoluter Ruhe und seine Veränderung durch eine leichte dosierte Arbeit bei Fettsüchtigen geprüft und gefunden, daß diese schon mit einer deutlichen Steigerung (bis 13 mg %) reagieren, wo Gesunde noch keine oder nur eine geringe Milchsäuresteigerung (bis 3 mg %) zeigen (Abb. 57). Auch hier scheint ihm mangelnde Glykogenreserve die Ursache des pathologischen Muskelstoffwechsels zu sein. Aus diesen drei Untersuchungsreihen schließt KUGELMANN:

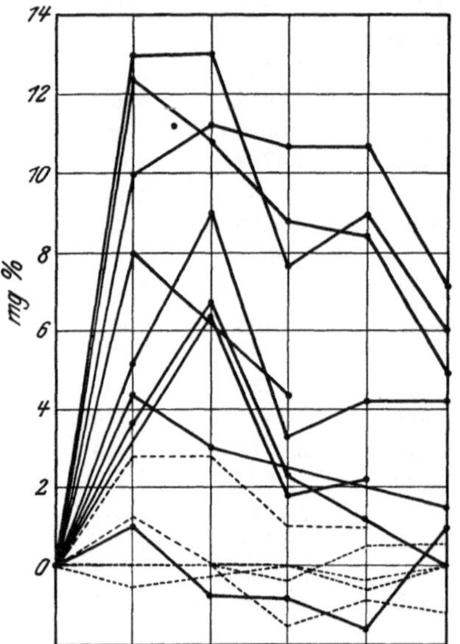

Abb. 57. Blutmilchsäure nach dosierter Arbeitsleistung. Ruhenüchternwert der Milchsäure als Nullpunkt.
----- Gesunde Menschen. —— Fettsüchtige.

„daß der Fettsüchtige in seinen Depots verfügbare Kohlehydratvorräte nicht in ausreichendem Maße besitzt. Da er sie in genau derselben Menge wie der Gesunde zu sich nimmt, sie nicht ausscheidet, sie keinesfalls mehr verbrennt — das geht aus der Beobachtung der spezifisch-dynamischen Wirkung hervor — muß er die aufgenommenen Kohlehydrate wenigstens zum Teil in Fett umgewandelt haben.“

Diese Resultate sind ein sehr wesentlicher Deutungsversuch unter der notwendigen Vorstellung eines intermediär gestörten Verhaltens des Fettsüchtigen — als Folge des Fettseins können sie kaum angesehen werden.

Zum Wesen der Fettsucht scheint mir danach zu gehören, daß weniger Glykogen in der Leber gestapelt wird, daß Kohlehydrat vielmehr leichter dem Fettgewebe zuströmt und dort in Fett umgewandelt wird. Damit wäre nicht nur die Tendenz zur vermehrten Überfüllung der Fettdepots, sondern auch umgekehrt die Tendenz des Fettgewebes, seine Reserven schwerer herzugeben erklärt.

Dafür, daß der Fettsüchtige sein Fett weniger leicht abbaut als der Normale, scheinen mir auch die Befunde von BRENTANO[1] zu sprechen, daß es zwar beim Fettsüchtigen besonders leicht und schnell zu einer Kreatinurie kommt, also zu einem Schwund des Muskelglykogens, daß jedoch hier — und zwar nur beim Fettsüchtigen — die sonst bei jeder Kreatinurie zu findende spontane endogene Mehrbildung an Ketonkörpern ausbleibt, während die exogene Ketonbildung aus ketonbildendem Material, das per os zugeführt wird, nicht nur nicht ungestört, sondern sogar besonders stürmisch verläuft. Diese Beobachtung wird von BRENTANO so gedeutet, daß die ketonbildende Funktion der Leber beim Fettsüchtigen zwar intakt sein muß und daß infolgedessen die endogene Ketonmehrbildung, die sonst bei jedem Glykogenzerfall auftritt, beim Fettsüchtigen offenbar nur deswegen ausbleiben kann, weil dieser weniger imstande ist, seine Fettdepots abzubauen und die Leber auf endogenem Wege mit ketonbildendem Material zu beliefern. Allerdings ist das Fehlen der endogenen Ketonmehrbildung nicht bei allen Fettsüchtigen anzutreffen. Man muß sich aber vorstellen, daß wohl bei einer großen Zahl dieser Kranken die Adipositas nicht das gesamte Fettgewebe des Körpers befällt, sondern nur mehr oder weniger regionär bleibt. In diesen Fällen wird dann doch noch genügend gesundes Fettgewebe übrigbleiben, das auf den Reiz der Glykogenolyse im Muskel in normaler Weise mit einem ausreichenden Fettabbau und einer genügenden Belieferung der Leber mit Ketonbildnern reagieren kann. Es würde nunmehr verständlich sein, wenn unter solchen Umständen nur eine beschränkte Anzahl von Fettsüchtigen, und zwar nur solche, bei denen die Adipositas universell ist, d. h. sich auf das gesamte Fettgewebe des Körpers erstreckt, zu jeglicher endogenen Mehrbildung von Ketonkörpern unfähig ist.

Es erinnert das fast an jene alte Theorie der diabetogenen Fettsucht v. NOORDENS. Würden die in der Leber schlechter haftenden Kohlehydrate statt aus der Niere herauszuströmen vom Fettgewebe angezogen, so wäre ein intermediäres Verhalten gefunden, das die meisten Fettsuchtsformen erklärt und doch im Grunde nur eine quantitative Steigerung des Physiologischen wäre. Es sind dann fließende Übergänge zwischen der Mast- und der Faulheitsfettsucht einerseits gegeben und der endokrinen oder weiter gefaßt der humoral-neuralen sog. endogenen Fettsucht andererseits. Für die leichten Grade des gesunden rundlichen Menschen würde es sich nur um eine Variation der Konstitution handeln mit fließenden Übergängen bis zu pathologischen Formen, von denen wir wieder sehen, daß sie nicht nur vom Standpunkt des Erfolgsorganes der Peripherie, also vom Fettgewebe aus, betrachtet werden dürfen, sondern im Hinblick auf die Gesamtkonstellation, bei der sicher auch die Leber eine wesentliche Rolle spielt. Wenn auch die Leber des Fettsüchtigen zweifellos nicht immer glykogen- oder fettarm ist, so scheint es doch hier wie sonst im pathologischen Geschehen nicht so sehr auf den statischen Zustand wie auf das dynamische

[1] BRENTANO: Beitrag zur Physiologie und Pathologie des Ketonkörperstoffwechsels. Habilitationsschrift Berlin 1932.

Geschehen anzukommen. Und hier gibt uns auch der Befund großer Fett- oder Glykogenspeicher im anatomischen Präparat keine Auskunft darüber, ob sie auch dem Körperhaushalt beim Fettsüchtigen ebenso leicht zur Verfügung standen wie beim Normalen.

Wir befinden uns zwar wieder im Hypothetischen, halten auf Grund der genannten Befunde es aber doch für möglich anzunehmen, daß jene Störung im Betriebe der Leber eine „Austauschstörung" sei, im Intermediärstoffwechsel der Zucker- und Fettsubstanzen. Fast benimmt sich der Fettsüchtige wie ein Hungernder. Die Nahrung strömt ihm zum Teil ungenutzt vorbei, das wäre die Folge seiner lipomatösen Tendenz. Deshalb möchte ich auch die Triebregungen beim Fettsüchtigen als biologischen Ausdruck gewertet wissen. Faulheit und gesteigerter Appetit sind der charakterliche Ausdruck dieser Masttendenz, und schwere Grade, die mit Absicht ihre Nahrungsaufnahme einschränken oder auch instinktiv ihren Appetit verlieren, sind trotzdem noch verdammt, Fett zu speichern, weil die Gesamtkonstellation des Organismus das Fettgewebe zum Ansatz zwingt, wie es jene intermediären Untersuchungen verständlich machen.

Aber auch darüber hinaus scheint mir die Erkenntnis der engen Beziehung des Leber- und Kohlehydratstoffwechsels zur Fettsucht einen tieferen Einblick in manches klinische Geschehen zu geben. Handelt es sich bei der Fettsucht wirklich um gestörte Wechselbeziehungen zwischen den größten Nahrungsspeichern unseres Organismus, so läßt sich dadurch die klinisch so häufig in Erscheinung tretende *Beziehung von Fettsucht, Diabetes, Magersucht und Basedow* untereinander verstehen.

Was Fettsucht und Diabetes anbetrifft, so war von der diabetogenen Fettsucht v. NOORDENS schon die Rede. Ebenso bekannt ist die Glykosurie der Fetten, die zwar klinisch als harmlos betrachtet wird, unter unserem Gesichtspunkt doch bedeutungsvoll wird. KISCH hat darauf hingewiesen, daß jugendliche Fettsüchtige besonders häufig diabetisch werden, und BERTHA ASCHNER hat an der Abteilung J. BAUERS in Wien an großem Material statistisch aufgezeigt, daß Fettsuchtsfamilien häufig auch Diabetesfamilien sind. Den Stammbaum einer solchen Familie publizierte KUGELMANN (Abb. 58). Das alles bestätigt völlig

Stammbaum von Margot F., 15 Jahre alt.

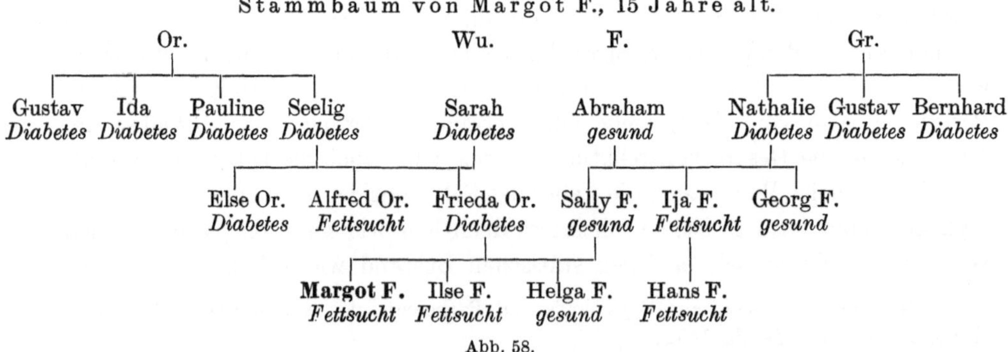

Abb. 58.

altes bekanntes ärztliches Wissen. Statt erbbiologisch eine Koppelung von Fettsucht- und Diabetesfaktoren anzunehmen, scheint es mir aber richtiger, von einer erblichen Disposition zur Störung im Kohlehydratstoffwechsel zu sprechen, die einerseits zum Diabetes, andererseits zur Fettsucht führen kann. Die moderne Diabetestheorie vertritt den Standpunkt, daß die diabetische Stoffwechselstörung sowohl in einer vermehrten Glykogenolyse in der Leber wie in einer Verminderung des Zuckerverbrauchs in der Peripherie sich äußert. Eine vermehrte Glykogenolyse, wie wir sie bei der Fettsucht finden, ist also noch nicht gleichbedeutend mit diabetischer Stoffwechselstörung. Daß aber eine derartige Störung der Glykogenfixation zur Entstehung eines echten Diabetes führen kann, ist ohne weiteres verständlich. Der fettsüchtige Organismus könnte sich in einer ähnlichen Lage befinden: so lange er die Fähigkeit hat, die von ihm nicht verbrannten Kohlehydratmengen in seinem Fettgewebe zu speichern, fehlt ihm noch das zweite, der periphere Faktor zum Zustandekommen eines echten Diabetes. Kann er jedoch die dem Fettgewebe zuströmenden Kohlehydrate nicht mehr in ganzer Menge ablagern, so wird er auch nur einen Teil hiervon in Fett umprägen können. Die restierenden Kohlehydrate werden nun nicht mehr von ihm verwertet, es muß sich, da eine gesteigerte Glykogenolyse fortbesteht, eine Hyperglykämie, eine Glykosurie einstellen: ein echter Diabetes wird manifest.

Auch der fette Basedow mit erhöhtem Grundumsatz, eine gar nicht seltene klinische Erscheinung, die H. ZONDEK besonders hervorgehoben hat — wir haben ein recht plastisches Beispiel hierfür oben besprochen —, wird bei der Annahme einer veränderten Leberfunktion als verknüpfender Ursache der Zufälligkeit des Zusammentreffens entkleidet. Wissen wir doch durch die Untersuchungen der letzten Jahre[1], aber auch schon durch ältere pathologisch-anatomischen Befunde, daß die Basedowleber meist glykogenarm ist.

Es wird verständlich, wenn uns auch die Einzelvorgänge unbekannt sind, daß auf dem Boden der hyperthyreotisch geschädigten Leber eine Fettsucht entstehen kann, auch umgekehrt, daß beim Fettsüchtigen durch die bei ihm bestehende Leberschädigung die Entstehung eines Basedow erleichtert wird. Selbstverständlich ist das nicht so zu verstehen, daß der Basedow primär von der Leber her ausgelöst wird, sondern ich denke dabei an einen Circulus vitiosus dergestalt, daß die Schilddrüse durch eine Mehrsekretion von Thyreoglobulinen beim Fettsüchtigen einen erhöhten Umsatz zu entfachen bestrebt sein kann, daß das aber nur eine weitere Leberbelastung setzt und so statt zum Ausgleich der Fettsucht zur Entstehung des Basedow führt. Aber der Basedowiker verbrennt zum Unterschied von dem Fettsüchtigen die aufgenommenen Kohlehydrate in vermehrter Menge. Wollten wir annehmen, daß bei manchen Basedowikern zu Beginn ihrer Erkrankung, also zu einer Zeit, in der am häufigsten beim Basedow noch Gewichtszunahmen beobachtet werden, die Fixations-

[1] KUGELMANN: Über Störungen im Kohlehydratstoffwechsel beim Morbus Basedow. Klin. Wschr. 1930, Nr. 33.

störung die Steigerung der Verbrennung überwiegt, dann wäre ein Abschieben des Kohlehydrats in das Fettgewebe und damit ein Fettansatz erklärlich.

Und schließlich gewinnen wir auch Verständnis für jene wenn auch seltenen Ereignisse, bei denen zu einem gewissen Zeitpunkt ein vorher Fettsüchtiger ohne äußeren Anlaß plötzlich zu einem Magersüchtigen wird, wofür THANNHAUSER einen instruktiven Fall mitgeteilt hat.

Es scheinen ja auch vorwiegend intermediäre Vorgänge zu sein, die, wenn auch nicht so sehr die *Magerkeit*, so doch wesentlich die *Magersucht* bedingen.

Geht schon die rein exogen bedingte Magerkeit bis zur Kachexie — wir kennen sie in der Klinik bei den konsumierenden Krankheiten, haben sie aber auch in großem Umfange bei der Hungerblockade kennengelernt — nur zu häufig einher mit einem dann sekundären Versagen des hormonalen Apparates, so kennt doch auch jeder erfahrene Arzt jene Magersuchtsformen, wo es sich nicht einmal um ein Parallelgehen beider Erscheinungen, sondern um ein umgekehrtes Kausalverhältnis handelt: endokrine Störung — Magerkeit.

Eine Mutter bringt mir ihre 20jährige Tochter, die bis vor einem Jahr vollkommen gesund und normal entwickelt war. Seitdem leidet sie unter unüberwindlicher Appetitlosigkeit sie nimmt ca. 24 Pfund an Gewicht ab und fühlt sich matt und elend. Die Menstruation, die bis dahin regelmäßig gewesen war, setzte aus. Das junge Mädchen machte den Eindruck einer Schwerkranken. Der erste Gedanke war, hier liegt eine floride Phthise vor. Eine genaue Untersuchung ergab jedoch keinerlei krankhaften Befund. Wir verordneten Ovarialpräparate in großen Dosen (Progynon). Nach 6 Wochen berichtet die Mutter, daß ein vollkommener Umschwung eingetreten sei. Schon nach 14 Tagen hatte sich allmählich der Appetit wieder eingestellt und 8 Tage später sei die Patientin, der man vorher weder mit Güte noch mit Strenge auch nur wenige Bissen beibringen konnte, nachts heimlich in die Speisekammer gegangen, um ihren Hunger zu stillen. $2^1/_2$ Monate darauf stellt sich mir ein gesundes kräftiges Mädchen vor. Sie hat ihr altes Gewicht wieder erlangt, die Menstruation ist allerdings noch nicht wieder aufgetreten.

Ein anderes Mädchen, 17jährig, verliert ebenfalls im Laufe eines Jahres ihre Menses und magert in dieser Zeit hochgradig ab. Ihre Leistungsfähigkeit in Schule und Haus läßt nach, die früher eifrige und beliebte Schülerin wird gescholten und daheim ständig ermahnt zu essen. Sie fühlt sich derartig unglücklich, daß sie alle Lebenslust verliert und eines Tages den Gashahn öffnet. Sie wird gerettet und zu uns gebracht. Wir finden außer der ovarialen Insuffizienz stetig subfebrile Temperaturen, ohne daß irgendein objektiver Anhalt gefunden werden kann. Der Grundumsatz bei der Patientin ist normal, eher herabgesetzt. Unter Ovarialhormonen und Präphyson nimmt sie langsam an Gewicht zu, bekommt nach 2 Monaten ihre Menstruation wieder und verliert von diesem Tage an ihre Temperaturen. Nach einem Vierteljahr stellt sie sich lebensfroh wie vor der Erkrankung als Abiturientin wieder vor, ihre einzige Beschwerde ist nur, daß ihre Menstruation jetzt alle 3 Wochen eintritt.

Der verringerte Grundumsatz, der bei der Magersucht vorläufig das beste diagnostische Kriterium bleibt, zeigt aber deutlich, daß auch die energetische Bilanzberechnung und Betrachtung für einen tieferen Einblick in das Gesamtgeschehen unbrauchbar ist. Bietet doch sogar die hochgradigste Abmagerung, die die diencephale Kachexie, die SIMMONDsche Krankheit neben anderen Symptomen zeigt, einen erniedrigten Grundumsatz, so daß bilanzmäßig eingestellte Forscher bei ihr Fettsucht erwarten würden: sogar monströse Fettsucht.

So hat man denn auch wieder, ähnlich wie bei der Fettsucht, unter Rückführung auf die Hormondrüsen und rein deskriptiv ein ordnendes Prinzip für die Magersuchtsformen zu schaffen versucht. THANNHAUSER unterscheidet eine Magerkeit mit thyreogenen Zeichen, eine solche mit epinephralen Zeichen, die wiederum in eine rein epinephrale und in eine epinephral-hypergenitale untergeteilt werden soll, dann eine Magerkeit mit hypophysären Zeichen, die einmal mit Hochwuchs, zum anderenmal mit geringer Entwicklung der sekundären Geschlechtsmerkmale oder auch mit Unterfunktion aller Organe verlaufen soll, schließlich eine Magerkeit mit neuralen Zeichen. Aber auch hier meine ich, daß die Unterordnung allein unter das Endokrine das Problem zu sehr einengt. Auch LESCHKE vertritt schon für die SIMMONDsche Kachexie den Standpunkt, daß selbst hier der Begriff des rein Hypophysären zu eng sei, schon weil völlige Zerstörung der Hypophyse nicht immer zur Abmagerung führen muß. Die Kombination häufig mit Hypotonie, mit Hypo- und Hyperthermie auch mit Diabetes insipidus, mit erlöschender sexueller Funktion, mit Zahnausfall und Haarverlust scheinen mir darauf hinzuweisen, daß Störungen nicht nur im hormonalen, sondern im gesamten vegetativen System vorliegen müssen. Die primäre Anorexie FALTAS hat wohl ihre biologische Grundlage in diesen Regulationsstörungen.

Man wird bei der Magersucht, die eine so ernste Krankheit sein kann, aber auch bei vielen mageren Menschen bis hin zur mageren Konstitution der Gesunden, in der Annahme nicht zu weit gehen, daß auch diese Einstellung auf peripheren anderen Gewebstendenzen beruht, die hormonal wie zentral gesteuert sind. Besonderer Betonung bedarf der Typus des jungen kraß abmagernden Mädchens, das unter energischer Therapie nach Monaten wieder ins Gleichgewicht kommt und völlig geheilt werden kann[1].

Einen Fall cerebral ausgelöster endogener Magersucht publizierte KUGELMANN:

Ein 21 jähriges Mädchen kommt in erschreckend abgemagertem Zustand zur Beobachtung. Sie erzählt, daß ihre Krankheit als „Grippe“ begonnen habe: ca. 3 Wochen andauerndes Fieber bis 40°, Husten, Schnupfen, dabei unerträgliche Kopfschmerzen, Übelkeit, Brechreiz, eintägige Anurie. Seither hat sie anfallsweise große Mengen wasserklaren Urins, den sie halbstündlich bis stündlich entleeren muß. Diese Anfälle von „Urina spastica“ dauerten meist 1—3 Tage und konnten von uns durch Pituitrin sofort kupiert werden. Seit dieser Erkrankung hat sie ständig an Gewicht verloren; sie wurde appetitlos und bekam Übelkeit, Erbrechen, beinahe nach jedem Essen, ferner Schmerzen rechts vom Nabel, die bis in das Kreuz hineinzogen. Hartnäckige Obstipation. Der behandelnde Arzt ließ eine Probelaparotomie vornehmen, es fand sich keinerlei Veränderung an den Bauchorganen. Im Laufe eines Jahres verlor sie 30 kg. Die Menses wurden spärlich und setzten dann ganz aus. Gewicht 35 kg. Grundumsatz: —20%. Blutzucker: 80 mg%. Temperatur bewegt sich um 35,5° axillar. An den Brust- und Bauchorganen findet sich kein pathologischer Befund.

[1] KUGELMANN: Larvierte endokrine Störungen als Ursache einiger atypischer Krankheitsbilder. Dtsch. med. Wschr. 1927, Nr. 17.

Augenhintergrund und Gesichtsfeld normal. Bei der Encephalographie zeigt sich nun eine schwere Veränderung des Röntgenbildes: der rechte Ventrikel hat sich überhaupt nicht mit Luft gefüllt, der 3. Ventrikel ist vergrößert und nach links verzogen, die Oberflächenzeichnung ist im Sinne eines Hydrocephalus externus allgemein vermehrt. Die Sellalehne erscheint arrodiert. Damit war die Diagnose einer durch einen cerebralen Prozeß (wahrscheinlich Tumor) bedingten endogenen Magerkeit gesichert.

Die Angaben von *Oberbauchbeschwerden*, die allerdings meist diffus sind und weniger präzisiert werden, wie die der Ulcus- oder Gallenblasenkranken finden wir fast regelmäßig. Es ist wohl ein ähnlicher Beschwerdekomplex, wie wir ihn bei vielen Addisonkranken kennen. Im Vordergrund steht oft das Erbrechen, das gelegentlich jede Nahrungsaufnahme unmöglich macht. Dies Erbrechen tritt unabhängig von der Art der Ernährung auf, die leichtesten Speisen werden erbrochen, schwerere — ja schon Obst — werden gelegentlich vertragen. Atropin beeinflußt dieses Erbrechen in keiner Weise. Daneben können Schmerzen bestehen, die ganz uncharakteristisch sind, sich aber meist auf den rechten Oberbauch beziehen. Hyperaciditätsbeschwerden mit saurem Aufstoßen sind nicht selten. Die Röntgenologen sehen gelegentlich Hyperperistaltik des gesamten Magendarmtrakts, aber auch das Gegenteil: einen atonischen Magen, eine atonisch, schlaff herunterhängende Gallenblase. Häufig sind solche Menschen laparotomiert worden, der Chirurg fand dann nie ein krankes Organ.

Diagnostisch führend kann geradezu die auffällige Unverträglichkeit von Insulin sein. Es gelingt nicht eine endogene Magersucht mit Insulin zu mästen. In einem Falle kam es bei einem schon vorher niedrigen Blutzuckerspiegel zum schwersten hypoglykämischen Shock, den ich überhaupt gesehen habe. Es gelang den Patienten mit Adrenalin gerade noch am Leben zu erhalten, während Traubenzuckerinfusionen nicht entscheidend genützt hatten.

Ich gehe auf diese Oberbauchbeschwerden deshalb ein, weil ich glaube, daß sie einerseits sehr häufig zu Fehldiagnosen Anlaß geben, andererseits in beginnenden Fällen uns diagnostisch führen könnten.

Kugelmann[1] publizierte auch eine Magersucht bei einem jungen Mädchen, das seit einem halben Jahr täglich erbrach. Sie hatte 10 Pfund an Gewicht verloren, war aber immer noch in einem leidlichen Ernährungszustand. Die Untersuchung ergab außer einer pathologischen Lävulosekurve keinen krankhaften Befund. Nicht eher konnte das ständige Erbrechen erklärt werden, als bis der Grundumsatz gemessen wurde: er betrug bei zweimaliger Untersuchung — 18%. Atropin, Papaverin usw. hatte vollkommen versagt. Nach intensiver Prolan- und Präphysongabe verschwand das Erbrechen nach einer Woche, die Patientin nahm wieder an Gewicht zu.

Gehäuftes Erbrechen, Appetitlosigkeit, unklare Schmerzen im Oberbauch bei negativem Untersuchungsbefund an den Abdominalorganen müssen in Zu-

[1] Kugelmann: Fettsucht und Magersucht. Erscheint demnächst in der Dtsch. med. Wschr.

kunft Veranlassung geben, den Grundumsatz zu bestimmen. Man wird so manche Fälle von endogener Magersucht frühzeitig erkennen und sie einer zielstrebigen Behandlung zuführen können. Ein Versuch mit Prolan und Präphyson muß empfohlen werden, ja selbst die Implantation von Tierhypophysen in das Netz kann deutliche Besserung, freilich wohl kaum für lange Zeit, hervorrufen.

Es war mir an einem Fall sehr interessant, daß nach einer solchen von SAUERBRUCH vorgenommenen Implantation nicht nur die Oberbauchbeschwerden zurückgingen, das Körpergewicht langsam stieg, die allgemeine Depression sich verringerte, sondern am Bauch streng symmetrisch Pigmentflecken auftraten, die jene Versuche von BERNHARD ZONDEK zu bestätigen scheinen, nach denen die Pars intermedia der Hypophyse an der Pigmentverteilung der Haut beteiligt ist. Kein anschaulicherer Beweis wäre möglich, daß die subjektive und objektive, wenn auch geringe, Besserung wirklich auf der Funktionstüchtigkeit der implantierten Hypophyse beruhte.

Ich glaube, man darf, wenn man durch krasse Fälle von monströser Fettsucht und tödlich endender SIMMONDscher Kachexie belehrt ist, ähnlich wie beim Basedow es wagen, den latenten geringen Fällen klinisch ein ganz breites Feld einzuräumen; jeder Laie kennt die gesunden Personen, die, mögen sie noch so wenig essen, zum Fettansatz neigen und mögen sie noch so viel zu sich nehmen, schlank bleiben, ja mager werden. Auch periodisch erlebt man durch Monate oder Jahre hindurch diese Neigungen und sieht sie dann auch spontan wieder völlig aufhören. Meist freilich wird die Fettsucht mit gesteigertem, die Magersucht mit auffallend geringem Appetit einhergehen, dann sind die Triebregungen Ausdruck der körperlichen Situation, der Sucht zum Fett- und Magersein. Es sind Abweichungen von jener normalen Gesamtsituation, die dazu führt, daß die meisten Erwachsenen ihr Körpergewicht konstant erhalten und je nach ihrem Verbrauch namentlich an Muskelleistung sich entsprechend triebhaft und dennoch calorisch richtig dosiert ernähren. In jenen beiden pathologischen Extremen ist die Regulation hormonal gestört und die Tendenz zum Ansatz oder zur Abnahme beherrscht das gesamte Verhalten so sehr, daß selbst reichliche Ernährung vor der Tendenz zum Magerwerden nicht schützt und knappe Ernährung den Fettsüchtigen selbst zunehmen läßt. Nicht wird mit dieser Auffassung gegen energetische Prinzipien, wie wir es oben auseinandersetzten, verstoßen, denn auch innerhalb der „Gesetze des Energieverbrauchs bei der Ernährung" (RUBNER) ist genügend Gelegenheit im wechselnden Tagesablauf geboten zum Sparen wie zum Verschwenden.

Ich meine, man muß in der Definition der SIMMONDschen Kachexie fallen lassen, daß es eine regelmäßig tödliche Krankheit ist, so sicher das von den schwersten Formen gilt. Allgemein nosologisch gedacht, sollten wir auch hier die fließenden Übergänge zwischen schwerer und leichter Erkrankung, ja von der leichten Erkrankung zu einem gesunden schlanken Konstitutionstyp erkennen, wenn er mit keinen Maßregeln zu mästen ist. Sicher wäre es einseitig, jeden schlanken Menschen als Ausdruck einer hypophysären Unterfunktion zu sehen, gibt es doch selbst bei der ernsten Erkrankung der schweren Magersucht, offenbar epinephrale und andere hormonale Magersuchtstypen, gerade wie bei der Fettsucht ovarielle, hypophysäre, thyreoide Formen.

Was mir wichtig scheint, ist nur auch hier wieder die prämorbide Persönlichkeit zu erkennen, schon durch das bloße Anschauen, dann im Verfolg der Erbkonstitution und endlich in ihren charakterologischen Zügen, nicht selten dem feinsten Test für biologische Situationen. Wir würden sie sicher zu einseitig sehen, wenn wir sie nur dem endokrinen Verhalten zuweisen.

So bestechend das Schlagwort von der endokrinen Drüsenformel ist, es muß auch hier wieder deutlich gesagt werden, daß leider die spezifischen Abbaustoffe nach Abderhalden klinisch zu ganz unbrauchbaren Resultaten geführt haben und daß das gerade auch für jene Resultate mit der Interferometermethode gilt, mit der auch wir uns eingehend beschäftigt haben. Das Resultat war ein völlig unbrauchbares. Larvierte endokrine Störungen, ja selbst manifeste, lassen sich in keiner Weise mit der Interferometermethode erweisen oder auch nur stützen, ich warne gerade wegen der bestechenden zahlenmäßigen Bestimmtheit der Resultate vor diesen diagnostischen Prüfungen, die völlig abwegige Resultate liefern. Es gilt andere Wege, die larvierten endokrinen Erkrankungen zu erfassen: Geführt vom klinischen Blick, der an großen Krankheitsbildern geschult lernen muß, die Feinheiten der kleinen Fehlleistungen der Natur auf dem endokrinen Gebiete zu erkennen, gelangen wir auf unbequemen Wegen vieler objektiver Feststellungen doch zum gefestigten Besitz.

Literatur.

Bauer, Julius: Referat über Fettsucht. Verh. Ges. Verdgskrkh. Berlin, 1929. (Leipzig: Thieme.)

MacLeod: Kohlehydratstoffwechsel und Insulin. Berlin: Julius Springer 1930.

Lesser, E. I.: Die innere Sekretion des Pankreas. Jena: G. Fischer 1924.

Meyerhoff, O.: Chemische Vorgänge im Muskel. Berlin: Julius Springer 1930.

Thannhauser: Lehrbuch des Stoffwechsels und der Stoffwechselkrankheiten. München: J. F. Bergmann 1929.

Kapitel 9.

Morbus Basedow. Thyreotische Konstitution.

Die Kreislaufverhältnisse beim Morbus Basedow. — Schilddrüsenhormon und chemische Wärmeregulation. — Die Hyperthyreose als Zentralgeschehen. — Wert der Grundumsatzbestimmung. — Basedowoid und thyreotische Konstitution. — Der Jod- und Thyroxinnachweis im Blut und in Geweben. — Die Acetonitrilreaktion. — Endokrine Konstitutionen.

In älteren deutschen Lehrbüchern wird man den Morbus Basedow bei den Neurosen abgehandelt finden; heute durchgehend im Kapitel der Krankheiten mit innerer Sekretion.

Es ist für die Tendenz dieses Buches nicht gleichgültig, sich gleich anfangs an diesen historischen Wandel zu erinnern. Er ließe sich verwerten im Sinne des „Abbaus der Organneurosen", indem man früher das neurale Moment in den Vordergrund gestellt hat und in der Gegenwart nur das humorale berücksichtigt. Aber im Grunde ist die eine Auffassung ebenso einseitig wie die andere. Gerade die neuesten Ergebnisse über ein thyreotropes Hormon des Zwischenlappens der Hypophyse (Aron) und die Beziehungen des Mittelhirns zur Schilddrüse und zum Jodstoffwechsel (Schittenhelm) scheinen hier ein synthetisches Erfassen für die Zukunft zu versprechen. Immer wieder liegt uns ja daran, die enge Zusammengehörigkeit des Neuralen und Humoralen zu entwickeln als den beiden Methoden, mit denen der Organismus die Regulationen durchführt.

Krankheit kann Disharmonie im regulatorischen Ablauf sein, aber sie ist oft auch zu fassen als eine kompensierende veränderte Regulationseinstellung auf ein neues Gleichgewicht, wenn die normale Regulation verlorenging. Gerade für die Basedowsche Krankheit ist diese letztere Auffassung auch entwickelt worden.

Hermann Zondek und seine Mitarbeiter haben die Frage aufgeworfen, ob nicht die primäre Störung beim Basedow in der Peripherie zu suchen sei in dem Sinne, daß eine schlechtere Ausnutzung des Sauerstoffs vorhanden sei (veränderte O_2-Dissoziationskurve) und ob der Organismus nicht diesen Schaden dadurch ausgleiche, daß sekundär Schilddrüsenhormon vermehrt in den Kreislauf geworfen würde, um kompensierend einzugreifen. Es schien nach jenen Untersuchungen so, als wenn zunächst der Kreislauf als Kompensation für die Peripherie gewissermaßen stärker angekurbelt würde, die Blutdepots vor allem aus der Milz sich entleerten, und die in schnellerer Zirkulation befindliche Blutmenge zunähme. Aber weit über diese ausgleichende Möglichkeit hinaus müßte dann offenbar noch mehr Blut zum Herzen zurückströmen, und das Herz in der Minute weit größere Blutmengen befördern, so daß bei der Tachykardie doch die Schlagvolumina meist größer werden als in der Norm, das Minutenvolumen erheblich vermehrt ist und eine starke Strömungsbeschleunigung im Gesamtkreislauf eintritt. Die „Kreislaufzeit" ist erheblich verkürzt. Das alles zeigt sich tatsächlich schon in einer Phase der Krankheit, bei der sich ein erhöhter Grundumsatz durchaus noch nicht nachweisen läßt. Auch wenn der Grundumsatz erhöht ist, fällt es auf, daß die Strömungsbeschleunigung weit größer ist als die, die zum Heranbringen größerer Sauerstoffmengen an die Peripherie notwendig wäre. Die sog. Utilisation, d. h. die Menge von Sauerstoff, die der Peripherie entnommen wird, entspricht in keiner Weise den großen Sauerstoffmengen, die herantransportiert werden, denn das venöse Blut kehrt noch mit größerer Sauerstoffmenge zurück als das des Normalen. Diese von uns in der Klinik oft festgestellten Tatsachen, die als solche mit den Feststellungen von HERMANN ZONDEK und seinen Schülern übereinstimmen, erscheinen mir geradezu als ein Gegenargument dafür, daß die starke Strömungsbeschleunigung ein regulatorischer Akt ist, um der Anforderung der erhöhten Oxydation zu genügen. Die schnelle Strömung des Blutes verhindert die optimale Ausnützung des Sauerstoffs in der Peripherie, damit wäre jenes Rasen des Blutes nicht ein regulatorischer Akt. Wir werden später sehen, daß vom Gesichtspunkt der Wärmeregulation auch eine andere Deutung in Betracht kommt.

Untersuchungen an meiner Klinik können auch die übrigen Tatsachen nur bestätigen (WOLLHEIM und LANGE[1] [4], BIELSCHOWSKY[2], HERXHEIMER[3]), aber die Deutung erscheint mir hier ebenso eine andere. In der Tat nimmt, wie zuerst wohl PLESCH gefunden hat, die Kreislaufzeit erheblich ab, es kommt zu großen Geschwindigkeiten in der Strömung, wie man sie in der Norm nur bei maximaler Körperarbeit kennt, auch wenn der Basedowkranke keine Arbeit verrichtet und etwa Bettruhe einhält. Die Minutenvolumina sind erheblich erhöht, und die Entleerung der Depots reicht nicht annähernd aus, durch die größere zirkulierende Blutmenge dem schnelleren Blutumlauf wesentlich entgegenzuwirken. Der so häufig erhöhte systolische Blutdruck bei Absinken des diastolischen Druckes, also die große Pulsamplitude des Basedowikers erklärt sich übrigens von hier aus. Wie der Hochdruck der Aorteninsuffizienz ist auch der bei Basedow nicht ein Hypertonus durch

---

[1] WOLLHEIM u. LANGE: Die Kreislaufzeit und ihre Beziehungen zu anderen Kreislaufgrößen. Verh. dtsch. Ges. inn. Med. Wiesbaden 1932.

[2] BIELSCHOWSKY: Unveröffentlichte Versuche.

[3] HERXHEIMER u. KOST: Unters. über den Arbeitssauerstoffverbrauch bei Basedowkranken. Z. klin. Med. Bd. 110, H. 1, 1929.

[4] LANGE: Wie verhält sich bei den veget. Stigmatisierten und Basedowoiden der Grundumsatz und der Arbeitsumsatz. Z. klin. Med. Bd. 110, H. 1, 1929.

Widerstandserhöhung in der Peripherie, sondern Ausdruck des größeren Minutenvolumens und der Beschleunigung der Kreislaufzeit.

Welch exzessive Abweichungen die Kreislauffaktoren beim Basedow gegenüber der Norm erreichen können, mag die nachstehende Tabelle veranschaulichen.

Tabelle 1.

	Basedow	Gesund
Minutenvolumen . .	6 l	3 l
Schlagvolumen . .	55 ccm	50 ccm
Kreislaufzeit	7 sek	20 sek
Zirk. Blutmenge . .	4900 ccm	4500 ccm
Blutdruck	130/35 mm Hg	120/80 mm Hg
Pulsfrequenz . . .	110	70

Wenn aber Zondek und Bansi beim Basedow in der erheblichen Steigerung des Sauerstoffverbrauchs während der Arbeit gegenüber den Ruhewerten ein ganz besonderes Verhalten sehen, so muß demgegenüber darauf hingewiesen werden, daß für den Basedowkranken oft dort schon maximale Arbeitsleistung vorliegt, wo der Gesunde noch keineswegs erschöpft ist, also seine Muskelarbeit und damit auch den Sauerstoffverbrauch noch weiter hinauftreiben kann. Wenn man — wie es Herxheimer getan hat — den Basedowiker und den Gesunden nicht gleiche, sondern gleichwertige, also für jeden maximale Arbeit verrichten läßt, dann zeigt der Arbeitsstoffwechsel des Basedowikers außer der früheren Erschöpfung auch keine außergewöhnliche Besonderheit mehr. Es verhält sich bei ihm schon in der Ruhe der Muskel, — wenn nur eine erhebliche Grundumsatzsteigerung vorliegt — wie beim Gesunden ein Muskel, der sich in starker Aktion befindet.

Man darf darum nach meiner Auffassung weder aus jenen ersten Tatsachen noch aus denen der veränderten schlechteren Ausnützung des Sauerstoffs in der Peripherie den Schluß ziehen, der zu jener Hypothese von H. Zondek geführt hat. Ja, ich glaube, sie ist schon dadurch zu widerlegen, daß alle Erscheinungen auch durch das Schilddrüsenhormon selbst experimentell hervorgerufen werden können.

Seit Möbius haben wir gelernt, das Myxödem klinisch im Sinne der Hypothyreose als das Gegenstück des Basedow, der Hyperthyreose, aufzufassen, und das Myxödem zeigt auch in der Peripherie die entgegengesetzte Sauerstoffdissoziationskurve. Gibt man dem Myxödemkranken Schilddrüse in wirksamer Dosis, so erhält man eine normale O_2-Dissoziation, ja wenn eine Überdosierung gelingt, so kann man dieselbe Sauerstoffdissoziation erhalten, wie sie beim Basedow von Bansi festgestellt worden ist. Ebenso kann man durch wirksame Schilddrüsenpräparate jenes Kreislaufsverhalten hervorrufen, das mit hohem Minutenvolumen zur größeren Strömungsbeschleunigung führt. Sämtliche Phänomene, sowohl das Gewebsverhalten in der Peripherie als auch das gesamte Kreislaufverhalten lassen sich also als Folgen einer ausreichenden, wirksamen Dosierung, die bekanntlich individuell sehr verschieden gelingt, mit Schilddrüsenpräparaten experimentell hervorrufen.

Das macht auch verständlich, warum gerade beim Basedow in der Kreislaufdekompensation die Kreislauftherapie so häufig versagt oder jedenfalls nach v. Romberg weit größere Digitalisdosen erfordert. Es sind hier nicht wie beim primär Kreislaufkranken die hämodynamischen Faktoren durch einen Fehler im System selbst in Unordnung geraten, sondern das Versagen des Kreislaufs ist Ausdruck einer gewaltigen Überfunktion im Getriebe des Blutes, des Rasens des Blutes durch das Röhrensystem. Jedenfalls werden erst dann, wenn die Hyperthyreose, sei es durch Jodbehandlung, sei es auch durch Operation und Bestrahlung gemindert ist, die üblichen Kreislaufmittel besser wirksam.

Die Abhängigkeit der Kreislauffaktoren von der Basedowbehandlung ohne jede sonstige Kreislauftherapie zeigen die Zahlen einer klinischen Beobachtung:

Datum		Kreislauf-Zeit	Blutm.	G. U.
4. 5.		9 sek.	5098 ccm	+ 43%
8. 5.		9 „	5343 „	—
10. 6.	Lugolbehandlung	11 „	4846 „	—
13. 7.	4 Wochen nach Operation	21 „	5552 „	— 10%

Wir haben demnach bei dem pathologischen Zustand der Vermehrung der Oxydationen in der Peripherie ein biologisches Verhalten vor uns, das sich sehr wohl mit einer Normregulation vergleichen läßt, nämlich derjenigen bei angestrengter Körperarbeit. Auch für die Muskelarbeit kennen wir Grade, bei denen die Entwärmung nicht mehr genügend erfolgen kann, etwa wenn ein Soldat auf anstrengendem Marsch bei großer Sommerhitze, unzweckmäßig warm angezogen, verhindert ist, die genügende Wärmeabgabe von seiner Körperoberfläche aus zu vollziehen, oder wenn ein Fettsüchtiger, der früher als der Magere die Wärmeabgabe durch reichliche Schweißverdampfung vornehmen muß, an die Grenze seiner Entwärmungsmöglichkeit kommt, und so beide bei Muskelleistung und heißem Wetter fiebern (Wärmestauung) und die Erscheinungen des Hitzschlages zeigen.

Ähnlich in mancher Richtung verhält sich der schwer Basedowkranke in der Ruhe. Seine Haut ist gerötet, alle Hautcapillaren sind weit geöffnet, das Blut fließt beschleunigt durch sie hindurch, die Schweißverdampfung neben der Abgabe durch Leitung und Strahlung wird als stärkste Entwärmungsmaßregel herangezogen und dennoch verläuft die Oxydation in den Geweben so gewaltig, daß es zur Hyperthermie kommen kann — erst recht, wenn noch dazu Muskelarbeit verrichtet wird. Erlebt man das in voller Anschaulichkeit beim Schwerkranken, so wird für diese krassen Fälle der Kausalnexus ohne weiteres klar: weil ein Zuviel an Schilddrüsenstoffen die Oxydationen in der Körperperipherie steigert, werden alle Maßregeln der Entwärmung im Sinne der physikalischen Wärmeregulation der Haut herangezogen, und weil der erhöhte Sauerstoffbedarf da ist, muß der Kreislauf die angeforderten Sauerstoffmengen hinschaffen, ganz ähnlich und mit denselben Kreislaufmethoden, die er beim normalen Menschen bei starker Muskelarbeit, also bei erhöhtem Sauerstoffbedarf der Muskelmaschine, heranzieht.

Bei solchen ausgesprochenen Fällen des Vollbasedow sind die Veränderungen des Kreislaufs und der Wärmeabgabe durchaus verständlich als notwendige Folge des vermehrten Brandes der Gewebe. Diese gleichen Veränderungen sind aber auch bei leichteren Fällen zu beobachten, bei denen gelegentlich — durchaus nicht regelmäßig — eine Erhöhung des Grundumsatzes als Ausdruck des vermehrten Brandes noch nicht nachweisbar ist. Wie sind diese beiden Verhaltungsweisen miteinander verknüpft?

Mir scheint es einleuchtend, daß mit der für diese Zwecke groben Methodik des Sauerstoffverbrauchs im Sinne der Ruhenüchternwerte, des Grundumsatzes, erst dann Erhöhungen gefunden werden, die außerhalb der Fehlerquellen liegen, wenn die Majorität der Gewebe einen erhöhten Oxydationsverbrauch zeigt. Es ist bekannt, daß etwa bei Entfettungskuren ebenso wie im Tierexperiment 2—3 Tage vergehen, gelegentlich noch sehr viel mehr, bis die Gesamtheit der Oxydationssteigerung sich im Grundumsatz nachweisen läßt. Sollten einzelne Gewebe früh in erhöhten Brand geraten, so ist in anderen Provinzen eine Einsparung sehr wohl vorstellbar. Dafür lassen sich durch Experimente in vitro Anhaltspunkte gewinnen: Versuche von Dresel[1], in meiner Klinik haben mit der Warburg-Methodik an Gewebsschnitten erwiesen, daß die Leber und die Niere von Ratten, die mit Thyroxin vorbehandelt waren, relativ schnell mit einer erhöhten Gewebsatmung reagieren, während z. B. die große Masse der Skeletmuskeln erst sehr viel später — nach 48 und 72 Stunden — und in sehr viel geringerem Maße eine erhöhte Oxydation zeigt. Kommt aber dieser vermehrte Brand in der Summe der Verbrennungen — dem Grundumsatz — nicht zum Ausdruck, so ist nicht einzusehen, warum vermehrt Wärme abgegeben werden müßte, da sich die Summe der gebildeten Wärme noch nicht geändert hat, und warum das Minutenvolumen des Herzens ansteigen sollte, da auch der Gesamtsauerstoffbedarf der Peripherie noch nicht zugenommen hat. Ich glaube, daß diese Erscheinungen von einer anderen Seite betrachtet, besser verständlich sind. Eppinger konnte zeigen, daß bei gesunden Versuchspersonen durch Erhöhung der Umgebungstemperatur — also bei erschwerter Wärmeabgabe ohne Steigerung der Wärmebildung — das Minutenvolumen des Herzens ansteigt. Wollheim hat unter den gleichen Bedingungen eine Zunahme der Strömungsgeschwindigkeit des Blutes und ein Ansteigen der rasch zirkulierenden Blutmenge gefunden. Vermehrte Hautdurchblutung und reichliche Schweißsekretion sind dabei ebenfalls zu beobachten. Die gleichen Veränderungen des Kreislaufs und der Funktion der Apparate der Wärmeabgabe, die beim Gesunden durch eine

---

[1] Dresel: Über das Wesen der oxydationssteigernden Wirkung des Thyroxin. Klin. Wschr. 1928, Nr. 11.

Erschwerung der Wärmeabgabe bedingt werden, können nun auch beim Basedow in Erscheinung treten, ohne uns durch eine solche Erschwerung der Wärmeabgabe oder durch eine vermehrte Wärmebildung — bei fehlender Grundumsatzsteigerung — verständlich zu werden. Sehen wir im Basedow eine Betriebsstörung im Mechanismus der Wärmeregulation, die sich im allgemeinen besonders deutlich und anscheinend primär in einer Störung der Funktion der Schilddrüse dokumentiert, so scheint hier eine solche Betriebsstörung durch geänderte Funktion der Apparate der Wärmeabgabe das Primäre zu sein.

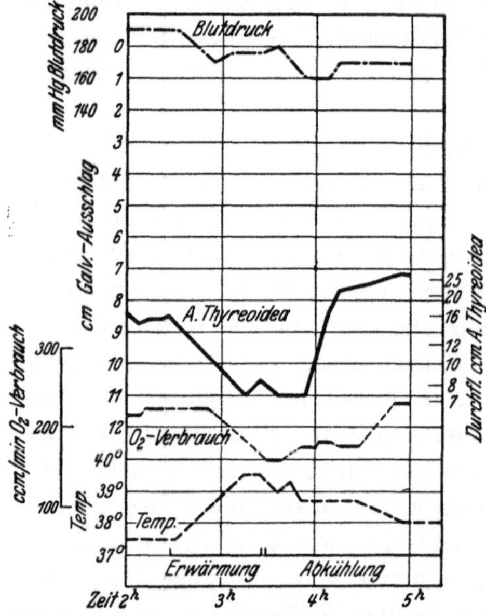

Abb. 59. Abnahme der Schilddrüsendurchblutung und des O_2-Verbrauchs des Hundes bei Erwärmung durch Heizkasten, Zunahme bei Abkühlung des Tieres. Die Kurve zeigt mittleren Blutdruck in mm Hg. Schilddrüsendurchblutung in ccm, gemessen mit der REINschen Stromuhr, O_2-Verbrauch in ccm O_2 und Körpertemperatur. Ansteigen der Kurve bedeutet Zunahme, Absinken Abnahme der Durchblutung. In der Ordinate Zeit in Stunden.

Noch ist die Frage nicht erwiesen, daß die Schilddrüse eine eigene Innervation besitzt, vielleicht wird ihre innere Sekretion nur von der Durchblutung geregelt. Zweifellos aber sind die Beziehungen zwischen der Wärmeregulation und der Schilddrüsendurchblutung außerordentlich enge, und die Schilddrüse ist offenbar mit einem hohen Maße von Selbständigkeit in ihrer Durchblutung eingestellt. Wir haben in letzter Zeit an der Klinik gerade dieses Verhalten näher studiert. DIETRICH und SCHWIEGK[1] konnten mit der REINschen Methodik der Thermostromuhr erweisen, daß beim Hunde Erwärmung durch ein warmes Bad sofort von einer Einschränkung der Schilddrüsendurchblutung gefolgt ist, während Abkühlung zu einer Erhöhung führt. Maßnahmen also, die über die physikalische Wärmeregulation hinausgehen und den Organismus zu chemischen Wärmeregulationen zwingen, im Sinne von Verringerung oder Vermehrung der Gesamtoxydation, haben sofort zur Folge, daß das Blut in geringerem oder größerem Ausmaße die Schilddrüse durchströmt.

Es ist verführerisch, hieran die Hypothese zu knüpfen, daß das Schilddrüsenhormon bei der chemischen Wärmeregulation die oxydativen Umsetzungen im Organismus in der Weise regelt, daß erhöhter Sauerstoffverbrauch eine größere Hormonmenge in die Zirkulation bringt und daß die Einschränkung der Oxydation durch geringere Hormonlieferung zustande käme. Dieser Deutung

---

[1] DIETRICH, S., u. H. SCHWIEGK: Unters. über die Schilddrüsendurchblutung. Naunyn-Schmiedebergs Arch. Bd. 165, H. 1/2, 1932.

steht aber noch kraß im Wege, daß gerade das Hormon der Schilddrüse durchaus nicht sofort seine Wirkung entfaltet, ja selbst das reine Thyroxin braucht zumindest Stunden, bis sich eine Wirkung in einer Oxydationssteigerung zeigt. Immerhin kennt auch die Klinik bisweilen sofortige Wirkungen, so z. B. manische Zustände gleich nach Einnehmen eines Schilddrüsenpräparates.

Wie dem auch sei — daran ist nicht zu zweifeln, daß das Schilddrüsenhormon in der Norm ein Regulator für die Gewebsoxydation in dem Sinne ist, daß es einen erhöhten Brand entfachen kann. Und bei aller Wichtigkeit der Analyse der intermediären Stoffwechselvorgänge darf nie vergessen werden, daß eine biologische Hauptaufgabe der Oxydation die Wärmeproduktion an sich ist zur Aufrechterhaltung der Temperaturkonstanz (MAX RUBNER). In diesem größten Regulationssystem unserer Organisation spielt die Schilddrüse als Regulator sicher eine wesentliche, aber ebenso gewiß nicht die einzige Rolle, und deshalb offenbar besteht jene Koppelung der Schilddrüsendurchblutung mit dem wichtigsten Erfolgsorgan der Wärmeregulation, der Haut.

Es wäre vorstellbar, daß, wenn diese Normregulation überschießend stattfindet, wenn zuviel Schilddrüsenhormon in den Kreislauf gelangt, die Peripherie in dieser Form auch zum Anreger erneuter vermehrter Ausschüttung von Schilddrüsenstoffen wird. Haben wir doch gesehen, wie leicht die Wärmeregulation bei Basedowkranken in Disharmonie gerät. Die nichtinfektiösen, fieberhaften Zustände bei Basedow sind etwas ganz Geläufiges. Ja auch sie erstrecken sich auf die ganz leichten Fälle, bei denen es klinisch keine Seltenheit ist, daß man wegen der subfebrilen Temperaturen an irgendeinen chronischen Infekt denkt — Tonsillitis, beginnende Lungenspitzenaffektion, Cholangitis, Endokarditis usw. —, und es erst wenn man den thyreotischen Typus des Kranken erfaßt hat, etwa durch kleine Joddosen erlebt, daß die lange währenden Temperaturen völlig verschwinden, indem jetzt eine Einregulierung stattgefunden hat.

Man kann im Experiment die Wärmeabgabe der Haut steigern und von dort her den Organismus zu Maßregeln der chemischen Wärmeregulation zwingen. Ich habe mit CASTEX (1912)[1] eine starke, allgemeine Rötung der Haut durch Senfbäder erzeugt, und wir konnten nachweisen, daß daraufhin der Gesamtstoffwechsel, besonders auch der Grundumsatz erheblich anstieg. Es müßte die Hydrotherapie und übrige physikalische Therapie, soweit sie an der Haut angewandt wird, präziser studieren, wieweit durch solche Prozeduren Steigerungen der Oxydationen hervorgerufen werden. Vielleicht ließe sich dann die balneologische Phrase, daß „Bäder den Stoffwechsel anregen", in den Bereich wissenschaftlicher, wohlbegründeter Erfahrung ziehen. Keinesfalls ist sie in der bisher geübten allgemeinen Ausdrucksform zutreffend (siehe das Stoffwechselkapitel). Nun ist aber keineswegs gesagt, daß solche erwiesenen Oxydationssteigerungen, welche

---

[1] v. BERGMANN, G., u. CASTEX: Beitr. zur Frage der Umsatzminderung und -mehrung in ganzen Tagesversuchen (Muskelarbeit, Kostzulage, Hautreiz). Z. exper. Path. u. Ther. Bd. 10, 1912.

der Organismus im Rahmen der chemischen Wärmeregulation, teils als Normregulation, teils als Dysregulation vornimmt, und bei denen auch das entzündliche Moment der Haut mit den dabei entstehenden Eiweißzerfallsprodukten histaminartigen Charakters eine Rolle spielt, regelmäßig etwas mit einer vermehrten Schilddrüsenfunktion zu tun haben. Erst in der Zukunft wird sich entscheiden, ob die vermehrte Durchblutung der Schilddrüse wirklich die Maßregel ist, die zum Zweck der Erhöhung der Oxydation im Organismus bereitsteht.

Das Kernproblem aber, das uns zu beschäftigen hat, bleibt die Frage, warum der Organismus in erhöhter Quantität Schilddrüsenhormon in den Kreislauf wirft, und ich meine, es ist lösbar, wenn man die Krankheit nicht nur von der hormonalen Seite her sieht und erst recht nicht in der hormonalen Ausschüttung bei den Krankheitsbildern nur eine kompensierende Regulation annimmt, sondern eher auf die alte Vorstellung der Neurose zurückgreift — freilich in einer präziser definierten Form als in alter Zeit.

Aus dem Bedürfnis der Ordnung in der Pathogenese mag es notwendig gewesen sein, einen zentralen Basedow, bei dem die Hyperthyreose sekundär ausgelöst scheint, von einem primären zu scheiden, wie wir ihn etwa bei der Thyreoiditis erleben, und man mag auch die Theorie einer peripheren Auslösung zugeben. Für eine funktionell pathologische Betrachtungsweise wird es aber ausreichen, für alle Erkrankungsformen *die Hyperthyreose als das Zentralgeschehen* anzusehen, mag sie durch zentrale, periphere oder lokale Einflüsse auf die Thyreoidea selbst ausgelöst sein — wieder ist für die funktionelle Pathologie nicht das Primum movens Grundlage des Einteilungsprinzips, sondern die einheitliche Reaktion auf die Vielheit von Anlässen. Die Einheit bleibt die Hyperthyreose.

Wenn der Chirurg große Teile der vergrößerten Schilddrüse entfernt und damit ein Zurückgehen der meisten Symptome erzielt, hat er fast sicherer als im Experiment den Nachweis erbracht, daß die vermehrte Schilddrüsenfunktion der wesentliche Schädling der Erkrankung ist, mag er auch nach SAUERBRUCH bei verschiedenen Formen mehr oder weniger gut zum Zielen kommen. Wieder aber scheint mir durch die unzweifelhaften Erfolge der Chirurgie die Meinung anfechtbar, die erhöhte Schilddrüsenfunktion als günstigen kompensierenden Regulator gegen andere periphere primäre Störungen, auch nur in einem nennenswerten Teil der Fälle, anzusehen, wie oft müßte sonst die Operation den Zustand akut verschlimmern.

Durch die jetzt so bequeme Methode der Grundumsatzbestimmung, welche vor allem MAGNUS-LEVY zu der bedeutenden Entdeckung der Grundumsatzerhöhung bei Morbus Basedow geführt hat, ist man in die Gefahr geraten, die Schwere einer Basedowerkrankung zahlenmäßig exakt feststellen zu wollen. Sollte doch von der Höhe dieser Werte selbst die Indikation zum chirurgischen Eingriff abhängig gemacht werden. Es ist höchste Zeit, vor diesem Schematismus, vor dieser „Pseudoexaktheit der Zahl“ auch hier zu warnen, indem man erkennt, daß der klinische Eindruck des Gesamtzustandes des Kranken viel wesentlicher ist als jene gewonnenen Zahlenwerte. Nicht einmal die Indikation zum chirurgischen Eingriff kann vom Zahlenwert heute noch abhängig gemacht werden.

Es darf auch hier zur Kritik der Therapie, gerade der internen, nie vergessen werden, wie häufig nicht nur bei leichten Fällen sondern auch bei ausgesprochenem Vollbasedow sowohl Spontanremissionen sind als auch wirkliche Dauerheilungen. Der Verlauf ist so wechselnd, daß immer wieder therapeutische Enthusiasten offenkundig ganz groben Irrtümern erlegen sind. Man kann mit einer beruhigenden Therapie, Bettruhe, Isolement, Psychotherapie und Medikamenten, die in gleichem Sinne wirken, Chinin, vor allem aber durch die Narkotika der Stammganglien, also die Barbitursäurepräparate, oft frappante Erfolge erzielen. Mindestens ebensoviel wie mit den verschiedensten neuen Methoden. Ich möchte nur drei therapeutische Gruppen anerkennen, jene allgemeine Beruhigungstherapie einschließlich der medikamentösen, zweitens die chirurgische Therapie und endlich vom wirklich Erfahrenen durchgeführt die Röntgenbestrahlung. Daneben sei das Höhenklima erwähnt, auch hohe Höhenlagen und mit größter Zurückhaltung die kleinen Joddosen Neissers, erlaubt nur bei strengster ärztlicher Kontrolle und kurzer Dauer. Größere Joddosen mit der Lugolschen Lösung halte ich nur für gestattet, wenn die anschließende Operation unwiderruflicher Beschluß ist.

Wer sich vom Gesamtzustand leiten läßt, sieht schwerste Basedowfälle bei geringen Erhöhungen des Grundumsatzes und leichte Basedowerkrankungen mit hohen Grundumsatzwerten. Er kann also die Erhöhung der Oxydation nicht höher veranschlagen, als irgendein anderes wichtiges Symptom. Er darf aber diesem Symptom keine zentrale Bedeutung einräumen — nicht vom Standpunkt der Klinik, aber auch nicht vom Standpunkt des biologischen Zustandes.

Ganz Ähnliches läßt sich wohl auch von der klinischen Bedeutung der Blutjodbestimmung sagen. Durch die verdienstvollen Untersuchungen von Veil und Sturm, von Lunde und von Schittenhelm und Eisler wissen wir, daß der Blutjodgehalt beim Basedow oft um das Vielfache über die Norm, die bei etwa $20\,\gamma\,\%$ anzusetzen ist, erhöht ist und beim Myxödem wesentlich unter der Norm liegt. Selbst für die Gruppe der thyreotischen Konstitution läßt sich eine geringe Erhöhung des Blutjodspiegels nachweisen. Aber — und das allein ist für die Klinik wesentlich — nicht immer geht eine klinische Veränderung des Gesamtzustandes mit einer Verschiebung im Blutjodspiegel einher und andererseits ist der Jodspiegel häufig schon durch geringste, rein im Physiologischen liegende Veränderungen — z. B. durch verschiedene Affekte — zu beeinflussen, so daß auch er stets nur als ein Symptom verwendet werden darf, aber wohl nicht ausschlaggebend für Therapie und Prognose ist. Auch hier wieder, wie bei allen anderen Beobachtungen, die sich auf Bestimmungen des Blutspiegels beziehen, muß man darauf verweisen, wie unsicher der Schluß vom Gehalt in strömendem Blute auf den doch allein wichtigen Gehalt in den Geweben ist. Und schließlich fehlt uns noch immer ein sicheres Wissen dafür, ob neben dem Thyroxinjod noch andere organische Jodverbindungen bei der Thyreotoxikose in Frage kommen oder nicht.

Nichts läßt sich vorläufig aber dafür anführen, daß ein verändertes Schilddrüsenhormon bei der Krankheit ausgeschüttet wird (Dysthyreose, Basedowtoxin). Auch jene Theorien, daß die Schilddrüse eine entgiftende Funktion habe und daß diese beim Basedow versage (v. Cyon, Blum), sind zur Stunde nur Theorien, für die einiges spricht, für die genügende Stützen aber nicht bestehen.

So muß heute noch die Lehre unangetastet bleiben, daß wir unter Thyreotoxikose nichts anderes zu verstehen haben als eine quantitativ erhöhte Leistung, d. h. eine vermehrte Ausschüttung jener humoralen Substanzen, die auch in der Norm ständig produziert und in das Blut geschickt werden und sicher in ihrer normalen, einem Bedarf angepaßten Menge notwendige Regulatoren im Stoffwechsel sind — Hyperthyreose.

Man ist heute einig, daß das Thyroxin, so groß der Triumph auch ist, es rein und auch synthetisch darstellen zu können und seiner Formel nach zu kennen (Kendall, Harrington), nicht das intakte, wirksame Hormon ist. Die Thyreoglobuline, die das jodhaltige Thyroxin enthalten, sind weit wirksamer als dieses selbst, und noch wissen wir nicht, ob die Schilddrüse ein einheitliches Thyreoglobulin sezerniert.

Es wird die Erforschung der Regulation der Schilddrüsenfunktion mit den zugehörigen übergeordneten Zentren uns weiterführen müssen. Als ein wesentlicher Schritt auf diesem Wege erscheint uns die Kenntnis des thyreotropen Hormons der Hypophyse und jener Stellen des Mittelhirns, von denen Schittenhelm erwiesen hat, daß sie in engster Beziehung zum Jodstoffwechsel und wahrscheinlich auch zur Schilddrüsenfunktion stehen. Ist auch heute noch nicht eine Darstellung des lückenlosen Ablaufes dieser Regulation möglich, so ermöglichen diese Beobachtungen doch schon ein besseres Verständnis manchen klinischen Eindrucks.

Es bleibt strittig, ob alle Basedowsymptome auf ein Zuviel an Schilddrüsenhormon zurückgeführt werden können und ob alle Symptome beim Tiere durch Schilddrüsenfütterung oder Thyroxininjektionen erzeugt werden können. Am schwierigsten ist es, den Exophthalmus hyperthyreotisch zu erklären, der ja auch nach operativen Erfolgen von allen Symptomen oft am längsten zurückbleibt oder am langsamsten zum Rückgang zu bringen ist. Wohl aber läßt sich durch elektrische Erregung des Halssympathicus beim Kaninchen ein einseitiger Exophthalmus erzeugen. Man hat den Tremor des Basedows mit dem Adrenalintremor verglichen und die Frage aufgeworfen, ob nicht auch hier Sympathicussymptome vorliegen, die nur indirekt mit dem Schilddrüsenhormon in Zusammenhang stehen, ähnlich ist die Tachykardie, als Sympathicuswirkung, Reizung der Acceleransfasern des Herzens zu deuten.

Ja, es ist mehr wie ein Aperçu, wenn von klinischer Seite aus gesagt wurde, der Basedow sei wie „ein Schreck in Permanenz“.

Wir kennen als körperliche Ausdrucksform des großen Schreckaffektes die aufgerissenen hervortretenden Augen, den beschleunigten Herzschlag, den Angstschweiß, die vermehrte Darmperistaltik, das Zittern und sicher auch die vermehrte Schilddrüsendurchblutung. Es vertieft sich dieser Zusammenhang auf Grund der unzweifelhaften ärztlichen Erfahrung, daß nach einem einmaligen jähen Schreck der Basedow entstehen kann, daß aber auch sich länger hinziehende erregende psychische Situationen einen Basedow zur Folge haben und daß man ihn nicht selten heilen kann, wenn nichts wie eine Beruhigungstherapie eintritt. Als ein Beispiel von sehr vielen, aus meiner Praxiserfahrung, jene Tochter, die nach dem Tode der Mutter diese dem Vater ersetzen wollte und deshalb ein Verlöbnis nicht zustande kommen ließ. Der Vater heiratet von neuem, die Tochter bekommt einen akuten Basedow. Weniger die Ruhe in einer Privatklinik als mein Rat, sie solle die Beziehungen zum Verlobten wieder aufnehmen, wirkten, als sie verlobt war und bald darauf heiratete, heilend ohne jede andere Therapie. Dies einfache Beispiel als Ersatz für weit kompliziertere Zusammenhänge der „inneren Lebensgeschichte“. Vielleicht wäre für die Krankheit genau soviel erreicht worden, wenn man den größten Teil der Schilddrüse operativ entfernt hätte, für die Kranke war jene Methode den inneren Konflickt zu beseitigen, sicher der bessere Weg.

Auf diesen Gebieten ist die Diagnose ex juvantibus eine große Gefahr für ein zutreffendes pathogenetisches Urteil. Der rein psychisch eingestellte Arzt sagt: also war jener Basedowfall ein rein psychogener, und der zu somatisch eingestellte unter den Chirurgen könnte den Fall zu den rein quantitativ thyreotischen rechnen, wenn er operativ einen besonders guten Erfolg erzielt hat. Aus diesem Grunde scheint mir die scharfe Trennung in nervöse Basedowfälle, in primärthyreotische und etwa noch in solche, die peripher ausgelöst sind, nicht unbedenklich. Gewiß darf man ordnen und wird pathogenetisch immer bemüht sein, herauszufinden, wo im Einzelfalle das Primum movens liegt, selten aber wird nur *eine* Kondition hineinspielen.

Neben der ganz großen Bedeutung der Erbanlage, die Chvostek dazu führte, das Zustandekommen des Basedows ohne solche Erbkonstitution überhaupt kaum anzuerkennen, neben den Situationen, die auf den Veranlagten ganz anders einwirken wie ohne die Veranlagung, kann auch hier wieder die Vielheit des Zusammenwirkenden nicht stark genug betont werden.

Ein Mensch befindet sich in einer veränderten Lage seines Körperhaushaltes, wie etwa besonders Hermann Zondek betonte, im Sinne jener Intermediärstörung, die zur Fettsucht führt. Und gerade bei ihm kann die Situation umschlagen, nicht nur zum gutartigen Typus des fettsüchtigen Basedows, sondern zur Abmagerung, ja zur Basedowkachexie. Gehirnstörungen ganz außerhalb der Affektlage, so die Encephalitis lethargica, bewirken Störungen der Regulierung, die als Fettsucht, Magersucht, Myxödem und Basedow mit und ohne andere striäre Erscheinungen auftreten. Nicht nur eine entzündliche Thyreoiditis, sondern eine veränderte Immunitätslage im Gesamtorganismus etwa bei einer beginnenden Tuberkulose oder auch eine physiologische endokrine Umstellung wie die der Gravidität lösen den Symptomenkomplex aus. Gewiß steht dann bald genug die vermehrte Ausschüttung des Schilddrüsensekretes im Mittelpunkt der ganzen Erkrankung, aber in den wenigsten Fällen, wie etwa bei der Thyreoiditis, geht das ganze primär von der Schilddrüse aus. Und in den meisten Fällen scheinen uns zwei Konditionsgruppen die wichtigsten. Das ist zuerst jene Erbkonstitution, die meist auch vor der Erkrankung nicht völlig latent blieb, sondern anschaulich erkennbar war durch das, was wir jetzt thyreotische Konstitution mit Julius Bauer nennen (siehe später). Und als zweites die Veränderungen im gesamten vegetativen Nervensystem, vor allen Dingen in den zugehörigen Zentren, die ihrerseits wiederum das endokrine System in hohem Maße beherrschen, aber auch reziprok von ihm beherrscht werden.

Man denke vor allem an die Wechselwirkung zwischen Sympathicus und Adrenalin, weil dieses das prägnanteste Beispiel darstellt. Manches andere, so die Beziehungen zur Thymus, zum Ovarium, zur Hypophyse und dem Tuber cinereum, ist bekannt.

Es wäre darum viel zu einseitig, den Basedow als Aufruhr im sympathischen Nervensystem darzustellen. Schon als Eppinger und Hess 1910 ihre Vagotonielehre entwickelten, sahen sie, daß gerade der Basedow Züge sympathischer und parasympathischer Erregbarkeit zeigt, in wechselndem Vorwiegen des einen und des anderen Systems. Die vermehrte Darmperistaltik z. B. ist Vaguseinfluß, während der Sympathicus ja der Hemmer am Darm ist. Jene Autoren mußten gerade für den Morbus Basedow betonen, daß der strenge Antagonismus zwischen Sympathicus und Parasympathicus für diese Krankheit nicht aufrechtzuerhalten ist, ist er ja später auch sonst nicht mehr anerkannt worden, wenigstens in der damals gedachten Ausschließlichkeit (siehe oben). Selbst beim Jodbasedow, den man leider in Berlin besonders viel sieht, würde ich es ablehnen, ihn nur auf die Schilddrüse zu beziehen. Aber jedenfalls achte man bei Jodmedikation besonders genau, ob nicht ein zum Basedow disponierter Mensch vorliegt. Das kommt bei jeder antiluetischen Kur in Frage und gerade auch für alte Arteriosklerotiker. Scheint doch der seltenere Basedow der alten Leute besonders hartnäckig zu sein.

So können wir zur Zeit kaum mehr zur Definition des Morbus Basedow aussagen, als daß Umstimmungen, Erregbarkeitssteigerungen im vegetativen Nervensystem, zu einer zu starken Ausschüttung von Schilddrüsenhormon führen, wahrscheinlich bei jenen Gelegenheiten, bei denen schon der normale Organismus erhöhte Mengen ausschütten muß, wie beim Schreck, für Maßnahmen der Wärmeregulation und bei Maßnahmen stärkerer Durchblutung von einzelnen Organen (Muskel, Leber). Vom Standpunkt der Pathologie der Funktion bleibt es bei der Definition von Möbius, einer Hyperthyreose, als der wesentlichsten Äußerung pathologischer Funktion.

Ein Zuviel an Hormon aus der Schilddrüse ausgeschüttet, steht im Mittelpunkt des gesamten Basedowgeschehens und das gilt nicht nur für die krassen

Fälle, sondern auch für die *Miniaturformen des Morbus Basedow* bis zu jenen Individuen, welche praktisch als gesund anzusehen sind, aber eine etwas lebhaftere, d. h. eine gesteigerte Ausschüttungstendenz in ihrer Schilddrüsenfunktion haben und labiler, erregbarer sind im Zusammenspiel der vegetativen Nervenerregung und der hormonalen Beantwortung jener Erregungen. Vom Standpunkt der allgemeinen Nosologie sehe ich also völlig fließende Übergänge von einem gesunden, prämorbiden Konstitutionstyp, bei dem die Schilddrüse nicht das einzige ist, aber die Hauptsache, über die „Basedowoiden" bis zum echten Morbus Basedow hin und deshalb mag diese Gruppe „thyreotische Konstitution" heißen, wenn man sich bewußt bleibt, daß nicht eine monoglanduläre endokrine Funktionsmehrleistung allein gemeint ist, sondern nur vom Wichtigsten her, das meist nicht das Erste ist, die Bezeichnung gewählt wird.

Vom Standpunkt der speziellen Nosologie ist das Wort Präbasedow nach meiner Auffassung ein Unglück, weil Patient und Arzt dahin suggeriert werden, als wenn zum Vorher ein Nachher kommen müßte. Das gerade aber ist große Seltenheit. Der thyreotischen Konstitutionen, namentlich unter den Jugendlichen, sind Legion. Im Vergleich zu diesen Zahlen ist der Vollbasedow selbst in Gegenden, wo er häufig ist, eine Seltenheit. Und wie der schwerste Basedow spontan zurückschwingen kann, ja das sogar häufig vorkommt — noch häufiger freilich sehen wir nur hochgradige Remissionen —, so verliert sich auch die thyreotische Konstitution sehr oft mit den Jahren. Sie überschreitet einmal die Grenze des ganz Gesunden und gleitet hinüber zum sog. nervösen, affekt-labilen, leicht erregbaren Menschen und kehrt wieder nach einer einfachen Erholung in die Geleise des voll leistungsfähigen Gesunden hinein.

Die Schulung des ärztlichen Blickes, auch die geringsten Grade eines Symptomes zu erkennen, dabei auch das Affektverhalten geradezu den Kardinalsymptomen einzureihen, ist es gewesen, die mich zwang, die pathobiologische Zusammengehörigkeit nicht nur der Formes frustes mit dem Vollbasedow, wie es viele Autoren längst taten, anzuerkennen, sondern auch die prämorbiden Zustände klinisch zu erfassen, die noch in den Bereich des Gesunden gehören. Zu ihr rechnen wir diejenigen Menschen, die ohne wesentliche Beschwerde doch schon „Stigmata" aufweisen, die „gesteigert gedacht, Symptome des Morbus Basedow sind". Der Terminus der „Stigmata" lehnt sich an CHARCOT an, der an die Stigmata diaboli der mittelalterlichen Hexenprozesse anknüpfend, seine Stigmata der Hysterie sammelte und suggestiv züchtete als Zeichen, die aus der Gesundheit schon in das Pathologische hinweisen. So habe ich auch zuerst rein aus dem Aspekt unter der noch zu weit gefaßten Bezeichnung der „vegetativ Stigmatisierten" diese Konstitutionsgruppe beschrieben[1]: „als Menschen mit Glanzauge bis zum Exophthalmus hin, mit reichlicher Tränensekretion, oft Blähhals, vas-

[1] v. BERGMANN, G.: Funktionelle Pathologie des vegetativen Nervensystems, im Hdb. d. inn. Med. v. BERGMANN-STAEHELIN, Bd. 5. Berlin: Julius Springer 1925. — Die vegetativ Stigmatisierten. Med. Klin. Bd. 22, 1928. Z. klin. Med. Bd. 108, H. 1—3, 1928.

cularisierter, auch hypertrophischer Thyreoidea, disponiert zum Schwitzen, mit Neigung zur Tachykardie, meist mit kalten und nassen Händen, Dermographismus, vermehrter Neigung zum Erröten und Erblassen, Neigung zum Tremor, Neigung zu erhöhter Magen- und Darmtätigkeit bezüglich gesteigerter Magensekretion und Darmperistaltik, nicht nur Durchfallsneigung, sondern auch spastische Obstipation, dabei mit affektbetonter Psyche“. Wenn man sie im Sinne von R. E. Jaensch auf ihre eidetischen Anlagen untersucht, sind sie oft auch in dieser Richtung stigmatisiert. Ich kann mich nicht entschließen, solche Menschen, die praktisch völlig gesund, arbeitsfähig und frei von Beschwerden sind, unter die Begriffskategorie einer Krankheit einzureihen, und so schien mir auch klinisch das Bedürfnis vorzuliegen, diese gesunden Individuen von den Basedowoiden abzugrenzen. Alles was für die Diagnose eines Basedow heranzuziehen wäre, die Feststellung einer leichten Protrusio bulbi, eines Glanzauges, eines Blähhalses, labiler Körpertemperatur, Disposition zur Tachykardie und Labilität in der Stimmung, sind auch hier zu erheben, aber in so geringem Maße, daß es im Sinne einer Krankheitsdiagnose nicht gewertet werden darf. Hat man sich aber an solches Wahrnehmen gewöhnt, gerade unter der Vorstellung, daß hier eine Menschengruppe gesunder Menschen existiert, bei der nicht die Beschwerde das diagnostisch Führende ist, so wird die ungeheure Häufigkeit dieser Art Stigmatisierung leicht zu sehen sein. Sie stellt — das sei noch einmal gesagt — nicht nur Erbanlage im Sinne der Konstitution zum Morbus Basedow dar. Wie wir Basedowfälle kennen, bei denen früher gar nichts nachweisbar war, so sehen wir in der Gravidität, ja während der Menstruation, in der Menarche und der Klimax, auch im hochfieberhaften Zustande und besonders häufig bei der beginnenden Tuberkulose gerade auch die thyreotische Stigmatisierung erst als eine erworbene Eigenart auftreten. Ich gebrauche also den Begriff der Konstitution hier durchaus nicht im strengen Sinne der Erbkonstitution. Das sei besonders hervorgehoben.

Die ursprüngliche Bezeichnung jener Menschengruppe als „vegetativ Stigmatisierte“, lasse ich fallen zugunsten der Bezeichnung „thyreotische Konstitution“, weil der erste Begriff sich als ein zu weit gefaßter erwies. Aber auch die neue Bezeichnung, die ich nach Julius Bauer gewählt habe, scheint mir deshalb nicht völlig ausreichend, weil diese Menschengruppe klinisch am wenigsten wichtig ist in ihrem Übergang zur ausgesprochenen, pathologischen Hyperthyreose. Sie hat größere Bedeutung für die Klinik als disponiert im Sinne besonderer Krankheitsbereitschaft. Wer in seiner vegetativen Steuerung, sei sie hormonal oder neural, disharmonisch ist, besitzt eine besondere Neigung zu Funktionsstörungen in einzelnen Organsystemen. In ihm liegt die Disposition zu Dyskinesien der Gallenwege nicht anders wie zur Dysmenorrhoe, in ihm liegt die Disposition zu dyskinetischer Dickdarmfunktion nicht anders wie zur Ulcusbereitschaft. Gerade im Gegensatz zur „Thyreotoxikose“ sehen wir bei der thyreotischen Konstitution das Ulcus des Magen-Duodenum häufig. Goldner hat unter 88 Kranken thyreotischer Konstitution, die nicht wegen thyreotoxischer

Symptome, sondern wegen anderer Beschwerden die Klinik aufgesucht hatten, allein 32mal ein Ulcus und 21mal eine Cholecystopathie gefunden[1].

Hatten wir ursprünglich durch klinisches Betrachten und logische Überlegung die thyreotische Konstitution als den noch völlig im Bereich des Gesunden liegenden Beginn der Kette gekennzeichnet, die von den Formes frustes über das Basedowoid bis zum Basedow hinführt, konnte später, wie eingangs ausgeführt, in den hämodynamischen Erscheinungen — besonders der beschleunigten Kreislaufzeit (WOLLHEIM und LANGE) und auch in den andererorts ausgeführten Blutjodbestimmungen (SCHITTENHELM) — eine wichtige Bestätigung hierfür erbracht werden, so konnten wir schon vorher am Test der Acetonitrilreaktion von REID HUNT (SALOMON[2], GOLDNER[1]) die biologische Zusammengehörigkeit dieser Reihe erweisen.

Eine exakte und spezifische Thyroxinbestimmung im Blute, mit der ein solcher Beweis am ehesten zu erbringen wäre, fehlt auch heute noch. Die GUNDERNATSCHsche Kaulquappenmethode, bei der bekanntlich durch Schilddrüsenstoffe eine Wachstumshemmung und Metamorphosebeschleunigung herbeigeführt wird und die sogar zur Standardisierung des aus der Schilddrüse isolierten und des synthetischen Thyroxins dient, hat sich zum Nachweis von Schilddrüsenstoffen im Blut bisher als ungeeignet erwiesen. Es scheint vielmehr schon Normalblut an sich die Kaulquappenentwicklung zu hemmen. Befunde, nach denen es schien, als ob Basedowblut die Thyroxinwirkung auf Kaulquappen nicht beeinflusse, während diese von Normalblut gehemmt wird, haben keine Bestätigung erfahren. Feststellungen wie die von MOLDAWSKY und LANDSBERG, die im Blutbilde von Basedowoiden und Menschen der thyreotischen Konstitution jugendliche Erythrocyten (Granulocyten) wie beim Vollbasedow, nur in geringerer Anzahl, nachgewiesen haben oder H. ZONDEKS Nachweis der bei Basedow und Basedowoïd gleichsinnig veränderten Bindungsfähigkeit der Gewebe für Wasser und Kochsalz, die ja wesentlich von der Schilddrüsenfunktion abhängt, sind nur sekundäre, indirekte Beweise.

Die REID HUNTsche Acetonitrilreaktion, wie sie an meiner Klinik besonders GOLDNER ausgebaut hat, ist dagegen wenn auch nicht thyroxinspezifisch, so doch in hohem Grade thyroxin- und basedowcharakteristisch. Hatte REID HUNT sie ursprünglich beim Studium der Nitrile gefunden, wurde sie dann, etwa zu gleicher Zeit, als die Untersuchungen an meiner Klinik unternommen wurden, von STRAUB und seiner Schule zum Standardisierungsverfahren für Schilddrüsenpräparate angewandt, so haben SALOMON und GOLDNER, fußend auf Beobachtungen von REID HUNT selbst und seinen Schülern, die Eignung der Reaktion zum Nachweis von Schilddrüsenstoffen im Blute erwiesen. Das Verfahren beruht darauf, daß weiße Mäuse durch Vorbehandlung mit Thyroxin oder Basedowblut

---

[1] v. BERGMANN u. GOLDNER: Die vegetativ Stigmatisierten und die Reaktion nach REID HUNT. Z. klin. Med. Bd. 108, H. 1—3, 1928. — GOLDNER: Biol. Tests zum Nachweis thyreoiden Verhaltens insbesondere der Acetonitrilreaktion. — Ebenda, Bd. 114, H. 4/5, 1930.

[2] SALOMON, R.: Greift die Acetonitrilreaktion in ihrer Bedeutung für die Konst.-Forschung über den Morbus Basedow hinaus? Dtsch. Arch. klin. Med. Bd. 154, H. 2—4, 1927.

gegen eine nachfolgende Vergiftung mit Acetonitril resistent gemacht werden können. Eine einmalige Injektion von 10 γ Thyroxin reicht aus, um nach 48 Stunden die doppelte Letalitätsdosis des Giftes noch unschädlich zu machen. Derselbe Effekt kann erzielt werden, wenn man an drei aufeinanderfolgenden Tagen je 1 ccm Basedowblut einer Maus injiziert. Wird an Stelle des Gesamtblutes nur das Serum verwandt, so wird damit bereits in der halben Dosis, wie GOLDNER[1] gezeigt hat, die optimale Wirkung erzielt, während die corpusculären Bestandteile des Blutes wirkungslos sind. Von den Serumfraktionen erwies sich das Serumglobulin und das eiweißfreie Dialysat völlig wirkungslos, das Albumin verlieh indessen eine Resistenz, die allerdings hinter der des Serums zurückblieb. Immerhin ist dadurch wahrscheinlich gemacht, daß der wirksame Faktor an das Serumalbumin gebunden ist. Freilich muß zugegeben werden, daß es sich bei der REID HUNTschen Reaktion, um einen in seinem inneren Chemismus noch nicht hinreichend geklärten Vorgang handelt, daß die Reaktion auch mit Organextrakten, besonders von der Leber, anscheinend unspezifisch ausgelöst werden kann und daß sie mit dem Blut von Urämikern stets positiv ausfällt. Vielleicht aber geben gerade diese Befunde einmal Aufklärung und Einblick in bisher noch unbekannte Stoffwechselvorgänge beim Basedow. Jedenfalls können diese Einschränkungen den Wert unserer Beobachtungen kaum beeinträchtigen, da sich leicht unspezifische Störungen durch Urämieserum oder Organextrakte in der Versuchsanordnung ausschalten lassen.

GOLDNER konnte nun in der von ihm angegebenen Methode, die die Bestätigung und Zustimmung aller Nachuntersucher gefunden hat, zeigen, daß die Wirksamkeit des Serums ungefähr parallel geht dem Grade der Basedowschen Erkrankung bzw. der thyreotischen Konstitution. Während der Vollbasedow stets eine positive Reaktion gibt, die in der überwiegenden Mehrzahl der Fälle eine Giftresistenz bis zu 100% und darüber erreicht, verleiht das Serum vom Basedowoiden zwar ebenfalls stets eine gewisse Giftfestigkeit, diese bleibt jedoch meist unter der doppelten Letalitätsdosis. Bei der thyreotischen Konstitution ist die Reaktion nicht immer positiv, aber erreicht doch in einem recht beträchtlichen Prozentsatz (66%) eine Steigerung der Letalitätsdosis von $^1/_2$—$^1/_4$. Bei gesunden Normalpersonen ist der Acetonitriltest dagegen ausnahmslos negativ. Daß bei der thyreotischen Konstitution, wo der Übergang zum Normalen ein absolut fließender ist und die Diagnose gerade für diese Untersuchungsreihe in jedem einzelnen Falle nur vom Aspekt und allgemeinen Eindruck her erfolgte, nicht ein 100proz. Ergebnis erwartet werden kann, ist wohl einleuchtend, ebenso wie eine völlige Übereinstimmung der Ergebnisse verschiedener Untersucher aus dem gleichen Grunde kaum zu erzielen sein wird. Das Resultat hängt wesentlich davon ab, wann man sich diagnostisch entschließt, den Typus der „thyreotischen Konstitution“ beginnen zu lassen. Der Prozentsatz wird ein weit höherer sein, wenn man nur solche Menschen einbezieht, die, wenn auch

[1] GOLDNER: Zum Wesen der REID HUNTschen Reaktion. Z. klin. Med. Bd. 108, H. 1—3, 1928.

nur in geringem Maße, so doch schon ausgesprochen krank sind, er wird niedriger sein, wenn man auch praktisch genommen völlig gesunde Menschen in die Gruppe einbezieht. Wenn die Befunde GOLDNERS von allen Nachuntersuchern (EUFINGER, WIESBADER und FOCSANEANU, BRUEHL, OEHME und PAAL) bezüglich der Methodik und der Befunde beim Basedow und Basedowoid vollauf bestätigt worden sind, jedoch sich bei der thyreotischen Konstitution statistisch zahlenmäßige Abweichungen ergaben, so möchte ich darin nur den Beweis sehen, daß eben die Auswahl, je nach der Einstellung des Untersuchers, verschieden ist. Ein gewisser Prozentsatz positiver Reaktionen wird aber dann von um so größerer Bedeutung sein, wenn alle als normal ausgewählten Personen ausnahmslos negative Reaktionen ergaben — wie es auch jene Autoren erwiesen.

Die thyreotische Konstitution ist mir stets als eine Schicht von Menschen erschienen mit fließenden Übergängen zu den ganz Gesunden einerseits und den Basedowischen andererseits. Es wird selbstverständlich sein, daß auch ein biologischer Test nicht die Gesamtheit dieser Gruppe, sondern nur eine beschränkte Anzahl erfassen kann.

Der Acetonitriltest hat auch weniger praktisch diagnostische Bedeutung, als er mir wertvoll ist, in der Möglichkeit der biologischen Abgrenzung einer besonderen Konstitutionsgruppe. War es doch durch ihn zum erstenmal gelungen, bei Menschen, die praktisch als gesund anzusehen sind, die wir aber klinisch schon lange abgegrenzt hatten, eine humorale Abweichung festzustellen, die sich nur quantitativ von der humoralen Veränderung beim ausgeprägten Krankheitsbild des Basedow unterscheidet. Dabei handelt es sich um die gleiche Konstitution die EPPINGER und HESS im Sinne ihrer Vagotonielehre als neural verändert angesehen hatten, und bei der sie geradezu davor gewarnt haben, an thyreotische Ursachen zu denken.

Die gesamte Anschauungsform der thyreotischen Verfassung wird hier nicht nur deshalb so nachdrücklich gebracht, weil sie mir ganz persönliches Erlebnis ist aus unmittelbarer Anschauung am Patienten, sondern weil immer noch viele Autoren sie anders sehen, obwohl immer mehr auch die Ergebnisse der Laboratoriumsforschung uns recht geben. Mein Weg führte vom ärztlichen Anschauen zur Erkennung der vermehrten Erregbarkeit im vegetativen Nervensystem. Ich lasse also heute den Niederschlag dieser Auffassung, soweit er im Ausdruck der „vegetativ Stigmatisierten" formuliert war, fallen, denn es ist inzwischen zuviel Mißbrauch mit dem zu bequemen, weil zu unscharfen Ausdruck getrieben worden.

Dagegen aber möchte ich doch betonen, daß jene thyreotische Konstitution nur *eine* Gruppe ist unter den Menschen, die im vegetativen Nervensystem und dem zugehörigen hormonalen System disharmonisch sind. Sei es, daß das endokrine System zu stark oder zu schwach auf seine normalen Ausschüttungsreize hin anspricht, sei es, daß die wechselnde erworbene Verfassung das eine oder andere vegetative Stigma besonders hervortreten läßt, es wird sich einst auch für die übrigen hormonalen Apparate eine Konstitutionsgruppe analog der thyreotischen Konstitution beschreiben lassen. Nur fehlt für jene noch der biologische Test, den wir für diese in der Acetonitrilreaktion zu haben glauben.

Biologisch durchaus in der Norm werden wir Frauen gruppieren dürfen, die klimakterisch sind, die vor der Menarche stehen oder die sich auf der Höhe der hypophysär-ovariellen Funktion befinden, werden sie auch während des Zyklus in ganz verschiedenen Zuständen biologisch studieren können — vgl. GOLDNERS Untersuchungen über die Schwankungen der Serumeiweißkörper während der Menstruation. Manches ähnliche, wenn auch mit weniger scharfen Grenzen ist schon von der Klimax des Mannes gesagt, von der ausgeglichenen Stille und heiteren Zufriedenheit des Greises und dem Jähzorn, der Wut eines Stieres vergleichbar, auf der Höhe der Testikelfunktion. Wir kennen die sog. Formes frustes des Myxödems gerade in der Klimax mit den Störungen des Wasserwechsels und der Flüssigkeitsretention. LICHTWITZ hat auf geringe hypophysäre Ausfallserscheinungen hingewiesen. Kurz, die Zahl der geringen Plus- und Minusvariationen im endokrinen System muß um ein Mehrfaches größer sein als die kraß ausgesprochenen Fälle. Wieder wird vom Standpunkt allgemeiner Nosologie der völlig fließende Übergang zu sehen sein zwischen den Menschen, die man ärztlich noch als völlig gesund, und denen, die man als krank bezeichnen muß.

Der feinste Test für geringe Abweichungen ist immer noch das charakterliche Verhalten, oft ehe man somatisch irgend etwas feststellen kann, und die meisten dieser Fälle sind im Sinne der speziellen Nosologie nicht Anfänge von Krankheiten, sondern beharren in ihrer leichten Regulationsstörung.

Wieder ist es nur Notbehelf, wenn wir uns bei solchen Charakterisierungen an die Begriffe monoglandulärer und pluriglandulärer Betriebsstörungen halten, ja bei keinem System und in keinem Falle der Pathologie wird der Zusammenhang zwischen vegetativem Nerv und endokriner Funktion so deutlich wie hier im pathophysiologischen Grenzgebiet. Selbst bei solchen Blutdrüsen, die vielleicht gar keinen spezifischen sekretorischen Nerven haben, sondern wo die Durchblutung der Drüse die Größe der Ausschüttung regelt, wie es bei der Schilddrüse nach dem Stande unseres gegenwärtigen Wissens der Fall zu sein scheint, werden wir nicht isolierend denken dürfen. Gerade wenn wir die vegetativen Nerven einschließlich der vasomotorischen Durchblutung in Zusammenhang mit dem endokrinen System gebracht haben, empfinden wir erst die Dürftigkeit des isolierenden Verfahrens. Jedes Organ, auf das eingewirkt wird, ist wieder in seinem eigenen Zustande maßgebend für weitere Abläufe, und sein Zustand steht in weiter Abhängigkeit vom Zustande anderer Organe. Mit dem Organbegriff allein ist ja leider schon vom Anatomischen her eine künstliche Isolierung gegeben. Die Erweiterung und Auflösung des Begriffes bis zum Zustand jeder einzelnen Zelle nach chemischen und physikochemischen Gesichtspunkten — Ionen und Potentiale der Grenzflächen — versuchte der Begriff des „vegetativen Systems“ von FRIEDRICH KRAUS und S. G. ZONDEK. Aber selbst der Dualismus animal und vegetativ versagt, so scheint es mir, wenn sich animale und vegetative Funktion in derselben Zelle unlösbar verbinden.

Wir sehen einerseits ein, daß nur ein Kennen der Gesamtvorgänge an jeder Stelle des Organismus in ihrer Wechselbeziehung zu jeder anderen Stelle uns volles Verständnis böte und wissen andererseits, daß diese Sehnsucht nach Erfassung aller aufeinanderfolgender Situationen ins Diffuse auseinanderfließen würde und daß nur das isolierende Verfahren uns präzise Ergebnisse zeitigt. Es wird genügen, daß wir uns dieser Grenzen wissenschaftlicher Methodik bewußt bleiben. Das, glaube ich, ist am Beispiel des Vollbasedow bis zur thyreotischen Konstitution hin heute besonders einleuchtend aufzuzeigen, und deshalb ist mir diese Auseinandersetzung ein Paradigma für klinisch-biologische Betrachtungsform. Sahen wir doch, daß selbst Charakterzüge, Veränderungen des seelischen Wesens des Menschen und psychische Erregbarkeit in unmittelbarstem Zusammenhang stehen mit jenen biologisch zu fassenden thyreotischen Vorgängen und daß sie für diese Betrachtungsform biologische Verhaltungsweisen sind von dem gleichen Wert wie ein Tremor oder eine Tachykardie.

Gerade jene charakterlichen Abweichungen sind nach ärztlicher Erfahrung nicht selten schon dann sehr deutlich, wenn die nur scheinbar objektivste Bestimmung, die Werte über den Grundumsatz, noch gar nichts anzeigen und höchstens der ärztliche Blick einen Menschen in den basedowischen Typ (B-Typ) einreihen läßt. Mir ist in plastischer Erinnerung das unerwartete Versagen im Beruf bei zwei besonders eifrigen Sekretärinnen, als sich die Arbeit kaum stärker gehäuft hatte als es in einer verantwortlichen Stellung immer vorkommen kann; bei der einen ausgelöst durch eine Nervosität nach einem sonst harmlosen Sturz vom Pferde. Ich denke weiter an zwei Selbstmorde von Schwestern in einer anderen Klinik, nichts wie alltägliche kleinere Berufskonflikte schienen vorzuliegen, aber auch Männer von höchster Begabung und einem Wirken, das der Weltgeschichte angehört, können unter „psychogener" Zunahme ihrer hyperthyreotischen Erscheinungen katastrophal zusammenbrechen, während der Mann mit den tiefliegenden Augen, dem starren Gesicht und der geringen Mimik zäh durchhält ohne zu versagen. Wir sind im Bereich der Physiognomik, und ich habe es seinerzeit für glücklich gehalten, daß dem basedowoïden Typ von Walter Jaensch[1] der tetanoïde (T-Typ) entgegengestellt wurde, auch unter den Gesichtspunkten der Forschungen seines Bruders E. R. Jaensch über die Eidetik; nur, als die klinische Empirie die Mischung beider Züge ergab und damit W. Jaensch zur Aufstellung der B-T-Typen veranlaßte, wurde mir die Verwandtschaft im Ordnungsprinzip klar mit jenen Vagotonikern und Sympathikotonikern, die sich auch meist als Mischlinge beider Kategorien herausstellen. Das stimmt empirisch, aber die Möglichkeit zu trennen wird dadurch problematisch und kann am wenigsten durch eine subtile Unterteilung nach Bildern von Capillarentwicklungen getroffen werden. Zugegeben, daß bei Jugendlichen, namentlich geistig Zurückgebliebenen mit kleinen Joddosen und Schilddrüse auch geistige Entwicklungen noch gefördert werden können, für den Erwachsenen sehe ich keine anderen therapeutischen Erfolge als diejenigen, die bei den Formes frustes wie bei den klassischen Bildern des Myxödems längst bekannt sind.

[1] Jaensch, W.: Über psychophysische Konstitutionstypen. Münch. med. Wschr. 1922, Nr. 26.

Abschließend hat für dieses Kapitel noch ein Hinweis den Zweck zu betonen, daß wir in der thyreotischen Konstitution wie in den Mikrofällen von Basedow, die ich nicht mehr als B-Typen bezeichne, weil meine Anschauungen mit denen von W. JAENSCH nicht übereinstimmen, eine besonders ausgedehnte Gruppe sehen von Individuen mit einer hormonalen Hyperfunktion. Es ist sicher einseitig das monoglandulär zu betrachten und es ist einleuchtend, wie JULIUS BAUER es jüngst getan hat, die endokrin Stigmatisierten begrifflich und diagnostisch stark zu erweitern sowohl nach der Seite der Hyperfunktion anderer endokriner Drüsen wie nach der Seite der Unterfunktion. Auch hierbei müssen wir uns bewußt bleiben, wie sehr die eine endokrine Drüse die andere in Mitleidenschaft ziehen kann, und daß Veränderungen auch primär pluriglandulär auftreten können, endlich ist es sicher sehr einseitig somatische wie charakterliche Züge nur unter dem endokrinen Gesichtspunkte zu sehen. Gerade das lehrt die Hyperthyreose, die meist nicht primär von der Schilddrüse ausgeht, und die andererseits doch wieder durch die Schilddrüse Disharmonien im gesamten vegetativen Nervensystem erzeugt. Wieder ist hormonal nicht nur vom übrigen humoralen, sondern auch vom neuralen bis in die charakterliche Verhaltungsweise hinauf nicht scharf zu trennen. Deshalb sei zum Schlusse nochmals nachdrücklich betont, daß unter den von mir als vegetativ stigmatisiert bezeichneten Personen nur eine freilich große Gruppe so stigmatisiert ist, daß eine vermehrte Wirkung der Schilddrüsenfunktion im Mittelpunkt der Funktionsstörung steht, damit meine ich nicht, daß alles auf ein Plus an Schilddrüsenhormon zu beziehen sei, sondern es ist das Wichtigste von der Norm abweichende im Phänotypus. Die Zukunft wird lehren, wie weit sich andere solche Konstitutionstypen so aufstellen lassen, daß ebenfalls ein endokrines Moment als das Zentrale erscheint. Man würde dann endlich in der Gliederung von Konstitutionstypen einen Schritt weiterkommen wie in der Gegenwart.

Noch immer ist für die Klinik konstitutionelles Denken weit mehr Wunsch als Erfüllung.

Literatur.

BAUER, J.: Konstitutionelle Disposition zu inneren Krankheiten. Berlin: Julius Springer 1925.

— Innere Sekretion. Berlin: Julius Springer 1927.

EPPINGER u. HESS: Vagotonie, Slg klin. Abh. über Path. u. Ther. A. Stoffw. a) Ernährungsstör. H. 9/10, 1916.

MORAWITZ: Referat über Thyreotoxikose auf d. Chir. Kongreß. Berlin 1931.

JAENSCH: Grundzüge einer Psychologie und Klinik der psychophysischen Persönlichkeit. Berlin: Julius Springer 1926.

SAUERBRUCH: Referat über Thyreotoxikose auf d. Chir. Kongreß, Berlin 1931.

SCHITTENHELM: Schilddrüsenproblem und Jodstoffwechsel. Dtsch. med. Wschr. 1932, Nr. 21.

ZONDEK, H.: Der Aufbau des Basedowsyndroms unter besonderer Berücksichtigung des Einflusses des Schilddrüsenhormons auf die zirkulierende Blutmenge. Dtsch. med. Wschr. 1930, Nr. 9.

Kapitel 10.

Hypertonus als Funktionsverhalten.

Das einheitliche Abweichen der Funktion als übergeordneter betriebstechnischer Begriff. — Die Arteriolenfunktion als das Dominierende in der Pathologie des Blutdrucks. — Ist Adrenalin ein humoraler Regulator? — Körpereigene Stoffe. — Die Sklerose der größeren Gefäße hat nichts mit der Blutdruckerhöhung zu tun. — Auch nicht die Sklerose der Aorta. — Begriff der essentiellen Hypertonie. — Blutdruckerhöhung aus anderen Ursachen als aus einer Störung der Arteriolenfunktion. — Bedeutung des Venendruckes.

Von allen Kreislaufkrankheiten der Klinik steht keine so im Mittelpunkt des ärztlichen Alltags aber auch der klinischen funktionellen Pathologie wie der Hypertonus. Er stellt das größte Kontingent der Kranken mit Kreislaufinsuffizienz für Apoplexie und für Angina pectoris und damit wird er zur breitesten Basis für jene drei häufigsten Todesursachen. Aber auch die Beschwerde des Kranken selbst bei langem günstigem Verlauf stellt eine der häufigsten Forderungen an den Arzt. Den Hypertonus heilen erscheint vielleicht als die größte der Zukunft vorbehaltene therapeutische Tat.

Wir werden sehen, daß Apoplexie, Angina pectoris und kardio-vasculäre Insuffizienz auch ohne Hypertonus zustande kommen, und wir wissen, wie oft Hypertoniker, gerade auch solche mit hohen Blutdruckwerten und fixiertem Hochdruck, frei von Beschwerden sind, bis der Tod sie plötzlich durch Hirnblutung oder Angina pectoris ereilt.

Faßt man aber den Hypertonus für einen ganz großen Teil der Fälle als den Wegbereiter zu diesen tragischen Ereignissen auf, so ist er uns mehr wie eine Zahlengröße, durch eine Methodik gewonnen. Wir sind berechtigt, ihn als „Krankheit an sich“ hinzustellen, wenn ihm ein gemeinsames Funktionsverhalten zugrunde liegt.

Auch wenn die Zukunft erweisen sollte — und es spricht sehr vieles dafür —, daß dieses gemeinsame Funktionsverhalten nämlich die Enge der terminalen Strombahn in manchen Fällen neural, in anderen Fällen humoral bedingt ist und so eine Unterteilung nach zwei Gruppen möglich wäre, ändert das nichts daran, daß zunächst einmal klinisch die Erhöhung des Blutdruckes von mir aufgefaßt wird als ein einheitliches Krankheitsgeschehen einer Funktion. Auch das humorale Verhalten wird sich aus ganz verschiedenen Bedingungen und Ursachen zusammensetzen. Wir glauben jüngst erwiesen zu haben (siehe später), daß kurze

Blutdrucksteigerungen, wie sie zuerst Pal als „Gefäßkrisen" beschrieben hat, wirklich auf Adrenalinausschüttungen beruhen (Brandt und Katz[1]) und daß auch im hypoglykämischen Zustand, durch größere Insulindosen hervorgerufen, Adrenalin aus dem Nebennierenmark gewissermaßen als Antagonist gegen den hyperinsulinären Zustand ausgeschüttet wird und den gesunkenen Blutdruck hinauftreibt (Kugelmann[2]), anch scheint bei seltenen Nebennierentumoren jene so einfache Erklärung erhöhter Adrenalinwirkung die wirklich zutreffende zu sein, selbst wenn ein erhöhter Adrenalinspiegel sich hier noch nicht einwandsfrei nachweisen ließ.

Immer mehr aber kommt die Forschung zu dem Schluß, daß die vermehrte Ausschüttung von Adrenalin als Erklärung für einen dauernden Hypertonus nicht herangezogen werden kann, selbst nicht durch Hilfshypothesen, nach denen eine inaktive Vorstufe des Hormons vom Nebennierenmark geliefert wird, die erst am Erfolgsorgan etwa den Arteriolen oder Venolen sich auswirkt.

Auch das andere uns bekannte Hormon, das „Vasopressin", jenes Produkt des Hypophysenhinterlappens, welches den Blutdruck steigert, wenn es in den Blutstrom gelangt, also wie Dale es ausdrückt, einen streng begrenzten Bildungsort, aber eine weitverteilte Wirkung hat, ist nicht ohne weiteres als der humorale Stoff zu beschuldigen, welcher die Blutdruckerhöhung hervorruft. Volhard zog ihn soeben ernsthaft in Betracht für jene Gruppe der Blutdruckkrankheit, die er als den blassen Blutdruck bezeichnet, etwa bei Kranken mit Schrumpfniere mit den bekannten sog. renalen Augenhintergrundsveränderungen. Seine Schule sucht aber andererseits nach einer pressorischen Substanz beim blassen Hochdruck, der von der Niere selber ausgeht und hat im letzten Jahrzehnt auch andere, wechselnde Vorstellungen entwickelt.

Unser Problem wäre einfacher, wenn die Blutdruckkrankheit in zwei Gruppen sich aufteilen ließe, die mit Nierenbeteiligung, bei der ein oder mehrere chemische Stoffe die Blutdruckerhöhung bedingen, den blassen Hochdruck, und denjenigen ohne Nierenbeteiligung, welcher der essentiellen Hypertonie entspricht — Volhard nennt ihn den roten Blutdruck. — Er wäre nach ihm neural aufzufassen von den cerebralen Zentren einreguliert, in Kombination mit anatomischen Veränderungen an den Gefäßen als einer ganz peripheren Systemerkrankung der Arteriolen, der sogenannten Arteriolosklerose.

Es wird sich zeigen, daß diese Gliederung, so bestechend sie scheinen mag, kaum durchführbar ist, denn die Beobachtung am Krankenbett wird uns antworten, daß diese starren reinen Formen, soweit sie überhaupt vorkommen, in der Minderheit sind, so daß die meisten Fälle von Hypertonie sich nicht glatt da oder dort einreihen lassen und dann nur um des Systems willen als „Mischformen" oder „Kombinationen" erscheinen, und fließend auch der Einzelfall,

---

[1] Brandt u. Katz: Verh. dtsch. Ges. inn. Med., Wiesbaden 1932.

[2] Kugelmann: Über die Beziehungen zwischen Insulin und Adrenalin im menschlichen Organismus. Klin. Wschr. 1931, Nr. 2.

wie VOLHARD es sieht, von der neural-anatomischen Form in die humorale oft übergehen würde.

Es ist bedeutsam, daß DALE die beiden bekannten zur Verengerung der terminalen Strombahn führenden Hormone nicht als wesentlich zur Erklärung des klinischen Hypertonus heranzieht. Ja, auch die neurale Einregulierung auf ein erhöhtes Blutdruckniveau begegnet Schwierigkeiten, wenn DALE darauf hinweist, daß es CANON gelungen ist, das sympathische System als das pressorische bei einer Katze fast völlig zu eliminieren, weiter das Nebennierenmark zu entfernen und beinahe auch vollkommen den Hinterlappen der Hypophyse, und trotzdem blieb bei diesem „Wundertier des Experiments" der Blutdruck einreguliert auf seiner normalen Höhe. Wir lernen wieder, wie schwierig es ist, am normalen Tier experimentierend, pathologische Zustände der Klinik zu erfassen. Auch wenn es im Tierexperiment gelingt, dauernde Blutdrucksteigerungen hervorzurufen, wie HERING durch seine Experimente an den Blutdruckzüglern oder auch dem Belgier HEYMANNS, so erscheint es mehr als zweifelhaft, ob diese Regulationen des Blutdrucks, die von der Spannung im Sinus der Carotis abhängen und sicher für den gesunden Menschen auch eine wesentliche regulierende Bedeutung haben, irgendwie geeignet sind, die pathologische Hypertonie für die Klinik zu erklären, es sieht keineswegs so aus.

Ein vollkommen neuer Gesichtspunkt ist beigebracht durch die Vorstellung es könne beim Hypertoniker an *depressorischen Substanzen* fehlen. Wir wissen in der Tat heute schon chemisch Exaktes von drei körpereigenen Stoffen, die aus den Geweben zu gewinnen sind und die den Blutdruck senken — ich folge hier dem jüngsten Referat von DALE —, das Acetylcholin, das Histamin und das Adenosin. Eine vierte Substanz wird von ihm mit Wahrscheinlichkeit angenommen, zu ihr käme noch jener Stoff aus dem Pankreas, den FREY und KRAUT gefunden haben, der chemisch noch nicht geklärt ist, das „Kallikrein" („Padutin") und eine Reihe von chemisch nicht definierten Organextrakten, so aus den Muskeln und aus der Leber, die zwar therapeutisch schon zur Blutdrucksenkung empfohlen sind, von denen man aber noch nicht weiß, wie weit es sich um neue Substanzen handelt oder wie weit an ihrer Wirkung jene bekannten chemischen Körper in irgendeiner Kombination beteiligt sind.

WOLLHEIM und LANGE haben in meiner Klinik gefunden, daß eine blutdrucksenkende Substanz im Harn, die sich in ihren Eigenschaften, namentlich der Kochbeständigkeit vom Kallikrein unterscheidet, bei essentiellen Hypertonikern fehlt, während sie bei Nephritikern vorhanden ist[1]. Verführerisch scheint sofort die Hypothese, daß eine fehlende, sonst ständig vorhandene detonisierende Wirkung, Veranlassung wäre, daß der Blutdruck zu hoch eingestellt ist. Aber diese Hypothese ist jüngsten Datums. Jedenfalls muß für all jene blutdrucksenkenden Substanzen, mögen sie chemisch definiert sein, wie jene drei Eiweißabbau-

[1] WOLLHEIM u. LANGE: Über einen blutdrucksenkenden Stoff im Harn und sein Verhalten bei der Hypertonie. Dtsch. med. Wschr. 1932, Nr. 14.

produkte oder vorläufig nur an ihren Wirkungen erkennbar, erst der Nachweis geführt werden, ob und wo sie ständig im Organismus entstehen und ob sie allgemeine dauernde Wirkungen entfalten.

Es ist bereits gesichert, daß histaminähnliche Substanzen und auch das Histamin selbst lokale Wirkungen hervorbringt (LEWIS, EBBECKE), beim Dermographismus bis zur ausgesprochenen lokalen Gewebsentzündung, und es ist weiter bekannt, daß jene Körper bei der „Zersetzung", dem Zerfall von Körpergewebe, als akute Gifte wirken und beim chemischen Shock, offenbar die Blutdrucksenkung durch Störungen in der terminalen Strombahn im Sinne von Erweiterung veranlassen. Was aber durchaus noch des Beweises bedarf, ist, ob in der Norm depressorische Substanzen, also etwa jenes hypothetische „Detonin" von WOLLHEIM und LANGE einen senkenden Einfluß im Organismus ständig ausübt, der einem blutdrucksteigernden entgegengerichtet ist, ja diesem gegenüber ein normales Gleichgewicht aufrechterhält, als dessen Äußerung das normale Blutdruckniveau zu gelten hätte. Wäre dem so, dann ist in der Tat vorstellbar, daß ein Mangel an depressorischer Substanz, an „Detonin", zur Blutdrucksteigerung führt, ohne daß verstärkende humorale oder neurale Impulse notwendig wären. Denn schon die normalen pressorischen Momente würden dann den Blutdruck regulieren, weil jenes Detonin fehlt. Wieder wäre es möglich, eine humorale Gruppe der Blutdruckkrankheit abzugrenzen von jener anderen, die mit Nierenbeteiligung verläuft. Noch aber sind wir im Stadium von Hypothesen, die keineswegs ungestützt sind, aber doch nicht soweit, daß es schon heute erlaubt wäre, die klinische Erscheinung des Hypertonus ätiologisch als nur halbwegs geklärt anzusehen. Wir müssen uns zusammenfassend begnügen, auszusagen, daß mannigfache zentrale und periphere Anlässe vorhanden sind, neuraler und humoraler Art, den Blutdruck hinaufzutreiben und dürfen unter diesen Koeffizienten mit HERING nicht vergessen, daß gerade auch die Kohlensäure ein körpereigener Stoff ist, auf dessen Anhäufung die cerebralen Zentren mit einer Blutdrucksteigerung reagieren, was vielleicht bei der seltenen Hochdruckstauung eine Rolle spielt.

Es befriedigt also in der Gegenwart weder eine ätiologische Einteilung, auch ganz außerhalb des anatomischen Gebietes, noch gar die klinisch deskriptive, wenn sie zwischen fixiertem und labilem, intermittierendem Hochdruck unterscheiden will oder geringere Blutdrucksteigerungen für normal hält, namentlich im Alter, und nur von gewissen Zahlen an eine Blutdruckerhöhung als pathologisch gelten läßt. Wir werden weiterkommen, wenn wir für das große in der Praxis so ungeheuer wichtige Gebiet der Blutdruckerhöhung uns bis auf weiteres an das eine den meisten Blutdruckerhöhungen Gemeinsame einer Functio laesa halten, nämlich die Verengerung der „terminalen Strombahn". Ich übernehme gerne diesen Ausdruck, zwar steht die tonische Arteriolenenge ganz im Vordergrund des Problems, aber bei der akuten Nephritis mit ihrer Blutdrucksteigerung sind es offenbar die Verhältnisse der gesamten Capillaren also auch gerade der extrarenalen Capillaren, welche die Enge darstellen und auch die Enge der venösen

Strombahn, namentlich der Venolen, kann den peripheren Widerstand setzen — sogar gerade mit Capillarerweiterung —, welcher den arteriellen Blutdruck in die Höhe treibt.

Viel wird uns für das Hypertonieproblem *das entgegengesetzte Verhalten* lehren. Wir meinen nicht nur die sogenannte „konstitutionelle Hypotonie“, über die wir noch immer, abgesehen von einigen Arbeiten (Martini) wenig wissen, offenbar weil sie wohl zu asthenischen Zuständen führt, aber kaum zum Verhängnis wird. Auch die akute Blutdrucksenkung beim chemischen Shock oder Kollaps im Infekt und auch außerhalb des Infektes vermag ein Licht zu werfen auf die normale Blutdruckregulation und hier, wenn große Mengen von körpereigenen Substanzen zerfallen, ist kein Zweifel mehr, daß die depressorischen chemischen Substanzen es sind, die bei jenen Zersetzungsvorgängen frei werden, die Regulation des Blutdruckes auf eine optimale Kreislauffunktion vernichten, und gewaltige Verschiebungen der Blutverteilung veranlassen, so daß der Blutdruck sinkt, und zum Herzen zu wenig Blut zurückkehrt. Mag das Herz als solches tadellos bleiben und jeder Leistung fähig sein, seine Förderarbeit wird unmöglich, wenn ihm nicht die zum Leben notwendige Quantität zur Belieferung zuströmt.

Auch wenn wir die Bedeutung der Differenz von Maximum und Minimumdruck, die Blutdruckamplitude, beiseite lassen, weiter uns klinisch um den Minimumdruck nicht kümmern, der in der französischen Literatur eine große Rolle spielt und endlich auch den mittleren Druck nicht berücksichtigen, den Plesch für das Wichtigste beim Blutdruckproblem hält — schon die hier einleitend skizzierten Probleme sind so komplex, daß sie im folgenden wegen der enormen Bedeutung für das ärztliche Denken breiter auseinandergelegt werden müssen. Die Einseitigkeit, daß wir jene Werte nicht berücksichtigen, ist vorwiegend durch die subjektive Einstellung zu rechtfertigen, da hier das in den Vordergrund gerückt wird, was meine Mitarbeiter und mich bisher beschäftigt hat. Auch das genügt schon, um viele den Praktiker noch völlig beherrschende Vorstellungen zu beseitigen, ja auch wissenschaftliche Meinungen, die noch in vielen Kliniken und bei Pathologen gelten, einer Revision zu unterziehen.

Jene Auffassung, daß den meisten Fällen von erhöhtem Maximumdruck ein einheitlich verändertes Funktionsverhalten zugrunde liegt, nämlich die Enge der terminalen Strombahn, und daß der erhöhte Blutdruck die unmittelbar rein dynamisch-mechanische Folge dieses erhöhten Widerstandes in der Peripherie ist, wird von mir mit besonderem Nachdruck betont, was sich durch das Schlagwort von der „Blutdruckkrankheit“ offenbar jetzt allgemein durchgesetzt hat. Otfried Müller betitelt seine eben erschienene Monographie: „Die Blutkrankheit“. Es ist ihm offenbar nicht gegenwärtig, wie wenig selbstverständlich noch für den Deutschen Inneren Kongreß in Wien 1923 es war, das Einigende als Funktionsverhalten wie eine Krankheit zusammenzufassen, was erst, soweit ich mich erinnere, in meiner Prägung von 1924[1] zum klinischen

[1] v. Bergmann, G.: Die Blutdruckkrankheit als Problem. Jkurse ärztl. Fortbildg 1924, H. 2. — Blutdruckkrankheit. Neue dtsch. Klin. Bd. 2, 1928.

Krankheitsbegriff konzentriert wurde. Es freut mich, daß die „Blutdruckkrankheit“ jetzt offenbar so selbstverständlich anerkannt ist, daß man gar nicht mehr weiß, wie sie sich als „Krankheit“ im Sinne eines einheitlichen Verhaltens einer pathologischen Reaktion, also als klinische funktionell-pathologische Einheit, durchgesetzt hat. So gefaßt ist sie mehr wie die essentielle Hypertonie, ich rechne zu ihr auch die Schrumpfnieren, ja selbst die Blutdrucksteigerung bei akuter Nephritis. Ein Symptom ist in der Funktion zusammengehalten als die Enge der terminalen Strombahn, diese für die meisten Blutdrucksteigerungen maßgebende Voraussetzung führt zur *Fiktion eines Ens morbi.* Damit ist klar, daß etwaige Blutdrucksteigerungen, die nicht im wesentlichen auf jener in der Peripherie lokalisierten Enge beruhen, nichts mit der „Blutdruckkrankheit“ zu tun haben. Die häufigste Form aber des erhöhten Blutdrucks ist uns Ausdruck eines gleichartigen Verhaltens der Peripherie, mag die *Enge* in der äußersten Peripherie des Kreislaufs der *capillären Strombahn* vorhanden sein wie bei der akuten Glomerulonephritis oder mag der Gesamtquerschnitt der mikroskopischen Arteriolen oder Venolen es sein, der verengt ist. Im ersten Falle würde es sich um ein Endothelverhalten handeln, das wahrscheinlich nicht neural zu erklären ist, wenn wir an dem Standpunkte Kroghs vorläufig festhalten, daß die Capillaren nicht innerviert werden. Ihre Endothelien bestehen danach aus contractiler protoplasmatischer Substanz und können sich ganz etwa wie einzellige Lebewesen, die Amöben, so einstellen, daß das Lumen weiter oder enger wird. Die allgemeine Capillaritis, die bei der akuten Nephritis durchaus nicht nur im Glomerulus spielt, sondern in ausgedehnten extrarenalen Capillargebieten, kann zu physiko-chemischen Zustandsänderungen der Endothelien führen, ändert sich doch auch der Austausch von Wasser und Salzen zwischen den Capillaren und ihrem Inhalte einerseits und der umgebenden Gewebsflüssigkeit andererseits, wie es durch die Lehre von den extrarenalen Faktoren des Hydrops bei der akuten Nephritis jetzt wohl bekannt ist. Ja die Fälle sind nicht selten, in denen beim Scharlach nach Abklingen des Exanthems plötzliche Körpergewichtszunahme Wasserretention anzeigt, der Blutdruck gleichzeitig steigt, die Urinuntersuchung aber völlig normale Verhältnisse ergibt bis erst mehrere Tage darauf nun der nephritische Urinbefund das spätere Einsetzen der Capillarerkrankung an den Glomeruli anzeigt, nach Volhard den Krampf der Vasa afferentia mit Glomerulusdrosselung. Analoges kennt die Gynäkologie bei präeklamptischen Zuständen und der sog. Schwangerschaftsniere. Eine ausgedehnte Capillarerkrankung mit Verengerung der capillären Strombahn kann bestehen, die Niere braucht sich daran nicht zu beteiligen, oder sie wird nicht gleichzeitig oder früher, sondern geraume Zeit später ergriffen. Diese Beobachtungen an vielen Kliniken gemacht, lassen jene Blutdruckkrankheit, die die mechanische Folge in der Enge erkrankter Capillaren ist, präzis abgrenzen von anderen Engen der terminalen Strombahn.

Am häufigsten ist *die Enge* zu suchen im Bereich *der Arteriolen,* dies erscheint mir als die „*Blutdruckkrankheit*“ im engeren Sinne des Wortes, mag eine primäre oder sekundäre Schrumpfniere vorliegen oder klinisch nichts dafür sprechen, daß die Niere wesentlich beteiligt ist. Wieder ist es nicht das ätiologische Einteilungsprinzip, das uns diese große Gruppe wie eine Krankheitseinheit zusammenfassen läßt, sondern wir sehen das Einigende im Funktionsverhalten, der weit verbreiteten Enge im Gesamtquerschnitt der Arteriolen.

Es ist ganz selbstverständlich, daß man unter einem anderen Gesichtspunkt des Ordnens Blutdruckerhöhungen mit und ohne Nierenbeteiligung scharf voneinander scheiden muß, diagnostisch, prognostisch und therapeutisch, ja man wird auch dem recht geben, der sich pathogenetisch bemüht, wie namentlich VOLHARD es tut, die Arteriolenenge auf ganz verschiedene Ursachen zurückzuführen, ich habe das einleitend schon hervorgehoben.

In VOLHARDS Zweiteilung des blassen und des roten Blutdrucklers soll bei diesem, also dem roten Blutdruckler, sowohl die Sklerose der Arteriolen wie eine zentral neurale Beeinflussung der Arteriolen deren Enge hervorrufen, während bei jenen, dem blassen Hochdruck, humorale Momente im Vordergrunde stehen, pressorische Substanzen, welche von der Niere selbst ausgehen sollen, das sogenannte Renin, oder jenes blutdrucksteigernde Hormon des Hypophysenhinterlappens, das Vasopressin. Da aber jene Gliederung mir am Krankenbett oft nicht eindeutig durchführbar scheint, da der rote in den blassen Blutdruck nach VOLHARD ineinander übergehen kann und beide Gruppen auch als das Resultat einer Enge einheitlich als gleichsinnige Funktionsstörung aufgefaßt werden können, die eine anatomisch und neuromuskulär zur Enge führend, die andere chemisch sowohl endokrin wie durch ein peripher angreifendes Agens, über das wechselnde Anschauungen in den letzten Jahren vorgebracht sind, scheint mir mindestens der Zeitpunkt noch nicht gekommen, eine strenge pathogenetische Scheidung nach verschiedenen Bedingungen der Arteriolenenge vorzunehmen. Es ist für den Stand der Gegenwart richtiger, sich zunächst in einem wesentlichen Punkte zu einigen, nämlich, daß der erhöhte Blutdruck, abgesehen von jenen Fällen der Enge in den Capillaren, die wir eben schilderten, auf einer so ausgedehnten Enge im Arteriolengebiet beruht, daß der große Gesamtquerschnitt der Arteriolen wesentlich verringert ist. Darin sehe ich, das sei noch einmal gesagt, so verschieden die Anlässe zu jener Enge sein mögen, das was man heute einheitlich zusammenfassen kann als eine scharf zu präzisierende Reaktionsform des Organismus am Arteriolensystem, und nur so möchte ich es verstanden wissen, wenn man eine einheitliche Reaktionsart unter dem Gesichtspunkte funktioneller Pathologie durch die Fiktion zusammenfaßt, daß es eine Krankheitseinheit sei; ich glaube, es wird sich im Folgenden zeigen, daß damit viele verwirrende Vorstellungen, die wir aus älteren Phasen der Klinik noch mitschleppen, zu beseitigen sind.

Endlich ist noch einer *Enge der terminalen Strombahn* zu gedenken, der mikroskopischen Venolen jenseits der Capillaren, die auch zur terminalen Strombahn zu rechnen sind, bei ihnen fällt das Problem der Sklerose fort, auch sie aber haben glatte Muskulatur und sind innerviert, und wenn wir das, was sich in den größeren Venen nachweisen läßt, ihre Eigenkontraktion, auch auf die

Venolen übertragen, so kann auch dort eine Enge entstehen. Sie müßte zu einer Blutverschiebung führen, so daß die Capillaren überfüllt sind und ebenfalls ein Widerstand für die Durchblutung entsteht. Es ist durch uns gesichert, daß auch unabhängig von der Arteriolenenge die Venen, also wohl auch die Venolen, sich in ausgedehnten Gebieten durch Muskeltonus ihrer Wand verengen können, ja auch schon stellt sich Anerkennung ein, in Form der Bestätigung — allerdings ohne Zitierung (Eppinger).

Nur eines verläuft dabei wohl prinzipiell anders, die Menge des Blutes, die zum Herzen zurückströmt, muß sich bei jener Venenenge besonders verringern, entsprechend wird das Herz weniger Blut in der Minute auswerfen, das arterielle Gebiet wird weniger gefüllt, und das wirkt einer Blutdruckerhöhung entgegen. Kennen wir doch vom akuten toxischen Shock jene Zustände des verringerten venösen Rückflusses, bei denen sich die relativ leeren Arterien und Arteriolen sekundär kontrahieren, weil sie zu wenig gefüllt sind, das Blut in der capillären Strombahn also in der Peripherie versackt, weil das Herz nicht mehr fördern kann als ihm aus den Venen zufließt. Für diese akuten Fälle des Kollapses mit kleinem Minutenvolumen des Herzens ist uns die gefährliche Blutdrucksenkung ganz geläufig. So scheint die Kontraktion des Venolensystems auch für Fälle, die nicht akut verlaufen wie beim toxischen Shock, nur dann geeignet, einen Hochdruck zu erklären, wenn, wie offenbar bei der Arteriolenenge die resultierende Blutdruckerhöhung gleiche Blutmengen durch die Strombahn preßt, und gleiche Mengen zum Herzen zurückkehren. Immer wieder werden wir dahin geführt, die Arteriolenenge als das Wichtigste zu sehen.

Der Wert unserer Betrachtungsweise liegt darin, daß das ärztliche Denken von einer alten Vorstellung in der es auch heute noch vielfach befangen ist, frei gemacht wird. Noch immer meint man — in jüngster Zeit ist das erst wieder in einem Lehrbuch zu lesen —, daß die „Versinterung“ des Nierenfilters unmittelbar zur Blutdruckerhöhung führe. Wenn auch die Verödung der Glomeruli oder die Verengung aller Vasa afferentia der Niere, also vieler Nierenarteriolen, oder die völlige Degeneration beider Nieren, wie bei der Cystenniere fast regelmäßig, aber doch nicht immer, mit hohem Blutdruck verknüpft ist, so verstehen wir das, betriebstechnisch gedacht, noch keineswegs besser als den essentiellen Hypertonus. Es ist noch heute der erhöhte Blutdruck bei der Schrumpfniere, der Cystenniere, der Verengerung der Harn abführenden Wege mechanisch nicht anders zu verstehen, wie bei den Blutdruckerhöhungen ohne jede Nierenbeteiligung. Immer muß eine Hypothese dazwischen geschaltet werden, welche darauf hinausläuft, zu erklären, daß nicht nur ein kleineres Arteriolengebiet anatomisch oder funktionell verengt ist, denn das würde leicht ausgeglichen werden, passiv oder aktiv, durch Erweiterung anderer Arteriolenbahnen, nur wenn ein großer Teil des Arteriolensystems verengt ist, kann mechanisch die Blutdruckerhöhung verstanden werden.

Längst ist der Nachweis erbracht, daß eine so ausgedehnte *Arteriolosklerose* am Arteriolensystem nicht vorkommt, daß also daraus nicht die Einengung des

Gesamtquerschnittes der präcapillären Strombahn mechanisch verständlich werden könnte. Spielt doch die Arteriolosklerose im größten Querschnittsgebiet, dem des Splanchnicus, kaum eine Rolle, ebenso nicht in der Haut und nicht in den Muskeln des Skelets. Würde aber dort die Strombahn um ein weniges erweitert, so wäre die Verengerung des sklerotischen Gebietes der Arteriolen ohne weiteres ausgeglichen. Damit fällt jene einst sehr beachtete Theorie der „arterio-capillary-fibrosis“ von GULL und SUTTON, auch verwandte Vorstellungen MÜNZERS und endlich die Auffassung von MUNK von kolloidalen Zustandsänderungen der Arteriolenwandung bis zur hyalinen Degeneration, die irreversibel seien und sich anfangs dem mikroskopischen Nachweis entzögen. Soweit wir wissen, sind weder die hyaline Degeneration noch jene anderen anatomischen Befunde je so ausgedehnt von Anatomen erwiesen, daß sie nicht leicht vom übrigen Arteriolengebiet, das nicht erkrankt ist, ausgeglichen werden könnten, dann aber wäre für den Blutdruck kein mechanischer Grund zur Erhöhung gegeben.

Die Klinik lehrt mit jeder Blutdrucksenkung im Schlaf (KATSCH und PANSDORF[1]), daß nichts Irreversibles vorliegt, sie weiß aus einer Reihe von Fällen, daß auch ein jahrelang erhöhter Blutdruck wieder völlig verschwinden kann, so selten das auch vorkommt, und sie kennt nach Apoplexien der Hypertoniker das Zurückgehen des Blutdrucks auf normale Werte, ohne daß Zeichen einer Kreislaufinsuffizienz auftreten. Keinesfalls wäre der intermittierende Hochdruck, bei dem man etwa des Morgens tiefe, des Abends hohe Blutdruckwerte mißt, so zu erklären, auch nicht das Sinken des erhöhten Blutdrucks bei einfacher Bettruhe oder schon, wenn der Mensch aus seinem anstrengenden und erregenden Berufsleben genommen wird, um „auszuspannen“. Hier traf die Sprache schon lange, ehe es ein wissenschaftliches Blutdruckproblem gab, offenkundig das Richtige.

In diese ständigen auch im Bereich der Norm vorhandenen Blutdruckschwankungen können wir jetzt einen besseren Einblick gewinnen, nachdem es möglich ist, den Blutdruck kurvenmäßig eine beliebig lange Zeit zu registrieren. LANGE[2] hat an meiner Klinik mit einer von ihm erdachten Methode, die auf vollautomatischer, schneller Registrierung einzelner Blutdruckmessungen beruht, die außerordentliche Reaktivität des Blutdruckes überzeugend nachgewiesen. Nicht nur bei jeder psychischen Alteration, sondern schon beim Übergang von einer gewohnten Beschäftigung in eine andere, etwa von der Ruhe zum Lesen oder Schreiben, kommt es zu einem geringen momentan einsetzenden Blutdruckanstieg, der bis zum Augenblick des Aufhörens dieser Beschäftigung, also bis zur psychischen Entspannung anhält (Abb. 60). Diese Blutdruckreaktion setzt so unmittelbar und plötzlich ein, daß sie kaum als humorale, etwa hormonale, gedeutet werden kann, sondern daß offenbar eine neurale Schnellsteuerung vorliegt. Damit sind Hinweise gegeben nicht nur für die Pathogenese, sondern auch praktisch

---

[1] KATSCH u. PANSDORF: Die Schlafbewegung des Blutdrucks. Münch. med. Wschr. 1922, Nr. 50.

[2] LANGE, K.: Die fortlaufende selbsttätige Messung und Registrierung des menschlichen Blutdrucks. Dtsch. med. Wschr. 1932, Nr. 11.

für die Hoffnung, mindestens e i n e Gruppe der Blutdruckkrankheit günstig beeinflussen zu können. Diese Befunde sind uns Stützen für den therapeutischen Wert

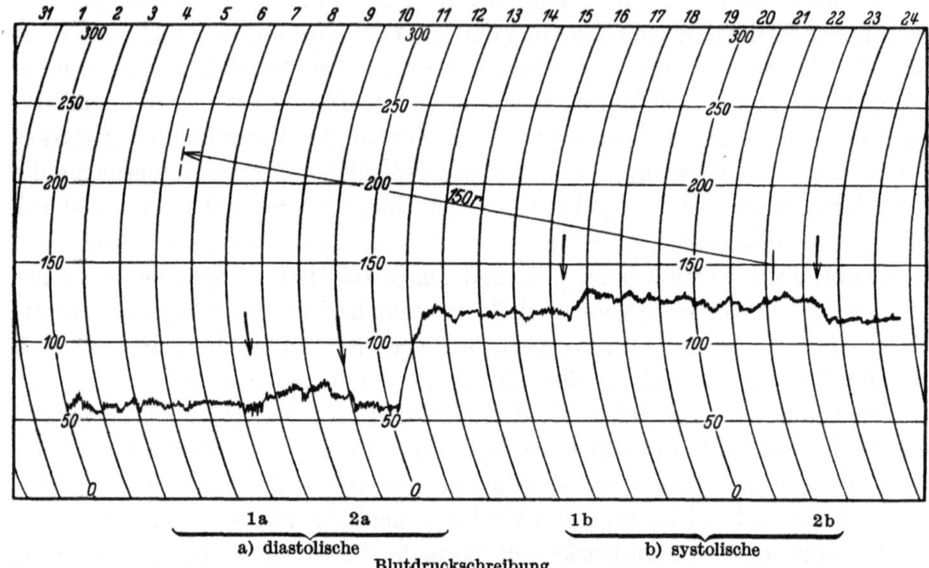

Abb. 60. Einfluß einer leichten psychischen Erregung auf den normalen Blutdruck. Autotonographenkurve (K. LANGE): Es wird zuerst (a) der diastolische Blutdruck, dann (b) der systolische geschrieben. Bei 1a und 1b erhält der Patient eine indifferente, ihm bekannte Leseprobe, bei 2a bzw. 2b ist das Lesen beendet. Es ergibt sich jeweils ein sofort mit dem Lesebeginn einsetzender Druckanstieg um etwa 12 mm Hg.

psychischer Beruhigung, häufigen körperlichen Ausruhens, selbst Bettruhe, und für die Anwendung mancher den Blutdruck senkenden Medikamente. Hierher gehört auch das Nitroglycerin, dessen blutdrucksenkende Wirkung FR. KAUFFMANN[1]

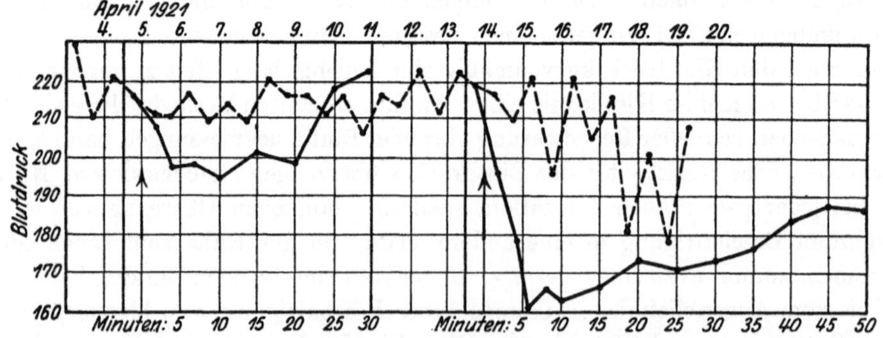

Abb. 61. Nitroglycerinversuch (FR. KAUFFMANN). Punktierte Kurve: Tagdruckkurve; zugehörige Daten am oberen Rande. Ausgezogene Kurven: reaktive Blutdrucksenkung nach 2 mg Nitroglycerin. Zeitangaben in Minuten am unteren Rande.

eingehend studiert hat. Mit ihm gelingen freilich nur Einwirkungen, die höchstens einige Tage andauern, während das ideale Mittel gegen die Blutdruckkrankheit uns noch fehlt (Abb. 61).

[1] KAUFFMANN, FR.: Klinisch-experimentelle Untersuchung zum Krankheitsbilde der arteriellen Hypertension. Z. exper. Med. 1924, H. 42/43; Z. klin. Med. Bd. 100, 3/4.

Es scheint ein allgemeines Prinzip der Steuerungen in der Biologie, daß Schnellregulationen neural, länger andauernde humoral reguliert werden, wie eine doppelte Sicherung. Sehr oft wird die enge Verknüpftheit beider Regulationsarten sich gerade auch bei der Störung der Regulation für die Pathologie erweisen lassen. Wo einreguliert ist auf ein bestimmtes Niveau, z. B. für die Temperaturkonstanz des Menschen, für den Energieverbrauch, für die Konstanz des Körpergewichtes des Erwachsenen, beim Zuckerspiegel im Blute, beim Säurebasengleichgewicht und vielem anderem sehen wir immer wieder, daß eine zentral neurale Regulation das System beherrscht, auch unter sekundärer Heranziehung humoraler Maßnahmen, von denen die hormonalen nur ein Teil sind.

Es spricht alles dafür, daß der normale Blutdruck auch neural einreguliert ist für ein optimales Verhalten der Blutversorgung der Peripherie, also der Gewebe. Der Stoffaustausch im Capillargebiet besitzt vorgeschaltet die Arteriolen, die das Minutenvolumen jedes Organs nach dessen Funktionsbedarf quantitativ versorgen. Wie bei jeder neuralen Regulation sind dafür afferente Impulse zentrale Schaltstellen, efferente Impulse die ausführenden Maßregeln, das Ziel aber bleibt der Bedarf des Erfolgsorgans, das Mittel zur Auslösung ist oft ein chemisches Produkt des arbeitenden Organs.

Lehrreich für diese Steuerung neuraler Art sind Versuche von FREY (Bern), der durch Säuerung in der Beinmuskulatur eines Kaninchens (Injektionen von Phosphorsäure) eine arterielle Blutdruckerhöhung erzielte, als er aber den Ischiadicus und damit die zentripetalen Fasern durchschnitt, blieb die Blutdruckerhöhung aus. Wir sehen den Hypertonus vorübergehend nicht nur während des Schmerzes, sondern auch während veränderter erregter Affektlage, wobei nicht nur an eine erhöhte Erregbarkeit der zentralen neuralen Steuerung, sondern auch an eine vom Zentrum her ausgelöste Adrenalinausschüttung aus dem Nebennierenmark gedacht wird.

Die Gegenwart nimmt mit DALE und PAUL TRENDELENBURG wie den meisten Physiologen an, daß der normale Blutdruck keinesfalls vom Hormon des Nebennierenmarks reguliert wird, sondern, daß eine neurale Ausschüttung von *Adrenalin* nur in einem Notstande (emergency) stattfindet. BRANDT und KATZ[1] haben an meiner Klinik an besonders empfindlichen Tests erwiesen, daß bei den PALschen Blutdruckkrisen, bei welchen plötzlich nicht nur auf Schmerzreize, sondern auch aus unbekannten Gründen der Blutdruck jäh ansteigt, eine Adrenalinausschüttung stattfindet. Sie haben menschliches Blut mit Hilfe des isolierten, durchströmten Kaninchenohres, des überlebenden Kaninchendünndarmes und des enucleierten Froschauges gleichzeitig untersucht und gefunden, daß es in der akuten PALschen Blutdruckkrise in hohem Maße adrenalinhaltigen Charakter erkennen läßt: Die Gefäße des künstlich durchströmten Kaninchenohres werden stark kontrahiert, die Spontanrhythmik des Kaninchendünndarmes wird in charakteristischer Weise gelähmt,

[1] BRANDT u. KATZ: Verh. d. Kongr. f. inn. Med., Wiesbaden 1932.

und die Froschaugenpupille wird in einer für Adrenalin typischen Art erweitert. Die Wirkung des Normalblutes auf diese drei Teste, sofern eine solche überhaupt eintritt, ist von der eben beschriebenen absolut zu unterscheiden. Eine Abbildung soll die Befunde veranschaulichen. Ähnliche Ergebnisse lieferten die Untersuchungen von Blut, das während eines insulinhypoglykämischen Shocks entnommen war. (Abb. 62.) Das ist ein neuer Beweis für die Annahme KUGELMANNS[1], die dieser schon vorher auf andere Weise hatte experimentell stützen können

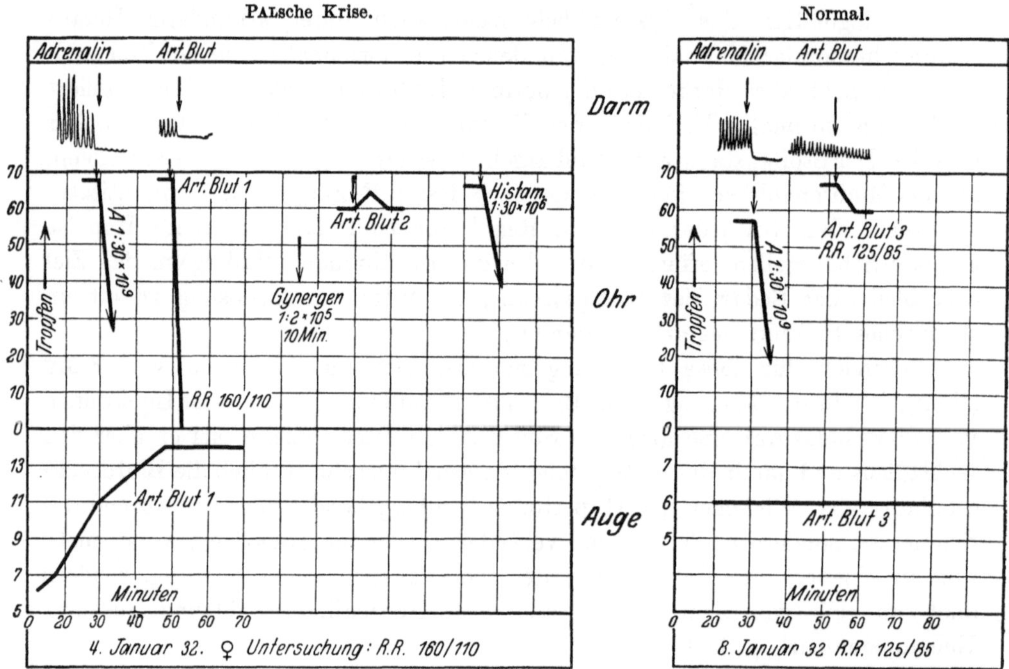

Abb. 62 (nach BRANDT und KATZ).

Oben: In der Krise zeigt der isolierte Kaninchendünndarm auf Blut ähnliche Hemmung der Rhythmen unter Tonusnachlaß wie unter Adrenalin. Normalblut zeigt diese Wirkung nicht.
Mitte: Das isolierte künstlich durchströmte Kaninchenohr zeigt auf Adrenalin in einer Verdünnung $1:30 \times 10^9$ typische, sofort einsetzende kräftige Gefäßverengerung, kenntlich an der Abnahme der Zahl der in der Zeiteinheit herausströmenden Tropfen. Das arterielle Blut aus der Krise übt denselben Effekt aus: Gefäßverengerung bis zur Stase. Wird das Ohr vorher durch Gynergen unempfindlich für Adrenalin gemacht, so bleibt auch die Arterienblutwirkung aus (2), nach Histamin, das an anderer Stelle der Gefäßwand angreift als Adrenalin, tritt sie wieder ein. Normales Blut (3) zeigt diese Wirkung auf das Kaninchenohr nie.
Unten: Am isolierten Froschauge ruft das Arterienblut aus der Krise eine maximale Pupillenerweiterung innerhalb 50 Minuten hervor, normales Arterienblut hat diese Wirkung nicht.

(s. Kap. 8), daß es während des hypoglykämischen Shocks zu einer Adrenalinausschüttung kommt.

Es gibt ja auch Nebennierentumoren mit erhöhtem Blutdruck, bei denen eine vermehrte Adrenalinproduktion wohl angenommen werden muß.

Bis auf diese Ausnahmen scheint aber weder für die normale Regulierung noch für den pathologisch erhöhten Arteriolentonus eine Hyperadrenalinämie eine

[1] KUGELMANN: Beziehungen zwischen Insulin und Adrenalin im menschlichen Organismus. Klin. Wschr. 1931, Nr. 10.

Rolle zu spielen. Die so naheliegende Vorstellung, die in der französischen Klinik noch gültig zu sein scheint, hat sich nicht stützen lassen, denn der quantitative Nachweis des Adrenalins ist, wenn auch nicht chemisch, so doch an den bekannten biologischen Tests der Pharmakologen so fein zu führen, daß auch die geringste Adrenalinerhöhung im Blute nachweisbar sein müßte. Auch jene Hilfshypothesen entbehren der Wahrscheinlichkeit, wenn etwa gemeint wird, eine inaktive Vorstufe des Adrenalins, die sich dem Nachweis im Blute entzieht, würde erst am Erfolgsorgan, den Arteriolen, wirksam oder ein verlangsamter Abbau bewirke Anhäufung pressorischer Substanz, die nicht mehr Adrenalin sei (SCHÜTZ[1]), endlich, die Adrenalinmenge sei zwar beim Blutdruckler unverändert, aber seine Gefäße seien sensibilisiert etwa durch einen erhöhten Cholesterinspiegel, wie er sich oft beim Hypertoniker findet (WESTPHAL[2]). Was hier durch Versuche am Gefäßstreifen, der sich kontrahiert, im Experiment festgestellt ist, läßt sich kaum auf die Verhältnisse in vivo übertragen. Auch jene „Frühgifte" von FREUND (Münster), die wohl nicht nur im extravasierten Blut entstehen, scheinen nicht geeignet, das klinische Problem der Blutdruckerhöhung zu stützen.

So ist es verständlich, daß nach anderen pressorischen Substanzen gesucht wird, wir erwähnten anfangs das Vasopressin als das Hormon des Hypophysenhinterlappens, seine Rolle zu ermitteln für unser Problem stößt doch auf erhebliche Schwierigkeiten, HÜLSE hat aus der Schule VOLHARD die Albumosen beschuldigt, BOHN neuerdings, auch aus VOLHARDs Klinik, cholinartige Körper im enteiweißten Blute beim blassen Hochdruckler nachgewiesen. Während sonst Cholin wie Acetylcholin als Erweiterer der Arteriolen gilt, wurde doch sogar ein Cholinpräparat, das Pacyl, als depressorische Substanz in den Handel gebracht, das freilich in seiner Wirkung enttäuscht hat.

Es ist keine Frage, daß das Suchen nach solchen pressorischen Substanzen, die humoral den erhöhten Arteriolentonus veranlassen, nicht aufhören darf. Mögen sie an den Zentren angreifen, oder wie das Adrenalin an der Peripherie. Es bleibt irritierend, daß der Organismus über zwei Hormondrüsen verfügt, das Nebennierenmark und den Hypophysenhinterlappen, die beide solche Substanzen liefern, und daß dennoch außer den erwähnten besonderen Fällen nicht nur der Nachweis fehlt, daß sie die humoralen Erzeuger des erhöhten Blutdruckes sind, sondern daß gerade das besser bekannte, und besonders fein nachweisbare Adrenalin als wesentlich für die meisten Fälle nicht in Betracht kommt. Auch für andere etwa bei den Schrumpfnieren retinierte Stoffe fehlt es noch heute durchaus am Beweis.

Ein körpereigener Stoff freilich, nämlich die Kohlensäure, vermag bei abnormer Anhäufung von den Zentren her bei gewissen Formen der Hochdruckstauung, eine Vasokonstriktion hervorzubringen. Bei Kreislaufinsuffizienz trifft

---

[1] SCHÜTZ: Unveröffentlichte Versuche.

[2] WESTPHAL: Unters. über die Entstehungsbedingungen des arteriellen Hochdrucks. Z. klin. Med. Bd. 101, H. 5/6, 1925.

das wohl zu, für die Mehrzahl der Blutdruckkranken kann auch sie nicht in Frage kommen.

Beschränken wir uns deshalb, da die Entscheidung, wann humoral, wann neural die Arteriolenenge zustandekommt, für die Gegenwart nicht spruchreif scheint, auf die Tatsache, daß nur die Enge des Arteriolengebietes, mag sie zustande kommen wie auch immer, das Maßgebende ist für die Mehrzahl der Kranken, bei denen wir den erhöhten Blutdruck feststellen. Auch diese Einstellung bedeutet aber einen wesentlichen Fortschritt gegen früher.

„Stellte der ältere Arzt einen gespannten Puls fest, so bewegte sich sein diagnostisches Denken sofort nach zwei Richtungen: war es ein jugendlicher Patient, vermutete er eine Schrumpfniere, war der Patient alt, dachte und sprach er wohl zunächst von Arteriosklerose. Beides ist in der Einfachheit dieser Gedankengänge geradezu falsch. Litt ein solcher Patient an Angina pectoris, so wurde Coronarsklerose angenommen, bekam er einen apoplektischen Insult, so sei ein sklerotisches Gefäß durch den hohen Blutdruck im Gehirn zerrissen und die Haemorrhagia cerebri schien ihm befriedigend mechanisch einfach erklärt. Auch das ist trotz des so einleuchtenden Gedankens, wie es uns früher im klinischen Hörsaal gelehrt wurde, unrichtig. Manche anderen geläufigen Diagnosen von der idiopathischen Herzhypertrophie, vom arteriosklerotischen Schwindel u. a. m. bedürfen so auch dringend der Korrektur“ (aus jener Abhandlung der Blutdruckkrankheit von 1924).

Es wird sich zeigen, wie anders der Mechanismus der Hirnblutung beim Hypertoniker verläuft, wie man an Angina pectoris sterben kann, ohne daß eine Sklerose des Coronargefäßes besteht, ja wie die Sklerose der großen Gefäße überhaupt eher einen zu niedrigen als einen zu hohen Blutdruck erwarten läßt und wie falsch es sein kann, wenn man gar zu geneigt ist, eine Arteriosklerose des Gehirns anzunehmen dort, wo nur Durchblutungsstörungen bestehen, die nicht selten reversibel sind, während man die Hoffnung auf ein Zurückgehen der Erscheinungen schon völlig aufgegeben hatte.

Zustände von gestörter Funktion mögen wegbereitend sein zu anatomischen Veränderungen, aber auch ohne diese gibt es nicht nur die Erhöhung des Blutdruckniveaus, sondern Durchblutungsstörungen von Organen und Organteilen, z. B. im Herzen und im Gehirn, die nicht einmal den Gesamtquerschnitt der präcapillaren Strombahn verengen, also nicht zur Blutdruckerhöhung führen müssen, und die vielleicht dennoch in einer einzelnen Gefäßprovinz nachweisbar sind.

Es könnte schon *die allgemeine Behinderung der Gefäßweitbarkeit bei vermehrtem Blutbedarf* der Organe ein blutdrucksteigerndes Moment darstellen.

Da die Capillaren in ihrer Summe dem Blute eine viel breitere Strombahn als die Arteriolen zur Verfügung stellen, weshalb dort die Strömungsgeschwindigkeit zum Zwecke des Stoffaustausches mit den Geweben bedeutend herabgesetzt ist, muß man den Widerstand in den Capillaren viel geringer achten und auch aus diesem Grunde in der Regel die Arteriolenenge für das wichtigste Moment des Widerstandes in der Peripherie ansehen.

Es genügt eine geringe Verengerung des Gesamtquerschnittes im Arteriolengebiet, um eine wesentliche Blutdrucksteigerung hervorzubringen. Für die Pathologie, so drückt es HESS aus, heißt das, daß schon bloße Störungen in den optimalen Querschnittsverhältnissen zwischen Stamm und Ästen, selbst wenn sie nur innervatorisch bedingt sind, den Gesamtwiderstand des Gefäßsystems steigern müssen und damit wird das zentrale Blutdruckniveau in die Höhe gedrängt. WOLLHEIM und LANGE[1] haben mit der von ihnen angegebenen Fluoreszenzmethode — auf die wir im Kap. 12 ausführlich eingehen — nachgewiesen, daß die Dauer der Durchströmung der Capillaren in der Muskelfascie nur um ein geringes kürzer ist als die Zeit des gesamten übrigen Kreislaufs.

Die Formel von POISEUILLE besagt, daß bei gleichem Druck durch eine halb so weite Röhre nur $^1/_{16}$ des Stromvolumens hindurchfließen kann, daß also der Radius des Rohres in der vierten Potenz figuriert, während die übrigen Faktoren, wie etwa eine veränderte Viscosität, nur als einfache Größen auftreten. So ist also jenes präcapillare Gebiet der wichtigste Regulator für die celluläre Speisung, für die Größe des Zustromes in das Capillarsystem, es ist die Schaltung, die den Abfluß des Blutes nach der venösen Strombahn hin erschwert oder erleichtert.

JANSSEN, TAMS und ACHELIS bezeichnen geradezu das Splanchnicusgebiet als den Blutdruckregulator. Wenn während des Verdauungsvorgangs eine große Blutmenge in dieses Gebiet einströmt, so werden andere Gefäßprovinzen blutärmer — die Schläfrigkeit nach einer Mahlzeit zeigt die geringere Hirndurchblutung an — und Ausgleiche sind geschaffen, daß der Blutdruck nicht sinkt, während im pathologischen Fall der Vergiftung bei Infektionskrankheiten oder reinen Autointoxikationen, ähnlich wie bei der experimentellen Histamin- und Peptonvergiftung, die Störung sich so enorm auswirkt, daß der Blutdruck sinkt.

Die tonische Verengerung der Arteriolen im Splanchnicusgebiet wird in der Regel ausgeglichen werden, auch schon durch passive Verschiebung des Blutes in andere Provinzen, noch mehr ist das der Fall, wenn etwa bei Sperrung der Wärmeabgabe der Haut, im Schüttelfrost, wobei sich nach KROGH im wesentlichen die Arteriolen zusammenziehen, nur unbedeutende Blutdrucksteigerungen resultieren. Ein kalter Einlauf, weil er auf das Splanchnicusgebiet direkt einwirkt, steigert den Blutdruck mehr als ein kaltes Bad (KAUFFMANN)[2].

Es ist damit klar, daß sich das veränderte Arteriolenverhalten auf ausgedehnte Gebiete erstrecken muß, wenn es zur Blutdrucksteigerung führen soll.

Es braucht kaum nochmals gesagt zu werden, daß nach den Gesetzen von der tonischen Einstellung der glatten Muskelfasern ein erhöhter Energieaufwand, solange die kürzere Einstellung eines glatten Muskels im Sinne der Dauerverkürzung währt, nicht in Frage kommt. Man darf also nicht sagen, wie es

[1] WOLLHEIM u. LANGE: Die Kreislaufzeit und ihre Beziehung zu anderen Kreislaufgrößen. Verh. dtsch. Ges. inn. Med. Wiesbaden 1932.

[2] KAUFFMANN, F.: Klinisch-experimentelle Unters. zum Krankheitsbilde der arteriellen Hypertension. Z. exper. Med. H. 42/43, 1924; Z. klin. Med. Bd. 100, H. 3/4, 1924.

geschehen ist, daß eine dauernde tonische Arteriolenenge zur „Ermüdung“ führen müsse. Die glatte Muskelfaser zeigt, wie BETHE erwies, und wie in unserer Klinik von S. G. ZONDEK und MATAKAS[1] eingehend studiert wurde, keinen erhöhten O_2-Verbrauch und keine Milchsäureentwicklung, also keinerlei vermehrten Stoffumsatz, ob sie in längerem oder kürzerem Zustande verharrt. Mit dem engeren Arteriolenquerschnitt ist also keinerlei Energie- oder Kraftaufwand verknüpft. In diesem Sinne ist auch die Bezeichnung des Spasmus für die glatte Muskulatur des Gefäßrohres leicht irreleitend, wenn auch praktisch als prägnanter Ausdruck kaum ersetzbar.

Nach allem Ausgeführten ist es unbestreitbar, daß die Auffassung VON DURIGS, die er in seinem Referat vor dem Internistenkongreß in Wien 1923 entwickelt hat, noch heute zu Recht besteht, nämlich, daß eine anhaltende Blutdrucksteigerung nur erklärt werden kann durch eine tonische Verkürzung der Arteriolen ausgedehnter Körperbezirke, ja fast aller Arteriolen.

Ein teleologisches Problem, das schon oft erörtert ist, lautet: Ist für die Schrumpfniere mit ihrer Enge der Blutbahn nicht der hohe Blutdruck nötig, damit die Suffizienz der Nierenfunktion aufrechterhalten bleibt? Es würde dann der Organismus eine Regulation und Kompensation des Schadens vornehmen, indem er den Blutdruck steigert, damit die Niere noch ausreichend durchblutet wird. In diesem Fall fehlt uns zwar vorläufig noch die kausale Erklärung, wie der Organismus diesen Regulationsvorgang zustande bringt, aber nach allem, was wir sonst von Regulations- und Kompensationsvorgängen wissen, können diese neural und humoral vorgenommen werden und keinesfalls ist dann die Blutdruckerhöhung unmittelbare mechanische Folge wie bei einem generellen Kontraktionszustand des Gesamtquerschnitts der Arteriolen. Es wird nur die heuristisch nützliche Hypothese aufgestellt, daß, wenn ein Teilgebiet anatomisch verengt ist, wie bei der Schrumpfniere, die Regulation keinen anderen Weg hat, wie den gesamten Arteriolenquerschnitt tonisch zu verengen, um die Niere noch in ausreichender Weise für die exkretorische Nierenfunktion mit Blut zu versorgen. Wir setzen dann zunächst mangels biologischer Befunde, die uns erst ein volles Verständnis ermöglichen, eine Verhaltungsweise der Gesamtorganisation voraus, die uns als Regulation erscheint. Das dürfen wir ohne weiteres, wenn wir uns klar bleiben, daß damit nur eine Hypothese von heuristischem Wert aufgestellt ist. Bei normalem Blutdruck würde die Insuffizienz der Nierenfunktion sofort eintreten. Dies erleben wir klinisch in der Tat, wenn etwa beim Schrumpfnierenkranken die Dekompensation des Kreislaufs eintritt und der Blutdruck zur Norm infolge Erlahmens des vierten Ventrikels etwa absinkt. Der Zustand ist dann oft unmittelbar gefolgt von der Dekompensation der Nierenfunktion. Kausal ist auf Grund solcher Hypothese zu suchen, welche Zustände im Gewebe auf humoralem oder neuralem Wege die für die Nieren-

---

[1] ZONDEK, S. G., u. F. MATAKAS: Über Milchsäurebildung und Sauerstoffverbrauch bei der tonischen Kontraktion des quergestreiften Muskels. Biochem. Z. Bd. 214, H. 4/6, 1929.

durchblutung notwendigen Blutdrucksteigerung hervorrufen. Es ist wahrscheinlicher, daß hier Reflexe vorliegen, also neurale Regulationen, durch humorale Stoffe, und daß diese, die eine Funktionsinsuffizienz zur Anhäufung bringt, gewissermaßen einen günstigen Ausgleich schaffen. Eine neurale Steuerung, die stets auf dem Reflexwege dafür sorgt, daß ein Organ trotz vorhandener Arteriolenenge optimal durchblutet wird, erscheint uns als eine auch für das normale Verhalten präformiert vorhandene Vorrichtung. Das Generelle solcher Selbststeuerung wird später zu besprechen sein, jedenfalls ist mit solcher Annahme nichts weniger Präzises ausgesagt, als daß ein arbeitender Muskel reichlicher durchblutet wird als ein ruhender oder daß die Coronardurchströmung eingestellt ist auf die Herzleistung, das Minutenvolumen.

Hier kann die Frage aufgeworfen werden, ob für den essentiellen Hypertonus ein ähnlicher Vorgang quasi der Zweckmäßigkeit als heuristische Hypothese angesprochen werden darf. Nehmen wir an, irgendein anderes Gewebsgebiet bei gesunder Niere sei anatomisch verengt durch eine Arteriolosklerose oder durch hyaline Degeneration, so würde dieses Gewebsgebiet Schaden leiden, wenn es unter normalem Druck durchblutet würde. Auch für dieses Gebiet ist, gerade wie für die Schrumpfniere, ein Schaden nur vermeidbar, wenn es unter höherem Druck durchblutet wird. Der Organismus kann nicht für ein einzelnes Gebiet einen erhöhten Druck schaffen, er muß schon seine gesamte Durchblutung dann mit einem höheren Druck vollziehen und ergreift dafür, um dieses Gebiet zu erhalten, die Maßregel der Einstellung auf ein höheres Blutdruckniveau. Es ist sehr wahrscheinlich, daß das wiederum durch zentral veränderte Einstellung geschieht, vielleicht ausgelöst von humoraler Steuerung — Schlacken, die von erstickendem, nach Sauerstoff verlangendem Gewebe ausgehen — während als Erfolgsorgane der Selbststeuerung die Arteriolen verwendet werden, wobei man besonders an das Splanchnicusgebiet als den Regulator denken sollte.

Nun findet sich bei vielen essentiellen Hypertonikern irgendein nicht sehr ausgedehntes Gebiet in den Arteriolen anatomisch sklerotisch verengt, die Antwort des Organismus wäre als Ausgleich der schlechten Gewebsversorgung dieser Provinz bei normalem Blutdruck die Einregulierung auf ein höheres Blutdruckniveau. Welcher Reiz hierfür adäquat ist, das bleibt zu ermitteln. Ich erinnere an die oben erwähnten Experimente von Frey, Bern, und erinnere an eine Arbeit aus meiner Klinik von Full[1], nach der eine Stenose in den abführenden Harnwegen, z. B. eine Prostatahypertrophie oder eine Striktur der Urethra offenbar reflektorisch zu einer Blutdruckerhöhung führt, die nach Anlegen eines Dauerkatheters sofort verschwindet. Die Urologen kennen das gut. Der jüngere Monakow hat es an der Klinik von Friedrich von Müller wohl zuerst erwiesen. Es kombiniert sich hier der Hypertonus oft mit urämischen Symptomen. Aber jedenfalls ist dadurch klinisch wie experimentell gezeigt, daß die Schwierigkeit im Harnabfluß von Blutdrucksteigerung beantwortet wird.

[1] Full: Blutdruck und Harnabflußbehinderung. Berl. klin. Wschr. 1920, Nr. 48.

Generell diese Hypothese auch für die essentielle Hypertonie aufzustellen, scheue ich mich noch deshalb, weil die klinische Erfahrung ein wesentliches Gegenargument hat, nämlich, daß es dem essentiellen Hypertoniker meist besser geht, wenn es gelingt, seinen Blutdruck zu senken, sei es nur durch Bettruhe. Aber dennoch bleibt es vorstellbar, selbst wenn bei der essentiellen Hypertonie gar nichts Anatomisches vorliegt, daß der Organismus bei einer Arteriolenenge, die irgendwo lokal in einer Gefäßprovinz auftritt, z. B. durch Säuerung des Gewebes, der Organismus den Durchströmungsnachteil durch eine Steigerung des Blutdruckes ausgleichen muß, wahrscheinlich so, daß er nun andere Gefäßprovinzen, etwa den Splanchnicus als Hauptregulator zur Kontraktion bringt. Wir behaupten damit nichts Kühneres, als wenn man lehrt, der Organismus veranlaßt vermehrte Wärmeabgabe durch die Haut, wenn die Calorienproduktion sich so häuft, daß ohne diese Wärmeabgabe Wärmestauung entstehen würde, oder der Organismus reguliert auf ein konstantes Blutzuckerniveau ein und schüttet, wenn wir dieses stark durch Insulin senken, Adrenalin aus, um durch die Zuckermobilisierung auf sein altes normales Niveau zurückzukehren (KUGELMANN[1]).

Was hier als Hypothese niedergelegt ist, kann bald als richtig oder falsch experimentell erweisbar werden, es wird sich diese Regulationshypothese schon durch die Bestimmung des Minutenvolumens der Organe unmittelbar entscheiden lassen.

Ist heute die alte These endgültig erledigt, erhöhter Blutdruck sei Sklerose der kleinsten Arterien, so kann man weit kürzer der Vulgärvorstellung entgegentreten, Blutdruckerhöhung sei gar die Folge der *Sklerose großer Gefäße.* Diese stellen im Gesamtquerschnitt der Strombahn eine so geringe Größe dar, daß schon deshalb ihre Verengerung praktisch fast bedeutungslos wird. Herzwägungen von HASENFELD und C. HIRSCH haben ergeben, daß wenn kein Klappenfehler und keine Schrumpfniere vorhanden ist, bei Arteriosklerose eine Hypertrophie des linken Ventrikels, in der wir ja den Beweis für eine im Leben bestehende Hypertonie sehen, nur selten vorhanden ist. Umgekehrt findet sich bei der hochgradigen Hypertrophie des Schrumpfnierenherzens keine regelmäßige Beziehung zu den arteriosklerotischen Wandveränderungen der Gefäße, ja bei ausgedehnter Arteriosklerose lediglich der großen Gefäße kommt es nicht selten zu erniedrigten Blutdruckwerten. Die Gegenwart muß als gesicherte Tatsache betonen, daß auch hochgradige Arteriosklerose der mittleren Arterien keineswegs eine Blutdruckerhöhung zur Folge hat. Gerade hier hat die jetzige Ärztegeneration umzulernen.

Von einer der häufigsten Krankheiten — für den Obduzenten mag sie es bleiben — wird die Arteriosklerose zu einer klinisch viel seltener diagnostizierbaren Erkrankung, denn das vermeintliche Hauptsymptom, die gespannte Arterienwand,

---

[1] KUGELMANN: Über die Beziehungen von Insulin und Adrenalin im menschlichen Organismus. Klin. Wschr. 1931, Nr. 10.

ist hinfällig geworden. Die Berechtigung ging verloren, wegen nachgewiesener Hypertension von Arteriosklerose, von Atheromatose oder Gefäßverkalkung zu sprechen. Daß die Wand sich gespannt anfühlt und man sie deshalb für hart hält, genügt nicht, und gar ein stärker geschlängeltes Gefäß beweist noch nicht eine Atheromatose. Es wird nicht bestritten, daß man bei bestehenden Hypertensionen nicht selten Arteriosklerose durch den Nachweis wirklich tastbarer anatomischer Wandveränderungen, etwa an der Radialis (Gänsegurgel der Arterie, Kalkplatten) finden kann, ebenso wie Arteriolosklerose auch an anderen Gefäßen, etwa durch das Röntgenverfahren.

Wie steht es mit der *Aorta*, speziell ihrem Anfangsteil, dem besonderen Lieblingssitz der Atheromatose? Wenn im starren Rohr die Windkesselfunktion völlig daniederliegt, gerade dann fehlt die Blutdrucksteigerung oft genug. Zwar ist die elastische Dehnbarkeit bereits in den ersten Stadien der Wandveränderung verlorengegangen, und das setzt einen erhöhten Widerstand für die auszuwerfende Blutmenge auf der Höhe der Systole, der linke Ventrikel muß einen stärkeren Innendruck entfalten. Vom Tonus in der Peripherie hängt es nach DE HEER ab, ob bei zunehmender Verengerung der Aorta der linke Ventrikel durch seine Ausgangsspannung stärker belastet wird. Ist ein höherer Gefäßtonus vorhanden, also ein höherer Blutdruck, so wird eine zunehmende Aortenbelastung früher zu einem erhöhten Ventrikeldruck führen. Ist der Blutdruck niedrig, so wird der Ventrikelinnendruck früher sich einstellen, wenn die Aorta sich verengt. Peripher aber von der Stenose, und dort allein messen wir ja in der Klinik den Blutdruck, wird der Blutdruck absinken.

Es ist ein einfacher Modellversuch, einen Gummischlauch, durch den Leitungswasser gleichmäßig hindurchfließt, durch eine Klemme langsam zu verengen. Ein proximal vor der Enge angebrachtes Manometer wird zeigen, wie der Druck in diesem System steigt, je mehr wir die Klemmschraube den Schlauch verengern lassen. Bringt man aber distal von der Klemmschraube das Manometer an, so findet sich dort ein sinkender Druck. Wir können hier das Analogon sehen zu der Tatsache, daß eine Verengung an den großen Gefäßen etwa eine Aortenstenose oder eine Angustie der Aorta nie an der Brachialarterie oder der Radialis einen erhöhten Druck zur Folge haben kann. Die Art der dendritischen Verzweigung der arteriellen Gefäße führt dazu, daß der Durchmesser der Aorta sehr klein ist, verglichen mit dem Gesamtquerschnitt der Präcapillaren. Ständig nimmt mit der Verzweigung der Blutbahn der Durchmesser zu und erreicht für das arterielle Stromgebiet seine größte Weite vor dem Übergang in die Capillaren.

In der Sklerose der großen und mittleren Gefäße ist also noch weniger als in der Arteriolosklerose ein zureichender Grund für die Blutdruckerhöhung zu erblicken.

Ich habe absichtlich diese Verhältnisse funktioneller Pathologie so breit entwickelt, weil die alte Meinung, Blutdruckerhöhung sei Ausdruck der Gefäßsklerose, noch immer im ärztlichen Denken tief eingewurzelt ist. Sah man doch sogar in der Sklerose eine glückliche Ausgleichsvorrichtung der Natur, indem man meinte, die Starrheit, selbst die Verkalkung, ließen die Gefäße gegenüber dem hohen Druck besser geschützt erscheinen.

Man geht auch viel zu weit, die Herabsetzung des erhöhten Blutdruckes, soweit sie nicht auf einer kardiovasculären Insuffizienz beruht, als einen Nachteil für die Kranken mit arterieller Hypertension anzusehen. Kein Schaden, meist Nutzen würde sicher daraus resultieren, wenn die essentielle Hypertension zur Normotension zurückgeführt werden könnte. In diesem Wunsche nach der therapeutischen Seite hin liegt auch keine Utopie mehr, die nur so lange bestand, als die Sklerose der Gefäße uns als das Primäre, der erhöhte Blutdruck als die Folge erschien.

Wir haben aber kein Recht, den pathogenetischen Zusammenhang etwa völlig umzukehren: durch den Blutdruck entwickele sich die Arteriosklerose. Die Pathogenese der Arteriosklerose ist ein Problem für sich.

In der Prägung des Franzosen Huchard von der „Präsklerose“ lag seit langem die klinische Vorstellung, daß die Blutdrucksteigerung von anatomischen Prozessen in den Arteriolen gefolgt sein kann, ähnlich wie Jores es für die rote Granularniere entwickelt hat. So neigen in der Tat viele Autoren der Vorstellung zu, daß die starke funktionelle Inanspruchnahme der kleinen Arterien durch die Blutdrucksteigerung zum ursächlichen Faktor für die Entstehung der organischen Gefäßveränderungen wird oder daß es sich um einen koordinierten Ausdruck gemeinsamer Schädigung handelt (Friedrich v. Mueller, Hueck, Herxheimer).

Lokales Gewebsverhalten oder Organeigentümlichkeiten, individuelle, gerade auch erbliche Dispositionen spielen aber eine ebenso wesentliche Rolle bei der Entstehung jener Sklerose wie der erhöhte Blutdruck. Denn daß der Blutdruck, wenn er allein zur anatomischen Wandlung der Arteriolen führt, dies elektiv an einzelnen Organen wie etwa an der Niere, dem Gehirn oder der Milz hervorrufen soll, während andere Arteriolen, unter demselben Hochdruck stehend, nicht der hyalinen Degeneration verfallen, ist unverständlich. Es ist eine gesicherte klinische Erfahrung, daß selbst Jahrzehnte eine erhebliche arterielle Hypertension bestehen kann und auch der sorgfältigste Obduzent keine Gefäßwandveränderungen findet.

Gerade solche Fälle mit völlig intakter Niere haben der Klinik das Recht gegeben, den *Begriff der essentiellen Hypertension* aufzustellen. Die Koinzidenz Schrumpfniere und erhöhter Blutdruck war aber so häufig, daß man zunächst die Fälle von reinem Hochdruck nur als Ausnahme von der Regel gelten lassen wollte (v. Romberg). Dabei war das Argument maßgebend, daß die Blutdruckerhöhung eine Erscheinung der älteren Jahre sein solle, wie die Abnutzung der Gefäße — eine Art Alterskrankheit. Um diese These aufrechterhalten zu können, bezog man in das Problem nur den dauernden Hochdruck hinein, und die Autoren führten recht differente Zahlen dafür an, was als dauernde Hypertonie zu gelten habe. R. Schmidt spricht von Hochdruck erst bei mehr als 190 mm Hg.

Vaquez verlangt für Frauen 150, für Männer 160, Romberg die Überschreitung von 160 mm Hg. Ich gebe Lichtwitz recht, wenn er einen allgemeinen gültigen Normalwert nicht gelten läßt. Hüten wir uns in der Klinik auch hier vor der Pseudoexaktheit der Zahl. Sind doch die Senkung des Blutdrucks im Schlaf (Katsch und Pansdorf[1]) und die Befunde Langes[2] beim Lesen, Schreiben und bei Affekten mit der Blutdruckdauermessung der beste Beweis, daß auch der normale Blutdruck Funktionsausdruck des wechselnden Gefäßtonus ist.

Die essentielle Hypertonie von Pal zuerst 1909 als primäre permanente Hypertonie bezeichnet, ist später von Munk als genuine Hypertonie, von E. Frank als essentieller Hochdruck genannt und klinisch begründet worden. Was definitionsgemäß gefordert wurde, daß jeder Befund an der Niere fehlen muß, ist durch hinreichendes Obduktionsmaterial jetzt erwiesen: so fand z. B. Wallgren unter 128 Fällen von Hochdruck 31, bei denen keine anderen Veränderungen nachweisbar waren wie bei anderen Individuen desselben Alters. Ebenso berichteten Pal, Munk, Fahr, Herxheimer, Friedrich v. Mueller und zahlreiche andere Autoren, denen wir auch eigene Fälle hinzufügen können, von völlig negativen anatomischen Befunden. Bei einer von uns beobachteten Blutdruckerhöhung, die mindestens 12 Jahre bestand, fehlte jede anatomische, auch histologische Änderung im Sinne einer Nephrosklerose. Man muß aber nicht nur solche Einzelfälle mit anatomisch ganz intakter Niere in Betracht ziehen, sondern mit Wallgren auch alle diejenigen, bei denen die Nierenveränderung nicht wesentlicher ist als bei Individuen gleichen Alters mit normalem Blutdruck. Wenn aber die Vorstellung zu Recht besteht, daß vorübergehende und dauernde Blutdrucksteigerungen auf der Basis vasomotorischer Gefäßspannungen auch anatomische Arteriolenveränderungen setzen können (Herxheimer, Hueck, Jores), so ist vor allem diese gerade von Anatomen vertretene Auffassung wichtig und läßt eine scharfe Grenze zwischen essentieller Hypertonie und Hochdruck bei Schrumpfniere völlig verwischen.

Das wieder scheint mir die stärkste Stütze für die funktionell-pathologische Betrachtungsweise, in der Blutdruckerhöhung keine ganz durchgreifenden Unterschiede anzuerkennen zwischen den Blutdruckerhöhungen mit und ohne positiven Nierenbefund. Diagnostiziert man unter der Fragestellung, ob hinter einer Blutdruckerhöhung eine Schrumpfniere steckt, wird man nur die Fälle als essentielle Hypertonie anerkennen, bei denen die Klinik weder einen Urinbefund noch eine Funktionsstörung der Niere findet, aber auch bei diesen Fällen wird gelegentlich dennoch der Obduzent eine Schrumpfniere oder wenigstens arteriosklerotische Nierenveränderungen nachweisen, es bleibt also praktisch die essentielle Hypertonie ein klinischer Begriff.

---

[1] Katsch u. Pansdorf: Die Schlafbewegung des Blutdrucks. Münch. med. Wschr. 1922, Nr. 50.

[2] Lange, K.: Die fortlaufende, selbsttätige Messung und Registrierung des menschlichen Blutdrucks. Dtsch. med. Wschr. 1932, Nr. 11.

Für pathogenetisches Denken bin ich der Überzeugung, daß eine große Anzahl der Fälle mit einer essentiellen Hypertonie schon in der Jugend beginnen, zunächst nur mit vorübergehenden Blutdrucksteigerungen und gelegentlichen Bereitschaften zur Blutdruckerhöhung, aus denen im Laufe von Jahren und Jahrzehnten dann doch Kranke mit arteriolosklerotischer Schrumpfniere werden.

Engt man den Begriff der essentiellen Hypertonie nicht dadurch willkürlich ein, daß man nur Dauerhypertonie von bestimmter Höhe einbezieht, sondern rechnet man zum gleichen pathologischen Funktionsgeschehen auch vorübergehende Blutdrucksteigerungen hinzu und die Gefäßkrisen PALS sowie die Hypertoniebereitschaft, die auf bestimmte Funktionsproben hin erweisbar ist, und auch den hohen Venendruck bei sonst kompensiertem Kreislauf (BRANDT und KATZ[1]), so wird man viel häufiger auch beim jugendlichen Menschen den Beginn der Blutdruckkrankheit entdecken. Die Übergänge zwischen den beiden Gruppen der Blutdruckerhöhung mit und ohne Nierenbeteiligung müssen fließende sein, wie ja auch VOLHARD den roten in den blassen Hochdruck ineinander übergehen läßt.

Es sei aber mit Nachdruck betont, die „Blutdruckkrankheit“ als klinische Diagnose genügt nicht. Sofort sind differentialdiagnostische Erwägungen anzustellen. Aber dennoch glaube ich, darf man zwei ganz verschiedene „Krankheiten“, eine Nierenkrankheit und einen funktionellen Zustand vereinigen — aus demselben Grunde, aus dem wir vorhin die Lehre bekämpft haben, Blutdruckerhöhung sei Arteriosklerose oder Arteriolosklerose: wir verstehen nämlich die Blutdruckerhöhung des Schrumpfnierenkranken heute noch eigentlich um nichts besser als die des „essentiellen“ Hypertonikers. Wenn auch bei der Schrumpfniere ein anderes Agens den Arteriolentonus hervorrufen würde, als bei der essentiellen Hypertonie, ich sähe darin nur ein weiteres Beispiel, daß die Reaktionen des Organismus in seinem Kranksein spärlich, ja monoton sind, im Vergleich zur unbegrenzten Vielheit der Bedingungen, die einzeln oder miteinander kombiniert, diese relativ wenigen Reaktionsarten („Krankheiten“) auslösen. Und deshalb scheint das, was Schrumpfniere und essentielle Hypertonie zusammenhält, ein Gemeinsames: die relative Drosselung im Arteriolengebiet. Damit fällt auch definitiv die These: dauernde erhebliche Blutdruckerhöhung sei Nierenkrankheit (Schrumpfniere).

Aber ist wirklich die Blutdruckerhöhung immer Funktion verengter Arteriolen?

Davon kann keine Rede sein, wenn wir sie auch ständig als das wichtigste Problem hingestellt haben. So geht die Blutdruckerhöhung oft mit erhöhtem Tonus der Venen einher und gelegentlich läßt sich schon vor der tonischen Arteriolenenge die tonische Venenenge nachweisen (BRANDT[2]).

---

[1] BRANDT u. KATZ: Über den hohen Venendruck des Hypertonikers. Dtsch. med. Wschr. 1931, Nr. 21; Z. exper. Med. Bd. 27, H. 1/2.

[2] BRANDT: Venendruck und Kreislauffunktion. Dtsch. med. Wschr. 1930, Nr. 20; Z. klin. Med. Bd. 116, H. 3/4, 1931.

Der Befund des hohen Venendrucks ist als ein häufiges Ergebnis bei Hypertonikern der Klinik schon seit langem bekannt, und PAL hat sogar versucht, nach dem Verhalten der Venen eine „primäre" Hypertonie gegen die renale Form abzugrenzen. BRANDT und KATZ[1] haben nun an meiner Klinik systematisch den Venendruck und besonders den des Hypertonikers studiert. Sie wollten zeigen, daß die Venen des Hypertonikers mit hohem Venendruck sich funktionell anders verhält als jede andere Vene. Dabei ergab sich jedoch kein Unterschied zwischen renalen Hypertonikern mit hohem Venendruck und solchen ohne jede Nierenfunktionsstörung. Die mit der blutigen Methode von MORITZ und TABORA unter lokaler Reizung durch Kälte, Adrenalin und Eupaverin vorgenommenen Versuche führten aber zu dem Ergebnis, daß der hohe Venendruck des kreislaufskompensierten Hypertonikers seine Ursache in einem erhöhten Kontraktionszustand der Venen hat. Nur so wurde verständlich, daß alle Venen ohne erhöhten Tonus auf Adrenalin und Kälte mit Drucksteigerung reagieren, daß aber bei denselben Venen durch ein tonusherabsetzendes Mittel (Eupaverin) Druckabfall nicht eintrat, und daß die hypertonische Vene auf gefäßkontrahierende Reize gar nicht oder nur in geringem Maße anspricht, während ein spasmolytisches Mittel zur vollen Wirkung kommen kann. Daß der hohe Venendruck des Hypertonikers keine selbständige Funktion des Tonus der Venenwand sei, sondern kreislaufdynamisch in dem Sinne sich erkläre, der hohe arterielle Druck pflanze sich durch die Capillaren in die Venen teilweise fort und verursache so die Drucksteigerung, ist sicher irrig. Denn die beim Hypertonus herrschende Arteriolenenge muß gerade durch den Schleusenverschluß zum Verlust der vis a tergo führen. Auch wäre dann das häufige Auftreten eines normal hohen Venendruckes beim Hypertonus nicht zu erklären.

Aus dem Vergleich zwischen arteriellem und venösem Druck der Hypertoniker ging aber weiterhin noch hervor, daß eine enge gegenseitige Abhängigkeit dieser beiden Größen nicht statthat, sondern jede für sich offenbar relativ selbständig bedingt ist und reguliert wird.

Wir vergessen nicht, daß auch die Verengerung des Capillargebietes eine Blutdruckerhöhung zur Folge haben kann, da ja in ihm ein gewaltiges Stromgebiet bereitgestellt ist (KROGH) und daß die Enge dort wohl der maßgebende Grund für die Blutdruckerhöhung bei der akuten Nephritis ist im Sinn der allgemeinen Capillaritis, die sich auch im pathologischen Austausch des Wasserwechsels zwischen Capillaren und Gewebe zeigt und auch das verschiedene Verhalten der Kochsalzquaddel intracutan bei den akuten Nephritiden erklärt.

Wir erinnern uns ferner daran, daß auch die Viscosität des Blutes zu einem erhöhten Widerstand führt, daß die Vermehrung des Gefäßinhaltes (Plethora) auch ohne eine Enge der Arteriolen Blutdruckerhöhung zur Folge haben kann und endlich vor allem auch eine vermehrte Herztätigkeit, im Sinne eines erhöhten Minutenvolumens des Herzens bei unveränderter Weite der terminalen Strombahn.

---

[1] BRANDT u. KATZ: Über den hohen Venendruck beim Hypertonus. Dtsch. med. Wschr. 1931, Nr. 21; Z. exper. Med. Bd. 27, H. 1/2.

Die Viscosität des Blutes, bei Leukämien erheblich erhöht, aber vasomotorisch ausgeglichen, bei Polyglobulie vermehrt, jedoch nur selten mit Hypertonie kombiniert — spielt, wie v. DURIG mit Recht betont hat, wohl nur eine untergeordnete Rolle und hat auch nach der Formel von POISEUILLE nicht annähernd die Auswirkung wie eine auch nur geringe Verkleinerung im terminalen Gefäßquerschnitt. Die Jodwirkung bei Hypertonus ist wohl kaum auf die Viscositätsänderung, die dabei auftritt, zurückzuführen.

Die *Gesamtfüllung des Gefäßsystems* ist theoretisch für das Blutdruckverhalten bedeutungsvoll. Beobachtet man aber, daß selbst nach einem großen Aderlaß der Blutdruck nur ganz vorübergehend sinkt und trotz der enormen Flüssigkeitsverschiebungen, die er auslöst, keinen wesentlichen dauernden Einfluß auf den Blutdruck hat, so werden offenbar die Blutentziehungen durch Flüssigkeitsverschiebungen schnell ausgeglichen. Nicht einmal das Trinken großer Flüssigkeitsmengen beim gestörten Wasserhaushalt des Diabetes insipidus bewirkt Hypertonie. Wenn bei gewissen Ödembereitschaften der Nephritis Drucksteigerungen zustande kommen, dürfte eine vermehrte Quellung der Kolloide, nicht eine einfache Hydrämie in Frage kommen. Wir dürfen ganz allgemein aussagen, WOLLHEIM[1] hat das experimentell bestätigt, daß eine größere zirkulierende Blutmenge an sich noch keine Blutdruckerhöhung bedingt, sondern daß, wenn sie zustande kommt, die vasomotorischen Regulationen irgendwie verändert sein müssen. Mein Mitarbeiter BRANDT[2] hat gefunden, daß der Venendruck in viel engerer Abhängigkeit von der zirkulierenden Blutmenge bzw. der Füllung des Gefäßsystems steht als der arterielle Druck und auch dann schon deutlich Ausschläge gibt, wenn der arterielle Druck noch völlig unverändert ist.

Fragen wir endlich nach dem *Einfluß veränderter Herztätigkeit auf den Blutdruck,* so scheint es mir, daß dieser Gesichtspunkt bisher zu sehr vernachlässigt wird. Trotzdem ich mich auf den Standpunkt gestellt habe, daß die Enge des präcapillaren Gebietes ein so wesentliches Moment ist, daß es uns geradezu veranlassen kann, von der Blutdruckkrankheit als einer einheitlichen Functio laesa zu sprechen, halte ich es nicht für unmöglich, daß hier eine gewisse Korrektur wird eintreten müssen und daß es manche Fälle von Hypertension gibt, die vom zentralen Motor ausgehen. Ein klassisches Beispiel dafür ist die Aorteninsuffizienz, die der Regel nach einen erhöhten systolischen Druckwert zeigt und bei der wir nichts weniger als erhöhte Widerstände in der Peripherie annehmen dürfen. Hier ist das Blutdruckmaximum hoch, weil ein großes Schlagvolumen in die Aorta mit jeder Herzsystole geworfen wird. Man kann theoretisch sagen, daß wenn die Blutquanten, die der linke Ventrikel in der Minute herauswirft, größere sind, wenn also ein größeres Minutenvolumen eintritt, Blutdruckerhöhung resultieren müßte, wenn im übrigen Kreislaufsystem alles unverändert bliebe.

---

[1] WOLLHEIM: Die Bedeutung der zirkulierenden Blutmenge für den Kreislauf. Erg. Kreislaufforschung. Leipzig: Steinkopff 1932.

[2] BRANDT: Venendruck und Kreislauffunktion. Dtsch. med. Wschr. 1930, Nr. 22.

Auf dieser Basis kommt es bekanntlich auch als Folge der Digitalismedikation bei Herzinsuffizienz durch bessere diastolische Füllung und vollkommenere systolische Entleerung zur Hebung des gesunkenen Blutdrucks, wenn die anderen dynamischen Kreislaufvorrichtungen, speziell der Arteriolenquerschnitt, sich nicht ändern, und genügend Blut dem Herzen aus den Venen zufließt.

Diese kurzen Hinweise mögen die Möglichkeit der Auslösung einer Blutdruckerhöhung durch veränderte Herzarbeit zeigen, allerdings nur, wenn die Strombahn im Arteriolengebiet unverändert bleibt, sich also nicht verengt. Je größer der systolische Füllungszuwachs der Gefäße ist und je rascher er erfolgt, um so steiler und höher muß die Kurve des systolischen Druckanstieges in der Arterie verlaufen. Eine verkürzte Austreibungszeit ist oft maßgebend beim Herzklopfen. So beschrieb KAUFFMANN[1] einen Fall, bei dem der Blutdruck während des Herzklopfens von 124 auf 155 hinaufging. Bei jeder unregelmäßigen Herzaktion sehen wir, wie das größere Schlagvolumen des Einzelschlages etwa nach einer kompensatorischen Pause, einen höheren Blutdruck für diesen Einzelschlag bewirkt. Das hat auch KATSCH[2] besonders betont. Auch die Blutdrucksteigerung im heißen Bade, die eintritt, obwohl die Hautgefäße sich erweitern, beruht nach MUELLER und VEIEL sicher auf der enormen Vermehrung von Schlag- und Minutenvolumen.

Erkennt die Klinik durchgehend an, daß ein Sinken des Blutdruckes sehr wohl auf eine Leistungsunfähigkeit des Herzens zurückzuführen ist, so wird man auch das umgekehrte Verhalten nicht leugnen dürfen. Für gewöhnlich wird bei einer Tachykardie das Volumen des Einzelschlages so herabgesetzt, daß das Minutenvolumen nicht steigt, aber besonders beim Basedow sieht man entgegen der Angabe der Lehrbücher nicht allzu selten dauernde Blutdruckerhöhungen, die ich als vorwiegend kardial auffassen möchte, durch die oft gewaltig gesteigerten Minutenvolumina des rasenden Blutumlaufs.

Von Bedeutung ist auch, worauf EPPINGER zuerst hinwies, daß CO_2-Stauung und verminderte Abrauchung von CO_2 durch die Lunge zur Erhöhung des Schlag- und Minutenvolumens und damit auch des Blutdruckes führen. Wieweit hierbei die Vasomotorenzentren mitspielen, kann hier nicht erörtert werden. Hinsichtlich des Einflusses von Änderungen des Säure-Basengleichgewichtes auf die Zirkulationsgröße hat ebenfalls die Schule EPPINGERS gezeigt, daß künstliche Vermehrung des Kohlensäuregehaltes des Blutes (durch CO_2-Atmung) die Zirkulationsgröße steigert, nicht allein durch Zunahme des venösen Rückflusses, sondern auch durch Einfluß auf das Herz selbst. Nach GOLLWITZER-MEYER führt eine Verminderung der Alkalinität des Blutes zur Vergrößerung des Minutenvolumens, und diese tritt auch bei zentraler Einwirkung der Säure an den Kreislaufzentren ein. Es kann also durch Reaktionsverschiebungen im Bereich gewisser „Kreislaufszentren" das Herzminutenvolumen sowohl durch Steigerung der Frequenz als

[1] KAUFFMANN, FR.: Klinisch-experimentelle Unters. zum Krankheitsbilde der arteriellen Hypertension. Z. exper. Med. 1924, H. 42/43; Z. klin. Med. Bd. 100, H. 3/4.

[2] KATSCH: Über systolisches und diastolisches Herzklopfen. Münch. med. Wschr. 1923, Nr. 39.

auch des Schlagvolumens verändert werden. Es treten hier neben den mehrfach erörterten peripheren Regulatoren des Minutenvolumens zentrale Regulationsmechanismen in Erscheinung. Wir kennen ferner die Theorie des Venopressormechanismus HENDERSONS, der die Weite der kleinsten Venen und die Größe des venösen Rückflusses zum Herzen in Abhängigkeit stellt vom Kohlensäuregehalt. So zeigt sich, daß wir zwar bei einer veränderten Herzleistung wieder sehr stark die Verhältnisse der Peripherie berücksichtigen müssen, daß es aber einseitig wäre, diese nur hämodynamisch zu sehen: das, was sich dort als Stoffwechselpathologie im Sinne EPPINGERS vollzieht, wirkt ein auf die Menge des so entscheidenden venösen Rückflusses zum Herzen und wenn Zustände entstehen, bei denen mehr Blut zum Herzen in der Zeiteinheit zurückfließt, wird das Herz solange suffizient bleiben, als es dementsprechend auch größere Mengen auswirft.

Sowohl der Zustrom zum Herzen wie der Abstrom nach den Capillaren hin durch die Arteriolen stellen dem Herzen seine Aufgaben: —Angebot und Nachfrage.

Literatur.

V. VOLHARD: Nieren und ableitende Harnwege. Hdb. d. inn. Med. v. BERGMANN-STAEHELIN, Bd. VI, 1. u. 2. Teil, 2. Aufl. Berlin: Julius Springer 1931.

Kapitel 11.

Klinik der Blutdruckkrankheit.

Normaler und „pseudonormaler" Blutdruck. — Die Anamnese des Hypertonikers. — Allgemeine Symptomatik. — Die Phrase der „Alterskrankheit". — Differentielle Diagnostik des latenten Hypertonus. — Nitroglycerinversuch. — Die inversen Gefäßreaktionen. — Hypertonus als nützliche Regulation? — Spontanheilungen. — Die Behandlung des hohen Blutdrucks, physikalisch-diätetisch, klimatisch, medikamentös.

Wenn wir behaupten, daß für die Diagnostik des Hypertonus die *Anamnese* noch wichtiger ist als der Befund am Blutdruckapparat, daß jene führen muß, während dieser nur bestätigt, so wiederholt sich auch hier der allgemein nosologische Standpunkt, den wir so vielfach zu entwickeln hatten, daß die larvierten, latenten Krankheiten weit häufiger sind als die schweren ausgesprochenen Krankheitsbilder.

Wer auf einer Krankenstation sich gewöhnt hat, nur vormittags Blutdruckmessungen vorzunehmen, wird wohl mehr als die Hälfte der Hypertoniker übersehen, ebenso wer beim 50jährigen Menschen einen Maximumwert von 150 oder beim älteren von 160 mm Hg für normal hält.

Man glaube ja nicht, daß nur in dem differentiell-diagnostisch so schwierigen Gebiet der Erkrankungen des Oberbauchs die Anamnese führend ist. Die Beschwerde allein kann ebenso Anlaß sein, die Blutdruckfunktion als pathologisch zu erkennen, etwa wenn ein heißes Bad, ein überwärmtes Zimmer schlecht vertragen werden. Dann wird man Hypertonien, meist essentieller Art, in Frühstadien erkennen, in denen verschiedenste therapeutische Maßnahmen, und wenn es auch nur körperliche oder seelische „Entspannung" ist, mehr erreichen wie strengste Vorschriften bei einer konsolidierten, fixierten, hochgradigen Blutdruckerhöhung. Dann wird auch endlich der Glaube schwinden, daß die meisten Hypertonien erst in der Klimax entstehen, — mögen sie auch erst in ihr manifest werden. Uns ist es wahrscheinlich, daß der essentielle Hypertonus ganz häufig endokrine Ursachen hat, aber die Hypertoniebereitschaft läßt sich anamnestisch oft bis in die Jugend hinein verfolgen und gerade, daß ausgesprochene Hypertonien nicht selten jüngere, deutlich endokrin gestörte Patienten befallen, spricht klinisch für eine hormonale Ätiologie, selbst wenn man nicht geneigt ist, die Hypophyse, insbesondere das Vasopressin des Hinterlappens, in den Mittelpunkt des Geschehens bei der essentiellen Hypertonie zu setzen. Ich habe erlebt, als ich ein neues Krankenmaterial an einer Anstalt zu übernehmen hatte, wie erheblich jene Hypertonusformen unterschätzt wurden und daß es nicht im allgemeinen Bewußtsein der dort tätigen Ärzte war, wie häufig die kardio-vasculären Dekompensationen im Zusammenhang mit einer Blutdruckkrankheit standen, die sich nur deshalb nicht manifestierte, weil in der Kreislaufinsuffizienz der Blutdruck zur Norm oder noch tiefer gesunken war.

Ich habe selbst jahrelang eine Patientin an einer mir unklaren „Herzschwäche", die ich nicht als nervös auffassen mochte, behandelt, die dennoch keine manifesten Zeichen der Dekompensation bot, und habe sie lange Wochen im Bett gehalten, wegen ihres Herzklopfens, ihrer Tachykardie und der großen Mattigkeit, — erst mit der Anpassung an die veränderte Kreislaufsituation, die Erstarkung des linken Ventrikels (Hypertrophie) hörte jene „Herzschwäche" auf. Ja, in einem späteren schwersten septischen Infekt war gerade der hypertrophische linke Ventrikel bei pseudonormalem Blutdruck den Anforderungen besonders gut gewachsen, es bedurfte keiner Kreislaufmittel. Aber wenn ich nun die Anamnese zurückverfolge, waren Neuralgien im linken Arm beim Klavierspielen, beim Nachlaufen auf dem Schulhof schon in der Jugend zu ermitteln, während 20 Jahre später schwere Angina pectoris auftrat und trotz eines Verlaufs von 25 Jahren fand sich nichts von Sklerose an den Kranzgefäßen, nichts von Schrumpfniere oder sonstigen arteriolosklerotischen Veränderungen, als eine Blutung in beide Seitenventrikel des Gehirns dem Leben ein plötzliches Ende gesetzt hatte.

Das Beispiel zeigt die Bedeutung latenter Symptome, die jahrelang nur ganz periodisch auftreten mögen, bis der fixierte Hochdruck zu dauernder Beschwerde führt, selbst wenn nur eine Epoche leichter kardio-vasculärer Insuffizienz als scheinbar nervöse oder funktionelle Herzschwäche das Krankheitsbild einleitet.

Ich erlebe, wie häufig auch heute noch Hypertoniker als „Herzneurotiker" gehen, und glaube, daß hier ärztliche Diagnostik und Prophylaxe ganz anders einsetzen könnte, als es noch meist geschieht[1].

Vor allem ist von großer Bedeutung, daß viele Patienten von ihrem Hochdruck überhaupt keine manifesten Beschwerden haben, so daß er nur zufällig entdeckt wird. Aber gerade die Zahl dieser Kranken wird um so geringer werden, je mehr der Arzt an die larvierten Beschwerden denkt.

Auch ein normaler Blutdruckwert ist noch längst kein Beweis, daß keine Blutdruckkrankheit vorliegt. Absolute Werte erkenne ich nicht an, denn auch der normale Blutdruck ist Ausdruck eines funktionellen Tonus, und so kann beim Hypotoniker 90—100 mm Hg. der normale Zustand sein und 120—130 schon einen erhöhten Blutdruck bedeuten.

---

[1] v. BERGMANN, G.: Blutdruckkrankheit als Problem. Jkurse ärztl. Fortbildg 1924, H. 2. — Blutdruckkrankh. Neue dtsch. Klin. Bd. 2, 1928.

Ein Patient mit auch nur beginnender kardio-vasculärer Insuffizienz zeigt oft einen „pseudonormalen“ Blutdruck, ja vielleicht sogar absolut niedrige Werte, — wir verstehen den Grund einer Dekompensation nicht: — etwa ein Vitium, eine Arrhythmia absoluta, ein infektiöser Kreislaufschaden sind auszuschließen — dann ist am wahrscheinlichsten, daß ein dekompensierter Hypertonus vorliegt. Den Beweis dafür können wir führen, wenn nach intensiver Behandlung mit Mitteln der Digitalisgruppe die Kompensation gelingt und hohe Blutdruckwerte sich wieder zeigen. Aber auf diese epikritische diagnostische Erkenntnis ex juvantibus brauchen wir meist nicht zu warten, wenn wir ausgebildete und erfahrene Anamnestiker sind.

Wir kennen die enormen Blutdruckschwankungen, die häufig nur an manchen Tagen, selbst in monatelangen Abständen auftreten. Wir kennen die PALsche Blutdruckkrise bei einem Schmerzanfall, während einer Emotion, nach einem heißen Bade, an einem schwülen Tage, bei einer besonderen Strapaze. Vergessen wir auch nicht, daß bei Bettruhe, oder auch nur bei Milieuwechsel, der Blutdruck schnell sinkt und daß im Berufe der Blutdruck dennoch hoch sein kann, und denken wir auch daran, daß die Erregung bei der ersten ärztlichen Untersuchung häufig zu hohe Werte veranlaßt.

Wir müssen endlich zur Einsicht kommen, wie zeitig schon die Blutdruckkrankheit ihre ersten Beschwerden macht. Wie viele Blutdruckler gehen selbst Jahrzehnte als Neurastheniker, als Rheumatiker oder — indem nur Teile der Beschwerden ärztlich beachtet werden — als Migräne, habitueller Kopfschmerz, vasomotorische Angina pectoris, Lumbago, Ischias, Rheumatismus usw.

Man muß die Klagen der Kranken, ihr Erleben, ihre charakterlichen Veränderungen ebenso kennen wie die Befunde der Krankheit, um die richtige Diagnose und Prognose stellen, um überhaupt ärztlich handeln zu können.

Die allgemein nervösen Klagen sind oft ganz analog wie beim „Neurastheniker“: leichte körperliche Ermüdbarkeit, Erschöpfung, Energielosigkeit bis zur Unlust und Empfindung des körperlichen Versagens; nach dem Schlafen keine Erfrischung, Angstzustände, Scheu vor Geselligkeit, vor Unterhaltung und labile Stimmungen. Dazu kommen Erscheinungen, die geradezu als cerebrale Symptome auftreten: Kopfdruck, Kopfschmerz, habituell einseitig bis zu echten Migräneanfällen, die in der Anamnese des Hypertonikers eine große Rolle spielen, Kopfneuralgien, die in der Kopfhaut lokalisiert sind, Schwindel in atypischer Form oder als echter Labyrinthschwindel (MENIÉRE) oder cerebellarer Schwindel bis zu Übelkeit und Erbrechen, endlich auch vorübergehende Ausfallserscheinungen wie Aphasien, Augenmuskellähmung, Monoplegien, Hemiplegien, halbseitige cerebrale Parästhesien, gelegentlich nur in Arm oder Bein, Ohnmachten, Kollapse, überhaupt fast jedes lokalistische Hirnsymptom. Im Gegensatz zur organischen Läsion bleibt die kurzfristige Dauer von Stunden, höchstens 1—2 Tagen typisch. Solche Zustände können allerdings auch Vorstadien organischer Läsionen, namentlich der Hämorrhagia cerebri sein (WEST-

PHAL)[1]. KAUFFMANN[2] hat sie zuerst im Begriff des „*angiospastischen Insults*" zusammengefaßt.

Sind jene Symptome gerade in der Anamnese wichtige Hinweise für einen Hochdruck, so ist damit nicht gesagt, daß sie nicht auch einmal ohne Blutdruckerhöhung als lokale Zirkulationsstörung vorkommen können; die Migräne ist nicht einmal häufig mit Hochdruck kombiniert. Aber der erhöhte Blutdruck setzt eine besondere Bereitschaft — im Cerebrum allerdings wohl auch die Arteriosklerose selbst. So kommt es, daß manche dieser Erscheinungen sich einerseits schwer von organischen Leiden trennen lassen, und andererseits gibt es fast sämtliche dieser subjektiven Beschwerden, nicht nur Ermüdung oder etwa Platzangst auf „rein" (?) psychoneurotischer Grundlage.

Der Hypertoniker klagt weiter häufig über allgemeine *rheumatische Erscheinungen*. RUDOLF SCHMIDT, Prag, spricht geradezu von einem „Hochdruckrheumatismus". Die Abhängigkeit vom Witterungswechsel ist häufig, jedoch nicht immer vorhanden. Es gibt auch atypische, ischiasähnliche Schmerzen in den Beinen, lumbagoartige Zustände, auch beiderseits symmetrisch das Gefühl des durchgebrochenen Kreuzes, Schmerzen „überall" im Rücken, den Schultern und den Extremitäten herumvagierend.

Wieviel dabei differential-diagnostisch zu erwägen ist, liegt auf der Hand. Fehlt aber jeder andere Anhalt — auch für Irradiationen aus der Ferne — und besteht der Hypertonus, so wird man auch hier etwa an örtliche wechselnde, tonische Gefäßengen größerer Gefäße denken oder an mangelnde Weitbarkeit bei erhöhtem Durchblutungsbedarf einer Muskelgruppe, dabei braucht also keineswegs eine Arteriosklerose vorhanden zu sein, nicht einmal bei der typischen Claudicatio intermittens.

Am verbreitetsten sind die *Herzbeschwerden*. Vom subjektiven Gefühl des Herzklopfens mit oder ohne Pulsbeschleunigung bis zum Druckgefühl in der Herzgegend und von da alle Übergänge zur Präkordialangst und zu schmerzhaften Herzsensationen. Dann wieder die bekannten Ausstrahlungen vom Herzen her als viscero-sensorische Reflexe über die Hals- und oberen Dorsalsegmente: isolierter „Rheumatismus" der linken Schulter mit Bewegungsbehinderung und Ausstrahlung in den linken Arm bis in die Fingerspitzen besonders im Ulnarisgebiet, dabei Klammergefühl um den Oberarm oder das Handgelenk. Auch Skapularschmerz, als Intercostalneuralgie oder Muskelrheuma gedeutet, ist nicht selten. Schließlich kann gerade die typische Stenokardie Hochdruckbeschwerde sein mit den Anfällen der echten Angina pectoris, mit Vernichtungsgefühl und Todesangst. Auch alle leichteren Angstempfindungen, erst mit Herzbeschwerden verknüpft, dann losgelöst fast als Phobien auftretend,

---

[1] WESTPHAL, K.: Untersuchungen über die Entstehungsbedingungen des arteriellen Hochdrucks. Z. klin. Med. Bd. 101, H. 5/6, 1925.

[2] KAUFFMANN, FR.: Klinisch-experimentelle Unters. zum Krankheitsbilde der arteriellen Hypertension. Z. exper. Med. H. 42/43, 1924; Z. klin. Med. Bd. 100, 1924.

nicht selten mit der Erwartungsangst vor dem eigentlichen Anfall, der oft gar nicht eintritt, begegnen uns häufig.

Nicht regelmäßig werden die Herzbeschwerden des Blutdrucklers durch hyperalgetische oder hyperästhetische Zonen im Sinne von Head gekennzeichnet. Gelegentlich treten sie aber doch so typisch segmental-radikulär angeordnet auf, daß sie ihren Charakter als *Herzneuralgie* erweisen, man sollte sie auch unbedenklich so bezeichnen.

Bei epigastrischen Beschwerden, wenn sie nicht geradezu vom Herzen ausstrahlen, rate ich diagnostisch auf der Hut zu sein; die „Angina abdominis“, soweit sie auf Spasmen der Mesenterialgefäße zurückgeführt wird, ist in der Mehrzahl der Fälle, wenn nicht immer, eine Fehldiagnose. Ja, Sklerose der Mesenterialgefäße scheint selten oder nie zu jenem Symptomenkomplex zu führen.

„Milzinfarkte“ in Fällen, in denen nichts für eine Embolie spricht, dürften wohl primär als ischämische Folgen spastischer Funktionszustände in Ästen der Milzarterie anzusehen sein, also vergleichbar den Herzinfarkten (siehe später).

Die starke Abhängigkeit von der *Affektlage* ist genügend bekannt. Nicht nur so, daß durch den Affekt der Blutdruck hinaufgetrieben wird, sondern auch eine Blutdrucksteigerung, ohne Schmerz im Sinne der Palschen Krisen derart, daß ein Circulus vitiosus entsteht: große Emotion als Erlebnisreaktion in der Selbstwahrnehmung, zugeordnete biologische Gefäßreaktion.

Vertieft man sich unter diesem Wissen in die Anamnese, so wird man z. B. bei einer sog. klimakterischen Hypertonie erfahren, daß schon das junge Mädchen bei Spaziergängen leichter im linken Bein die Muskelschmerzen des Wanderns bekommt oder daß sie mit habituellen Kopfschmerzen zu tun hatte. Man wird verstehen, daß bei einem Industriellen vor 10 Jahren bei einem Frühstück mit etwas Alkohol an einem besonders schwülen Tage ein „Nervenzusammenbruch“ mit Schwindel und Ohnmacht entstand oder auf einer Italienreise bei einer ermüdenden Kunstschau, gehetzt von den Sternen im Baedeker, an einem heißen Tage ein Herzanfall sich einstellte; in einer Gerichtsverhandlung ein Angstzustand ausbrach, den ein Gerichtsarzt als Flucht in die Krankheit deutete — das alles erste, akute, flüchtige Hypertonussymptome.

Oder auch, es kommt ein junger Jurist, Ende der 20, in die Sprechstunde und zeigt einen Blutdruck von 160 mm Hg. Ich will seine Nierenfunktion prüfen, er liegt in der Klinik, und schon ist der erhöhte Druck verschwunden. Während der ganzen Beobachtungsdauer nie eine Erhöhung, so daß ich fast an der Richtigkeit meiner ersten Messung zweifle. Nichts Pathologisches findet sich außer einer leichten Hypertrophie des linken Ventrikels. Er wird entlassen, und schon beim nächsten Sprechstundenbesuch wieder der Hypertonus. Das Herauslösen aus dem Milieu, die Bettruhe hatten genügt, die Hypertonie zum Verschwinden zu bringen, sobald er aber wieder in der Erregung des Berufes steht, ist eine wechselnde Erhöhung da.

An der *Erblichkeit* ist kein Zweifel. Sie weist auf konstitutionelle Faktoren der Erbmasse, Volhard betont sie auch für den Hypertonus der Nierenkranken, sie gilt noch mehr von der essentiellen Hypertonie, GOLDSCHEIDER, PAL, R. SCHMIDT, J. BAUER und VAQUEZ betonen sämtlich mit Nachdruck die Heredität für die Hypertonie. WEITZ, der sich gründlich dieser Frage gewidmet hat, denkt wie VOLHARD an die Vererbung der Disposition zur hypertonischen Gefäßreaktion. Auch KAUFFMANN[1] hat sich dieser Anschauung angeschlossen, nach ihm vererbt sich die Neigung, an Hypertension früher zu erkranken und früher zu sterben: Blutdruckmessungen bei 93 Geschwistern von 82 Hypertonikern ergaben, daß prozentual der Hypertonus bei den Geschwistern viel häufiger war als bei beliebigen anderen Personen. Der Erbgang selbst scheint dominant zu sein.

Daß Erbanlagen auch oft erst in späterer Lebensperiode manifest werden, muß dem Arzt geläufig sein. Als „Alterskrankheit" darf das Leiden deshalb nicht bezeichnet werden. Es ist kein Zweifel, daß die Blutdruckerhöhung mit steigendem Lebensalter zunimmt, das mag zum Teil seinen Grund in veränderter Dehnbarkeit der Gefäße und den Abnützungserscheinungen haben, zum Teil aber auch in der endokrinen oder überhaupt allgemeinen Umstimmung des Organismus in der Involutionsepoche. Aber je mehr man sich gewöhnt, bei jedem Patienten den Blutdruck zu messen, desto häufiger wird sich zeigen, daß der Hypertonus gar nicht so ausgesprochen eine Alterserscheinung ist. Die Praxisphrase „für Ihre Jahre ist ein Blutdruck von 150 oder 170 mm Hg. ja normal" versperrt nur einen Einblick in das wirkliche funktionelle Geschehen bei der Hypertonie. Darum sollte die Forschung den Hypertonus der Jugendlichen in den Vordergrund des Studiums rücken. Er zeigt deutlich die funktionelle und konstitutionelle Bedingtheit des Hochdrucks.

Für die Meinung, daß der Hypertonus endokrin bedingt sei, bietet die Klinik starke Stützen. Gerade in den seltenen Fällen jugendlicher Hypertoniker zeigt die Mehrzahl auch manifeste Störungen der inneren Sekretion. Aber schon die klimakterische Hypertonie weist auf das Hormon der Sexualorgane hin. Das und nicht das Alter an sich ist wohl auch der Grund, weshalb der Hypertonus in der Involutionsperiode beider Geschlechter erst zur häufigen Krankheit wird.

Von den beiden Eltern dreier Geschwister starb der Vater an Apoplexie, die Mutter an Urämie. Alle drei haben von Jugend an einen Hypertonus. Die Schwester starb 45jährig an Kreislaufdekompensation auf der Grundlage ihres Hochdrucks, ein Bruder, 32jährig, an Urämie infolge sekundärem ren granulatus, der andere Bruder, 27 Jahre alt, steht wegen seines Hochdrucks in ärztlicher Beobachtung. Bei beiden Brüdern trat um das 25. Lebensjahr eine deutliche Abnahme ihrer Potenz ein, gleichzeitig mit der Entwicklung einer starken Adipositas.

Ich erinnere mich an einen jungen Mann mit stark femininen Zügen somatischer wie psychischer Art und einer Dauerhypertonie von 160, an myxödematöse Zwergwuchsformen mit Hypertonus und an einen sog. Hundskopf mit Imbecillität, ausgesprochener Capillarstörung und Hypertonie.

Das Verhältnis ist aber nicht so, daß einem vollentwickelten endokrinen Krankheitsbild regelmäßig ein Hypertonus zugeordnet wäre. Dennoch sollte das

---

[1] KAUFFMANN, FR.: Pathologie des arteriellen Hochdrucks. Hdb. d. norm. u. path. Physiol. BETHE u. v. BERGMANN, Bd. VII, 2. Hälfte. Berlin: Julius Springer 1927.

Anlaß sein, namentlich bei der essentiellen Hypertonie der Jugendlichen auf das endokrine Moment so genau zu achten, wie es heute klinisch möglich ist.

Differentialdiagnostisch kann man mit Kylin und Fahrenkamp versuchen, *Typen der Blutdruckkurve* aufzustellen. Einerseits ständig erhöhte Blutdruckkurve nach Art der Kontinua, darunter wieder solche, die nicht einmal im Schlaf oder auf therapeutische Maßnahmen, wie den Nitroglycerinversuch von Kauffmann[1] abfallen, anderseits ständige große Blutdruckschwankungen, hochgradige Blutdrucklabilität, besonders in Verbindung mit emotionalen Dingen oder auch bei Muskelarbeit; Kombinationen von periodischen Schwankungen und ziemlicher Blutdruckkonstanz zeigen schon die Übergänge. Darum scheint es mir unzweckmäßig, die verschiedenen Verhaltungsweisen prinzipiell zu trennen. Würde man ständig von Minute zu Minute den Druck messen, so fände man recht oft einen ständigen Wechsel, wie es jetzt durch die Dauerblutdruckmessung von Lange[2] leicht erweislich ist. Sicherlich aber kann im Verlauf der stabile Blutdruck in den labilen übergehen und umgekehrt. „Ob stabile oder labile Blutdruckverhältnisse bestehen, ist nicht charakteristisch für eine bestimmte Ätiologie der Blutdruckkrankheit" (Kauffmann[1]). Auch Frey sagt, daß der Übergang von Gefäßkrisen in dauernde Hypertension etwas ganz Gewöhnliches ist. In der Mehrzahl der Fälle erscheint der labile Blutdruck als das frühere Stadium, das bei einer ausgesprochenen Schrumpfniere selten sein wird, während der fixierte Hochdruck ebensowohl zum länger bestehenden essentiellen als auch zum Schrumpfnierenblutdruck gehören kann. Die physiologische Senkung des Blutdrucks im Schlaf beim fixierten Hochdruck ist nur gering.

Funktionsprüfungen mancher Art können diagnostische Bedeutung gewinnen: bei Zufuhr großer Flüssigkeitsmengen, etwa beim Wasserversuch, zum Zwecke der Nierenfunktion können latente Blutdruckbereitschaften manifest werden, ebenso bei Bauchkompressionen — hier handelt es sich aber meist weniger um die Diagnostik des Hochdrucks an sich, als um die der Dekompensation des Hochdrucks. Hierher gehört auch der hohe Venendruck als Ausdruck venöser Gefäßspannung bei latentem Hypertonus.

Die Reaktion auf Nitroglycerin, von Kauffmann[3] besonders studiert, prüft dagegen primär die Entspannungsbereitschaft der Gefäße. Aber eine prinzipielle Scheidung verschiedener Hochdrucksformen gestattet auch sie nicht, wenn auch im allgemeinen die renale Hypertension weniger reagiert. Man kann aber durch sie entscheiden, ob bei stabilem Hochdruck noch eine Entspannungsbereitschaft besteht. Latente Zustandsänderungen der Gefäße, die Zähigkeit, mit welcher ein Blutdruckwert festgehalten wird, werden so einer diagnostischen

---

[1] Kauffmann, Fr.: Über Blutdruckschwankungen und ihrer Bedeutung für den Organismus. Hypertension. (Ärztl. Fortbildungskurs Nauheim 1926.) Leipzig: Thieme.

[2] Lange, K.: Die fortlaufende selbsttätige Messung und Registrierung des menschlichen Blutdrucks. Dtsch. med. Wschr. 1932, Nr. 11.

[3] Kauffmann, Fr.: Klinisch-experimentelle Untersuchungen zum Krankheitsbilde der arteriellen Hypertension. Z. exper. Med. H. 42/43, 1924; Z. klin. Med. Bd. 100, 1925.

Prüfung zugänglich. Das ist für die Therapie von großer Bedeutung (Abb. 63).

Diagnostisch verwertbar sind auch *die inversen Gefäßreaktionen*, die seltener auf Adrenalin, häufiger und praktisch wichtiger auf Wärme und Gefäßabschnürung eintreten. Eintauchen der Hand oder des Fußes in heißes Wasser kann dabei zum Erblassen statt zu Rötung führen. An 28 Kranken fand KAUFFMANN[1] 12mal auf Hitzeeinwirkungen (heißes Zimmer, heißes Bad) Blutdruckerhöhung. Die physiologische Reaktion ist die Erniedrigung. Das gleiche besagt anamnestisch die Angabe zahlreicher Blutdruckler, daß sie sich in heißen Räumen bei schwülem Wetter besonders schlecht befinden oder auch im heißen Bad Beschwerden haben. Ich halte neben der regelmäßigen Frage, wie Wärme und ein heißes Bad vertragen werden, für die Diagnostik latenter Blutdruckbereitschaft den positiven Ausfall eines Wärmetoleranzversuches für wesentlich, während der negative nichts besagt.

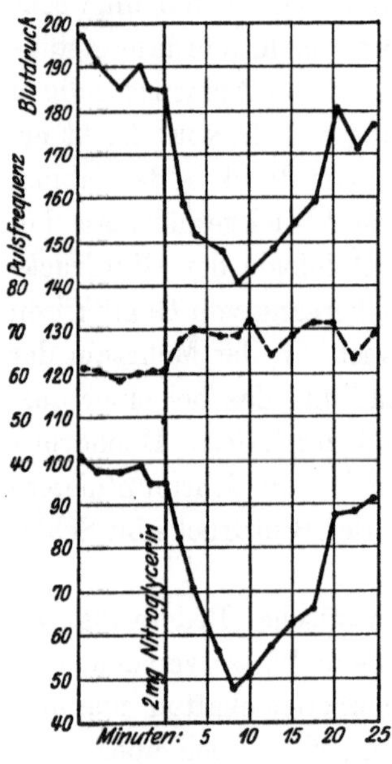

—— Blutdruck, systol. u. diastol.
------ Pulsfrequenz

Abb. 63. Senkung des Blutdrucks nach Injektion von 2 mgr. Nitroglycerin intravenös. (Nach FR. KAUFFMANN.)

Nach Abschnürung, etwa mit der Blutdruckmanschette, sieht man beim Gesunden, besonders beim Jugendlichen, die reaktive Hyperämie deutlich, bei vielen Hypertonikern zeigt sich, wie WESTPHAL[2] nachwies, eine Anämisierung der Capillaren, die 20 Minuten anhalten kann, mit dem Capillarmikroskop deutlich verfolgbar, auch hier die inverse Reaktion vieler Hypertoniker. WESTPHAL nimmt mit Recht einen abnormen Bremsmechanismus an, offenbar bewirkt das Hineinschießen der Blutwelle als Dehnungsreiz die stärkere Arteriolenkontraktion.

Auch unter einem Cantharidenpflaster kommt es beim Hypertoniker oft erst nach beträchtlich längerer Zeit zur Blasenbildung als beim Normotoniker. Das dürfte mit einer veränderten Reaktionsbereitschaft der Haut zusammenhängen und zeigt, wie weitgehend durch die Druckveränderung der Gesamtorganismus in seiner Reaktionslage umgestimmt ist. Die Resorptionszeit einer intracutanen NaCl-Quaddel ist dagegen normal und kann differentialdiagnostisch nicht verwandt werden.

Neben solchen Feststellungen über das Verhalten des erhöhten Blutdrucks in seinen wechselnden Formen wird das Wichtigste in der Erhebung des Körperstatus die Diagnostik von *Herzveränderungen* sein.

---

[1] KAUFFMANN, FR.: Klinisch-experimentelle Untersuchungen zum Krankheitsbilde der arteriellen Hypertension. Z. exper. Med. H. 42/43, 1924; Z. klin. Med. Bd. 100, 1925.

[2] WESTPHAL, K.: Untersuchungen über die Entstehungsbedingungen des arteriellen Hochdrucks. Z. klin. Med. Bd. 101, H. 5/6, 1925.

Es ist aber endlich an der Zeit, dem Kranken zu sagen: „Das Herz mußte wegen des hohen Blutdrucks auf eine andere Stärke umgebaut werden, der kräftigere Motor ist die Reaktion auf den höheren Blutdruck, gegen den das erstarkte Herz zu arbeiten hat.“ Denn so müssen wir uns einstellen, wenn wir die Blutdruckkrankheit am häufigsten als Ausdruck des erhöhten Arteriolentonus ansehen. Diesen zu überwinden, erfordert ständige Mehrarbeit (veränderte Anfangsspannung) des linken Ventrikels und „darum“ hypertrophiert er. Das ist, wie ich meine, die einzige Erklärung der noch heute manchen Pathologen rätselhaften „idiopathischen“ Herzhypertrophie.

Der hebende Spitzenstoß, der laute erste Ton, die Akzentuation bis zum Klingen des zweiten Aortentones, die mäßige Vergrößerung nach links, im Röntgenbilde der ausgeladene linke untere Bogen, die sog. Schafsnase oder Stiefelform und die stärker vortretende Aorta im Sinne einer stärkeren Biegung, auch einer mäßigen Dilatation, sind sozusagen die Garantieerscheinungen für die Erfüllung der günstigen, mechanisch notwendigen Voraussetzungen, daß der Hypertoniker kompensiert bleibt. Der Arzt muß aufhören, sie als Schäden zu erklären oder anzusehen. Nicht einmal der Kompensationsbegriff genügt, sondern physiologisch präformierte, notwendige Reaktionen auf veränderte Kreislaufverhältnisse liegen vor, krankhaft ja, aber nützlich, erwünscht, notwendig. Es ist an der Zeit, daß wir die *Adaptierung an die veränderte Leistung*, wie sie für die Blutdruckerhöhung notwendig ist, auch als solche auffassen, und die Hypertrophie des linken Ventrikels als etwas Günstiges bei der Blutdruckkrankheit erkennen, eine neue Einregulierung ist vom Organismus gewonnen.

Die Klinik belehrt uns darüber am besten, wenn etwa bei der akuten Glomerulonephritis eine Blutdrucksteigerung plötzlich entsteht und der Umbau zu einem stärkeren Motor, der mehr Kräfte entfalten kann, noch nicht vollzogen ist. Dann gerade sehen wir nicht selten die kardiale Dyspnoe als Versagen des noch nicht umgebauten linken Herzens. Und immer wieder erleben wir, oder erfahren es aus der Anamnese, daß zu Beginn einer Hypertension das Herz wiederholt bei Anstrengungen versagt hat, Herzklopfen, Tachykardie und anginoide Zustände aufgetreten sind, und daß später das Herz mit seiner Hypertrophie durch seine größere Fähigkeit zur Arbeitsleistung völlig suffizient geworden ist, so daß Hypertoniker wieder Hochtouren machen und andere Sportsleistungen vollziehen, also auch schweren körperlichen Anstrengungen wieder gewachsen sind.

Es kommt für das Herz praktisch fast auf dasselbe hinaus, ob es die Sysiphusarbeit der Aorteninsuffizienz zu leisten hat, d. h. ein großes Schlagvolumen herauswirft und immer wieder durch die schlußunfähigen Aortenklappen ein Teil des ausgeworfenen Blutes unter diastolischem Gießen und Rauschen zurückfließt, oder ob es, wenn auch mit weniger vergrößertem Schlagvolumen, dauernd in der Verschlußzeit der ersten Phase des Systole einen größeren Innendruck aufwenden muß, bis es gegen den erhöhten Druck in der Aorta die Semilunarklappen zu eröffnen vermag und eine Drucksteigerung während seiner Systole in der Aorta bewirkt, welche trotz der peripheren Widerstände (Arteriolenmenge) genügt, die erforderliche Strömungsgeschwindigkeit in die Wege zu leiten.

Das Herz des Hypertonikers ist also kräftiger und muskelstärker. Es hat keine geringere Reservekraft, es ist ein stärkerer Motor, den wir genau so gut in Pferdekräften ausdrücken könnten wie etwa die Pferdestärke bei dem Motor eines Automobils. Die höhere PS-Zahl ist die Anpassung, die biologische Folge des erhöhten Blutdrucks. Ich glaube nicht mehr, daß die Hypertrophie als pathologischer Bau des Muskels den Keim zur Dekompensation in sich trägt. Die Hypertrophie ist auf nichts anderes zurückzuführen, als auf ein allgemeines Gesetz in der Erstarkung des Muskels, das für den gewöhnlichen quergestreiften Muskel ganz ebenso gilt, wie für den Herzmuskel. Die Anspannung ist nach BOHNENKAMP der adäquate Reiz zur Hypertrophie. Auch der Biceps wird größer und fester, wenn der rechte Arm — etwa durch Fechten — geübt wird. Die Frage scheint dahin entschieden, daß die Vermehrung der Muskelfibrillen kaum eine Rolle spielt, daß mehr die Hypertrophie jeder einzelnen Muskelzelle die Zunahme an kontraktionsfähiger Substanz hervorruft.

Es genügt, sich zwei hypertrophische linke Ventrikel im Röntgenbild anzusehen, um die große Ähnlichkeit des Aorteninsuffizienzherzens und des Herzens der Blutdruckkrankheit zu erkennen. Ein Unglück läge nur darin, wenn ein Asthenikerherz nicht konform der Blutdruckerhöhung erstarken könnte, und es ist klinisch nicht unwichtig, daß das einzelne Individuum verschieden lange braucht, bis es sich den veränderten Blutdruckverhältnissen angepaßt hat.

Im gut kompensierten Hochdruck mit umgebauten Herzen braucht man so auch *keine Kontraindikation zu einer Operation* zu sehen, gerade da in der Narkose jeder Blutdruck sinkt und noch stärker bei der Bauchhöhleneröffnung[1]. Wenn Tage strenger Bettruhe folgen, mit Hunger und Unterernährung, dann haben gerade die Blutdruckler mit ihrer Herzhypertrophie — hier anders wie bei der Aorteninsuffizienz — einen besonders kräftigen und starken Herzmuskel, der beim gesunkenen Drucke Schonzeit hat. Sie sind eigentlich besser daran, als der normale Mensch. Die Gefahr der Dekompensation besteht dagegen in postoperativen Infekten oder febrilen Autointoxikationen durch Blut- und Gewebszerfall — in der Capillarlähmung, Minusdekompensation, dem Kollaps durch Vergiftung. Nicht an „Herzschwäche" sondern an toxischer Vasomotorenlähmung stirbt ja der Operierte. Die Chirurgen finden wohl immer noch eine Herzuntersuchung so wesentlich, nur weil sie meist den Gesamtkreislauf noch nicht dynamisch kennengelernt haben, als ein kardiovaskuläres, kompliziert einreguliertes System.

Selbst bei hochfieberhaften Infektionskrankheiten kann man, namentlich bei jüngeren Menschen ähnlich Günstiges für den Hypertoniker erleben: im hohen Fieber ist der Blutdruck herabgesetzt, und das hypertrophische Herz ist

---

[1] v. BERGMANN, G.: Zur postoperativen Kreislauftherapie. Dtsch. med. Wschr. 1932, Nr. 14.

den Anforderungen eher besser gewachsen. Das soll nicht besagen, daß nicht gerade Infektionskrankheiten zum wesentlichen Moment werden können für die Dekompensation, aber es ist doch nicht selten, daß Kranke gerade dann, wenn spontan oder auch therapeutisch der Blutdruck heruntergegangen ist, über das lästige subjektive Gefühl des Herzklopfens klagen: offenbar schlägt hier ein hypertrophischer Ventrikel durch seine starke Muskulatur zu kräftig weiter, obwohl kein Hypertonus mehr besteht — also überflüssiger Kraftaufwand.

Es ist klar, daß auch im Sinne unserer funktionellen Auffassung von der Blutdruckkrankheit die Frage beantwortet werden muß: Was läßt sich tun, um die Arteriolenenge des Hypertonus zu bekämpfen und gar die Spasmusbereitschaft auch der größeren Gefäße zu beeinflussen?

Eine jede *therapeutische Betrachtung* sollte ihren Ausgang nehmen von einem kritischen Überblick über den „natürlichen" Spontanverlauf der zu behandelnden Erkrankung, von ihren spontanen Schwankungen und Selbstheilungen. Das schützt am besten vor kritikloser Begeisterung für jedes neue therapeutische Verfahren.

So müssen wir auch hier danach fragen, ob Beobachtungen vorliegen, wo lange und gut beobachtete Blutdruckerhöhungen ohne ärztliches Eingreifen wieder völlig und dauernd verschwunden sind.

Solche Fälle sind in der Tat in der Literatur bekannt, und wenn es auch nur wenige sind, so ist doch gerade ihr Verlauf lehrreich. Nach einem schweren Schädeltrauma hat PAL das endgültige Verschwinden der Blutdruckkrankheit konstatiert, auch nach Apoplexien ist es einige Male festgestellt worden. Solche freilich vereinzelten Fälle stützen erheblich jene Vorstellung, die in einem verkehrten Verhalten zentraler Regulierungen (Vasomotorenzentrum) ein ungemein wichtiges Moment für das Entstehen der Blutdruckerhöhung sieht. Ferner ist gelegentlich nach schweren septischen Infektionen ein dauernder Hochdruck für immer verschwunden.

So sah GOLDNER in der Klinik kürzlich eine Patientin, die seit 4 Jahren mit Ausnahme des letzten Jahres in dauernder Beobachtung unserer Poliklinik wegen ihres Hypertonus, der um 200 schwankte, gestanden hatte. Jetzt kam sie nicht wegen ihrer Hochdruckbeschwerden zur klinischen Aufnahme, sondern wegen heftiger Schmerzen und Bewegungseinschränkung in der rechten Hüftgelenksgegend, derentwegen sie in den letzten Monaten schon ambulant behandelt worden war, ohne daß eine Ursache dafür gefunden werden konnte. Wir konnten einen alten Weichteilabsceß nachweisen, der etwa 50 ccm sterilen Eiters in einer derben Kapsel enthielt. Die Ätiologie blieb unbekannt, wohl ein Senkungsabsceß, zur Beobachtungszeit auch kein Fieber mehr. Aber — der Blutdruck war vom ersten Tage der klinischen Beobachtung bis zur Entlassung nach mehr als 6 Wochen stets normal, um 120.

Manchmal liegt es nahe, große humorale Umstellungen sowohl für das Werden wie für das Vergehen der Blutdruckkrankheit zu beschuldigen.

Solche Vorgänge sind therapeutisch leider nicht reproduzierbar und so für das praktische Handeln unmittelbar wertlos. Aber sie geben doch einen Anhalt dafür, daß die Hoffnung auf eine radikale Beseitigung des Hypertonus keine völlige Utopie ist. Auch ohne solche großen Ereignisse habe ich vereinzelt Fälle gesehen, bei denen hohe Blutdruckwerte wieder völlig zur Norm zurückkehrten, ohne daß ein zielbewußtes therapeutisches Vorgehen bestanden hatte.

An die Spitze des Abschnittes der aktiven ärztlichen Behandlung der Blutdruckkrankheit muß aber leider noch mit Resignation der Satz gestellt werden, daß eine wirksame Therapie im Sinne einer wirklichen Dauerheilung noch nicht existiert. Zur Kritik der vielen therapeutischen Vorschläge kann nicht nachdrücklich und häufig genug betont werden, daß auch spontan höhere Blutdruckwerte von Perioden niederer Werte gefolgt sind, daß aber auch nicht nur die interferierenden Blutdruckschwankungen sich therapeutisch dankbar erweisen, sondern auch Dauerhypertonien gar nicht so selten auf ein niedrigeres Niveau für mehr oder weniger lange Zeit, ja selbst dauernd, zurückzubringen sind. Wesentlich aber ist zu sagen, daß die Prognose sowohl der Beschwerden wie der Komplikationen durchaus nicht allein abhängig ist von den absoluten Blutdruckwerten. Die Dauerhypertonien sind häufig beschwerdeärmer, ja ganz beschwerdefrei, während die Patienten mit schwankenden Werten oft weit mehr leiden. Man kann nicht einmal sagen, es sei im Einzelfall stets anzustreben, einen dauernden Hochdruck in das Stadium des stark schwankenden Blutdrucks mit niedrigeren Blutdruckwerten herabzubringen. Überhaupt wird man, so lange eine kausale oder spezifische Therapie noch aussteht, die niemals für die gesamte Blutdruckkrankheit wegen ihrer zahlreichen Ursachen wird gelten können, gut tun, mehr die Beschwerden des Hypertonikers als den Hochdruck selbst zu behandeln. Selbstverständlich soll man dabei sich bemühen, den Blutdruck herabzusetzen. Und auch hier wird die Frühdiagnostik gerade wichtiges Hilfsmittel einer wirksamen Therapie sein.

Als erstes zu nennen ist *die Ruhe.* Es ist tägliche Krankenhauserfahrung, daß die Blutdruckwerte der ersten Tage, die höheren sind, und daß ein paar Tage Bettruhe genügen, den Blutdruck herabzusetzen. Man soll darum etwa auch neue blutdruckherabsetzende Mittel nicht früher zu prüfen beginnen, als bis jene spontanen Rückgänge einer Liegekur ein klares Bild gegeben haben. Ich halte systematische Ruhekuren für die beste Behandlung des Hypertonus, namentlich wenn die Beschwerden (mehr als der Hochdruck an sich) eine Indikation zur Behandlung geben. So kann eine vierwöchige Liegekur indiziert sein, so kann es während der Berufsarbeit schon günstig sein, in der Woche (Sonntags) einen Liege-Ruhetag einzuführen.

Sicher ist die Körperruhe allein nicht das Maßgebende, auch der Milieuwechsel, und es ist mehr als ein Wortspiel, wenn das „Ausspannen“ auch im Gefäßtonus „Entspannung“ herbeiführt. Viele Kranke verlieren die Beschwerden auf Reisen, in den Ferien, auch ohne erheblichen Klimawechsel und häufig auch ohne besondere Diät. Immer wieder hat man ärztlich den Eindruck, daß das Abhetzen und sich Abschaffen beruflich, gesellschaftlich, dauernde psychische Emotionen, von Übel sind. Eine Bremsung im Berufsleben kann entscheidend sein, häufigerer

Urlaub, Week-end, andere Tageseinteilung, Entlastung von Nebenämtern. Scheint mir doch fraglos die Blutdruckkrankheit häufiger in den Kreisen, die keinen Achtstundentag haben und die in großen Verantwortungen und Unternehmungen stehen. Mit Nachdruck ist zu betonen, daß auch Indikationen für *psychotherapeutische Maßnahmen* gegeben sein können. Ich weiß von Beseitigung von Blutdruckkrisen, von Herzneuralgien und Kopfbeschwerden auf Grund von psychischen Beruhigungen, sehe aber mehr von Beruhigungsmaßnahmen bis zur Hypnose hin als von langwieriger, belastender Psychoanalyse. Solange es an einer klaren Ausarbeitung der Indikation für die verschiedenen psychotherapeutischen Verfahren fehlt, wird man nur in ganz besonderen Fällen zu den großen Psychotherapien greifen dürfen. Wir werden höchstens dann daran denken, wenn Angstaffekte, Minderwertigkeitsgefühle und ähnliche psychoneurotische Manifestationen sich besonders auffällig mit den Hypertoniebeschwerden verknüpfen.

Verwandt mit dieser Behandlung ist die Verabreichung von *Beruhigungsmitteln*, die ich nicht selten miteinander kombiniere. Ich empfehle gelegentlich längeren Gebrauch gerade von stark wirksamen Schlafmitteln (Barbitursäurederivaten), etwa Luminal (0,1 auch 0,2 pro die, da Luminaletten meist nicht genügen), auch Brom-Baldrianpräparate, Adalin, Bromural u. a.

Klimatisch sieht man vom Hochgebirge oft Ausgezeichnetes. Ich bekämpfe das Dogma, daß der Blutdruckler nicht über 800 m geschickt werden darf und halte es höchstens bei Werten von 200 mm Hg. und mehr allenfalls für gültig. Bei mittleren Blutdruckerhöhungen aber sind vielwöchige Aufenthalte gerade in hohen Höhen günstig. Nur soll der Übergang in die Höhe langsam auf Tage verteilt erfolgen. Wohl steigt beim normalen Menschen im Hochgebirge der Blutdruck an, manchmal um 40—50 mm Hg. Das wird auf den Sauerstoffmangel bezogen, der eine Erregung des Vasomotorenzentrums bewirkt (LOEWY). Es ist wahrscheinlich gerade die paradoxe Gefäßreaktion vieler Hypertonieformen, die zum entgegengesetzten, günstigen Effekt führt. Jedenfalls ist für die Praxis nicht zu leugnen, daß manchen Blutdrucklern gerade das Höhenklima ausgezeichnet bekommt und die Blutdrucksenkung über die Zeit hinaus noch im Tieflande Wochen und Monate anhält. Hier spielt eine Umstimmung der „endokrinen Formel“ wohl eine ebenso wichtige Rolle, wie etwa der Sauerstoffmangel. Warme, namentlich feucht-warme Klimate werden dagegen meistens von den Blutdrucklern schlecht vertragen, trockene Hitze wiederum von manchen sehr gut. Auch hier kann kein Schema aufgestellt werden.

Die Diätetik ist heute ein wesentliches therapeutisches Hilfsmittel gerade für die Blutdruckkrankheit geworden. Aber es zeugt für die Unsicherheit des Erfolges auch hier, daß es wohl keine einseitige Kostform gibt, die nicht auch als Heilmittel für den Hypertonus empfohlen worden wäre. Außer von der salzarmen Kost und der über mehrere Tage ausgedehnten und periodisch zu wiederholenden Apfelreisdiät habe ich weder von Fleischentziehungen, noch von der rein vegetarischen Küche, der Rohkost oder der dauernden strengen Flüssigkeitseinschränkung etwas so Imponierendes gesehen, daß es die Plage für den Kranken aufwöge, dem das ständig „als krank gelten", an das ihn jede Mahlzeit erinnert, mehr schadet als nützt.

Die Strenge der Diätvorschriften soll nicht übertrieben werden. Ich kann nicht glauben, daß kleine gewohnte Alkoholmengen, auch mäßig Coffein und Nikotin einen wesentlichen Nachteil darstellen. Jedenfalls ist der Nutzen größer, dem Menschen den Glauben zu lassen, der so oft für Dezennien auch zutrifft, daß er gar nicht so krank ist. Auch von Fettbeschränkung, die theoretisch interessant sein mag (Cholesterinspiegel des Blutes), sah ich nichts Wesentliches.

Selbstverständlich wird hier nicht bestritten, daß in gewissen Fällen, namentlich von Schrumpfnieren mit vorhandener oder drohender renaler Dekompensation strenge Diätkuren von mehreren Wochen absolut indiziert sind. Die oben erwähnte salzarme Kost und die Reistage sind in diesem Sinne ja auch mehr diuresefördernde, der Dekompensation vorbeugende Kuren. Sie werden darum in dem Kapitel der Dekompensationen besprochen werden.

Von physikalischen Maßnahmen sind heiße, selbst warme Bäder oft schädlich, nicht selten auch Kohlensäurebäder. Ohne in Frage stellen zu wollen, daß vorsichtige Badeprozeduren in leichten Fällen recht günstig wirken können, halte ich doch das wahllose Schicken in Herzkurorte auch bei nichtdekompensiertem Kreislauf für eine Unsitte. Manchem Hypertoniker ist weit mehr gedient, wenn er die Zeit im Hochgebirge ohne jede Hydrotherapie zubringt.

Die medikamentöse Therapie kann in Betracht ziehen: die von altersher bei Arteriosklerose üblichen Mittel, namentlich das Jod bei nicht zu Basedow Neigenden; 6wöchentliche Kuren auch mit großen Joddosen bei einfacher Medikation (Natr. jodat. 1—4 g pro die). In Frankreich gibt man viel das elementare Jod als Jodtinktur 3×3 Tropfen in Milch, namentlich bei intermittierendem Hinken sah ich davon Gutes. Rhodan, das in der HOFMEISTERschen Reihe ja dem Jod recht nahesteht, ursprünglich von PAL empfohlen, hat WESTPHAL[1] wieder aufgegriffen und wendet es besonders in Form des Rhodapurin an. Es hilft bei den subjektiven Beschwerden, besonders den Kopfschmerzen in Dosen von 0,1 pro die oft zauberhaft, ohne allerdings deutlich den Blutdruck herabzusetzen. Eine gute Wirkung sieht man hier und da von Nitritsalzen, entweder in Form des Nitrosklerans (0,04 per os subcutan oder intravenös) oder in Form des LANDER-BRUNTONschen Salpetergemisches (Natr. bicarb. 36,0 cal. nitr. 24,0, aqu. dest. ad 300 MdS $3 \times$ tägl. einen Eßlöffel in ein halbes Glas Wasser). Das Nitroglycerin ist für eine langdauernde regelmäßige Medikation allerdings nicht geeignet, bleibt aber unersetzlich für den akuten Angina pectoris-Anfall. Diuretin bzw. Calciumdiuretin, wochenlang $3 \times$ tägl. 0,5 bis 1 g nach den Mahlzeiten gegeben, läßt nicht nur die Herzbeschwerden verschwinden, sondern wirkt auch

[1] WESTPHAL, K.: Über die Rhodantherapie des genuinen arteriellen Hochdrucks. Münch. med. Wschr. 1926, Nr. 29; Dtsch. Arch. klin. Med. Bd. 152, H. 5/6, 1926. — Rhodan und arterieller Hochdruck. Verh. dtsch. Ges. inn Med., Wiesbaden 1926.

sonst beim Hypertoniker oft günstig. Stellen sich Magenbeschwerden ein, so kann es mit derselben guten Wirkung als Mikroklysma rectal verabreicht werden.

Der Aderlaß bewirkt zwar selbst bei großen Blutentnahmen (200—300 ccm) nur selten Herabsetzung des Blutdruckes, aber sehr häufig Beseitigung der Beschwerden, weshalb er sehr wohl für viele Kranke in regelmäßigen Intervallen indiziert ist. Im ähnlichen Sinne wirken intravenöse Injektionen von 10—20 ccm einer 20—40proz. Traubenzuckerlösung oder 10 ccm aqu. dest., so daß man geradezu mit WOLLHEIM und BRANDT[1] von einem „unblutigen Aderlaß" sprechen kann, denn die anisotonischen Injektionen bewirken eine ähnliche Verschiebung der Blutmenge, wie man sie durch den blutigen Aderlaß ebenfalls erzielt.

Diese Ratschläge, unvollständig und nur skizziert, mögen ein Hinweis sein, daß die Empirie des einzelnen Arztes hier ihre Rechte behält, wo auf dem Boden einer wissenschaftlichen Pathogenese noch so wenig Sicheres und Durchgreifendes therapeutisch zu erreichen ist. Aber die Erkenntnis der Blutdruckkrankheit als einer Betriebsstörung eines bestimmten Gefäßgebietes, nämlich der Arteriolen, und nicht als irreversibler anatomischer Prozeß in Nieren und Blutgefäßen, wie die alte Lehre meinte, räumt die Resignation aus dem Wege, die nur allzuleicht die therapeutischen Impulse und damit auch Erfolge hemmt. Es wird auf den Kranken wirken, wenn er vom Alp der „Gefäßverkalkung" befreit, einsieht, wie sein gesamtes Tageswirken, die Gesamtheit seiner seelischen Anspannung das Blutdruckniveau beeinflußt, und dem Arzt ist gedient, wenn er nicht mehr um Zahlen von Blutdruckmaximumwerte kämpft, sondern in der Beseitigung der Einzelbeschwerde oft mehr sehen darf als „symptomatische Therapie", nämlich funktionelle Therapie, und im Wissen vom Werden der gestörten Funktionen bis zur anatomischen Läsion rationell prophylaktisch vorgehen kann.

---

[1] WOLLHEIM u. BRANDT: Zur Wirkung der intravenösen Injektion kleinster Wassermengen. Z. klin. Med. Bd. 108, 1927.

Kapitel 12.

Lokalisierte Betriebsstörungen des Kreislaufs.

Die Lehre von der Apoplexie. — Apoplexie und Arteriosklerose. — Hirnblutung als Folge gestörter Gefäßreaktion. — Die Gefäßatonien. — Angiospastische Insulte und Äquivalente. — Die Dysbasia angiosklerotica sive angiospastica. — Der doigt mort. — Raynaudartige Erscheinungen. — Apoplexie und Witterung. — Therapie des Angiospasmus.

Die Lehre von der Angina pectoris. — Die insuffiziente Coronardurchblutung als einheitliche Funktionsstörung. — Der Herzschmerz. — Seine Auslösung durch ungenügende Blutlieferung. — Vagus und Carotissinus als Regulatoren der Coronardurchblutung. — Myomalacien als das häufige anatomische Dokument der Angina pectoris. — Myocarditis. — Die sog. „Pseudo-angina pectoris". — Therapie.

Herzneurosen und Begriff der Capillarbetriebsstörung. — Die cyanotische Form der Capillarbetriebsstörung. — Eine Gewerbekrankheit der Schuhmacher. — Therapie.

Unter den lokalisierten Betriebsstörungen des Kreislaufs stehen als große, häufige und deshalb wichtigste dramatische Abläufe die Katastrophen der cerebralen und kardialen Durchblutungsstörungen im Vordergrund, die *Haemorrhagia cerebri* und die *Angina pectoris,* die mit ihren Vorboten dem Kranken drohen, mit ihren Folgen ihn lähmen, ängstigen oder tödlich vernichten.

Die *Apoplexie* hat die ältere Klinik gerade wie den Hypertonus auf die Arteriosklerose als das einheitliche morphologische Substrat zurückführen wollen und versucht, von hier aus einfache mechanische Erklärungen des pathologischen Vorganges als Ruptur eines verkalkten und brüchigen Hirngefäßes zu geben.

Beim Hypertonus hat sich der scheinbare Kausalzusammenhang, der Hypertonus sei Folge der Sklerose, als irrig erwiesen — wenn nicht fast das Verhältnis von Ursache und Wirkung sich umgekehrt hat.

Wie weit ist nun auch die Haemorrhagia cerebri einzubeziehen in die Umwertung der Erkenntnisse pathologischer Vorgänge? Ist auch hier die Functio laesa das Entscheidende, ganz gleich, ob sie auf einer Störung des Betriebes beruht, noch ohne jede pathologisch-anatomische Veränderung oder mit einer organisch-morphologischen Folge? Ist auch hier die Arteriosklerose höchstens ein begünstigendes Moment und kann es auch unabhängig von ihr — ohne ihr Vorhandensein zur Katastrophe kommen?

Über die Jahrhundertwende hinaus, ja für die moderne Pathologie ASCHOFFS, der es 1927 in seiner Londoner Vorlesung zu Ehren BRIGHTS noch vertrat, galt es als nahezu unbestritten, daß die Apoplexie zurückzuführen sei auf die Zerreißung arteriosklerotisch erkrankter größerer oder kleinerer Hirnarterien oder miliarer Aneurysmen, begünstigt durch den Einfluß eines hohen Blutdrucks.

Das ist dieselbe Lehre, die ihren Ursprung schon von MORGAGNI genommen hat und von den französischen Forschern CHARCOT und BOUCHARD durch die Findung der naturgemäß leicht zum Platzen neigenden miliaren Aneurysmen in den Hirngefäßen, wesentliche Stützen zu Anfang des vorigen Jahrhunderts erhalten hatte.

ROKITANSKY hatte zwar schon Bedenken gegen die Allgemeingültigkeit dieser Auffassung ausgesprochen und darauf hingewiesen, daß es sich bei Apoplexien gewöhnlich nicht um Blutungen aus einem größeren Gefäß, sondern gleichzeitig um zahlreiche Blutaustritte aus kleineren Gefäßen handelt und auch ROCHOUX hat schon 1833 die Vermutung geäußert, daß die Hirnblutungen erst die Folge einer primären unbekannten Hirnalteration sei — aber noch 1910 erklärt z. B. auch PICK, daß man so gut wie in jedem Falle und meist sogar schon makroskopisch die Quelle der Blutung aufdecken könne. Noch später hat sich auch STAEMMLER auf diesen Standpunkt gestellt.

Die Unhaltbarkeit der einfachen mechanischen Vorstellung muß allein schon deutlich werden aus einem Versuche LAMPERTS, der zu bestimmen suchte, mit welchem Minimumdruck es eben noch experimentell gelingt, hochgradig arteriosklerotische Gefäße zum Bersten zu bringen. Dabei ergab sich, daß noch nicht einmal ein Druck von 1000 mm Hg, also mehr als das Dreifache einer auch in schwersten Zuständen zu erwartenden Blutdruckerhöhung dazu ausreichte.

Die Untersuchungen LOEWENFELDS, ROSENBLATHS und meines früheren Oberarztes WESTPHAL sind es, die zuerst mit der Lehre, daß mechanisch durch den hohen Blutdruck ein arteriosklerotisches Gefäß zum Platzen gebracht werde und damit die Apoplexie erklärt sei, definitiv aufgeräumt haben.

Diese Untersucher — insbesondere LOEWENFELD und ROSENBLATH — wandten ihr Augenmerk von dem Zentrum der erweichten und rupturierten Herde weg und der Randzone mit den zahlreichen kleinen und kleinsten Blutungen, die schon ROKITANSKY aufgefallen waren, zu.

Derartige Befunde ließen sich nicht mehr mechanisch erklären, es sei denn, man hätte mehrfache Rupturen von Gefäßen der allerverschiedensten Größenordnung zu einem gleichen Zeitpunkt annehmen wollen.

Das führte ROSENBLATH zu der Vorstellung, daß der erste Vorgang bei der Apoplexie im Hirngewebe selbst liegen müsse und daß erst dann — also sekundär — im schon erweichten Hirngebiet Blutungen aus größeren wie aus kleineren Gefäßen auftreten. Dann beruhe die Blutung nicht darauf, daß aktiv durch den Blutdruck das Blut in den erweichten Bezirk getrieben werde, sondern es würden die Gefäße passiv von Fermenten, die bei der primären Autolyse des Gehirns frei geworden seien, erweicht. Nur so sei es zu verstehen, daß im Blutungsgebiet nicht nur das rupturierte größere Gefäß schwerste degenerative Veränderungen bis zur Nekrose — und zwar einer akuten Arterionekrose — aufweise und häufig sogar nur in diesem Gebiet degenerativ verändert sei, sondern daß auch in den kleinsten isolierten Hämorrhagien der Randzone dieselbe Arterionekrose vorhanden sei, und auch das Hirngewebe nicht nur im großen Herde, sondern ebenso ringförmig um jede der kleinen Blutungen erweicht sei.

Gefäße und Gewebe müssen einem nekrotisierenden Prozeß unterworfen sein, „ohne die Annahme, daß plötzlich fermentativ wirkende Kräfte frei werden, die in kurzer Zeit ganze Hirnteile zu vernichten und chemisch-pharmakologisch umzuwandeln vermögen, wird man nicht auskommen" (ROSENBLATH).

Einen von dieser Auffassung abweichenden, dennoch in der Grundeinstellung nahe verwandten Standpunkt nimmt WESTPHAL ein, der 1926 dieser Frage mit BAER eine ausführliche anatomische, klinische und experimentelle Studie widmete[1]. Er ging aus von der Vorstellung gestörter Motorik der Gefäße, wie sie uns vom Zusammenhang der Ulcusgenese mit Zirkulationsstörungen der Magenschleimhaut geläufig geworden war und wollte prüfen, ob der Begriff und die pathologische Erscheinung der reversiblen Betriebsstörung, die sich schon bei der Betrachtung der Dyskinesien der Gallenwege fruchtbar erwiesen hatte, auch auf dem Gebiete des Kreislaufs Anhalt und Anwendung finden könne.

Für WESTPHAL ergab sich auf Grund seiner Beobachtungen und Vorstellungen als das Primäre bei der Apoplexie eine plötzlich einsetzende Anämisierung durch angiospastische Funktionsstörung an den Gehirnarterien.

Erst die sekundäre Wiedereröffnung der arteriellen Gefäße führe dann mit der erneuten Durchblutung zu den großen und den zahlreichen kleinen Blutaustritten.

Diese Vorstellung sucht aus der besonderen Struktur und den Lebensbedingungen des Gehirngewebes das Zustandekommen der schnellen Autolyse zu erklären und bedarf nicht der unbekannten primär einsetzenden fermentativen Schädigung.

Das Gehirn stellt ischaemischen Zuständen gegenüber das empfindlichste Organ dar.

Gerade die Endarterien, die die Prädilektionsstellen der blutigen Erweichung versorgen, werden dann, wenn sie angiospastisch erkranken, sehr leicht akute Anämisierung der versorgten Hirnpartien zur Folge haben, da Kollateralbahnen im Gebiet des Hirnstamms, der großen Ganglien und der inneren Kapsel nur spärlich vorhanden sind. An der Hirnrinde, wo die Apoplexieherde seltener sind, sind auch mehr Gefäßkommunikationen gegeben, so daß die geringere Gefährdung leicht verständlich wird.

Die Anämisierung ist schnell von Säuerung gefolgt und ebenso schnell setzt die Autolyse des Gehirns ein.

WESTPHAL schildert dementsprechend die Bedingungsreihe wie folgt: Anämie umschriebener Hirngebiete durch Angiospasmus bei Hypertonus, schnelle che-

[1] WESTPHAL u. BAER: Über die Entstehung des Schlaganfalls. Dtsch. Arch. klin. Med. Bd. 151, H. 1/2, 1926.

mische Umsetzung in Richtung einer Ansäuerung im anämischen Gebiet mit Begünstigung autolytischer Prozesse, starke sekundäre Schädigung der Gefäße aller Art, besonders auch der Media der Arterie mit eintretender ausgedehnter Blutung beim Aufhören des Angiospasmus.

Dadurch wird klar, warum es durchaus auch echte, klinisch einwandfreie Apoplexien ohne Arteriosklerose gibt. Die Angionekrose oder die Arterionekrose hat eben keine direkte Beziehung zur Arteriosklerose der Hirngefäße mehr, auch die miliaren Aneurysmen CHARCOTS und BOUCHARDS sind nur eine Form der geschädigten Gefäßwand infolge Blutung in die Gefäßscheide.

Die ausgedehnte Schädigung der Arterienwand, die so einfach mechanisch erklärbar schien, wird nunmehr nur als die Folge eines übergeordneten Prozesses erkannt.

Zum Angiospasmus bedarf es, wie wir schon bei der Lehre der Blutdruckkrankheit gesehen haben, nicht der sklerotischen Wandveränderung. Auch das anatomisch intakte größere Gefäß, das unter erhöhter Wandspannung steht, verhält sich in einer Spasmenbereitschaft wie das arteriosklerotische — wenn auch vielleicht nicht in gleichem Maße.

Uns scheint im Gehirn der Angiospasmus das allererste Glied der Kausalkette bei der Massenblutung zu sein. Die Annahme, daß er nur in funktionellem Verhalten neben der Asphyxie und Nekrosebereitschaft im Hirngewebe stehe, wie VOLHARD, in gewissem Sinne wohl auch STAEMMLER und auch ROSENBLATH mit der fermentativen Hypothese es wollen, ist nicht genügend gestützt.

Die Fähigkeit der Arteriolen, durch Spasmus nicht nur Malacie der Gefäßwand selbst, sondern auch des anliegenden Gewebes herbeizuführen, steht im Gehirn allerdings der Ausdehnung der Prozesse nach fast einzigartig dem Verhalten in den meisten übrigen Gewebspartien gegenüber. Eine Erklärungsmöglichkeit ist aber darin schon gegeben, daß das Gehirn am allerempfindlichsten gegen anämische Zustände ist. Ein anderer Grund liegt darin, daß der Hypertonus keineswegs, wie man vermuten könnte, eine bessere Durchblutung und Sauerstoffversorgung herbeiführt — nicht eine Überschwemmung mit Blut, sondern geradezu eine mangelhafte Durchblutung, so daß es allein durch den erhöhten Blutdruck gegen die tonisch verengten Arteriolen schon zu asphyktischen Zuständen im Gehirn kommen kann.

Jedenfalls dürfte, seitdem ANITSCHKOW im Experiment am durchströmten Finger die Fähigkeit hypertonischer Gefäße zu langdauerndem Spasmus gezeigt hat, die Annahme eines reinen Angiospasmus zur Erklärung zahlreicher apoplektiformer Insulte ohne später nachweisbare anatomische Läsion ausreichen, aber auch zum Verständnis der gar nicht so selten bei Hypertonikern anzutreffenden RAYNAUDartigen Erscheinungen — vom abgestorbenen Finger bis zu tatsächlichen Nekrosen — oder auch von Durchblutungsstörungen ähnlich dem QUINCKEschen Ödem, die als gesteigerte Durchlässigkeit und Schädigung der Gefäßwände vasomotorischer Art aufgefaßt werden müssen.

Die Apoplexia cerebri ist nicht mehr eine singuläre Erscheinung, sondern nur eine Lokalisationsform angiospastischer Zustände im Organismus.

Es sollte deutlich geworden sein, daß solche Erkenntnis der Funktionsstörung das Verständnis der Vorgänge mehr erleichtert und den tatsächlichen Verhältnissen mehr gerecht wird, als das Suchen und auch das Auffinden eines anatomischen Substrates. Denn dieses allein — denken wir nur wieder an die Angiosklerose, die häufig, aber keineswegs immer, der einzige anatomische Befund beim angiospastischen Insult, bei der Apoplexie oder auch bei der Angina pectoris ist, kann unmittelbar kaum die klinische Störung verständlich machen. Wie käme es sonst, daß mit der gleichen Sklerose, etwa im Coronargefäß, der Patient Tage und Monate ganz ohne Angina pectoris-Anfälle, ohne jede Schmerzsensation von seiten des Herzens ist und dann wieder plötzlich die „Herzneuralgie" in den linken Arm ausstrahlt. Wie oft gelingt es, im Röntgenbilde etwa, die Verkalkung der Tibialis anterior oder posterior darzustellen, ohne daß immer eine Dysbasia angio-sclerotica vorhanden sein müßte. Es gibt kaum ein besseres Beispiel, um zu zeigen, wie das Anatomische allein gerade paroxysmelle Zustände nicht erklären kann, sondern wie die Störung von Funktionsabläufen maßgebender ist.

Für die *Dysbasia angiosclerotica* bedeutet das: solange die Muskulatur des Unterschenkels in Ruhe sich befindet, genügt die Blutversorgung auch noch vom starren atheromatösen Gefäß. Verlangt aber der Muskel zur Funktion ein Mehrfaches an Blut im Sinne seines Sauerstoffbedarfes, den er zur Verbrennung und Energieentfaltung benötigt, so tritt die Gewebserstickung ein, die wir etwa als Milchsäureüberladung des Gewebes erkennen — mit Schmerz und Funktionsausfall: dem Hinken.

Es ist kein zureichender Grund, nur die Sklerosierung zur Erklärung solcher Durchblutungsstörungen heranzuziehen. Die gestörten Funktionsabläufe in den Gefäßen und zwar besonders in den mikroskopischen Arteriolen sind viel wichtiger.

Das gleiche Problem, das wir zum Verständnis der Blutdruckkrankheit heranzogen, tauchte wieder auf beim pathologischen Durchblutungsverhalten im Gehirn, das wiederum völlig in Analogie steht zum spastischen Gefäßverhalten beim intermittierenden Hinken, bei der Angina pectoris, aber auch zu den spastischen Kontraktionen der Arteria centralis retinae oder der Extremitätengefäße beim Morbus Raynaud.

Überall sind es zuerst nur angiospastische Zustände oder auch, weitergefaßt im Sinne der Stasen von Ricker, lokale Zirkulationsstörungen. Es sind dieselben Vorstellungen, die zuerst führend waren für die Theorie des „spasmogenen" Ulcus pepticum, meines ersten Versuchs von der Functio laesa bis zum grob anatomischen Dokument den fließenden Übergang zu erkennen.

Geht im Gehirn die Zirkulationsstörung schnell vorüber, so bleibt es bei einer flüchtigen Parese, etwa als Hemiparese an Arm und Bein, an Facialis und Hypoglossus. Oder es beschränkt sich der Zustand auf eine vorübergehende

Aphasie von wenigen Stunden, auf eine Monoplegie, auf eine flüchtige Augenmuskellähmung oder irgendwelche anderen Herdsymptome.

Ein andermal wieder tritt ohne lokalisierbare cerebrale Ausfallserscheinung nur eine Bewußtseinstörung auf mit oder ohne epileptoiden oder eklamptiformen Zuckungen, vielleicht auch nur ein Verwirrtheitszustand nach Art einer „Absence", gelegentlich nichts außer einem mehr oder weniger heftigen Schwindelzustand.

Man kann auch einmal im Anfang das BABINSKI Phänomen finden oder andere Zeichen, die neurologisch als organische Läsion gelten, und doch ist schon oft nach Stunden alles vorüber und nichts mehr nachweisbar als der erhöhte Blutdruck, der die Bereitschaft für diese Zustände schafft.

Aber auch diese Bereitschaft durch den Hochdruck ist nicht so unerläßlich, daß nicht auch ohne einen Hypertonus lokale Angiospasmen vorkommen können. Nur hat der Hypertoniker wegen seiner besonderen Ansprechbarkeit im Arteriolentonus die weit größere Disposition. Das kann nicht scharf genug betont werden. Hirnblutungen ohne Hypertonus oder Lues sind weniger häufig, aber es steht außer Frage, daß sie mit ganz dem gleichen Gefäßmechanismus vorkommen können.

Wenn man sich in die Anamnese des Apoplektikers vertieft, wird man sich wundern, wie oft nicht nur alle Symptome der Blutdruckkrankheit wie Kopfschmerzen, Migräne und Schwindel, Jahre und Jahrzehnte vorausgingen, sondern vor allem auch, daß vor dem großen Schlaganfall schon häufig vorübergehende Insulte vorgelegen haben.

Gewiß kommt es nicht selten ohne jedes prämonitorische Zeichen zum ersten großen Schlaganfall mit Massenblutung. Aber WESTPHAL[1] hat aus dem Material unserer Frankfurter Klinik feststellen können, daß unter 50 Apoplexien schon 12 frühere anamnestische Anzeichen boten, 6 unter ihnen sogar mit flüchtigen Paresen.

KAUFFMANN[2] hat für diese rein funktionellen Zustände, wie schon erwähnt, den allgemein üblich gewordenen Begriff des „angiospastischen Insultes" eingeführt, der mir glücklicher scheint als VOLHARDS Bezeichnung „pseudourämisches Äquivalent".

Ich möchte die letztere Prägung schon deshalb nicht akzeptieren, weil man doch von einer Pseudourämie kaum sprechen kann, wenn ein Nierenleiden überhaupt nicht vorliegt. Zwar ist der essentielle Hypertoniker so wie der Schrumpfnierenkranke disponiert zu Apoplexie und zum angiospastischen Insult, aber es hängt doch von der Dauer der funktionellen Schädigung, von der Dauer des Spasmus ab, ob es zur Erweichung und zur großen Blutung kommt oder der Anfall ohne jeden Restzustand und ohne jede morphologische Läsion sich löst und die Hirnfunktion wieder restituiert wird.

---

[1] WESTPHAL u. BAER: Über die Entstehung des Schlaganfalls. Dtsch. Arch. klin. Med. Bd. 151, H. 1/2, 1926.

[2] KAUFFMANN, FR.: Klinisch-experimentelle Untersuchungen zum Krankheitsbild der arteriellen Hypertension. Z. exper. Med. Bd. 42/43, 1925; Z. klin. Med. Bd. 100, 1925.

Es ist auch nicht verwunderlich, daß die Apoplexien ebenso wie der Hochdruck jahreszeitlichen Schwankungen und Witterungseinflüssen unterliegen.

Kauffmann[1] hat die außerordentliche Häufung der Apoplexien im Frühjahr und im Herbst an dem Material der Frankfurter Klinik zeigen können, wie es die nebenstehende Tabelle veranschaulicht (Abb. 64).

Die Frage, ob es nur die klimatischen Faktoren sind, die die Schuld an dieser Häufung tragen oder auch eine innere vegetative Umstimmung zu diesen Jahresperioden, die im Frühjahr sich auch durch Verschiebung nach der saueren Seite hin (nach W. Straub) humoral dokumentieren, ist noch offen.

Es ist jedenfalls nicht ganz das gleiche Verhalten wie bei jenen Hypertonikern, die zwar auch meist schlecht Hitze und noch schlechter schwüles Wetter und Fön vertragen, denn gerade im gewöhnlich heißen und schwülen August ist die Zahl der Apoplexien gering. Eher kann man beim Wettersturz, beim Herannahen eines Gewitters zugleich mit den „Blutdruckkrisen", der Vermehrung der subjektiven Beschwerden und den großen Schwankungen der Druckhöhe auch eine Zunahme der apoplektischen Insulte beobachten.

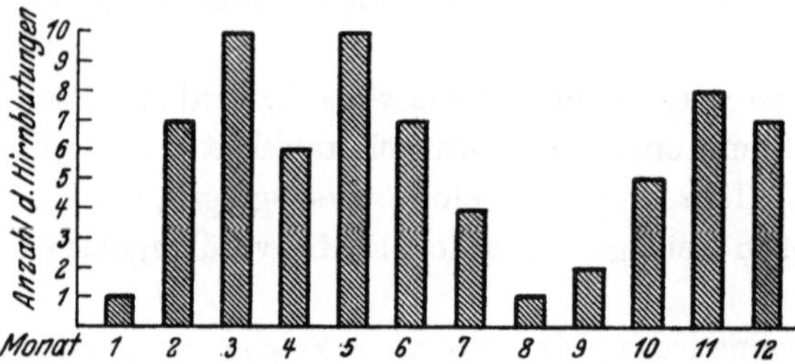

Abb. 64. Häufigkeit der Hirnblutungen, verteilt auf die einzelnen Monate des Jahres (Beobachtung von Fr. Kauffmann an dem Material der medizin. Univ.-Klinik, Frankfurt a. M.)

Der Begriff des „Stenosenwetters", den de Rudder zuerst unter pädiatrischen Gesichtspunkten, besonders für den Croup geprägt hat, scheint mir auch für andere Krankheitsdispositionen von größter Bedeutung für die Zukunft.

Wie durch eine Apoplexie ein vorher bestehender Hypertonus für Jahre, selbst für immer verschwinden kann, so kann andererseits auch wieder die Blutdruckkrise von apoplektiformen Insulten ohne jede Dauerbeeinflussung des Hochdrucks begleitet sein.

Eine hierher gehörige Krankengeschichte entnehme ich der Westphalschen Monographie.

Frau Anna B. L., 61jährig, hat Anfang September 1924 einen Schlaganfall erlitten mit Lähmung der rechten Seite, geringen Sprachstörungen und Inkontinenz von Stuhl und Urin.

Bei der Untersuchung finden sich neben leichtem Diabetes die neurologischen Zeichen der Lähmung: positiver Babinski und Oppenheim, schwach angedeutete Facialis- und Hypoglossusparese rechts, geringe motorische Aphasie.

Bis Anfang Dezember weitgehende Besserung der Sprache, der Facialislähmung und der Parese des rechten Beines. Blutdruck schwankt zwischen 135 und 165 mm Hg. An der Niere keine Funktionsstörungen.

---

[1] Kauffmann, Fr.: Über Blutdruckschwankungen und ihre Bedeutung für den Organismus. Hypertension. (Ärztl. Fortbildungskurs Bad Nauheim 1926.) Leipzig: Thieme.

In der Nacht vom 8. zum 9. Dezember schellt die Patientin und demonstriert der Schwester, sie könne plötzlich nicht mehr sprechen. Die sofortige Blutdruckmessung ergibt eine Höhe von 220 mm Hg, obgleich physiologischerweise nachts eine Senkung zu erwarten wäre.

Am nächsten Morgen völlige motorische Aphasie, stark ausgeprägte Facialisparese rechts, das rechte Bein wieder völlig gelähmt — der Blutdruck ist auf 150 mm Hg. gesunken.

Tags darauf kann die Patientin sich schon wieder etwas verständigen, Ende der Woche sind Aphasie und Facialisparese weitgehend gebessert und Ende Dezember kaum mehr feststellbar. Der Blutdruck bleibt dauernd in mittlerer Höhe.

Am 7. Janur 1925 morgens plötzlich neuer Anfall, jetzt mit völliger Bewußtlosigkeit. Wieder ist der Blutdruck auf 230/110 gestiegen, wieder völlig motorische Aphasie und Facialisparese rechts.

Nach einem Aderlaß sinkt der Blutdruck bereits nach 2 Stunden auf 155/75.

Am nächsten Tage ist wieder die Aphasie weitgehend gebessert und 2 Tage später völlig verschwunden.

Solche Anfälle kehrten in voller Ausbildung später nicht wieder, aber es kam noch einmal zu einem kritischen Blutdruckanstieg auf 195 mm Hg.

Wenn der angiospastische Insult nur ein Sonderfall des angiospastischen Verhaltens der Arteriolen überhaupt ist, so wird es nicht wundernehmen, wenn sich auch die peripheren angiospastischen Zustände bei Apoplektikern gehäuft vorfinden.

So hat Westphal unter den schon erwähnten 50 Apoplektikern viermal deutliche Zeichen der Raynaudschen Krankheit beobachten können. Diese Krankheitszustände an den Gliedmaßen von Hypertonikern, die allerdings wohl niemals zu der klassischen Form der doppelseitigen Gangrän führten, sondern nur leichtere reversible Ernährungsstörungen boten — mit ausgesprochener Cyanose, Parästhesien und Absterben der Finger bzw. Zehen — scheinen mir eine gute Parallele zu bieten für die Zustände in manchem Hypertonikergehirn — besonders zur Zeit des apoplektischen Insultes. Was Oppenheim als „neurovasculäre Diathese" beschrieben hat, das läßt sich jetzt eindeutiger zurückführen auf Veränderungen des Tonus der Gefäße, in den meisten Fällen auf den Hypertonus.

Es ist mehr als ein glücklicher therapeutischer Hinweis, sondern zeigt die Richtigkeit der genetischen Vorstellung, wenn Westphal zur Lösung des angiospastischen Insultes wie angiospastischer Zustände überhaupt, intravenöse *Injektionen hypertonischer Zuckerlösungen* mit Erfolg anwandte.

Die *Angina pectoris* ist die unmittelbare Todesangst als Katastrophe der Lebensbejahung, hier tritt unmittelbar der Schnitter Tod an unsere Seite, wie in Böcklins Selbstbildnis oder in Strindbergs Totentanz, wenn der Mann nach der Nitroglycerinflasche greift.

Kein Schmerz erreicht eine so dramatische, qualvolle Höhe mit dem unmittelbaren Bewußtsein der Todesangst, aber auch bei weniger hohen Graden verläßt so manchen die Sorge durch viele Jahre nicht, bis sie sich wirklich als berechtigt durch den plötzlichen Tod im Anfall oder außerhalb des Anfalls erweist.

Der Arzt wird vor Aufgaben höchster Verantwortung gestellt, denn er kann oft nicht nur bei leichten, larvierten, sondern auch bei schwersten Fällen wesentlich und lebensrettend helfen, aber auch gerade hier die schwersten seelischen Erschütterungen in seinem ärztlichen Erleben erleiden.

Die klinische Forschung hat so intensiv wie in kaum einem Kapitel der Medizin sich das Verhältnis der funktionellen Pathologie zum Krankheitsbilde klarzumachen, und neben der Anatomie hat die experimentelle Physiologie und Pharmakologie gerade in der Neuzeit Fortschritte aufzuweisen, die ihre enge Fühlung zum klinischen Problem und die Wechselwirkung zwischen Experiment und Klinik uns nirgends anschaulicher machen als hier. Gerade wegen dieses Fortschrittes der Neuzeit soll die historische Entwicklung, die an so bedeutende Namen geknüpft ist, nicht vergessen werden.

Wir danken es HEBERDEN, der zuerst so prägnant das ganze klinische Bild beschrieb, wie nie ein Autor vor ihm, daß die klinische Einheit der Angina pectoris trotz aller Aufteilungsversuche bis heute erhalten blieb. Mag sie ihm nur aus der ärztlichen Beobachtung zur Einheit geworden sein, heute dürfen wir sagen, mit weit mehr Recht als beim Problem des Hypertonus, daß sie durch die Einheit einer Funktionsstörung, nämlich der insuffizienten Coronardurchblutung zusammengehalten ist. HUCHARDS Kampf gegen die Angina pectoris „vera" und „spuria" ist mit Erfolg geführt — NOTHNAGELS Angina vasomotoria, d. i. die Kombination mit anderweitigen Gefäßkrämpfen, ist Seltenheit einiger Frauen—, und die Meinung, die noch 1923 WENCKEBACH und seine Schule und auch ALBUTT zum Ausdruck brachten: wesentlicher als das Coronarverhalten sei das der Aorta, Angina pectoris sei Aortalgie, steht wieder weit im Hintergrund (damals sprach R. SCHMIDT, Prag, von der Harnsäure als Quelle der Aortalgie).

JENNER führte als erster den Nachweis von Coronarsklerose bei Angina pectoris und sah nur mit Rücksicht auf JOHN HUNTER, bei dem sich erste Beschwerden zeigten, zunächst von der Publikation ab.

Inzwischen hat das anatomische Dogma: Angina pectoris ist Coronarsklerose, längst seine Korrektur erfahren. Selbst beim Tod an Angina pectoris sind Herzen, die keine schwere Veränderung der Coronargefäße zeigen, auf dem Sektionstisch kaum seltener zu sehen als stark sklerotisch erkrankte. Ein völlig negativer Befund an den Coronargefäßen ist jedoch selten, denn die Coronarverstopfung durch einen Thrombus in der Arterie findet sich recht häufig, wenn sie auch durchaus nicht immer vorhanden ist, uns scheint sie Folge, nicht Ursache der Funktionsstörung zu sein.

Noch immer nennen das viele Autoren „Coronarembolie" auch in Fällen, wo gar kein Anhalt ist, daß der Thrombus als Embolus etwa vom Herzen herausgeschleudert wurde. Echte Coronarembolie kommt nur vor als relative Seltenheit. Ist dennoch der Thrombus häufig, so schließen wir als Kliniker unter dem Denken funktioneller Pathologie auf einen Coronarverschluß durch tonische Verkürzung der zirkulären Muskulatur — leider nennt man ihn „Spasmus" —, ein Verhalten, das uns auch bei den übrigen lokalisierten Betriebsstörungen des Kreislaufs — der Hämorrhagia cerebri, dem intermittierenden Hinken, dem abgestorbenen Finger — schon beschäftigt hat.

Bedürfte es noch weiterer Beweise, daß die Coronartheorie der Angina pectoris die bestgestützte ist und nicht die Aortentheorie — die beste deutsche kritische Arbeit stammt von Hans Kohn —, so wäre es jene so häufige Beobachtung, daß etwa die Hälfte der Coronarverschlüsse, die zur Ischämie des Herzmuskels führen, mit Myomalacie, mäßiger Temperaturerhöhung, Leukocytose, Auftreten epistenokardialer auch endokardialer Geräusche (Endocarditis parietalis), elektrokardiographischen Veränderungen, endlich auch mit Blässe, Tachykardie, Kollaps und den anatomischen, oft tödlichen Veränderungen am Muskel einhergehen, während zahlreiche frühere Anfälle von Angina pectoris sich bei solchen Kranken ermitteln lassen, ohne irgendeinen anatomischen Beweis des Coronarverschlusses.

Das berechtigt für klinisches Denken voll und ganz zu dem Schlusse, daß auch bei diesen Anfällen die Funktionsstörungen analog, aber leichter und kürzer dauernd waren — wie wir ja auch bei der Hämorrhagia cerebri nicht selten „angiospastische Insulte" vorausgehen sahen.

Endlich taucht, klinisch führend, fast als Wichtigstes das Problem auf: *was veranlaßt den Schmerz?* Die Lösung ist hier deshalb am schwierigsten, weil das Tierexperiment naturgemäß fast ganz versagt.

Hatte Bamberger 1857 schon viel vom Schmerz erkannt, so sind es doch in erster Linie Mackenzie und dann Head, die die viscero-sensorischen Reflexe gerade hier am eingehendsten studiert haben. Die Art der Schmerzirradiation berechtigt uns nicht, die Angina pectoris major von einer Angina pectoris minor im Prinzip zu scheiden — wenn das auch oft prognostisch angebracht ist.

Seit wir wissen, daß zentripetale Nerven durch die Rami cardiaci des Sympathicus verlaufen, in den Rami communicantes zu den hinteren Wurzeln gehen, ist es uns verständlich, daß die Haut in den entsprechenden Segmenten (C 3 und 4, D 2 bis 8) hyperalgetisch wird, ganz selten einmal nach dem Anfall sogar Herpeseruptionen zeigt und jene segmentalen Zonen durchaus übereinstimmen mit dem subjektiv Empfundenen. Schmerz der Haut und der Muskeln über dem Herzen, mehr links als rechts, gürtelförmige Ausstrahlung links herum zum Rücken, oft nur dort allein Schmerzen, hinaufreichend zur linken Schulter in den linken Arm, im Ulnarisgebiet bis zum kleinen Finger hin, Sensationen von Kribbeln und Abgestorbensein, vor allem aber Neuralgien bis zu stärksten Graden, das sind die Schmerzsymptome der Angina-pectoris-Kranken (Abb. 65).

Hier ist es also wirklich angebracht, von „Herzneuralgie" zu sprechen. Denn der indifferente Ausdruck Neuralgie ist, wenn er eben gleichzeitig auf das Herz hinweist, klare Ausdrucksform.

Es ist falsch, wenn Mackenzie meinte, nur die Körperdecke könne schmerzend empfunden werden. Mancher Kranke lokalisiert seine Empfindungen ganz richtig in das Herz selbst hinein, wenn er beschreibt „es ist, als wenn ein

Ring um mein Herz gelegt würde und es zusammenschnürt" oder „eine gepanzerte Faust quetscht das Herz zusammen, und alle Finger graben sich in das Herzfleisch hinein". Immer ist von Angst, meist nicht von Dyspnoe die Rede, wie schon WUNDERLICH betonte.

Allerdings ist die Lokalisationsbereitschaft für Schmerz in der Haut, in Brust- und Armmuskulatur weit größer — der Panzer ist um die „ganze Brust" gelegt —, die Schulterschmerzen werden darum, wenn sie isoliert auftreten, oft als Omarthritis angesehen, ja mit Hitze erfolgreich behandelt. Auch die Armneuralgie oder die Intercostalneuralgie können ganz lokalisiert empfundene Angina-pectoris-Schmerzen sein. Einmal lief der Schmerz wie ein Armband um das linke Handgelenk, ein andermal zeigte man mir ein Röntgenbild des Ellenbogengelenks und glaubte wegen der Schmerzen jedesmal an einen cariösen Prozeß, dabei handelte es sich in beiden Fällen um echte Angina pectoris.

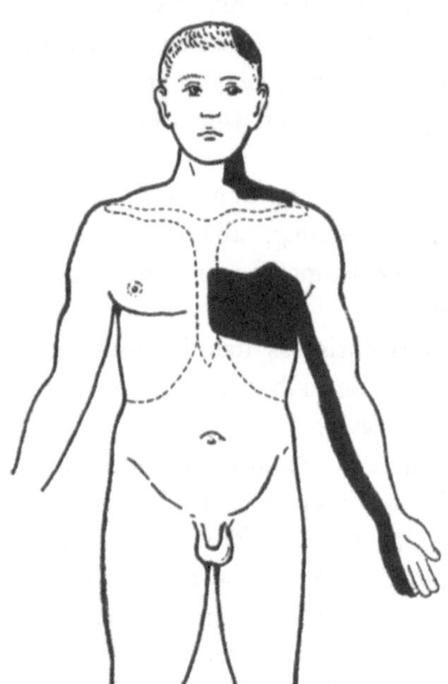

Abb. 65. HEAD'sche Zonen bei Angina pectoris.

Die Irradiation läuft durch zentripetale Fasern, auch mit dem Vagus vermischt, hinauf bis in die Zähne, bis in die linke Kopfseite, und den Scheitel, ja die Erregungen können endlich über diese Gebiete weit hinausgreifen: Schweißausbrüche, Blässe, selbst Erbrechen können ähnlich wie jene viscero-sensorischen Reflexe vom Herzzustand ausgehen.

Ohne weiteres ist zuzugeben, daß das Brennen hinter dem Sternum, die „brûlures retrosternales" namentlich beim symmetrischen Sitz Symptom, oft sehr wichtiges Frühsymptom, der Aortenlues sind, selbst wenn noch kein Aneurysma und keine luetische Aorteninsuffizienz da sind — aber ob die Atheromatose und die Dehnung des Windkessels des Aortenbulbus überhaupt Schmerzen macht, scheint mir in Übereinstimmung mit EDENS sehr fraglich, wenn man bedenkt, ein wie häufiger Befund Atheromatose der Aorta beim älteren Menschen ist; den Plexusdruckpunkt links kann man schon keinesfalls zur Stütze der Aortalgie heranziehen. Eher wird man viele Fälle von Aortenlues doch bezüglich ihrer Schmerzen auf Coronarveränderungen beziehen dürfen, gestützt auf die anatomische Überlegung, daß hinter den luetisch veränderten Aortenklappen die mitergriffenen Abgänge der Coronargefäße liegen. Dies gilt namentlich für diejenigen Fälle von Lues, bei denen die Dominanz der Linksirradiation deutlich ist. Es gibt aber auch Beobachtungen, daß bei Rechtsausstrahlung das rechte Coronargefäß verändert gefunden wurde.

So stellen wir uns ganz auf den Boden der Coronartheorie im Sinne funktioneller Pathologie, d. h. also so, daß mit oder ohne anatomische Veränderungen an den Kranzgefäßen insuffiziente Coronardurchblutung die Auslösung der Beschwerde veranlaßt. Damit ist aber keineswegs gesagt, daß der Schmerz unmittelbar von den Nerven, die die Coronargefäße begleiten, ausgehen muß.

Unter dem Einfluß der Anschauung von Hans Horst Meyer und Fröhlich, daß nur die Dehnung eines glatten Muskels der adäquate Reiz für Schmerzauslösung sei und nicht die Konstriktion, stellt sich die Wiener Schule, soweit sie, wie etwa Kutschera-Aichbergen der Coronartheorie folgt, auf den Standpunkt, daß die Dehnung der Coronargefäße der adäquate, schmerzauslösende Reiz ist: proximal von der anatomischen Veränderung käme es gerade bei der Arbeits-Angina pectoris zur Dehnung. Analoges wäre auch vorstellbar proximal vor der funktionellen Konstriktion des Gefäßes. Andere Autoren lassen auch für den Spasmus die Schmerzauslösung gelten oder denken an Zerrungen und Verschiebungen der Adventitia, in der die Nerven die Kranzgefäße bis in ihre Äste hinein begleiten.

Wer der Coronartheorie folgt, braucht in diesem wesentlichen Punkte nicht mitzugehen, und so denkt gerade Hans Kohn an einen Krampfzustand von Herzmuskelteilen selbst — „Krampfzustand im weitesten Sinne des Wortes". Ein erhöhter Tonus an irgendeinem Herzmuskelteil ist eine für den Physiologen nicht völlig untragbare Vorstellung, betont Kohn deshalb. Aber auch ihre Annahme scheint mir nicht nötig, macht sie doch fraglos auch nicht unerhebliche Schwierigkeiten.

Ich glaube, daß dieselbe Ischämie, die, wenn sie länger andauert, zu den schweren oben geschilderten myomalacischen Störungen führt, mit denen oft die stärksten Herzschmerzen verbunden sind, die meist tagelang dann in milderer Form den großen Anfall überdauern, — daß dieselbe Ischämie auch mit geringeren Durchblutungsstörungen bei kürzerer Dauer ein adäquater Reiz zur Schmerzerzeugung ist. Es gibt Analogien sicher für den spät einsetzenden Schmerz am quergestreiften Muskel, aber Rothschild aus der Schule Volhards hat auch Anhaltspunkte dafür gewonnen, daß ohne Muskelkrampf schon dann Schmerzen auftreten können, wenn ein Skeletmuskel etwa durch festes Anlegen einer Staubinde mangelhaft durchblutet und besonders am Abtransport seiner Schlacken gehindert wird. Das dürfte in Zukunft noch präziser erwiesen werden. Freilich können wir nicht Bau und Zuckungsart des Herzmuskels der quergestreiften Körpermuskulatur völlig gleichstellen.

Beim Angina-pectoris-Anfall, der keine Residuen hinterläßt, spricht vieles Klinische dafür, daß keine totale Konstriktion eines Coronargefäßes oder auch nur kleinerer Verzweigungsäste vorhanden ist. Diese Argumente stammen wieder aus funktionell-pathologischem Denken. Es genügt, daß nach einer Mahlzeit viel Blut in das Splanchnicusgebiet strömt — zur Verdauungsarbeit — und schon tritt eine leichtere Herzneuralgie auf. Geht der Patient bald nach Tisch in die kalte Luft, dann muß er stehenbleiben, weil die Stenokardie kommt, kann aber schon in kürzester Zeit weitergehen, weil sie beim Stillstehen sofort verschwand. Hier kommen zwei andere Konditionen hinzu, die das Herz zu erhöhtem Minutenvolumen, also zu vermehrter Herzleistung zwingen: einmal die Muskelarbeit, zum anderen die Kälte, von der wir jetzt so genau wissen, daß sie das Minutenvolumen steigert — verwendet doch Rein in seinen präzisen Experimenten am Hund die Methode des Anblasens, um die Herzleistung, das Minutenvolumen, zu steigern. Soll man für jeden dieser Anläße, es gibt deren noch weit mehr — gerade auch die ominöse Stenokardie im Schlaf —, die totale Konstriktion eines Kranzgefäßes annehmen und gar seine proximale Dehnung?

Ich meine, die Klinik sollte schließen, daß *schon eine Inkongruenz zwischen Nachfrage und Angebot an Blut den Schmerzzustand* auslöst, als ungenügende Blutbelieferung.

Dann aber wären es Zustände relativer Erstickung in Herzmuskelteilen, die den adäquaten Schmerzreiz setzen; ob man diese nun als O_2-Mangel, als CO_2-Überladung, als Säuerung der Gewebsteile, etwa durch überschüssige Milchsäure oder andere Stoffwechselschlacken, auffaßt, ist zunächst nicht wesentlich.

Ich stelle die Hypothese auf, daß ein ungenügend blutversorgter Herzmuskelteil der adäquate Reiz ist, der im Muskel, welcher ja reich mit Nerven versorgt ist, die zentripetalen Impulse als Organschmerzreiz entsendet.

Weder ist es ein Gegenargument, daß das Herz auf Kneifen und Schneiden nicht weh tut, wie man seit alters, zuerst wohl vom bloßliegenden Herzen des jungen Lord Montgomery weiß, noch daß analoge Prozesse am Hirn ohne Schmerzen verlaufen. Denn am quergestreiften Muskel tut die relative Erstickung weh und das Herz hat doch ständig Aktion zu leisten, weshalb es auf optimale Durchblutung eingestellt ist. Der Gesamtorganismus ist mehr als auf irgendeine andere auf diese ständige Herzmuskelleistung angewiesen.

Folgt man dieser Hypothese, so ist die totale Konstriktion, oft mit Thrombenbildung über dem Verschluß, nur der krasseste Fall dafür, daß das Angebot mit und ohne Sklerose des Coronargefäßes gleich Null ist. Der weniger krasse Fall ist nicht eine circumskripte Enge, sondern nur die zu geringe Durchblutung im Verhältnis zur Menge Blut, die der Herzmuskel zur Leistung benötigt. So würde verständlich die relative Not nach einer großen Mahlzeit, nach Körperarbeit und nach Kälte („Anblasen"), das Überwiegen der vagischen Innervation des Nachts, die Coronarenge beim Affekt — schließlich aber auch das Aufhören des Schmerzes bei Versagen der Herzleistung und die Wiederkehr, wenn die Herzschwäche medikamentös behoben wird.

Die experimentelle Physiologie hat versucht, im isolierenden Tierexperiment das so schwerwiegende Problem für die Klinik zu fördern. Es wurde festgestellt (v. Anrep), daß in der Systole die Durchblutung behindert ist und vorwiegend in der Diastole erfolgt — Hochrein hat dem wohl zuerst widersprochen —, es wurde am entnervten Herz-Lungen-Präparat die Abhängigkeit der Coronardurchblutung von der Höhe des Blutdrucks gezeigt und grundlegend haben Morawitz und Zahn die Verbesserung der autonomen, nichtpassiven Coronardurchblutung durch Nitrite und Xanthinpräparate erwiesen. Aber selbst beim Herz-Lungen-Präparat, bei dem die Nerven erhalten sind, kam man nicht zu Feststellungen, die der Klinik unmittelbar dienen.

Der große Fortschritt ist wieder nur der Abkehr von der isolierenden Methode im Experimente zu danken, die erst REINS ingeniöses Vorgehen in letzter Zeit ermöglichte. REIN kann mit seiner Thermostromuhr sozusagen am intakten Tier arbeiten und da ergibt sich, daß die Größe der Coronardurchblutung streng eingestellt ist auf die Herzleistung: ob der Blutdruck hoch (nach Adrenalin) oder niedrig (nach Histamin) ist, es hängt die Größe der Durchblutung nur von der Herzleistung ab (HOCHREIN und KELLER), und dasselbe Minutenvolumen erfordert bei erhöhter Schlagfrequenz vom Herzen eine größere Leistung, als wenn dieselbe Menge Blut bei langsamem Puls gefördert wird — eine Erkenntnis, die übrigens gut zu Sportbeobachtungen paßt: die beste Ausnützung für den Sport leistet dasjenige Individuum, das weniger leicht mit seiner Pulsfrequenz in die Höhe geht. So ist auch für die Herzleistung eine Überanstrengung des tachykardischen Basedowherzens mit seinem hohen Minutenvolumen und starker Strömungsbeschleunigung leicht zu verstehen (siehe Kap. 9).

Wohl werden auch andere Momente jene Einregulierung der Coronardurchblutung auf die Herzleistung vornehmen, aber als wesentlicher Schnellregulator ist von REIN der *Vagus* erwiesen: zentripetale Anforderungen, wie zentrifugale Beantwortungen, durch die Vagusbahnen verlaufend, stellen die Coronardurchblutung ökonomisch zur Leistung ein.

Während am isolierten Präparat die Coronardurchblutung für die Ruheleistung viel zu groß ist, sorgt beim intakten Organismus ein ständiger Vagustonus dafür, daß gerade so viel dem Herzen zuströmt, wie es braucht. Ja, das dem Vagus antagonistische System, Sympathicus-Adrenalin ist praktisch beim Ganztier unter normalen Bedingungen anscheinend wirkungslos. Erst wenn der Vagus rechts durchschnitten wurde, kamen die überschießenden Blutversorgungen des isolierenden Versuchs heraus.

MORAWITZ hat bereits den therapeutischen Schluß gezogen, daß der Vaguslähmer Atropin dann das Angina-pectoris-Mittel sein müsse. Wir haben nur gelegentlich recht gute Erfolge allein mit Atropin in großen Dosen erzielt. Beachtenswert ist auch, daß PAL schon seit langem das Atropin mit Papaverin erfolgreich verwendet, freilich mehr unter dem Gesichtspunkt der antispasmodischen Wirkung auf die glatte Muskulatur, also kaum aus anderen Motiven als denen, aus denen wir Nitroglycerin und Diuretin geben.

Es könnte vielleicht der Carotisdruck und der Carotissinusdruck, die antagonistisch die Impulse im Sinne der Blutdruckzügler versorgen, geeignet werden, die Frage des Vagusreflexes zu entscheiden. Hierauf hat mit Recht HERING aufmerksam gemacht. Praktische Bedeutung für Klinik und Therapie möchte ich diesem Reflex jedoch vorläufig nicht zusprechen.

So nähern wir uns fast überraschend auf einem gar nicht erwarteten Gebiete der Vorstellung einer Vagotonie für ein bestimmtes Organ.

Laufen vermehrte Vagusimpulse auch bei der Emotion, so wäre eine ungenügende Coronarversorgung verständlich, besonders zur Zeit, wenn der Regulationsapparat für vermehrte Durchströmung sorgen sollte. Manche Angina pectoris, bei Gallenkolik u. ä. auftretend, hätte als Viscero-Visceralreflex ein differenzierteres Verständnis bekommen. Aber wir wollen mit REIN noch vorsichtig sein, der betont, daß ein weit größeres Gebiet als das gewonnene noch der experimentellen Bearbeitung als Grundlage zum Verständnis der Angina pectoris zu erschließen ist.

Die Klinik wird sich den Tatsachen, die uns durch jene Methodik am Ganztier als so wertvolle geschenkt werden, am wenigsten verschließen dürfen, wenn sie nicht jede Angina pectoris als lokalisierte Konstriktion oder gar noch irrtümlicher als Coronarsklerose auffassen will.

Sie sollte das Problem ganz auf die Leistung des Herzens, wie es der Physiologe tut, einstellen, und zunächst die Theorie dahin präzisieren: Herzschmerzen im Sinne von Stenokardie und Herzneuralgie (maior und minor) treten auf, wenn die Coronarversorgung des Herzmuskels im ganzen oder in seinen Teilen dem Blutbedarf, der ganz auf die Herzleistung, im wesentlichen also auf das Minutenvolumen eingestellt ist, ungenügend sich anpaßt.

Einen Beweis für die Berechtigung dieser Theorie haben in der letzten Zeit die Ergebnisse der Elektrokardiographie gebracht. FEIL und SIEGEL haben als erste während vorübergehender, unkomplizierter Angina-pectoris-Anfälle manchmal Veränderungen des Elektrokardiogrammes beschrieben.

DIETRICH[1], der auf meine Veranlassung mit der REINschen Thermostromuhr bei Hunden die Coronardurchblutung und den Aktionsstrom gleichzeitig mit dem EKG registrierte, konnte nun zeigen, daß bei einer geringergradigen Drosselung der Coronardurchblutung durch Hypophysenhinterlappenpräparate die gleichen Veränderungen des EKG auftreten, die man während unkomplizierter Angina-pectoris-Anfälle öfters gesehen hat. Er konnte diese Veränderungen aber auch beobachten, wenn sich, wie bei der Adrenalin-Dauerinfusion, die Coronardurchblutung der erhöhten Herzleistung nicht anpaßte, oder wenn das Herz, wie bei der Sauerstoffmangelatmung, mit sauerstoffarmem Blut versorgt wurde. Die Veränderungen des EKG während unkomplizierter Angina-pectoris-Anfälle scheinen danach Ausdruck einer in Beziehung zur Leistung des Herzens zu geringen Blut- bzw. Sauerstoffversorgung zu sein. Der Wert der Arbeit DIETRICHS liegt darin, daß man die Größe der Coronardurchblutung am *intakten* Tier feststellt, diese Größe experimentell ändert, und während das Herz nun ungenügend mit Blut versorgt wird, oder auch unmittelbar durch zu geringe O_2-Zufuhr erstickt, sieht man jene Veränderungen im Elektrokardiogramm, wie man sie von Angina-pectoris-Kranken her kennt.

Damit scheint mir jedenfalls eine streng funktionelle Beziehung festgelegt: Muskelkrampf in weitestem Sinne, totaler oder partieller Verschluß, anatomischer

---

[1] DIETRICH: Blutversorgung und Aktionsstrom des Herzens. Habilitationsschrift 1932.

Coronarbefund an der Gefäßwand oder Thrombus im Lumen, krasse Ischämie zu Myomalacie führend, aus der sogar Ruptur der Herzwand mit Tamponade des Herzbeutels durch das ausströmende Blut werden kann, endlich Herzwandaneurysma mit späterer Ruptur oder Schwiele als günstigstem Ausgang in Vernarbung.

Wieviele Menschen behalten von ihren multiplen kleinen Schwielen oder einer großen dauernd leichte Herzneuralgien namentlich bei Muskelarbeit zurück — auch das spricht übrigens dafür, daß der Muskel selbst schmerzt. Freilich nicht in allen Teilen, namentlich an der Hinterwand kann der Obduzent nicht selten ausgedehnte ischämische Myomalacien finden, ohne daß in vivo bis zuletzt je Schmerzen aufgetreten waren. Man kennt ja auch von jeher die tödliche „Angina pectoris sine dolore". Hier sind für die Klinik noch erhebliche Schwierigkeiten der Deutung zu überwinden.

WOLLHEIM[1] hat auf meine Veranlassung die Anamnesen der in den letzten 2 Jahren aus meiner Klinik zur Sektion gekommenen Kranken mit alten oder frischen Herzinfarkten auf frühere Angina pectoris-Anfälle durchgesehen und dabei festgestellt, daß solche anamnestischen Angaben bei keinem Kranken fehlten, bei dem sich die Infarkte oder Schwielen im Bereiche des linken Coronarastes fanden — ganz gleich, ob daneben eine Sklerose bestand oder nicht. Es zeigte sich aber auch, daß Infarkte und Schwielen — sogar von großer Ausdehnung — in der von der Arteria coronaria dextra versorgten Hinterwand des Herzens durch die Sektion aufgedeckt wurden, die niemals in vivo Angina-pectoris-Beschwerden gemacht hatten. Da ähnliche Beobachtungen von vielen Seiten vorliegen (MORAWITZ, PLETNEW u. a.), wird man den Schluß ziehen können, daß ein zu Nekrose der Herzmuskelwand führender Verschluß der Arteria coronaria sinistra stets, der Arteria coronaris dextra jedoch nicht immer zum klassischen Bilde der Angina pectoris führt. Das liegt wohl daran, daß die Leistung des linken Herzens eine weit größere ist, als die des rechten, und damit auch bei O_2-Bedarf. Auch das spricht wieder für den Muskelschmerz und gegen den Gefäßschmerz. In einem der untersuchten Fälle fanden sich auch zahlreiche kleine Blutungen um das Coronargefäß herum, die wohl in Analogie zu den eine große Hirnhämorrhagie umgebenden kleinen Blutungen pathogenetisch zu setzen sind.

Obgleich altbekannt, sind den Ärzten die bedrohlichen Herzmuskelveränderungen bei der Angina pectoris noch nicht geläufig genug. Jede Temperaturerhöhung nach einem schweren Angina-pectoris-Anfall sei unbedingter Anlaß, den Patienten wochen-, ja sogar monatelang ins Bett zu legen — bis eine solide Schwiele entstanden ist.

Selbst die *Therapie* mit Theobrominum natriosalicylicum 3 mal tägl. 0,5—1 g wird meist nicht konsequent genug durchgeführt. Man muß sie nicht selten auch Jahre ohne Unterbrechung durchführen und reserviere das Nitroglycerin dem akuten Zustand, möglichst ehe er auf der Höhe ist. Besser auch als die

---

[1] WOLLHEIM, E.: Herzinfarkt und Angina pectoris. Dtsch. med. Wschr. 1931, Nr. 15.

Perlingualtabletten, bleibt die 1proz. alkoholische Lösung der Pharmakopoe, von der 3—5 Tropfen auf ein Zuckerstückchen getropft auch schon vom Mund aus resorbiert werden. Das ist wichtig, weil die Resorption sich bei vollem Magen sonst zu langsam vollziehen kann. Daneben bleibe die 0,1proz. Lösung für chronischen regelmäßigen Gebrauch reserviert.

Gewiß gibt es auch brauchbare andere Präparate. Das Streben nach schlichter Sachlichkeit, besonders in der medikamentösen Therapie komme hier dadurch zum Ausdruck, daß andere weniger gebräuchliche Präparate kaum erwähnt werden, etwa für chronischen Gebrauch Theophyllin auch Theozin oder Theophyllinzäpfchen bei schlechter Verträglichkeit des Diuretins; Amylnitrit und Erythroltetranitrat für akuten Gebrauch. Hahs Kohn regt zu einem Versuch mit Wismut auch für nichtluetische Fälle an, und der Atropineffekt ist neu zu prüfen.

Wichtig ist mir noch, die Empfehlung der Hauffeschen Armbäder bei steigender Badetemperatur von 30—47° C, die Katsch schon in Frankfurt prüfte und die jetzt von seinem Assistenten Lauber in Greifswald systematisch erprobt sind. Es ist empirisch sicher, daß solche und ähnliche Prozeduren großen Nutzen stiften, und auch unserem funktionellen Verstehen scheint das heute näher gebracht als früher. Auch die Traubenzuckertherapie gehört hierher, doch wird sie erst später besprochen werden und sei hier nur erwähnt.

Mit dem Hinweis der „Entspannung", die Edens psychisch, aber auch körperlich betont (Roemhelds Herz- und Aortengymnastik), schließe die kurze Skizzierung dessen, was die Pathologie der Funktion uns therapeutisch lehrt.

Nur 16% der Kranken mit Angina pectoris, die Edens übersieht, trieben Nicotinabusus. Bedenkt man, daß die Angina pectoris die Krankheit gerade der Männer im vorgeschrittenen Alter ist, so hieße diese Beobachtung fast ein therapeutischer Nicotinerfolg — den wir empirisch ablehnen. Aber sie zeigt mindestens die ganz geringe Bedeutung, die der starke Nicotingenuß ätiologisch für das Leiden hat.

Wir glaubten vor kuzem noch eine wohldefinierte *Pseudoangina pectoris* aufstellen zu müssen. Geläufig sind Fälle mit echtem klinischem Vollsyndrom, bei denen Aufstoßen, Blähungsgefühl im Oberbauch, Druckempfindungen, ja Magenschmerzen hinzukommen.

Die Häufigkeit der sogenannten „Hiatushernie" schien einen Zwerchfellschmerz durch einen Einklemmungsmechanismus, der nicht selten ganz analoge Schmerzen erzeugt, hervorzurufen[1]. Manchem Kranken war die Angst genommen, wenn er statt eines Herzleidens eine so harmlose grobtechnische Störung an seinem Röntgenfilm erklärt bekam (s. Kap. 3).

Daß aber auch dieser Zustand nicht immer harmlos ist und sich in seiner Übertragung auf das Herz und in den Herzsensationen selbst durch nichts mehr

[1] v. Bergmann, G.: Das „epiphrenale Syndrom", seine Beziehung zur Angina pectoris und zum Kardiospasmus. Dtsch. med. Wschr. 1932, Nr. 16.

von der echten Angina pectoris unterscheidet, haben erst in allerletzter Zeit DIETRICH und SCHWIEGK an meiner Klinik experimentell gezeigt (s. Kap. 3).

Sticht man bei einer Probepunktion das Zwerchfell an, dann kennt man die Ausstrahlung in die linke Schulter und den Kollaps. Sollte die Phrenicusausstrahlung das einzige sein, oder sollte nicht auch hierbei die Coronardurchblutung leiden? Und wie steht es beim Pleurashock, den wir bei der Pneumothoraxtherapie doch gelegentlich sehen?

Wir ziehen aus ihrer Beobachtung den Schluß, daß gerade an dieser Stelle des Ösophagus, an dem linker wie rechter Vagusstamm laufen, ein Vagusreflex ausgelöst wird, der zur verringerten Coronardurchblutung führt.

Keine bessere Stütze ist denkbar, um das Auftreten der Angina pectoris als Vagusreflex zu erklären und manches verständlich zu machen, was ROEMHELD ärztlich glücklich als „gastro-kardialen Symptomenkomplex“ bezeichnet hat.

Über die Hernie selbst ist im Kap. 3 nach Symptomatologie, Diagnostik und Pathogenese mehr gesagt, wichtige Kurven experimenteller Modellversuche sind dort gegeben. Hier zeigt sich nur, daß nicht einmal ein so plumper Mechanismus die Aufstellung einer besonderen Pseudoangina pectoris rechtfertigt.

Hier sind offene Fragen, die einer experimentellen Bearbeitung jetzt zugänglich werden, als Viscero-visceral-Reflexe.

Wenn wir ganz eklektisch von der Angina pectoris gehandelt haben, so geschah jene Auswahl unter dem, was dieses Buch zusammenhält: das funktionelle Denken in seiner Bedeutung für die moderne Klinik.

Wo ist jetzt, nachdem wir von der Beschwerde des hohen Blutdrucks und seiner latenten und larvierten Formen gesprochen haben, nachdem wir den Gefäßtonus als Ursache vieler Herzsensationen kennengelernt haben, noch Platz oder überhaupt Möglichkeit der Einordnung jenes früher so breiten Bereiches der *Herz- und Gefäßneurosen?*

Entscheidend kann die funktionell pathologische Betrachtungsweise gar nicht mehr nervös und organisch voneinander trennen, aber auch nicht funktionell und organisch. Sie ist auf das Geschehen hin gerichtet und ihr adäquat ist allein die Vorstellung, daß aus der gestörten Funktion heraus sich in einheitlicher Entwicklung bis zum grob anatomischen hin reversible und irreversible Zustandsänderungen ergeben. Darum werde ich auch später zu entwickeln haben, daß der Begriff der „Betriebsstörung“, den ich dem ärztlichen Denken einfügen will, prägnanter ist als der der „Neurose“[1].

Damit wird nicht etwa ein Wort durch ein anderes ersetzt, sondern es sollen damit dem Vorstellen Wege eröffnet werden, die durch die isolierte Betrachtung des Organischen einerseits, des Neurotischen oder Nervösen andererseits bisher verschlossen blieben.

---

[1] v. BERGMANN: Klinisch-funktionelle Pathologie des vegetativen Nervensystems. Hdb. d. norm. path. Physiol., Bd. 16, 1. Hälfte. Berlin: Julius Springer 1930.

Es ist nur logisch, sich von der Betriebsstörung her und durch sie bedingt auch den „Umbau des Betriebes“ vorzustellen.

Gerade das ist am Herzen sehr wohl zu zeigen: die idiopathische Herzhypertrophie ist heute zu denken als Arbeitshypertrophie des linken Ventrikels, der gegen den Widerstand der Hypertension sein Schlagvolumen auswirft. Noch richtiger vielleicht deutet sie BOHNENKAMP als Spannungshypertrophie des Herzmuskels.

Am deutlichsten wird die Insuffizienz des Ausdrucks der Neurosen und die Brauchbarkeit des Begriffs der „Betriebsstörung“ bei den Rhythmusstörungen des Herzens.

Ohne daß es eines besonderen Angriffes bedurfte, hat hier die subtile Analyse, die sich an die Namen MACKENZIE, LEWIS, WENCKEBACH, EINTHOFEN, KRAUS und NICOLAI und viele Andere knüpft, schon allein die Herzneurose erledigt, weil die Scheidung in organisch und funktionell immer mehr scheiterte.

Sicher kann eine infektiöse Myokarditis sich neben anderen Zeichen durch Extrasystolen dokumentieren, und sicher kann ein Herzinfarkt zum Herzblock führen, aber die gleichen Störungen treten eben auch ohne anatomisch nachweisbare Veränderungen auf, selbst mit der Feststellung eines partiellen oder totalen Herzblocks als Leitungserschwerung oder Unterbrechung im HISschen Bündel ist nicht die Aussage einer organischen Zerstörung gemacht, so oft sie auch gerade beim Block zu finden sein mag. Man beschäftigte sich mit der Arrhythmia absoluta, es wurde erkannt, daß zu ihr regelmäßig das Flimmern und Flattern der Vorhöfe gehört, und suchte nach den Ursachen jener vermehrten Reizbarkeit, die plötzlich diesen Zustand hervorbringt, man fand, daß die paroxysmellen Tachykardien Häufung von Extrasystolen sein können, aber ebenso auch Störung der Reizbildung am Sinusknoten, im Sinne einer Häufung der dort entstehenden physiologischen Reize.

So gliederte man sogar die verschiedenen Formen der ventrikulären, aurikulären und atrioventrikulären Extrasystolen untereinander ab und wurde geneigt, neben den intramuralen Plexus und Ganglienzellen, neben den extrakardialen Förderungs- und Hemmungsnerven mit ihren Beziehungen zu den Zentren und zum Zusammengehen mit gesteigerten Affektsituationen auch an feinste physikochemische Zustandsänderungen in den Muskelfasern zu denken. Je nachdem, ob sie im KEITH-FLACKschen Sinusknoten, dem Schrittmacher des Herzens, im ASCHOFF-TAWARAschen Knoten oder dem HISschen Muskelbündel lokalisiert sind, machte man sich, geleitet von myogener oder neurogener Herztheorie die verschiedensten Vorstellungen für die Pathogenese der Rhythmusstörungen. Aber überall überschneiden sich neurogene Momente mit dem Zustande des Erfolgsorgans.

Nur ein Teil jener Betriebsstörungen hat zur Grundlage grob anatomische Läsionen (Entzündung, Schwiele usw.), ein anderer größerer Teil ist unsichtbare biologische „Strukturänderung“, wohl so, wie sie uns durch die Ähnlichkeit zwischen Calcium- und Sympathicuswirkung, Kalium- und Vaguswirkung durch S. G. ZONDEK anschaulich gemacht ist.

Der Begriff der Betriebsstörung hebt die Frage auf, wie weit grob anatomische Veränderungen vorliegen, wie weit feinere Störungen im Sinne der kolloidalen Struktur, wie weit diese sich vergesellschaften mit intramuralen und extrakardialen Änderungen der Nervenfunktion und endlich wie weit neben anderen zentralen Einflüssen Funktionsänderungen selbst beim Affekt hineinspielen (wie weit Rhythmusstörung Manifestation an einem Erfolgsorgan wäre). Für eine solche Vielheit reicht der Begriff der Herzneurose nicht aus, weil das gleiche Phänomen am Herzen etwa die Extrasystolie „psychogen“ wie organisch Grundlagen haben kann, bei beiden ist im Betrieb Störung.

Eine Tachykardie oder Tachykardiebereitschaft ohne paroxysmelle Anfälle sehen wir beim Basedow, auch bei der thyreotischen Konstitution, beim Jodismus, aber auch in der Emotion, vergleichbar der Adrenalin-Tachykardie. Sie ist uns aber auch im Zusammenhang mit dosierter Muskelarbeit noch immer wichtig zur Funktionsprüfung für die kardiovaskuläre Leistung.

Was von diesen nur unvollständig aufgezählten Konditionen gehört in den Bereich der Herzneurose?

Etwa die thyreotoxische Tachykardie, die durch Digitalis so schwer zu beseitigen ist oder wirklich nur die „emotionelle“?

Es leuchtet ein, daß mit der Einreihung dieser oder jener Form in den Begriff der Herzneurose wenig gewonnen ist, weder vom Standpunkt pathologischer Erkenntnis noch von dem ärztlich-klinischer Beurteilung. Und umgekehrt kann die Betriebsstörung noch nicht einmal richtig verstanden und beschrieben werden, wenn man sie lediglich unter dem Gesichtspunkt der Störung im Nervensystem sieht.

Das beste Beispiel für Wert- und Berechtigungsbegriff der Betriebsstörung finden wir aber bei dem funktionellen Versagen der kleinsten Gefäße, der Capillaren.

Will man dort noch von Neurose sprechen, wo doch nach KROGH gar keine Innervation vorliegt?

Gerade hier aber hat WOLLHEIM [1] in seinen capillar-mikroskopischen Untersuchungen zur funktionellen Bedeutung der Cyanose gezeigt, daß eine in der Klinik gar nicht selten zu beobachtende Form allein auf Tonusminderung der Capillaren beruht.

Diese cyanotische Form der *Capillarbetriebsstörung* findet sich häufig bei jungen Mädchen und Frauen zwischen dem 13. und 30. Lebensjahr und tritt meist in der Zeit der Menarche auf. Störungen in der Menstruation, häufig auch im Intermediärstoffwechsel (Magersucht, auch Fettsucht) sind meist als Zeichen der endokrin-humoralen Beziehung vorhanden.

Beine und Arme, besonders die Dorsalseite der Oberarme, Hände und Füße sind cyanotisch verfärbt. Bei raschem Aufstehen kann es zu Schwindel, Ohn-

---

[1] WOLLHEIM: Zur funktionellen Bedeutung der Cyanose. Verh. dtsch. Ges. inn. Med. 40. Kongr. Wiesbaden 1928.

machtsanfällen und migräneartigen Kopfschmerzen bis zu MENIÉRE-ähnlichen Bildern kommen. Es sackt dabei 1—2 Liter Blut in die atonischen Capillarplexus ab.

Mit dem Capillarmikroskop sieht man dabei nichts anderes als die auch sonst der Cyanose entsprechende Erweiterung des subpapillären Plexus. Nur, daß hier nicht eine regulative Steuerung wie etwa bei der Dekompensation mit der Veränderung der zirkulierenden Blutmenge und Auffüllung der Hautdepots gefunden werden kann.

Es sind stets herzgesunde und, abgesehen von der Cyanose und den subjektiven Beschwerden, leistungsfähige, jeder Muskelarbeit gewachsene Menschen.

Hier weist wohl die Pathogenese am eindeutigsten auf Betriebsstörungen humoraler oder endokriner Art im vegetativen System hin, kaum jedoch neuraler Art.

Auch an schlechterem Rücktransport des Blutes im Sinne des Typus der Kreislaufschwachen von WENCKEBACH wird man dabei gelegentlich zu denken haben. Die gleiche Störung — nur exogen bedingt — kann man häufig bei Angehörigen jener Berufe finden, die wie Waschfrauen oder Metzger ihre Hände viel in kaltes oder heißes Wasser tauchen müssen. Ich sah dauernde Cyanose mit Ödem der Unterschenkel jahrelang fortbestehend bei einem Seeoffizier, der während der Skagerakschlacht Tage hindurch in Nässe und scharfem kaltem Wind die Kommandobrücke nicht verlassen hatte — er war sonst und besonders in bezug auf sein Herz völlig gesund.

Eine andere Form der Capillarbetriebsstörung hat WOLLHEIM mit MEYER-BRODNITZ[1] an einer Gewerbekrankheit der Schuhmacher studiert.

Hier kommt es durch ständige Erschütterungen der Hände bei dauernder Arbeit einer rhythmisch klopfenden Maschine allein durch den mechanischen Reiz zu anhaltender Capillarzusammenziehung. Bei solchen Arbeitern sehen die Hände dann blaß aus und fühlen sich kalt an. Als endogene Form entspräche dieser Capillarbetriebsstörung etwa der „doigt mort“.

An solchen Beobachtungen mag man meine Ablehnung der Identifikation von „Betriebsstörung“ und „Neurose“ verstehen.

Auch sonst aber scheitert das dualistische Einteilungsprinzip nervös und organisch bei Störungen in der Herz- und Kreislaufleistung.

Ein organischer Befund am Herzen ist bei einer Coffein- oder selbst der gefährlichsten Digitalisintoxikation ebensowenig durch den klinischen Herzbefund unmittelbar erweisbar wie bei der Thyreotoxikose, ja, er ist nicht vorhanden. Es können noch zahlreiche andere humorale Momente, durchaus nicht nur chemische Substanzen, den Herzmuskel in seiner Leistung beeinflussen.

WENCKEBACH hat gezeigt, daß bei der Beri-Beri veränderte Quellungszustände der Herzmuskulatur allein bis zum völligen Versagen des Herzens, ja zum Kreislauftod führen können.

---

[1] WOLLHEIM: Capillarfunktionsstörung als Berufskrankheit durch Schuhanklopfmaschinen. Zbl. Gewerbehyg. Bd. 6, H. 9, 1929 (mit Dr. MEYER-BRODNITZ).

Solche physikochemischen Zustandsänderungen sind auch sonst beim Herzmuskel sehr wohl vorstellbar. Das Versagen des Kreislaufs von Diabetikern, auch ohne jedes Zeichen von Coma und ohne Insulinbehandlung hat wohl damit etwas zu tun, wobei man weniger an die Glykogenverarmung der Herzmuskelfaser denken sollte.

Andererseits bleibt auffällig, wie Kuren von intravenösen Zuckergaben (10 ccm, 20—40proz. jeden zweiten Tag bis zu 15 Spritzen) den Herzmuskel günstig beeinflussen. Sie bewirken eine erhebliche Flüssigkeitsverschiebung in den Geweben und dürfen also auch nicht einfach als eine Auffüllung der Muskelglykogenreserven angesehen werden, zumal offenbar das Muskelglykogen lange nicht die Labilität zum Blutspiegel hin besitzt, wie das Leberglykogen. Das hat BRENTANO[1] an meiner Klinik zeigen können. Aber auch die Hypertonie der Lösung reicht zur Erklärung ihrer günstigen Wirkung allein wohl nicht aus, da andere hypertonische Lösungen nicht denselben Erfolg haben.

So mögen gewisse Gruppen als „vasomotorische Neurosen", zu denen nicht nur Akrocyanosen bis zum Morbus Raynaud — selbst mit Gangrän gehören, weiter in der Klinik geführt werden. Die Erfolge der Sympathektomie stützen sogar diese Eingliederung; wenn aber manchmal Pituitrin oder Padutin (Kallikreïn) Erfolge zeitigt, belehrt das uns pathogenetisch, daß auch hier nicht die neurale Ätiologie isoliert gesehen werden darf.

Bei den „lokalisierten Betriebsstörungen des Kreislaufs" muß alles in Betracht gezogen werden, was für die funktionelle Pathologie der Gefäße neural, humoral und kreislauf-dynamisch wirkend ist. Auch hier ist also „Neurose" ein zu einseitiger Begriff, der dem umfassenden Verstehen der „Störung des Betriebes" einengend im Wege steht.

Literatur.

EDENS: Pathogenese und Klinik der Angina pectoris. Verh. dtsch. Ges. inn. Med., Wiesbaden 1931.

KOHN, H.: Zur Angina pectoris. Verh. dtsch. Ges. inn. Med., Wiesbaden 1931; s. a. in BRUGSCH: Erg. Med. IX, 1926.

KUTSCHERA-AICHBERGEN: Pathologische Anatomie und Theorie der Angina pectoris. Verh. dtsch. Ges. inn. Med., Wiesbaden 1931.

REIN, H.: Die Physiologie der Coronardurchblutung. Verh. dtsch. Ges. inn. Med., Wiesbaden 1931; s. a. ABDERHALDENS Hdb. d. biol. Arbeitsmethoden V, 8, S. 693.

ROSENBLATH: Über die Entstehung der Hirnblutung bei dem Schlaganfall. Dtsch. Z. Nervenheilk. Bd. 61, S. 10.

VOLHARD, F.: Nieren und ableitende Harnwege. Hdb. d. inn. Med. v. BERGMANN-STÄHELIN, Bd. 6, S. 1 u. 2 (2. Aufl.). Berlin: Julius Springer 1931.

WENCKEBACH: Klinik und Wesen der Angina pectoris. Vortr. Ges. f. inn. Med., Wien 1924 (M. PERLES); Münch. med. Wschr. 1928.

---

[1] BRENTANO: Untersuchungen über die Beziehungen der Kreatinurie zum Muskelglykogen. Arch. f. exper. Path. Bd. 163, H. 1/2, 1931.

Kapitel 13.

Kompensation und Dekompensation des Kreislaufes.

Herzmuskel und Peripherie und ihre Bedeutung für die Dekompensation. — Kreislauf und Muskelchemismus. — Die Blutdepots. — Der Begriff der zirkulierenden Blutmenge. — Die Kreislaufzeit. — Die Strömungsgeschwindigkeit. — Plus- und Minusdekompensation. — Die Hauptursachen des Kreislaufversagens. — Die Differentialdiagnostik der Dekompensationen in der Praxis. — Digitalistherapie. — Die Therapie der Rhythmusstörungen des Herzens. — Der KAUFFMANNsche Wasserversuch. — Zur postoperativen Kreislauftherapie.

Bei der Begriffssetzung Kompensation und Dekompensation des Kreislaufes hat LUDWIG TRAUBE wohl vorwiegend an die Klappenfehler des Herzens gedacht. Aber längst haben sich jene Begriffe genähert dem der „kardiovasculären Insuffizienz" des Kreislaufsystems überhaupt, in dem die eigentlichen Klappenfehler des Herzens statistisch und praktisch nur eine wichtige Minorität darstellen, während die Majorität im Kreislaufversagen dem Hypertonus mit und ohne Schrumpfniere zugehört und jener anderen Gruppe, bei der wir ebenfalls von Kompensation und Dekompensation des Kreislaufs sprechen können, die sich vor allem aus Basedow, Emphysem und Kyphoskoliose, also recht verschiedenen Betriebsstörungen zusammensetzt[1].

Bei einer funktionellen Betrachtungsweise des Kreislaufversagens — und aus ihr sind ja auch TRAUBEs Bezeichnungen entstanden — darf nicht mehr das Herz allein als der Motor herausgehoben werden, ein noch immer tief eingewurzelter Fehler des isolierenden Denkens in der Medizin. Zu eng ist der Gesamtkreislauf in regulatorischer Wechselbeziehung in sich verbunden: Motor oder Pumpe, Atemzentrum, Vasomotorenzentrum und vor allem die gesamte Gefäßbahn, ja alle Gewebe mit ihrem wechselnden Bedarf für Sauerstoffversorgung, Abtransport der Kohlensäure, Versorgung der Muskelmaschine durch Zucker, als „dem Betriebsstoff", Abtransport der nicht zur Resynthese verwendeten Milchsäure. Es seien nur noch der Wasserwechsel der Gewebe und der Ionenaustausch in der Peripherie von allen übrigen Korrelaten einer einheitlichen Kreislauffunktion genannt.

---

[1] v. BERGMANN, G.: Zum Problem der Kompensation und Dekompensation. Dtsch. med. Wschr. 1930, Nr. 14.

Suchen wir für die Physiologie und Pathologie der Funktion des Kreislaufs nach dem Primum movens der gesamten „Technologie“ (BETHE) der normalen Blutversorgung, so wird man den Gewebsbedarf in den Mittelpunkt stellen, für seine Befriedigung dient alle Kreislaufsleistung. Und das um so mehr, wenn man erkennt, wie relativ wenig Bedeutung die geänderte Form des Motors für die Störung der Funktion hat oder — anders ausgedrückt —, daß der Herzklappenfehler selbst oft nicht erster und auch nicht letzter Anlaß der Dekompensation ist.

Man erinnere sich nur, daß sogar in Friedenszeiten die Diagnose einer Aorteninsuffizienz noch nicht ausreichte, um einen Rekruten dienstuntauglich zu machen, und wieviele Klappenfehler an der Mitralis oder auch an der Aorta kennt nicht jeder erfahrene Arzt, die — zufällig diagnostiziert — jahre- und jahrzehntelang bestanden, ohne ihre Träger irgendwie zu belästigen. Die Dekompensation wird immer erst durch einen besonderen Anlaß herbeigeführt, diese meine Auffassung halte ich für ärztlich wesentlich, sie liegt noch nicht im klaren klinischen Bewußtsein unserer Zeit.

Wie beim kompensierten Hypertoniker ist beim kompensierten Klappenfehler der Gesamtorganismus und besonders der Kreislauf funktionell der veränderten Lage angepaßt und stellt eine neu einregulierte, betriebsbrauchbare Anlage dar.

Erst eine neue funktionelle Belastung, mag sie von außen herangetragen sein oder im inneren Getriebe begründet, bringt auch beim Klappenfehler oder Hypertonus wie beim gesunden Herzen — nur leichter an dem reparierten System — die Gefahr der Regulationsstörung, der Dekompensation. Nach den Momenten, die noch hinzukommen müssen, ehe die Störung der Funktion eintritt, also nach der Auslösung der Dekompensation zu forschen, scheint mir eine bisher oft vernachlässigte wichtige Frage für die Erkenntnis der Bedingtheiten des Kreislaufversagens.

Es scheint mir fast vergessen, daß FRIEDRICH KRAUS schon von Graz her in der „Ermüdung als Maß der Konstitution“, und noch betonter 1923 den „aktiven Eigenbetrieb der Gewebe“ als dasjenige herausgearbeitet hat, was die Forderung an den Kreislauf stellt und was die Insuffizienz des Kreislaufapparates in der Pathologie charakterisiert. Sein Schüler PLESCH hat in seiner „Hämodynamik“ grundlegend vom Dynamischen aus das Kreislaufverhalten verstanden, was mit fortschreitender Methodik nun einwandfreier nachzuweisen gelingt. Diese prinzipiell neue Einstellung sollte nicht vergessen werden. Schon EDUARD PFLÜGER hat es klar formuliert, daß der Sauerstoffbedarf der Gewebe es ist, der die Leistung des Kreislaufs fordert und ähnlich entstammt das Schlagwort der „Protoplasmadynamik“ OTTOMAR ROSENBACHS einer solchen Anschauung vom Zweck des Kreislaufverhaltens: erfüllt es diese Forderung vollständig, besteht Suffizienz, erfüllt es sie nicht, ist Insuffizienz gegeben.

Wir trennen nicht mehr Dekompensation und Insuffizienz begrifflich allzu scharf, wenn auch die Dekompensation voraussetzt, daß zuvor etwas kompensiert wurde. Das braucht aber durchaus nicht nur ein Ventildefekt zu sein, auch ein Emphysem, eine Kreislaufbeanspruchung durch Hyperthyreose oder ein Hypertonus wird zunächst kompensierend ausgeglichen, das Versagen wird meist erst sekundär sein. Dann ist es „Dekompensation".

Eppinger hat mit seiner Hypothese die Protoplasmadynamik in ihrer Bedeutung für den Kreislauf dahin erweitert, daß er, angelsächsischen Arbeiten folgend, den gestörten Muskelchemismus, also den größten peripheren Faktor des Bedarfs, in den Vordergrund des Kreislaufversagens stellte. Wohl schien es ihm so, als wenn Störungen im Muskel selbst geradezu Ursache der Dekompensation sein sollten, indem unbekannte Muskelschädigungen alle quergestreiften Muskeln unökonomisch arbeiten ließen. Nicht mehr $^4/_5$ der nach der Zuckung entstehenden Milchsäure werden zu Glykogen resynthetisiert, dadurch entsteht eine Überladung mit sauren Stoffwechselschlacken, vorwiegend der Milchsäure, das Säurebasengleichgewicht gerät in Gefahr und die „kardiale" Dyspnoe mit ihrer Abrauchung der Kohlensäure, ist dann die erste schnelle Regulationsmaßnahme, um der drohenden Acidose entgegenzuwirken. Aber bald hat Eppinger wohl auch selbst eingesehen, daß jene Störungen im Muskel, die seine Versuche nachwiesen, nicht als das Primäre schlechterer Kreislauftätigkeit in Frage kommen, sondern vielmehr deren Folge sind.

Wie Krogh nachwies, sind in der Ruhe im Muskel zahlreiche Capillaren leer und werden erst bei Arbeit durchströmt; beim versagenden Kreislauf kann die Blutzufuhr ungenügend werden, dann muß das Mißverhältnis zwischen Angebot und Nachfrage von Sauerstoff zu jenem veränderten Chemismus im Muskel führen, der sich als Acidosegefahr am so empfindlichen Atemzentrum und den Vasomotorenzentren auswirkt, primär oft hervorgerufen, weil der Herzmuskel nicht mehr die Sauerstoffmengen, d. h. die Blutmengen, auswirft, die bei erhöhtem Anspruch an die Muskelmaschine von der Peripherie angefordert werden, das Minutenvolumen bleibt hinter der Anforderung quantitativ zurück.

So meint auch v. Romberg: jene „Stoffwechselstörung der Muskeln ist also eine Folge veränderter Herztätigkeit".

Beckmanns Einwurf, daß eine gestaute Leber eine verringerte Fähigkeit zur Milchsäureverbrennung haben kann und so die nachgewiesene Milchsäureanhäufung im Kreislauf Dekompensierter auch ohne mangelhafte Resynthese im Muskel zu verstehen sei, zeigt nur weiter, wie eng verflochten jene Regulationsstörungen sind. Die Tatsache der Milchsäureanhäufung im Blut bleibt bestehen. Wie weit die mit Blut ungenügend versorgte Muskelmaschine, wie weit wirklich die Stauungsleber die Schuld daran trägt, ist aber hier nicht das Wesentlichste.

Uns genügt, festzustellen: auch die Peripherie ist keine Einheit. Nicht nur die Muskelmaschine und ihre optimale Durchblutung für die jeweilige Leistung müssen in Betracht gezogen werden, sondern ebenso die Funktion anderer Organparenchyme, besonders der Leber und Niere.

Auch bei den Hirnzentren ist keineswegs die Kohlensäure- und Milchsäureüberladung in der Wirkung auf das besonders empfindlich auf Mangel reagierende

Atemzentrum das einzig Maßgebende, sondern die Regulation der Blutverteilung, die Aufrechterhaltung oder das Versagen des Vasomotorentonus und besonders die Wirkung mittels der regulatorischen Herznerven von den Hirnzentren aus, sind wesentlich für das Verhalten des zentralen Motors, also des Herzens selbst.

Hier wieder versucht man gerne die Trennung des Versagens des Motors für das arterielle Blut, also des linken Herzens, vom Versagen des rechten Herzens, dem Motor für das venöse Blut, vorzunehmen — sind doch beide Apparate bei niederen Tieren nicht als Doppelmotor örtlich vereinigt. Dort gibt es ein arterielles und ein venöses räumlich getrenntes Herz. Auch nach der Zusammenlegung des Betriebes in ein einziges Organ haben die beiden Teile recht verschiedenartigen Leistungsanforderungen zu genügen.

Dennoch sollte die Klinik wissen, wie irreleitend es sehr oft ist, am Krankenbette die Insuffizienz des linken oder rechten Herzens zu scharf abzugrenzen und ihr etwa als dritten Typus die rein vasculäre Insuffizienz, das Versagen des peripheren Kreislaufs, entgegenzustellen. Die Integration der Funktionen des Kreislaufsystems insgesamt ist unlösbare, korrelative Einheit.

In einem großangelegten Referat über die Dynamik der Klappenfehler auf dem Internistenkongreß 1930 hat auch v. Romberg seine Darstellung mit Recht weit über das Problem der Klappenfehler hinausgeführt und das Ineinandergreifen aller Koeffizienten zu erfassen gesucht, doch aber am Schluß unter Zurückdrängung der zu aktuellen Überbetonung der peripheren Momente dem Herzen selbst die überragende Rolle bei der Dekompensation wieder zuteil werden lassen.

Aber gerade v. Romberg hat lange zuvor in der Prägung des Begriffes vom akuten Kreislaufversagen beim Infekt mit Paessler das Versagen der Peripherie für die Klinik erst geläufig gemacht. Jenen Zustand, bei dem ein vollkommen leistungsfähiges Herz in seiner Leistung — dem Minutenvolumen — jäh versagt, weil der Mensch im akuten Vasomotorenkollaps „sich in die Peripherie verblutet". Es strömt zu wenig Blut in der Zeiteinheit zurück, das Herz schlägt gewissermaßen leer, weil unter sinkendem Blutdruck sich alles Blut in der Peripherie, namentlich im Splanchnicusgebiet angehäuft hat —, wie bei einer Verblutung, aber innerhalb der Gefäße, kommt es zu diesem „Versacken der Blutmenge in die Peripherie".

Diese klassische Lehre wird in der Gegenwart weiter ergänzt durch neuartiges Erkennen, wenn wir jetzt nicht mehr wie früher annehmen, daß die Vasomotorenzentren im Infekt allein vergiftet seien, sondern glauben, daß körpereigene, histaminähnliche Zerfallsprodukte, die unmittelbar an der Peripherie angreifen, die Blutstagnation des peripheren Kreislaufs vermehren. Hier knüpft die Lehre an, die in meiner Klinik entwickelt wurde (Wollheim[1]), daß auch in geringerem Grade chronische Blutversackungen vorkommen, die wie ein chronischer Kollaps als „Herzschwäche" imponieren bei in Wahrheit völlig gesundem kräftigem Herzen (Minusdekompensation).

[1] Wollheim: Zur Funktion der subpapillären Gefäßplexus in der Haut. Klin. Wschr. 1927, Nr. 45.

Es ist historisch reizvoll, festzustellen, daß HARVEY schon einen zeitgenössischen Gegner in RIOLAN hatte, der seiner genialen neuen Lehre vom Blutkreislauf entgegenhielt, daß nicht das gesamte Blut fließe, sondern nur etwa die Hälfte, während der Rest in den Wurzelgebieten der Vena portae — also dem Splanchnicusgebiet — und dem der großen Hohlvenen liegen bleibe und in keiner Weise an der Zirkulation teilnähme.

Heute ist durch BARCROFT, wenn auch in anderer Formulierung und auf anderem Wege, gefunden, daß die Milz ein „*Depotorgan*" für das stagnierende Blut ist. In ihren Sinus lagert das Blut wie in Sümpfen, kann aber durch die glatte Muskulatur der Milz wieder ausgepreßt und jederzeit auf adäquate Reize in die schnell zirkulierende Blutmenge ausgeworfen werden.

Ein, mindestens für den Menschen, noch weit umfangreicheres Depotorgan hat WOLLHEIM[1] bereits 1927 für die Haut nachgewiesen, das ist jetzt von so vielen Seiten bestätigt, daß WOLLHEIMS Verdienst darüber nicht vergessen werden sollte, das ROMBERG voll anerkannt hat, während andere Autoren der letzten Zeit es ganz übersehen. In den „subpapillären Plexus" der Haut stagniert das Blut zwar nicht völlig, es befindet sich aber im Gegensatz zur schnellen Bewegung in den Haarnadelschlingen der Hautcapillaren in ganz langsamer Fortbewegung. Die Blutgeschwindigkeit ist in den Plexus etwa noch 5—10fach so langsam wie in den Endcapillaren. Das läßt sich im Capillarmikroskop leicht beobachten. Wie groß die Unterschiede der Durchblutung und Füllung von Plexus und Capillarschlingen sein können, zeigen einige Photogramme aus der Arbeit WOLLHEIMS (Abb. 66—70). Diese Befunde sind in der Zwischenzeit mit ganz anderer Methode von BARCROFT, BENATT u. a. bestätigt worden.

Die „flächenhafte Cyanose" der Haut ist Ausdruck dieser Stagnation in den Plexus. Es ist kein Zweifel, daß neben Milz und Hautorgan auch jene Wurzeln des Pfortadergebietes von RIOLAN, auch die Leber (WOLLHEIM, GRAB, JANSSEN und REIN) und die Lunge (HOCHREIN und KELLER) unter Umständen eine große Rolle als Depotorgane spielen. Indessen braucht nicht eine jede große Stauungsleber nur in solcher Weise stagnierendes Blut zu enthalten, sie kann auch überfüllt sein mit schnell zirkulierendem Blut, gerade wie der rechte Vorhof. Dann hat sie keineswegs die Depotfunktion im Sinne WOLLHEIMS.

Die wechselnden Mengen von Blut, die sich an der schnelleren Zirkulation beteiligen, hat WOLLHEIM auf breiter Basis mit der Trypanrotmethode am kreislaufkranken Menschen erschlossen.

Es soll hier weder auf die Einzelheiten der Methode näher eingegangen werden noch auch auf die Diskussion, die sich darüber entsponnen hat, ob die Trypanrotmethode oder das Kohlen-

[1] WOLLHEIM, E.: Zur Funktion der subpapillären Gefäßplexus in der Haut. Klin. Wschr. 1927, Nr. 45. — Zur funktionellen Bedeutung der Cyanose. Z. klin. Med. Bd. 108, 1928; Verh. dtsch. Ges. inn. Med., Wiesbaden 1928. — Die Bestimmung der zirkulierenden Blutmenge. Z. klin. Med. Bd. 108, H. 4, 1928. — Die zirkulierende Blutmenge und ihre Bedeutung für Kompensation und Dekompensation des Kreislaufs. Ebenda Bd. 116, H. 3/4, 1931.

oxydverfahren besser geeignet ist, die wirkliche, schneller zirkulierende Blutmenge zu erfassen. WOLLHEIM lehnt mit SIEBECK die Gasmethode beim Kreislaufkranken ab, da sie in dem durch Lungenstauung veränderten Gasaustausch einen zu großen Fehler mit sich bringe und keine Rückschlüsse auf die Verhältnisse beim Gesunden zulasse. Trotz des lebhaften Streits sind die verschiedenen Untersucher aber schließlich mit beiden Methoden zu Feststellungen gekommen, die sich nicht fundamental unterscheiden (die Schulen EPPINGERS, WENCKEBACHS, THANNHAUSERS). Das zeigt, wie mir scheint, am besten, daß beide Verfahren ausreichen, um den Nachweis zu führen, daß Veränderungen der zirkulierenden Hauptmenge des Blutes in der Pathologie des Kreislaufs eine wichtige Rolle spielen.

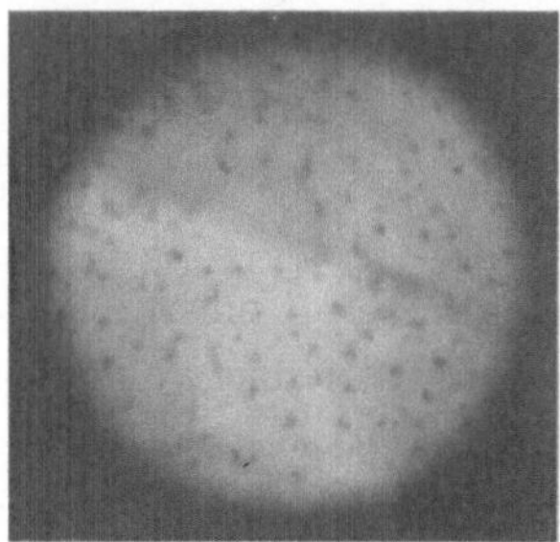

Abb. 66. Blasse Haut. Handrücken. Enge Endcapillaren. Keine subpapillären Plexusgefäße sichtbar.

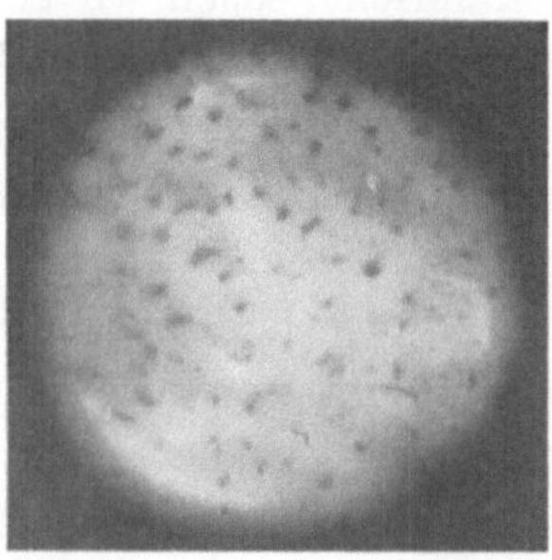

Abb. 67. Rote Haut. Handrücken des gleichen Pat. wie Abb. 66 nach warmem Handbad. Zahlreiche weite Endcapillaren, keine subpapillären Netze sichtbar.

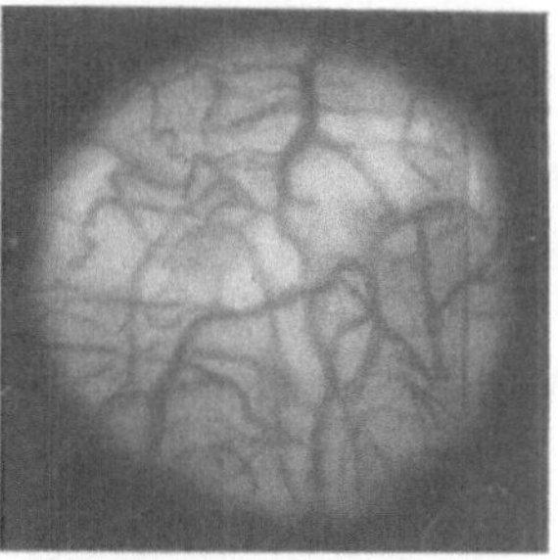

Abb. 68. Starke Cyanose. Handrücken eines Falles von angeborener Pulmonalstenose (Morbus coeruleus). Stark erweiterte subpapilläre Plexus.

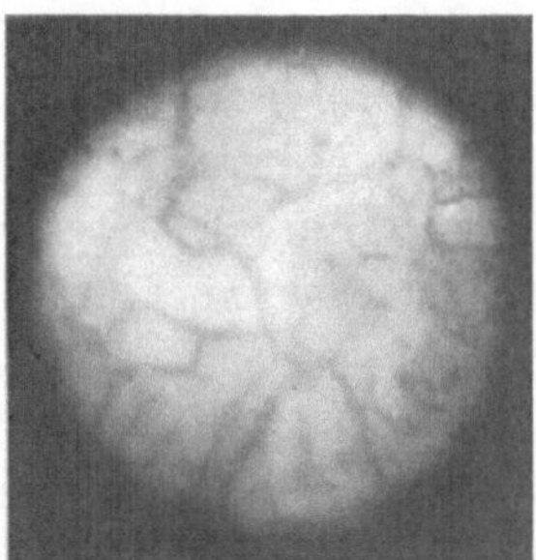

Abb. 69. Mäßige Cyanose. Unterschenkel, liegend. Mitralinsuffizienz. Mäßige Erweiterung der subpapillären Plexus bei reichlicher Füllung von Netzgefäßen.

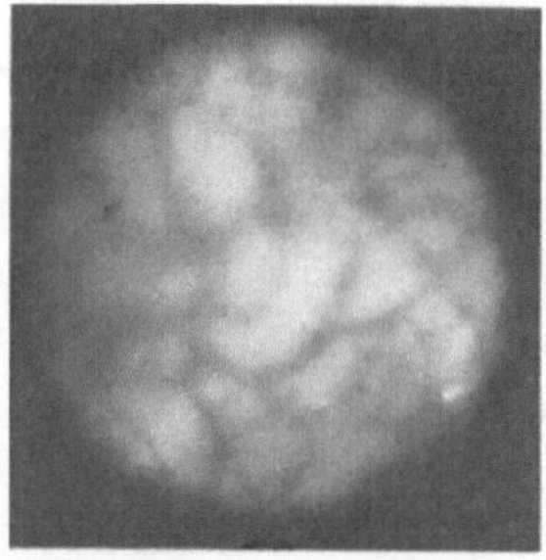

Abb. 70. Gleiche Hautstelle wie Abb. 69 bei Stauung (30 Min. nach Anlegen der Stauungsbinden an beid. Oberschenkeln). Starke Cyanose mit maximaler Erweiterung u. Füllung d. subpapillären Plexus.

Zunächst ließ sich erweisen, daß es einen gewissen „basalen“ *Wert der zirkulierenden Blutmenge* gibt, wenn man sie beim liegenden nüchternen Menschen in vollkommener Körperruhe bestimmt. Dieser Ruhewert bleibt annähernd konstant, aber unter den verschiedensten funktionellen normalen Einflüssen treten auch beim Kreislaufgesunden Abweichungen auf. So Verminderung: manchmal schon beim Stehen oder Sitzen, und regelmäßig im Schlaf. Vermehrung dagegen bei Muskelarbeit und zu Maßnahmen der Wärmeregulation, bei heißenBädern, wie beim Fieber. Auf Pharmaka hin, wie Digitalis: Verminderung; auf Campher, Cardiazol, Coffein, Strychnin: Zunahme. Auf hormonale Reize, auf O_2- und CO_2-Atmung, Überventilation und schließlich auch auf Beschränkung von N und NaCl reagiert der Organismus des Kreislaufgesunden mit einer bestimmten charakteristischen Verschiebung der zirkulierenden Blutmenge. Zwar läßt sich nicht immer die Wertigkeit des einzelnen Reizes in der Größe des Effektes vorhersagen, aber stets ist die Richtung der Wirkung eindeutig.

Beim akuten Histamin- und Peptonshock, also einem Zustand, der dem akuten Vasomotorenkollaps entspricht, sehen wir eine Verkleinerung der zirkulierenden Blutmenge. Oben streiften wir, daß solche Kreislaufzustände nicht nur als akute existieren, sondern auch chronisch eine zu kleine zirkulierende Blutmenge vorhanden sein kann. Gerade nach Infekten, auch noch in der Rekonvaleszenz, ist das zu konstatieren, auch bei Endokarditiden, und etwa bei Emphysematikern mit ihrer chronischen Bronchitis findet sich oft ein solches Verhalten. Es ist verkehrt, beeinflußt von der älteren Lehre, in das Schema zu verfallen, eine kleine zirkulierende Blutmenge sei vasculäre Dekompensation. Sie findet sich eben gerade auch bei sicher organisch kranken und versagenden Herzen, wie etwa bei einem Herzinfarkt nach einem Angina-pectoris-Anfall. Die physiologischen Analoga zu diesem Kreislaufversagen sind der Schlaf und die absolute Körperruhe. Auch der kompensierte Kreislaufkranke hat eine zirkulierende Blutmenge, die meist schon an der unteren Grenze der Norm liegt.

Im Zustand der Dekompensation kann die zirkulierende Blutmenge weiter sinken. Wollheim spricht hier von einer *Minusdekompensation*, ein Zustand, der offenbar in manchem dem ähnelt, was als „Kollapsdekompensation" von Eppinger und seinen Mitarbeitern Laszlo und Schuermeyer erst nach Wollheim beschrieben ist. Bei der Prägung des Ausdrucks schwebt aber diesen Autoren offenbar mehr der akute Zustand vor. Auch wir möchten den Begriff „Kollaps" nur für den akuten Zustand mit Senkung des arteriellen Druckes mit kleiner zirkulierender Blutmenge reservieren, wobei nach Hochrein und Meyer (Klinik Morawitz) die Venen kontrahiert sind, so daß zu wenig Blut zum Herzen zurückfließt, das Herz entsprechend auch zu wenig auswirft, dadurch die Arterien schlecht gefüllt und sekundär kontrahiert sind, nur die Capillaren sind weit, weil sie sich venenwärts nicht entleeren können, und so füllen sich die Sumpfgebiete, deshalb sinkt die schneller zirkulierende Blutmenge.

Der vermindert zirkulierenden Blutmenge steht die *hohe zirkulierende Blutmenge* gegenüber: Das Depotblut wird in die schnellere Zirkulation geworfen.

Das ist bei Muskelarbeit und bei Erwärmung der normale physiologische Vorgang.

Über die Norm hinaus geht dieses funktionelle Verhalten aber bei vielen Dekompensierten, besonders beim Hypertonus, aber auch meist bei dekompensierten Vitien. Die Depots werden mehr oder weniger entleert, und es befindet sich die gesamte Blutmenge oder wenigstens ihr größter Teil in schneller Zirkulation.

Hier müssen noch eine Reihe von Einwendungen und Mißverständnissen aufgeklärt werden. Zunächst jene Frage, die GOLDSCHEIDER stellte: wenn man anfinge, von zwei oder gar drei Strömungsgeschwindigkeiten zu sprechen, die gleichzeitig im Organismus vorhanden seien — nämlich die stagnierende, das langsamer und das schneller fließende Blut — wie viele Tempi möchten da noch folgen?

Ich hoffe, jetzt klargemacht zu haben, daß schon beim suffizienten Kreislauf die Hauptströmung in ihrer Geschwindigkeit stetig wechselt und in den verschiedensten Gebieten weitgehend variiert. Man denke z. B. an die Strömung im Gebiet der Vena portarum, in deren Stamm sich das Blut aus den venösen Anteilen der Capillaren des Mesenterialgebietes vereinigt, um sich dann aus diesem breiten venösen Strom ein zweites Mal innerhalb der Leber in den Ästen der Vena portarum in ein Capillargebiet zu verzweigen. Das Blut in den Capillaren der Arteria hepatica hat in der Leber eine mehrfach größere Geschwindigkeit als in jenen portalen Capillarverzweigungen. WOLLHEIM und LANGE haben mittels einer vollautomatisch registrierenden Methode in Anlehnung an das Verfahren von STEWART die Durchblutungsgeschwindigkeit einzelner Organe experimentell ermittelt und kommen, wie die nachfolgende Tabelle zeigt, zu Zahlen, die gut mit den wenigen Werten übereinstimmen, die die Physiologie bisher kannte.

Tabelle.
Durchblutungsgeschwindigkeiten einzelner Organe (nach WOLLHEIM und LANGE).

Organ	Mittelwert
Lunge	5,3 sek.
Niere	3,7 „
Hinterbein	7,6 „
Splanchnicusgebiet .	5,2 „

Die langsame Strömung jener portalen Capillargebiete hat wohl den Sinn, die Kohlehydrate und Eiweißabbauprodukte, die aus dem Darm der Stoffwechselzentrale in der Leber zugeführt werden, den Leberepithelien zum assimilatorischen Aufbau von Eiweiß und Glykogen, eine möglichst lange Zeit nahezubringen.

In der Aorta und in den großen Arterien ist die Strömungsgeschwindigkeit weit größer als in den Venen, am langsamsten ist sie wahrscheinlich in den Capillaren.

Endlich ändert sich die Strömungsgeschwindigkeit — auch wenn wir nur den Hauptblutstrom weiter beachten — unter der Funktion des Gesamtorganismus, namentlich seiner auf die Schnelleistung der Lokomotion und der äußeren Energieentfaltung (Muskelkraft) eingestellten Muskelmaschine.

Jedenfalls kann es sich also dort nicht um eine zählbare Anzahl von Geschwindigkeiten handeln, wo ein stetig wechselnder Fluß, reguliert vom Bedarf, herrscht.

Was von der Hauptströmung gilt, gilt aber erst recht von der im Prinzip langsameren Zirkulation des Depotblutes. Auch hier sind verschiedene Grade und ein ständiges Wechseln in der Strömungsgeschwindigkeit ohne weiteres anzunehmen.

Wenn die Stagnation in der Milz nach BARCROFT geradezu völligem Stillstand gleichkommt, so findet doch in den Mesenterialgefäßen und dem Netzwerk etwa der Hautcapillaren sicher ständig eine langsame Strömung statt.

Es macht keine Schwierigkeiten, sich diese als Nebenschlüsse vorzustellen, so wie in Nebenarmen eines Stromes eine langsame und im Hauptstrom eine schnelle Strömung besteht. Das Wesentliche ist, daß gerade durch die Durchmischung mit dem Farbstoff (Trypanrot) bewiesen wird, daß jene Stromgebiete, in die der Farbstoff zunächst gar nicht oder nur in viel geringerer Konzentration eindringt als in den Hauptstrom, Gebiete ganz verschiedener Stromgeschwindigkeit sein müssen.

Was manchem Kritiker also als methodischer Einwand erscheint, gilt uns gerade als methodische Bestätigung. Denn die ungleiche Durchmischung eines dem Blute zugeführten Farbstoffes oder Gases (CO-Methode) muß darüber belehren, daß neben dem Hauptstrom mit seinen auch wechselnden Geschwindigkeiten Nebengebiete vorhanden sind, die das eine Mal große Blutmengen abfangen und ein andermal ihre Depotfunktion teilweise oder fast völlig aufgeben. Jeder Ingenieur einer Bewässerungsanlage von Wiesenflächen würde das ohne Schwierigkeiten verstehen, ja er hat es gelernt, solche Einrichtungen anzulegen — man denke an Holland.

Es scheint danach die Kenntnis der wechselnden Organdurchblutung (Minutenvolumen der Organe) in ihrer Beziehung zur funktionellen Organleistung in vieler Hinsicht noch notwendiger als die Ermittlung des Minutenvolumens oder des Schlagvolumens des Herzens selbst. Ist doch die Anforderung der Peripherie der normale Anlaß, auf den die Herzarbeit einreguliert wird, das gilt oft — aber nicht immer — auch für die Pathologie.

Hier scheint mir die von WOLLHEIM und LANGE[1] an meiner Klinik ausgearbeitete einfache Methode von Bedeutung, mit der es möglich ist, die *Kreislaufszeit* zu bestimmen, wenigstens für eine bestimmte Kreislaufstrecke — beim Menschen von der Vena cubitalis bis zur Zungenspitze, beim Tier auch für andere Strecken.

WOLLHEIM und LANGE haben sich für diese Methodik des ursprünglich von KOCH zum gleichen Zweck angegebenen Fluoresceins bedient und die Zeit bestimmt, die verstreicht bis in die Cubitalvene injiziertes Fluorescein in den Lippencapillaren erscheint, was man durch ein geeignetes Filter bei direkter Beleuchtung präzis erkennen kann. Mit dieser Anordnung läßt sich allerdings nur eine Aussage über die Umlaufszeit quasi des schnellsten Bluttropfens in einem Teil des Kreislaufgebietes — nämlich der oberen Körperhälfte — machen.

Da die Werte, wie sich erwiesen hat, bei ein und demselben Individuum konstant und bei verschiedenen Individuen vergleichbar sind, scheint aber dieses Verfahren mindestens vorläufig für das so notwendige Studium der Strömungsgeschwindigkeit in der Klinik weiterzuführen.

[1] WOLLHEIM u. LANGE: Die Kreislaufzeit und ihre Beziehung zu anderen Kreislauffaktoren. Verh. dtsch. Ges. inn. Med., Wiesbaden 1931; s. a. Dtsch. med. Wschr. 1932.

Überdies haben WOLLHEIM und LANGE im Tierexperiment gezeigt, daß die Differenzen zwischen verschiedenen Gefäßprovinzen — natürlich stets unter gleichen Bedingungen — so regelmäßig sind, daß sie die Einwände gegen das Verfahren verringern. So differiert z. B. die Kreislaufszeit zwischen Arm und Bein konstant um etwa 2 Sekunden.

Wieweit es allerdings möglich sein wird, von der gemessenen Größe der Kreislaufszeit auf das Herzminutenvolumen im Sinne der VIERORDTschen Formel zu schließen, vermag man heute noch nicht zu sagen. Es wird darauf ankommen, festzustellen, wie weit die Beziehungen zwischen dem schnellst zirkulierenden Blutstropfen und der mittleren Umlaufsgeschwindigkeit des Blutes im Gesamtkreislaufsystem und den einzelnen Organen konstant sind. Nach den experimentellen Befunden von WOLLHEIM und LANGE ist auch das weitgehend der Fall.

Wir danken aber schon heute dieser Fluoresceinmethode klarere Vorstellungen des Strömungstempos beim normalen Menschen, und gerade auch bei verschiedenen kardio-vasculären Funktionszuständen.

In Übereinstimmung mit Angaben älterer Untersucher mit anderen Methoden ergibt sich beim gesunden, nüchternen, erwachsenen Menschen eine Kreislaufzeit von 20—25 Sekunden.

Dieser Wert kann über- und unterschritten werden.

Bei starker Arbeitsleistung kommt es zu einer Beschleunigung der Kreislaufszeit. Bei kardio-vasculärer Dekompensation ist sie verlangsamt (30, selbst bis zu 70 Sekunden). Diese Verlangsamung findet sich jedoch nur bei jener Form der Kreislaufinsuffizienz, die wir als „Plusdekompensation“ kennengelernt haben. Jenem Zustand also, der durch die große zirkulierende Menge gekennzeichnet ist.

Bei der Minusdekompensation ist die Kreislaufszeit dagegen normal oder nur wenig verlangsamt.

Im Fieber und beim Morbus Basedow tritt eine meist sehr erhebliche Beschleunigung ein, wie sie schon PLESCH angenommen hatte, dessen „Hämodynamische Studien“ wegen nicht so wesentlicher methodischer Einwände entschieden viel zu wenig Beachtung gefunden haben.

Beim Basedow finden sich Werte bis zu nur 8 Sekunden. Sogar noch bei den leichtesten Formen des Basedow, vom Basedowoid bis zur thyreotischen Konstitution kann man diese beschleunigte Kreislaufszeit feststellen. Man kann das analog dem vermehrten Sauerstoffbedarf bei Muskelarbeit so auffassen, daß die erhöhten Oxydationen in allen Organen bei der Thyreotoxikose solche erhöhten Anforderungen stellen, daß das Minutenvolumen zunimmt, um größere Blutmengen in der Zeiteinheit mit größerer Geschwindigkeit der Peripherie zur Verfügung zu stellen. Auch hier regelt dann die Nachfrage das Angebot, wie in der gesunden Ausregulierung der Weltwirtschaft, das ist keine kausale, aber eine finale Deutung: es bleibt zu ermitteln, wie diese Regulation bewerkstelligt wird, welche technischen (kausalen) Ausführungsbestimmungen bestehen, „um“ das zu erreichen (final) (s. Kap. 18).

Wir sind beim Problem der Basedowschen Krankheit und der thyreotischen Konstitution hierauf eingegangen, auch auf wesentliche Bedenken dieser Deutung, da die Geschwindigkeit offenbar ein O_2-reiches Blut zurückkehren läßt, — die „Utilisation“ eine schlechte ist.

Erfordert in einem Staatswesen ein „Ressort“ mehr Geld, dann muß dieses hingeschafft werden. Das entspräche der Strömungsbeschleunigung, die nur in begrenztem Umfange durch lokale Maßnahmen des Kreislaufs durchgeführt werden kann (Minutenvolumen des Einzelorgans), sich aber bei stärkerer Anforderung in einer Beschleunigung der Gesamtkreislaufszeit äußern muß. Solange aber in anderen Ressorts (anderen Geweben) ausgleichende Einsparungen möglich sind, wird der Gesamtetat des Staates nicht überschritten: der Gesamtsauerstoffverbrauch, also auch die Grundumsatzwerte bleiben normal. Erst wenn eine Majorität der Zellen oder der Gewebe zu einer erhöhten Verbrennung kommt, werden auch die Grundumsatzwerte außerhalb der Fehlerquellen der Methodik sich als gesteigert erweisen lassen.

So erkläre ich es mir — natürlich bleibt das zunächst Hypothese —, daß es geringe Grade von Thyreotoxikose gibt, bei denen am Grundumsatz sich keine erhöhten Sauerstoffverbrauchswerte nachweisen lassen und bei denen doch schon eine erhöhte Strömungsbeschleunigung besteht. Es braucht das eine oder andere Gewebe bereits mehr Sauerstoff, und dieses Plus kann nicht mehr durch ein erhöhtes Minutenvolumen des Organs befriedigt werden, sondern nur durch das erhöhte Minutenvolumen des Herzens und die entsprechende Strömungsbeschleunigung im Gesamtkreislauf.

Auch hier ist zunächst wieder ein Zusammenhang nur als finale Regulation gedeutet, und es fehlt das lückenlose kausale Verständnis, wie jene vermehrte Nachfrage durch ein erhöhtes Angebot an Sauerstoff beantwortet wird. Aber es ist kein anderes Forschungsprinzip, als wenn Rein aufzeigt, daß die vermehrte Leistung des Herzens das Entscheidende ist, wonach die Größe der Coronardurchblutung geregelt wird. Nur hat er bereits gefunden, daß diese Einregulierung vornehmlich als Tonisierung des Vagus aufzufassen ist. Wir haben gesehen, daß die Klinik geringste Formen von Hyperthyreose annehmen darf (Kap. 9) und die Entscheidung, ob ein Fall in die Gruppe des Basedow zu rechnen ist, nicht einseitig davon abhängig gemacht werden darf, ob ein erhöhter Grundumsatz vorhanden ist oder nicht. Rächt es sich doch für die Biologie der Funktion fast immer, wenn von einem Symptom, oder von der Erfassung der Zahl durch eine einzige Methodik, die Entscheidung der Eingruppierung unter ein krankhaftes Geschehen vorgenommen wird.

Die Kombination der beiden hämodynamischen Grundfaktoren des Stoffaustausches: der zirkulierenden Blutmenge und der mit der Kreislaufszeit wenigstens annähernd erfaßten Strömungsgeschwindigkeit ermöglicht aber neben einem vertieften Verständnis für die funktionellen Vorgänge bei der Dekompensation auch Einblicke in die Maßregeln der *Herztherapie*.

Digipurat z. B. beeinflußt beim Kreislaufgesunden die Kreislaufszeit nicht, vermindert aber die zirkulierende Blutmenge. Bei einem Kranken mit Plusdekompensation, bei dem es ebenfalls zu einer Abnahme der zirkulierenden Blutmenge auf Digitalis kommt, führt es aber zugleich zu einer wesentlichen Beschleunigung der verlängerten Kreislaufszeit. Man kann die Beeinflussung der Kreislaufszeit durch Digitalis geradezu als eine Herzfunktionsprobe zur Erkennung latenter Dekompensation benutzen, wie es WOLLHEIM vorschlägt. Das Verfahren hat vor anderen Funktionsproben den besonderen Vorzug, daß es keinerlei subjektive Angaben (Erschöpfung, Atemnot u. ä.) verwendet, sondern lediglich sich auf objektive Beobachtungen gründet. Will man auf das Herzminutenvolumen schließen, so kann man sagen, daß hier die Abnahme der zirkulierenden Blutmenge und damit des zu großen diastolischen Blutangebotes an das insuffiziente Herz nicht zur Verminderung des Herzminutenvolumens führt. Denn Folge der kardialen Digitaliswirkung ist sonst gerade der Anstieg des vorher pathologisch herabgesetzten Herzminutenvolumens. Der Motor schöpft besser diastolisch und bewältigt systolisch seine größeren Füllungen.

Bei der Minusdekompensation wird aber deshalb, weil das diastolische Blutangebot zu gering ist, die Digitaliswirkung gelegentlich geradezu unerwünscht sein.

Bei der Differentialdiagnose der Dekompensation müssen aber auch die bereits erwähnten Untersuchungen von BRANDT[1] über die Beziehungen des Venendrucks zur Kreislauffunktion noch einmal genannt werden. Gestatten doch auch sie — freilich nur recht vorsichtige — Rückschlüsse auf das Vorliegen von Plus- oder Minusdekompensation. Unter Digipurat sinkt nämlich auch der erhöhte Venendruck parallel mit der therapeutischen Beeinflussung der übrigen Kreislaufgrößen und unter Campher, Coffein oder Ephetonin steigt bei der Minusdekompensation der erniedrigte Venendruck wieder an.

Hierbei ist freilich nicht zu vergessen, daß ein größeres Minutenvolumen schon allein die venöse Stauung beseitigt — das Blut braucht nicht mehr in den Vorhöfen, den Venen oder der gestauten Leber zu antichambrieren.

Der aufmerksame klinische Beobachter wird diese für die Forschung wichtigen messenden Methoden nicht unbedingt brauchen, um das Vorliegen der einen oder anderen Dekompensationsform zu vermuten.

Wie oft begegnen dem Arzte Dekompensierte, die statt im Bett zu liegen sich trotz ihrer allgemeinen Schwäche viel leichter fühlen, wenn sie etwa im Sessel sitzen. Sie lassen die Beine herabhängen und empfinden ihre Atemnot dadurch gelindert. Das sind offenbar Kranke mit zu großer Blutmenge, die ihre Depots füllen, weil sie sich aus Erfahrung erleichtert fühlen, indem sie ein Absacken in die herabhängenden Beine herbeiführen. Diese Menschen sehen auch meist blaß aus und sind höchstens an den Lippen oder Fingerspitzen, d. h. also an den Akra cyanotisch. Entsprechend der Füllung ihres Kreislaufsystems sind bei ihnen

[1] BRANDT, F.: Venendruck und Kreislauffunktion. Dtsch. med. Wschr. 1930, Nr. 22 — Über die Abhängigkeit des Venendrucks von der Größe der zirkulierenden Blutmenge. Z. klin. Med. Bd. 116, H. 3/4, 1931.

die herznahen Venen überfüllt. Die Halsvenen treten als dicke gefüllte Schläuche schon bei bloßer Betrachtung deutlich hervor. Man kann dieses Symptom durch Druck auf den rechten Oberbauch — ein Handgriff, auf den PLESCH vor Jahren hingewiesen hat — noch verstärken.

Demgegenüber liegt der Kranke mit zu kleiner Blutmenge meist mit flächenhafter Cyanose ruhig im Bett, die Halsvenen sind schwach gefüllt und lassen sich auch beim Druck auf die Leber nicht wesentlich hervorpressen. Solchen Dekompensierten bringt das Umwickeln der Extremitäten oft Erleichterung. Man kennt diese Maßnahme seit alters nur beim akuten Kollaps als eine Art „Autotransfusion", als ein Auspressen des Blutes aus den Depots in den schneller zirkulierenden Kreislauf hinein.

Diese Einblicke in die Variabilität der Größe der zirkulierenden Hauptblutmenge und der Strömungsgeschwindigkeit, endlich der Füllung der Blutdepots sollen uns in Zukunft davor behüten, in die historische Gewohnheit zu verfallen, das Problem der Dekompensation nur vom Klappenfehler her erschließen zu wollen oder all zu einseitig von Rechts- und Linksdekompensation beim Herzen zu sprechen und die vaskuläre Insuffizienz als Drittes der Herzinsuffizienz schroff gegenüberzustellen.

Es ist klar, wie bei vielen Fällen einmal das eine und ein andermal das andere das Primum movens in der Kausalreihe gestörter Regulationen sein wird. Dennoch zwingt uns die Klinik oft, zurückhaltend zu sein, wenn wir das Zusammenwirken verschiedenster „Koeffizienten" erkennen, die im Kreislauf einzelne Funktionen beeinträchtigen. Deshalb möchte ich auch für dieses Problem vor einer allzu schematischen ätiologischen Krankheitseinteilung warnen.

Man hat gesagt, „die Herzhypertrophie trägt den Keim der Dekompensation in sich" und doch kann ein Hochdruckler auch mit einem Blutdruckmaximum von 200 mm Hg Jahrzehnte in Kompensation bleiben und ohne jede kardiale Dyspnoe voll leistungsfähig sein. Es kommt ein Infekt, z. B. eine Grippe, und akut gerät er in eine Dekompensation. Mag dabei auch sein Herzmuskel infektiöstoxisch, selbst myokarditisch gelitten haben, wichtiger wird oft genug die allgemeine Intoxikation durch körpereigenen Eiweißzerfall sein auch mit physikochemischen Folgen und solchen einer Gleichgewichtsstörung im Säurebasenhaushalt. Ähnlich wie beim Histaminshock wird dadurch die periphere akute Dekompensation entstehen. Ein Infekt ist eine große humorale Katastrophe (KROETZ), die dann die kardio-vasculäre Dekompensation zur Folge hat.

Aber auch, wenn beim Berufswechsel, etwa vom Büroangestellten zum Schwerarbeiter, ein vorher kompensiertes Vitium dekompensiert wird, liegt die Ursache dafür nicht in der Überbürdung des Herzmuskels allein. Nicht, weil dieser eine geringere „Reservekraft" hatte — ein Begriff, der neuerdings durch v. WEIZSAECKER und auch auf Grund der Arbeiten von BOHNENKAMP überhaupt in Frage gestellt wird —, sondern weil die Anforderungen der peripheren Muskelmaschine für den untrainierten Büroarbeiter jetzt ohne genügende Adaptierung gestiegen sind, werden die Blutdepots zum großen Teil in die schnell zirkulierende Blutmenge geworfen, er hat größere Blutmengen in Umlauf setzen müssen, und er muß für die Versorgung der Peripherie mit einem größeren Minutenvolumen arbeiten.

Versagt da die Peripherie primär oder sekundär? Beides ist miteinander so eng verbunden, daß die Annahme des Circulus vitiosus wohl richtiger ist als die von Ursache und Wirkung.

Ein anderes Beispiel: Allmählich entstand bei einer Mitralstenose die Herzdilatation. Bei einem bestimmten Grad der Vorhofsdehnung setzt plötzlich eine Arrhythmia absoluta mit Vorhofflimmern ein. Hier ist das Auftreten der Arrhythmie Ursache der Dekompensation, wenn sie tachykardisch das Herz hindert, die nötigen Quantitäten in der Zeiteinheit auszuwerfen. Endlich denke man auch an mechanische Widerstände, etwa im kleinen Kreislauf (Kyphoskoliose, Emphysem, mediastinale Verwachsungen), die die Blutpassage erschweren. Chronische subfebrile Infekte können eine ähnliche Rolle spielen wie periphere, toxische Störungen im großen Kreislauf. Aus der Störung in der Peripherie, aus der Schwäche des Motors, aus der Überladung mit saueren Stoffwechselschlacken und ihren Wirkungen auf die cerebralen Kreislaufszentren resultiert dann die Dekompensation. Es ließe sich die Polyglobulie manchmal als Ausgleich des Schadens auffassen (v. BERGMANN und PLESCH[1]) und auch noch die Gravidität als ein Faktor nennen, der so gern die Dekompensation bei der Mitralstenose auslöst, vergleichbar einer anhaltenden muskulären Anstrengung.

Stets sollen wir uns, das glaube ich klinisch durchsetzen zu müssen, darauf einstellen, zu fragen, wenn eine Dekompensation eingetreten ist: Was ist hinzugekommen, daß ein Gleichgewicht verlorenging?

Die Antwort wird keineswegs immer lauten, daß der Motor aus sich selbst heraus versagt und auch nicht, daß nur die Peripherie den Anlaß gab.

Das Krankenbett lehrt, wie oft es unmöglich ist, die Motorinsuffizienz von der vasculären Insuffizienz zu trennen. Aber nicht, weil wir es methodisch noch nicht können, sondern weil diese Trennung im Wirken der Kreislauffunktion tatsächlich gar nicht besteht.

Geht man aber darauf aus, in jedem einzelnen Falle von Insuffizienz nach der *Ursache der Gleichgewichtsstörung* zu fragen, so wird man sie sehr oft herausfinden können.

Auf meine Anregung hat WOLLHEIM[2] das an 200 Dekompensierten meiner Klinik versucht und nur 24mal blieb anamnestisch eine auslösende Ursache völlig unbekannt. Sonst ließen sich stets ätiologische Faktoren ermitteln, die in drei besonders häufige und in einige seltenere Gruppen zerfallen:

1. Übermäßige körperliche Arbeit;

---

[1] v. BERGMANN und PLESCH: Über Hyperglobulie. Münch. med. Wchschr. 1911, Nr. 35.

[2] WOLLHEIM, E.: Zum Problem der Kompensation und Dekompensation des Kreislaufs. Dtsch. med. Wschr. 1930, Nr. 14. — Die kardio-vasculäre Dekompensation und ihre Behandlung. Med. Welt 1931, Nr. 15.

2. Rhythmusstörungen, vor allem Arrhythmia absoluta mit Neigung zur tachykardischen Form, seltener gehäufte Extrasystolen oder Block;

3. Infekte, sei es in Form rekurrierender Endo- oder Myokarditiden, unmittelbar das Herz schädigend, sei es in Form interkurrenter fieberhafter Erkrankungen, wie Angina und Grippe, also einer Allgemeintoxikose, die kardiovaskuläre Harmonie störend.

Als weitere meist nicht allein zu beschuldigende Ursache fanden sich Gravidität, Klimakterium, Polyglobulie, chemisch-toxische Schädigungen, z. B. durch antiluetische Behandlung mit Neosalvarsan, Alkoholabusus, Morbus Basedow, endlich die so gefährliche Anstrengung der indikationslosen Bäderbehandlung, namentlich durch die CO_2-Bäder, die als „Turnstunde für das Herz" einem insuffizienten Kreislauf zugemutet werden, der gerade größter Schonung bedarf, um zur Regulation zurückzufinden, und schließlich gehäufte Angina-pectoris-Anfälle, mit ihren organischen Residuen für das Herz: Myomalacie und Schwiele.

Die Gruppierung nach der Plus- und Minusdekompensation dieser Fälle zeigt die untenstehende Zusammenstellung, aus der sich wieder bestätigt, daß die Minusdekompensation vorwiegend eine Infektdekompensation ist.

	Gesamtzahl	Davon + Dekompensation	Davon — Dekompensation
1. Überanstrengung	61	58	3
2. Arrhythmia absoluta	87	73	14
3. Infekte	57	15[1]	42
4. Chemisch-toxische Schäden usw.	29	26	3

Die *Dekompensation infolge der Arrhythmia absoluta* mit Flimmern oder Flattern der Vorhöfe bedarf einer besonderen Betrachtung. Die vollständige Unregelmäßigkeit im Rhythmus bedeutet, wenn das Herz langsam schlägt, trotz des dynamischen Schadens noch keine Durchblutungsstörung, und Wollheim und Lange finden bei ihr auch eine Kreislaufszeit in den Grenzen der Norm. Es ist das schon durch die englischen Herzforscher Mackenzie und Lewis erwiesen, die gezeigt haben, daß gerade die Überführung der tachykardischen in die bradykardische Form zu den dankbarsten Resultaten der Digitalistherapie gehört. Hier schwinden die Stauungen, sobald die Digitalisbradykardie einsetzt, am schnellsten, oft unter gewaltiger Diurese. Man vergesse aber nicht, daß eine bradykardische Arrhythmia absoluta latent oft existiert, die bei Bettruhe der Pulsbetastung überhaupt völlig entgeht und erst durch das Elektrokardiogramm erwiesen wird. Leistet ein solcher Mensch Muskelarbeit, so geht diese bradykardische Form oft in die tachykardische über und dabei ist die feine Steuerung der Ventrikel in ihrer Frequenz durch die extrakardialen Herznerven infolge

[1] 8 davon bei hohem Fieber.

der Ausschaltung des Sinusrhythmus des Herzens aufgehoben. Sind doch die Vorhöfe durch ihr Flimmern und Flattern nicht mehr Herzteile, welche die Einregulierung des Herzrhythmus für die Anforderungen der Muskelmaschine übermitteln. Gerade in der Muskelarbeit, in der an den Kreislauf vermehrte Anforderungen gestellt werden, wirkt darum die tachykardische Arrhythmie dynamisch ungünstig, das Minutenvolumen reicht nicht aus, weil manche der Herzkontraktionen nicht einmal die Aortenklappen öffnen, und der linke Ventrikel bei den zu kurzen diastolischen Zeiten nicht dazu kommt, sich mit einem normal-großen Schlagvolumen zu füllen. Es ist Wenckebach, der mit besonderem Nachdruck auf die tachykardische Form der Arrhythmia perpetua als Ursache für die Dekompensation hingewiesen hat, und ich füge dem nur hinzu, daß man auch die latente absolute Arrhythmie beachten soll, die erst bei vermehrtem Anspruch an den Kreislauf durch Muskelarbeit, heißes Klima usw. deutlich wird.

Ich hoffe, man wird trotz besonderer Betonung erkennen, daß wir keineswegs einseitig das kardio-vasculäre Funktionsproblem nur vom Standpunkt der Plus- und Minusdekompensation sehen wollen. Aber mit ihnen ist seit der Entdeckung des Blutkreislaufs durch Harvey vor 300 Jahren ein wirklich neuer Gesichtspunkt für die Kreislaufpathologie erstanden, der mitwirkt, die Pathologie der Funktion besser zu verstehen und konsequenter zu behandeln.

Es wäre aber auch falsch, in der Erkenntnis der Plus- und Minusdekompensation in jedem Fall Versuche der *Euregulation*, der Selbsthilfe des Organismus gegen die Dekompensation zu sehen. Im Rahmen der Physiologie können allerdings die funktionellen Vorkehrungen als sinnvoll regulatorisch beschrieben werden (s. Kap. 17), im Rahmen der Pathologie ist das keineswegs nötig. Man ist heute zu sehr geneigt, die pathologische Funktion als Ausgleich, als kompensierende Regulationsmaßnahme, die sich gegen einen Schaden wendet, anzusehen. Das trifft manchmal zu, aber es überwerten, hieße das krankhafte Geschehen verkennen. Nie wird man — um es einmal drastisch verständlich zu machen — einen Magenkrebs für eine Regulationsmaßnahme des Organismus halten, und so braucht es auch nicht die Entleerung von Blutdepots bei der Dekompensation zu sein. Ja, sie könnte zur Ursache des Krankwerdens, also der Dekompensation, gehören. Das ließe sich erst dann entscheiden, wenn man wüßte, durch welche Anlässe diese Depots gefüllt und geleert werden. In dieser Richtung ist noch vieles ganz unklar. Es mag verführerisch sein — wenn man etwa den Vergleich mit Bewässerungsanlagen oder Sumpfgebieten heranzieht — von Schleusenmechanismus zu sprechen. Aber noch ist über solche Schleusen für die Blutdepots nichts bekannt.

Dennoch wird in Zukunft bei jedem Dekompensierten die Frage nach der Depotfunktion des Kreislaufs und deren Verhalten zur Gesamtkreislaufsfunktion für den Arzt um so wichtiger sein, als er auch ohne Laboratorium allein durch das Betrachten am Krankenbette, wie oben gezeigt, nicht nur Wahrscheinlichkeitsschlüsse differential-diagnostischer Art wird ziehen können, sondern auch wichtige therapeutische Hinweise gewinnt.

Hier sei ein Schema wiedergegeben, das WOLLHEIM[1] in seiner Arbeit bringt:

Differentialdiagnose der beiden Dekompensationstypen am Krankenbett.

Plusdekompensation. Zirkulierende Blutmenge vermehrt.	Minusdekompensation. Zirkulierende Blutmenge vermindert.
1. Dyspnoe wird im Sitzen mit herabhängenden Beinen geringer.	1. Dyspnoe am geringsten im Liegen, evtl. also Orthopnoe.
2. Sehr wach, Schlaflosigkeit, unruhig.	2. Müdigkeit, zum Teil Schlafsucht.
3. Cyanose, wenn überhaupt vorhanden, nur auf die Akra beschränkt.	3. Flächenhafte Cyanose des Rumpfes und der Extremitäten.
4. Halsvenen stark gefüllt, besonders auch bei Leberdruck. Venendruck erhöht.	4. Halsvenen schlecht gefüllt, keine Zunahme der Füllung bei Leberdruck. Venendruck oft niedrig.
5. Dekompensationsursachen: Arbeit, Arrhythmie.	5. Dekompensationsursachen: Infekte (Arrhythmie).

Diese Gegenüberstellung enthält natürlich alle Nachteile des Schematisierens, weil es unter dem einen einzigen Gesichtspunkt, dem Problem der Größe des Hauptzirkulationsstromes gegeben ist, und dementsprechend sollen auch die therapeutischen Konsequenzen nur mit Zurückhaltung gewürdigt werden. Betrachtet man diese zunächst einseitig absichtlich unter den Gesichtspunkten, die wir hier deshalb stark betonten, weil sie neu einzubürgern sind, so wäre bei der Plusdekompensation Digitalis das ideale Mittel, während bei der Minusdekompensation die Coffein-, Strychnin-, Campher- und adrenalinähnlichen Präparate mehr im Vordergrund ständen.

Es ist klar, daß die Beschleunigung, die dem Blutstrom in der Aorta durch die *Digitalis*-Wirkung erteilt wird, die auch oft zur Hebung des vorher gesunkenen Blutdrucks führt, Wirkungen auf den Motor sind, die quantitativ, therapeutisch entscheidend günstig sein können. Eine solche Wirkung setzt aber ein hinlängliches diastolisches Angebot voraus, dieses ist aber gerade bei der Kollapsdekompensation, also der Minusdekompensation, zu klein, weshalb die Digitalis gerade hier ihre Wirkung nicht entfalten kann. Das hat zuletzt in Anlehnung an WOLLHEIMS Befunde v. ROMBERG deutlich hervorgehoben.

Demnach scheint es mir, daß wir neben die englische Regel, Digitalis sei vor allem indiziert bei der Dekompensation tachykardischer Fälle absoluter Arrhythmie, die andere Indikation stellen dürfen: Digitalis erweist sich besonders dankbar in Fällen von Plusdekompensation mit erhöhtem Venendruck.

Da der Venendruck ganz sicher nicht allein aus dem Gesichtspunkt der Plusdekompensation gesehen werden darf, so ist diese Feststellung der Indikation oft schon annähernd durch die Inspektion möglich. Wer am Kreislauf tierexperimentell gearbeitet hat, kennt das Ansteigen des Venen- und Vorhofdruckes, wenn das Herz das hinzufließende Blutquantum nicht fördert, also bei der

[1] WOLLHEIM: Die zirkulierende Blutmenge und ihre Bedeutung für Kompensation und Dekompensation des Kreislaufs. Z. klin. Med. Bd. 116, H. 3/4, 1931.

Motorinsuffizienz — man denke nur an das Herz-Lungenpräparat bei geschädigtem Herzen (P. TRENDELENBURG und ANITSCHKOFF) — der weiß auch, daß diese Versuche mit ihrer Rückstauung zu hohen Venendruckwerten führen müssen. Dennoch aber hat sich gezeigt, daß der hohe Venendruck immerhin so regelmäßig mit der Plusdekompensation parallel geht und zur Norm zurückkehrt, wenn die Depots sich wieder füllen, daß im Zusammenhang mit der Beachtung der Gesamtfunktion des Kreislaufs seine Verwendung für die Diagnose der Plusdekompensation möglich ist.

Hat man es mit einem so komplexen Vorgang zu tun wie dem des Gesamtkreislaufs, so wird man ihn nie verstehen, wenn man nur ein Teilgeschehen beobachtet. Wer bei der Digitaliswirkung nur an das Herz denkt, unterliegt ebenso Täuschungen wie der, der nur die Peripherie beachtet. Es wird sich die Indikation für ein Kreislaufmittel nur vertiefen, wenn man seine verschiedensten Wirkungsbereiche, die die experimentelle Pharmakologie analytisch erschließen kann, nun auch dort beachtet, wo der Kreislauf auch in seinen Störungen als ungetrennte Gesamtfunktion erscheint.

Seit ich als Student SCHMIEDEBERGS klassische Vorlesungen über die Digitaliswirkung hörte, hat es mir stets ein intellektuelles Unbehagen verursacht, gesteigert seit ich es als Dozent vortragen mußte, daß die Digitalis an verschiedensten Stellen einwirkend ganz verschiedenartige, im analytischen Tierexperiment wohl erfaßte Wirkungen entfaltet, die alle zu Nutz und Frommen des dekompensierten Kreislaufs sich wunderbar vereinigen sollen. Es schien mir, als wenn vom Spuk jener schottischen Kräuterhexe noch etwas am Zauber der Fingerhutblätter hafte, trotzdem WITHERING in 22jähriger Forschung das Gemenge der Waldkräuter entwirrt hatte und uns in seinem grundlegenden Werk eines der wichtigsten Heilmittel aus der Volksmedizin zum streng indizierten wissenschaftlichen Medikament gemacht hat.

Die Digitalis verlängert die diastolische Füllungsphase, macht aber die Herzsystolen nicht kräftiger, nur die stärkere Füllung des Herzens bewirkt das größere Schlagvolumen, daß, wenn es durch Herzmuskelinsuffizienz vorher gesunken war, sich so erhebt, daß auch das Minutenvolumen trotz langsameren Herzschlages größer ist als zuvor. Das soll Wirkung auf den diastolischen Zustand des Muskels selber sein, der wie eine Kolbenpumpe weiter hinausgezogen wird, um dann ebenso tief wie vorher, aber nicht kräftiger heruntergedrückt zu werden. Die Pulsverlangsamung wird von der Digitalis am visceralen Vaguskern vollzogen, dort, in der Medulla oblongata, ändert sich der Zustand und wirkt durch die hemmenden Vagusfasern des Herzens auf den Motor ein. Folge beider Wirkungen, der unmittelbaren und mittelbaren Herzwirkung, ist das Steigen des in der Dekompensation gesunkenen Blutdrucks. Aber auch auf die Peripherie wirkt Digitalis, der Gesamtquerschnitt wird verengt, namentlich der der Splanchnicusgefäße, aber die Coronargefäße werden erweitert wieder zum Nutzen des Herzens und auch die Nierengefäße, ein Vorteil für die Diurese, — war doch jener Kräutertee zunächst nur als Diureticum im Volk bekannt. Und nun soll die periphere Blutverteilung sich auch dadurch verbessern, daß die Blutdepots, wenn sie bei der Plusdekompensation entleert waren, durch die Digitalis aufgefüllt werden, ja selbst am gesunden Herzen die schneller zirkulierende Blutmenge kleiner wird.

Mannigfache Einflüsse an der Peripherie, für die größte Gruppe der Dekompensation nützlich, direkte und indirekte Einflüsse auf die Herzpumpe und Wirkungen auf die Medulla oblongata, nachteilig, wenn sie zum cerebralen Brechen oder auch nur zur Nausea führen als Erregung des Brechzentrums, vorteilhaft, wenn sie die cerebrale Bradykardie auslösen. Beide Dosen, die nützliche und die toxische, liegen nahe beisammen, so nahe, daß ich niemals erklären werde, ein Kreislauffall verhalte sich refraktär gegen Digitalis, wenn ich nicht bis zur Grenze der Vergiftungsdosis im Sinne von zentralen Magenstörungen gelangt bin (Nausea), oder auftretende ausgesprochene Bradykardie mir zeigt, daß aufzuhören ist, schleunigst dann, wenn Extrasystolen oder gar der gefährliche Block als Digitaliswirkung auftreten. Auch dann also Übergang zu nachteiliger Digitaliswirkung. Konstitutionen sind bekannt, bei denen es zur Verengerung der Coronargefäße oder Verengerung im kleinen Kreislauf leichter kommt oder die Nierengefäße sich nicht weiten, also Diurese nicht erfolgt. Aber das reguläre Verhalten ist doch für jene größte Gruppe der Dekompensierten der günstige Effekt, an so vielen Stellen ausgelöst.

Ist uns nicht die Pharmakologie nach diesem notwendigen analytischen Zergliedern der Digitaliswirkung die Synthese schuldig, um die zauberhafte Wirkung synthetisch, definitiv, rational zu verstehen? Wirkt Calcium ähnlich wie Digitalis, ich erinnere an jene gut gestützte Hypothese von S. G. ZONDEK aus der Klinik KRAUS, gehören die wirksamen Digitalisglykoside in die Nähe der Stearine (WINDAUS), so ist eine allgemeine Digitaliswirkung vorstellbar, welche vielleicht in der Zukunft jenes synthetische Postulat ermöglicht, dann aber auch wohl die Digitalis nicht ausschließlich als Kreislaufmittel erscheinen läßt. So behauptet VEIL eine tonische Wirkung auf die glatte Muskulatur des Verdauungsrohrs, günstig bei atonischen Zuständen am Magen und Darm.

In jedem Falle habe ich von meinem Lehrer KRAUS schon gelernt, was mein verstorbener Mitarbeiter PONGS[1] später, in England ausgebildet, zur fanatischen Regel in meiner Klinik durchgesetzt hat, daß man entsprechend der alten englischen Tradition für die Kreislaufdekompensation, wenn Digitalis indiziert ist, auch keine Angst haben soll, auch stets bis an die toxische Grenze nahe heranzugehen. Die Begeisterung für eine ausschließliche Behandlung mit Strophantin scheint mir nicht nur auf die Reinheit des Produktes mit seiner präzisen Dosierbarkeit zurückzuführen, sondern darauf, daß das hochwirksame Mittel intravenös gegeben, eine weit stärkere Dosierung darstellt als die in Deutschland übliche, so oft unterwirksame, Digitalisdosierung. Daher auch die Gefahren der Strophantinmedikation und die strenge Vorschrift, nur Strophantin intravenös anzuwenden, wenn tagelang zuvor kein Mittel der Digitalisgruppe gegeben wurde. Dann ist es in der Hand des erfahrenen und namentlich des erfahrensten (FRÄNKEL in Heidelberg, der es eingeführt hat), vielleicht wirklich das ideale Digitalispräparat. Für eine Klinik, in der man es nicht nur mit klinisch erfahrenen Mit-

[1] PONGS, H.: Zur Digitalisdosierung und Digitalisdisposition. Ther. Halbmh. H. 1, 1921.

arbeitern zu tun hat, sondern wo auch junge Ärzte auszubilden sind, wage ich die Paradoxie zu erklären: das pharmakologisch am meisten beanstandete Digitalispräparat, der Blätterinfus, ist mir oft genug am liebsten, denn wo Eile nicht geboten ist, läßt sich mit einem Präparat von nicht konstanter Zusammensetzung optimale Digitaliswirkung auch erzielen, wenn man nicht nach der Dosis verordnet, sondern, getreu gerade dem pharmakologischen Wissen, auch ein weniger ideales Medikament unbeirrt gibt bis zum Eintreten der vom Tierexperiment her bekannten Wirkung. So kann man mit jedem Präparat der Digitalisgruppe — die Industrie liefert nur zu viele — wirkungsvoll behandeln. Man zähle nicht, wieviel Gramm der Blätter vom Infus und wieviel Froscheinheiten im Lauf der Zeit gegeben wurden. Man gibt sofort die Maximaldosis pro die, wenn man nicht intravenös behandelt, und gibt sie soviel Tage bis die Pulsverlangsamung einsetzt, der gesunkene Blutdruck steigt, die Diurese wächst. Man bricht sofort ab bei Nausea, Auftreten von Rhythmusstörungen, namentlich dem gefürchteten Herzblock.

Ich habe es bei der Übernahme einer Klinik erlebt, daß mir eine Reihe von Dekompensierten als Digitalis refraktäre Fälle vorgestellt wurden, man hatte entsprechend der Vorschrift fast aller deutschen Herzkliniker aufgehört auf Grund einer Grenzsetzung durch die Größe der Dosis. Als ich erneute Digitalisdosierung nicht nach der Quantität, sondern bis zur pharmakologischen Wirkung verlangte, trat bei den meisten dieser Kranken bester Digitaliseffekt ein. So sollte man auch nicht nur, weil die zirkulierende Blutmenge nach WOLLHEIMS Experimenten verringert wird, den Kreislaufkranken die Digitalis entziehen, denn ihre anderen zahlreichen Wirkungen können auch den Minusdekompensierten nützlich sein. Wichtig bleibt aber als Voraussetzung der Digitaliswirkung das hinreichende diastolische Angebot, das gerade nach hochfebrilen Infekten und im toxischen Shock fehlt, bei dem die Venen, wohl auch gerade die Lebervenen wie im anaphylaktischen Shock des Tierversuches kontrahiert sind: Rückflußmangel zum Herzen. Die Binsenwahrheit, daß Individuen auf dieselbe Dosis verschieden stark reagieren — wer wüßte es nicht aus dem Alltag vom Alkohol und Nicotin —, sollte bei der jähen Wirkung des Strophantins ebensowenig vergessen werden wie bei der chronischen Digitalisbehandlung etwa durch Infus, Digipurat, Digalen und Digifluid. Wir wenden in meiner Klinik auch vielfach Verodigen und Scilla als Pulvis bulbus Scillae an. Mag die Tinctura digitalis zuverlässiger dosiert sein wie das Infus, sie ist ein typisches Beispiel, wie immer wieder der Arzt zur Unterdosierung kommt, denn bei der Tinktur pflegt er über 3mal 20 Tropfen pro Tag nicht zu gehen und gibt damit weit weniger als mit 1 g der Blätter des Infuses. Die meisten chronischen Digitalisbehandlungen, namentlich die in Pillen, bewegen sich dauernd in unterwirksamen Dosen und dienen nur der Autosuggestion des Arztes, daß er eine Kreislaufbehandlung treibe.

Bei der Wichtigkeit der *Arrhythmia absoluta* hätte es größte Bedeutung, sie nicht nur durch Digitalis bradykardisch zu machen, sondern sie völlig zu beseitigen.

Nachdem in nur ganz vereinzelten Fällen solche Erfolge auf Chinin hin beobachtet waren (WENCKEBACH beschreibt zwei Fälle), gelang es FREY, damals in Königsberg, zu zeigen, daß durch ein anderes Alkaloid der Chinarinde, das Conchinin, die Beseitigung des Flimmerns und Flatterns und damit die Regularisierung der Kammertätigkeit gelingt. Ich habe seinerzeit die erste Nachprüfung vorge nommen und kann jetzt auf eine mehr als 16jährige Erfahrung zurückblicken[1].

Das dem Conchinin identische, übliche Präparat wird als *Chinidinum* sulfuricum oder basicum gegeben in Einzeldosen von 0,2—0,4, in Tagesdosen von 0,6—1,2. Die Anwendungsdauer dieser großen Dosen ist maximal 6 Tage. Das Chinidin ist fast ein Antagonist der Digitalis und setzt alle Qualitäten des Herzmuskels — die Inotropie, Dromotropie, Chronotropie — herab. Das therapeutisch Günstige ist die Herabsetzung der Erregbarkeit, deren Wirkung offenbar die Beseitigung des Flimmerns und Flatterns ist.

Gibt man gleichzeitig Digitalis, dann verringert man die Möglichkeit des Effektes wegen dieser antagonistischen Wirkung. Wenn man vorbehandeln muß, dann empfiehlt sich eher die Anwendung von Scilla, dem Pulver der Meerzwiebel, die MENDEL in die moderne Therapie wieder eingeführt hat und die am zweckmäßigsten als Pulv. bulb. scillae — nicht als eines der Fertigpräparate — verordnet wird. KAUFFMANN[2] hat die Scilla unter den Präparaten der Digitalisgruppe für die Vorbehandlung der Arrhythmia absoluta als am geeignetsten gefunden. Das wirksame Pulver sieht weiß aus — wenn es gelbbraun verfärbt ist, ist es nicht mehr brauchbar — und wird in Dosen von 3mal täglich 0,3 verabreicht. Offenbar verankert sich die Scilla weniger fest am Herzmuskel, so daß man schon wenige Tage nach Absetzen des Medikamentes ungehemmt die Chinidinwirkung erzielen kann.

Chinidin ist ohne Vorbehandlung indiziert, wenn keinerlei Stauung, also Dekompensation, vorhanden ist.

Chinidin ist erlaubt, wenn bei leichterer Dekompensation die Vorbehandlung mit Scilla die Kompensation herbeigeführt hat.

Chinidin ist aber streng kontraindiziert, wenn die Dekompensation weiter besteht und das Herz und namentlich die Vorhöfe erhebliche Grade von Dilatation aufweisen. Hier dürfen wir die Herabsetzung der Herzmuskelkraft nicht wagen und müssen in dilatierten Vorhöfen bei schlechterer Contractilität, namentlich in den Ohren der Vorhöfe, stets mit der Entstehung von Herzthromben rechnen. Nur weil dies nicht berücksichtigt wurde, sind mehrfach Embolien nach Chinidin beobachtet worden.

Damit schränkt sich die Indikation für die Chinidintherapie allerdings erheblich ein, denn das Flimmern und Flattern entsteht ja besonders leicht bei gedehntem Vorhof. Oft ist der Chinidinerfolg nur ein vorübergehender, andererseits gelingt es aber auch manchmal mehrmals das Flimmern zu beseitigen.

Dauererfolge sieht man noch am ehesten, wenn das Flimmern und Flattern in Behandlung genommen wird, noch bevor irgendeine Dekompensation besteht. In solchen Fällen kann man schlagartig die Regularisierung beobachten.

[1] v. BERGMANN: Zur Chinintherapie des Herzens. Münch. med. Wschr. 1919, Nr. 26.

[2] KAUFFMANN, FR.: Zur Scilla-Chinintherapie des Herzens. Münch. med. Wschr. 1923, Nr. 17.

In den meisten Fällen wird aber die Dekompensation gleichzeitig mit der Rhythmusstörung auftreten oder überhaupt erst deren Folge sein.

Auch bei anderen Rhythmusstörungen darf ein Versuch mit Chinidin gemacht werden, so bei der Neigung zu Extrasystolien und mit Vorsicht auch bei der paroxysmellen Tachykardie. Aber auch hier nur unter der strengen Beobachtung der Kontraindikationen.

Absolut verboten ist seine Anwendung bei jeder Form des Herzblocks. Da es ja die dromotropen Eigenschaften herabsetzt, veranlaßt es eine erschwerte Reizleitung, und man kann so leicht zum Schaden des Kranken mit Chinidin den partiellen Herzblock in einen totalen verwandeln.

Obgleich von Anfang an genügend bekannt war, daß die Reizüberleitung erschwert wird, sind doch Todesfälle auf Chinidin bei Herzblock beschrieben worden. Würden die Indikationen streng genug beachtet, dann würde die Chinidintherapie zwar durchaus begrenzt sein, aber in geeigneten Fällen doch großartige Erfolge haben — und keinerlei Schaden stiften.

Für die Mehrzahl der Fälle von Arrhythmia absoluta müssen wir uns freilich mit der Digitaliswirkung begnügen. Ganz vereinzelt hat auch Scilla allein die Rhythmisierung herbeigeführt, in der Regel jedoch nur die Bradykardie mit Beseitigung der Stauung erzielt.

Immer wird die Therapie um so erfolgreicher sein, je früher sie einsetzt. Darum ist die Frühdiagnose stets wichtiges therapeutisches Hilfsmittel. Bei der Dekompensation suchen wir deshalb nach Symptomen, die v o r der peripheren Stauung schon auftreten. Neben der Anamnese und einfachen Herzfunktionsprüfung durch Arbeit (Treppensteigen, Kniebeugen) hat sich hier der KAUFFMANNsche[1] *Wasserversuch* außerordentlich bewährt. Daneben dürfte in Zukunft vielleicht die Digitalisprobe von WOLLHEIM treten. Wenn bei der Inspektion Ödeme noch nicht nachweisbar sind, so kann doch eine latente Stauung, gerade in den unteren Extremitäten schon bestehen. Es ist ja bekannt, wieviel Wasser retiniert werden kann, noch bevor man ein Anasarka feststellen kann (bis 2 Liter und mehr).

Der KAUFFMANNsche Versuch beruht auf der einfachen Überlegung, daß bei einer diuretisch-günstigen Lagerung der Beine, also einer Hochlagerung, die Wasserausscheidung dann vermehrt sein muß, wenn latente Ödeme vorhanden sind. Man gibt des Morgens dem ruhig im Bett liegenden nüchternen Patienten stündlich 150 ccm Tee oder Wasser zu trinken und fordert ihn wie bei der VOLHARDschen Nierenfunktionsprüfung auf, stündlich Urin zu lassen. Nach 3 Stunden wird nun das Fußende des Bettes und damit die untere Körperhälfte nach Art der QUINCKEschen Lagerung hochgestellt, die stündliche Flüssigkeitszufuhr bleibt die gleiche. Bei gesunder Niere werden sich beim Kompensierten die stündlichen

---

[1] KAUFFMANN, FR.: Über den Diureseversuch unter Hochlagerung der Beine und seine diagnostische Bedeutung. Berl. klin. Wschr. 1921, Nr. 42. — Zur Diagnose des latenten Ödems. Dtsch. Arch. klin. Med. Bd. 137, H. 1/2, 1921.

Harnmengen kaum unterscheiden. Sind aber latente Ödeme vorhanden, so weisen die überschießenden Urinportionen nach der Hochlagerung auf die Wasserretention hin. Ein Beispiel aus der Arbeit KAUFFMANNS möge das illustrieren.

Es handelt sich um eine Patientin, die wegen rheumatischer Beschwerden an einem heißen Tage ein langdauerndes Sonnenbad genommen und sich dabei eine Verbrennung 1.—2. Grades am Rücken und an beiden Unterschenkeln zugezogen hatte. Herz und Nieren o. B. Die Flüssigkeitsaufnahme am Tag vor dem Versuche betrug 1540 ccm, die Urinmenge 500.

Zeit	Harnmenge	spez. Gewicht	Zeit	Harnmenge	spez. Gewicht
7—8	32	1021	10—11	82	1007
8—9	44	1017	11—12	330	1002
9—10	48	1010	12—1	268	1006

Man sieht nach einer vierstündigen Vorperiode mit geringen stündlichen Urinmengen die Diurese nach Hochlagerung der Beine um das Vierfache vermehrt.

Die Methode hat inzwischen nicht nur in viele inneren Kliniken Eingang gefunden, sondern sich auch ganz besonders dort als wertvoll erwiesen, wo es für Chirurgen und Gynäkologen darauf ankommt, festzustellen, ob ein von vornherein schwaches aber scheinbar kompensiertes Herz nicht schon an der Grenze der Dekompensation sich befindet und mit einem operativen Eingriff oder einer Narkose nicht mehr belastet werden darf. Es hat ABEL mitgeteilt, daß er regelmäßig vor Myomoperationen, wo es sich also meist um ausgeblutete kreislaufschwache Frauen handelt, die Vornahme des KAUFFMANNschen Wasserversuches anrät. Kardio-vasculäre Überraschungen post operationem seien seit der systematischen Einführung des Wasserversuchs an seiner Abteilung wesentlich geringer geworden, da Prophylaxe und Indikation sich umgestaltet hätten.

Noch immer ist es deprimierend, wie wenig wir ein Herz, oder gar das gesamte kardio-vasculäre System wirklich zuverlässig diagnostisch und prognostisch beurteilen können, trotz allen Fortschritts der Methodik. So hat jeder praktisch brauchbare Nachweis latenter Dekompensation klinisch-ärztlich große Bedeutung.

Wenn nach einer großen Operation, etwa einer Laparatomie, der Kranke am Versagen des Kreislaufs zugrunde geht, pflegt nicht nur auf dem Totenschein als Todesursache „Herzschwäche“ zu stehen, sondern noch immer ist der Glaube, gerade auch bei den Chirurgen weit verbreitet, „das Herz habe versagt“, ja er wundert sich nicht selten, daß der Internist vorher versichert hatte, „das Herz sei gut“.

Hier ist es der Zerfall von körpereigenem Eiweiß, der auch bei völlig sterilem Verlauf einen Kollaps erzeugt. Die englische Shockkommission im Kriege zeigte im Tierexperiment, daß Zertrümmerung der Unterschenkelmuskulatur in dem Augenblick zum Kollaps führt, wenn man die zuvor abgeklemmte Vene öffnet; große Giftdosen überschwemmen dann den Organismus — also nicht neuroreflektorisch, sondern humoral entsteht die Katastrophe. Daß Kollaps nicht regelmäßig eintritt, obwohl fast immer schon die geringste postoperative

Temperaturerhöhung darauf hinweist, daß Eiweißzerfall vorliegt, kann wohl am ehesten so gedeutet werden, daß die „Empfindlichkeitslage“ der Individuen für die Stoffe des körpereigenen Eiweißzerfalls verschieden ist.

Das betriebstechnische Verhalten des Kreislaufs nach einer Operation ist schon jetzt klarer als früher zu erfassen und einer rationellen Behandlung zugänglich[1]. Ich meine nicht nur den Kollaps in der Narkose oder unmittelbar nach dem Eingriff, sondern auch jene bedrohlichen Zustände, die tags darauf und auch einige Tage später in Erscheinung treten können, endlich auch die meist harmloseren Zustände, die sich noch nach dem ersten Aufstehen des Kranken dokumentieren können, als Ohnmachtsanwandlung, kühle Extremitäten, Zustände allgemeiner Schwäche.

„Wahrscheinlich“ — so führt KAUFFMANN[2] aus, wenn er anschaulich über Störungen der Blutverteilung berichtet — „sind beim Kollaps fiebernder Kranker verschiedene nervöse und toxische Faktoren im Spiel, die abzugrenzen heute noch auf Schwierigkeiten stößt. Klinisch ist es aber wesentlich, daß die Erscheinungen des Kollapses als Ausdruck einer schweren *Störung der Blutverteilung* aufzufassen sind. Daß nicht ein Erlahmen der Herzkraft am Anfang des ganzen Symptomenkomplexes steht, geht auch aus der therapeutischen Nutzlosigkeit der sog. Herzmittel hervor. Weil große Blutmengen in der Peripherie zurückgehalten werden, erhält das Herz zu wenig Blut, und die Erscheinungen der Kreislaufschwäche in Form des Kollapses resultieren daraus, daß nun auch das arterielle System und vor allem das Gehirn mit zu wenig Blut gespeist wird.“ „Der venöse Rückfluß des Blutes zum Herzen hängt von der Venenkapazität ab, diese wird reguliert durch die Kohlensäurespannung des Blutes; wenn eine Dyspnoe eintritt, die oft dem Kollaps vorausgeht, findet Überventilation statt, große Mengen von Kohlensäure werden abgeraucht, die Kohlensäurespannung im Blut sinkt.“ Dieser Zustand, der als „Hypokapnie“ bezeichnet wird, spielt als Venopressormechanismus nach HENDERSON eine große Rolle, er ist durch Gasgemische, die Kohlensäure enthalten (etwa 3—5 % CO_2 neben reinem Sauerstoff), weitgehend zu beeinflussen. Der cyanotisch blasse, livide Patient wird nach wenigen Atemzügen wieder rosig gefärbt, der Puls hebt sich und die verlangsamte Strömung ist beschleunigt. Kaum ein besseres Mittel gibt es, um den darniederliegenden Kreislauf zu heben, das haben wir durch jene amerikanischen Arbeiten gelernt, und EPPINGER hat es in der Klinik von EISELSBERG wohl zuerst in Deutschland eingeführt. Die Wirkungen gehen zum großen Teil offenbar vom Atem- und Vasomotorenzentrum aus, das mit größter Empfindlichkeit auf Kohlensäurespannung im Blute reagiert.

Immer wieder erleben wir tief eingewurzelt die falsche Vorstellung bei der operativen Nachbehandlung, wenn Puls oder Blutdruck geprüft werden, gefolgt vom falschen Schluß: ein Digitalispräparat; etwa dreimal 10 Tropfen Digipurat oder Digalen. Abgesehen davon, daß, wenn eine wirksame Digitalistherapie

[1] v. BERGMANN, G.: Zur postoperativen Kreislauftherapie. Dtsch. med. Wschr. 1932, Nr. 14.

[2] KAUFFMANN, FR.: Über Störungen der Blutverteilung. Z. ärztl. Fortbildg 1931, Nr. 18.

für den Herzmuskel notwendig ist, die Digitalisdosen weit größer sein müßten, brauchen diese Herzen die Gruppe der Digitalis nicht, denn sie wären selbst nach dem Tode, physiologisch geprüft, völlig leistungstüchtig. Auf die Peripherie aber übt Digitalis die Wirkung, daß es die zirkulierende Blutmenge herabsetzt, selbst um 1—2 Liter, wie Wollheim erweisen konnte. Daß mit dieser fast durchgehends üblichen Digitalismedikation nicht mehr Unglück geschieht, liegt nur daran, daß man sich unwirksamer Dosen bedient. Die ganze therapeutische Offensive richte sich bewußt und zielkräftig auf die Entleerung der Blutdepots, also gegen das „Versacken des Blutes in der Peripherie". Die Autotransfusion durch Umwicklung der Gliedmaßen vergesse man nicht, die echte Transfusion wird weniger nützen, wenn ausgedehnte Stromgebiete pathologisch geweitet sind. Es konnte Wollheim zahlenmäßig erweisen, daß Campher, Cardiazol, Hexeton hierfür beste Mittel sind, daß Strychnin 1—3 mg, Coffeininjektionen 0,2—0,3 g pro dosi die Mittel der Wahl sind, zu denen als ausgleichend wirksam noch Ephedralin (1—3 Ampullen pro die) oder Sympatol, aber in großen Dosen, 2—3 Ampullen auf einmal, hinzukommt. Es ist keine Polypragmasie, wenn von diesen Mitteln mehrere in lebensbedrohlichen Zuständen auch alle 2—3 Stunden gegeben werden. Ob noch Digitalis außerdem gegeben werden soll, hat seine Indikation, wenigstens im wesentlichen danach, ob wirklich auch ein Versagen des Herzmuskels vorliegt. Mag sein, daß das alles, nachdem es gesagt ist, bekannt scheint, aber für manchen ist es doch Korrektur seines praktischen Verhaltens: Was soll z. B. die Vorbehandlung zu Operierender mit Digitalis? Auch sie schadet nur deshalb nicht, weil die Dosen unwirksam sind.

Ich habe vermieden, das große Zahlenmaterial unserer Klinik zu bringen; es würde aufzeigen, daß hier nicht Behauptungen, sondern Beweise vorliegen. Die Wandlung unserer Vorstellung vom Verhalten des kardio-vasculären Systems ist über den Weg richtigeren Verstehens fruchtbringend für energische Therapie.

Literatur.

Barcroft: The respiratory function of the blood. Deutsch von W. Feldberg. Berlin: Julius Springer 1927.

Eppinger, Kirch u. Schwarz: Das Versagen des Kreislaufs. Berlin: Julius Springer 1927.

Hess: Die Regulierung des Blutkreislaufs. Leipzig 1930.

Kraus, Fr.: Die Insuffizienz des Kreislaufapparates in Kraus-Brugsch Spez. Pathol. u. Therapie innerer Krankh. Bd. 4, S. 95. Berlin-Wien: Urban & Schwarzenberg 1925.

Plesch, J.: Hämodynamische Studien. Berlin 1909.

v. Romberg: Die Herzkrankheiten und ihre Behandlung in den letzten 50 Jahren. Dtsch. med. Wschr. 1931, Nr. 15.

— Die Dynamik der Klappenfehler. Verh. dtsch. Ges. inn. Med., Wiesbaden 1930.

Rosenbach, Ottomar: Die Krankheiten des Herzens und ihre Behandlung. Wien und Leipzig 1893/97.

Traube: Gesammelte Beiträge 1871/78.

Kapitel 14.

Viscerales Nervensystem.

Vagotonie und Sympathicotonie. — Die vegetativ Stigmatisierten. — Das „vegetative System“. — Die „reinen“ Organneurosen. — Die Organdetermination der Psychoneurosen. — Der Begriff der Betriebsstörung. — Die visceralen Reflexe. — Die HEADschen Zonen. — Das Problem der Organschmerzen.

EPPINGER sprach in seiner gemeinsam mit HESS verfaßten Schrift des Jahres 1910 von der Vagotonie den so berechtigten Wunsch aus, daß es für die Klinik nötig sei, eine Neurologie der inneren Organe zu schaffen, da man hier im Gegensatz zum Ausbau der organischen Neurologie am cerebrospinalen Nervensystem noch beschämend wenig neurologisch wisse. Seine Lehre von der Vagotonie und Sympathicotonie hat sich in der Praxis nur zu schnell durchgesetzt und hat gerade dadurch dazu geführt, daß leichtfertig und kritiklos nun ein Schlagwort eine diagnostische Vertiefung ersetzt.

Oft scheint dem Arzt ein dauernd langsamer Puls, wie er als heredofamiliäre Erscheinung nicht selten vorkommt, Grund genug, eine erbkonstitutionelle Bradykardie als „Vagotonie“ zu bezeichnen oder veränderte Reaktionszustände an den Organen werden auf den Sympathicus oder Parasympathicus ohne genügende Stütze bezogen.

Prüfen wir dagegen unbeeinflußt von einem hypothetischen antagonistischen Dualismus die Erregbarkeitszustände der Organe, sei es durch schlichte klinische Beobachtungen oder ergänzt durch pharmakologische Prüfungen mit Mitteln des visceralen Nervensystems, so kommen wir zur Erkenntnis ganz anderer, keineswegs zu jener Theorie passender Feststellungen[1].

Die Vagotonielehre soll dankbar als ein Markstein in der Entwicklung der Frage nach dem Einfluß des visceralen Nervensystems auf die Organe anerkannt werden, auf jenem Wege, der mit der Erschließung des autonomen Nervensystems durch große Physiologen und Pharmakologen gebahnt wurde. Wir denken an LANGLEY, STARLING, GASKEL, BAYLISS, ELLIOT u. a., besonders auch an HANS HORST MEYER und seine Schule.

---

[1] v. BERGMANN, G.: Funktionelle Pathologie des vegetativen Nervensystems. Hdb. d. inn. Med. v. BERGMANN-STÄHELIN, Bd. 5, II. Aufl. Berlin: Julius Springer 1925. — Klinisch-funktionelle Pathologie des vegetativen Nervensystems. Hdb. d. norm. u. pathl. Physiologie, Bd. 16, 1. Hälfte. Berlin: Julius Springer 1930.

Zuerst hat wohl OTTOMAR ROSENBACH 1879 von einer Vagusneurose gesprochen, BUCHHOLZ hat dann auf Veranlassung v. NOORDENS in einer Dissertation des Jahres 1891 jene Auffassung vertieft und besonders ZUELZER hat 1908 klinische Beobachtungen mitgeteilt, die für eine chronische Vagusneurose sprachen.

EPPINGER und HESS gingen dann unter dem Einfluß der Wiener Pharmakologen vom strengen Antagonismus aus, der pharmakologisch für Sympathicus und Vagus (Parasympathicus) aufgestellt war, sich aber nicht deckte mit dem, was Anatomie und Physiologie lehrte. Es sollte „nicht Menschen geben, die in beiden Systemen, deren Wirkung antagonistisch aufgefaßt wurde, Zeichen erhöhter Erregbarkeit boten". Denn Hemmungen in dem einen Nervensystem, etwa die Vaguslähmung durch Atropin, sollte die Erregbarkeit im anderen, also im Sympathicus steigern. Am Vergleich mit einem Waagebalken wurde dies Verhalten schematisch verdeutlicht.

Meine Nachprüfungen (1913) mit meinen Mitarbeitern (WESTPHAL, KATSCH)[1] ergaben, daß sich überhaupt keine Individuen fanden, die nur in einem und nicht zugleich im anderen System Veränderungen der Reizbarkeit zeigten, wenn man den Effekt am Erfolgsorgan studierte. Schon die ursprüngliche Schilderung — sie ist oft kritisiert worden — der Vagotoniker habe eine weite Pupille, zeigt, daß es empirisch den Autoren nicht entgangen war, daß ein Sympathicussymptom am Auge sich mit parasympathischen Erscheinungen an anderen Erfolgsorganen häufig kombinierte. Ebenso galt die Tendenz zu vermehrtem Pylorusschluß nur so lange als vagotonisches Symptom, bis nachgewiesen wurde, daß durch Atropin der Pylorus sich nicht öffnet. Dann wurde er nicht mehr als Stigma der Vagotonie gebucht. WENCKEBACH lenkte durch den Vagusdruckversuch am Halse die Aufmerksamkeit auf die Ansprechbarkeit des Erfolgsorgans und zeigte, wie die Bradykardie, die sogar gefahrdrohend auftreten kann, Ausdruck sein kann eines geschädigten Herzmuskels und nicht einen veränderten Tonus im Nervensystem offenbart. Wir können heute auch nicht mehr zugeben, daß ständig vorhandene Bradykardien bei gesundem Herzen Ausdruck einer Vagotonie sind, selbst wenn wir sie, was durchaus nicht immer der Fall ist, durch Atropin beseitigen können. Auch das hat gerade WENCKEBACH nachdrücklich betont.

Die Schweißsekretion wird pharmakologisch dem Parasympathicus zugeschrieben, denn seine Erregung durch Pilocarpin führt zum Pilocarpinschweiß. Die Anatomen und Physiologen kennen nur die sympathische Innervation der Schweißdrüsen, und wahrscheinlich haben diejenigen Autoren recht, die ähnlich, wie es CLAUDE BERNARD für die Speicheldrüsen nachgewiesen hat, eine sympathische und parasympathische Sekretion mit verschiedener Zusammen-

[1] v. BERGMANN, G.: Über Beziehungen des Nervensystems zur motorischen Funktion des Magens. Münch. med. Wschr. 1913, Nr. 44. — Zur Wirkung der Regulatoren des Intestinaltraktes. Z. exper. Path. u. Ther. Bd. 12. — KATSCH: Pharmakologische Einflüsse auf den Darm. Ebenda Bd. 12, 1913.

setzung des Schweißes behaupten (BILLIGHEIMER)[1]. Die nassen Hände und Füße waren für die Vagotonietheorie Symptome des Vagotonikers, und dennoch ist uns gerade vermehrte Schweißsekretion für die Hyperthyreosen geläufig, bei denen die Erregung im sympathischen System überwiegt, ja wir kennen vermehrte Transpirationsbereitschaft in der Rekonvaleszenz, die wir kaum einseitig einer Innervation zuschreiben werden, sondern einer Wärmeregulationsstörung vielleicht aus veränderter Kreislaufsituation heraus.

Hätte die Klinik sich von der unbefangenen Beobachtung am Krankenbett leiten lassen, und das bleibt für alle Zeit ihre streng einzuhaltende Richtung, der sie zu folgen hat, so wäre sie niemals zur antagonistischen, theoretischen Konstruktion einer Vagotonie und Sympathicotonie gekommen.

Als EPPINGER und HESS versuchten, gerade den *Basedow* auf ihr System hin zu prüfen, kamen sie zu dem Schluß, daß es vagotonische und sympathicotonische Fälle gäbe, daß aber die Mischformen durchaus die häufigeren seien, ja auch für das psychische Verhalten sollten noch zwei Gruppen herausgefunden werden, die empirisch nicht zu bestätigen sind. Wir müssen, gerade im Basedow, einen krassen Fall der allgemeinen Regel erblicken, daß Erregbarkeitsänderungen in beiden Systemen zugleich vorhanden sind, auch wenn hier bekanntlich gerade die sympathischen Symptome überwiegen. Wie oft ist klinisch der Basedow verglichen worden mit dem jähen Schrecken in Permanenz oder mit dem akuten Zustand einer Adrenalinausschüttung oder Adrenalinsekretion: Die Tachykardie, viele Augensymptome, der Tremor würden dazu passen. Bei den Steigerungen der Oxydation kann man schon zweifelhaft sein, ebenso ob das Schwitzen sympathisches Symptom ist. Und endlich wird es bedenklich, auch die Neigungen zu vermehrter Darmperistaltik, die Diarrhöen des Basedowkranken anders aufzufassen als ein Symptom vagischer Erregbarkeit. EPPINGER und HESS warnten, den Basedow mit der Vagotonie zu verwechseln und meinten, daß diese Gefahr leichteren Basedowfällen gegenüber groß wäre. Wir haben oben zum Ausdruck gebracht, daß die sogenannte thyreotische Konstitution uns durchaus nur ein geringeres hyperthyreotisches Verhalten erweist (s. Kap. 9). „Die Gefahr der Verwechselung" löst sich also so auf, daß gerade ganz analoge Zustände vorliegen, nur in stärkerem und schwächerem Grade. Also nicht die Gefahr der Verwechselung besteht, sondern gerade die Wesensgleichheit jener Zustände erwies sich uns für jene neuralen Verhaltungsweisen, die von humoralen nicht getrennt werden dürfen. Die sog. „vagotonische Disposition", die eine Erbkonstitution erweisen sollte, ist meist nichts als ein Mikrobasedow, der ebenso wie das große Krankheitsbild viel reicher ist an Zügen sympathischer Erregbarkeit und als Erbanlage, wie wohl auch erworben, sehr häufig vorkommt.

So gab es keinen anderen Weg, als die Reaktionsbereitschaft der einzelnen Erfolgsorgane zu studieren und sie zu registrieren als Symptome der Labilität

---

[1] BILLIGHEIMER: Physiologie und Pharmakologie des vegetativen Nervensystems. Hdb. d. inn. Med. v. BERGMANN-STÄHELIN, Bd. 5. Berlin: Julius Springer 1925.

im gesamten visceralen Nervensystem. Deshalb mein Vorschlag, den *Status des vegetativen Nervensystems* zu erheben, die Symptome oder „Stigmata" im vegetativen Nervensystem festzustellen[1]. Stellten wir vermehrte Ansprechbarkeit fest oder vermehrte Labilität, oft genug nicht im antagonistischen, auch im synergistischen Sinne könnte man sprechen von „Stigmatisierten im vegetativen Nervensystem". Heute muß ich selbst vor meiner Prägung der „vegetativ Stigmatisierten" vom Standpunkte der Klinik aus fast ebenso warnen wie vor dem Begriff der Vagotonie und Sympathicotonie. Denn auch mit diesem Wort wird jetzt klinisch ganz willkürlich und unpräzis umgegangen.

Dazu kommt, daß die pharmakologischen Prüfungen der elektiven Giftwirkung für Vagus und Sympathicus einer kritischen Prüfung nicht standhalten. Es lehrt uns jene größte Gruppe der vegetativ Stigmatisierten, die wir mit Julius Bauer jetzt gerne als thyreotische Konstitution bezeichnen, daß am Erfolgsorgan der Nerv vom hormonalen Geschehen und ebenso vom ionalen in seiner Auswirkung nicht zu trennen ist.

Seit Loewi im Tierexperiment nachwies, daß unter Vagusreizung ein cholinartiger Stoff in der Durchspülungsflüssigkeit des Herzens entsteht, so daß jene vagisch beeinflußte Flüssigkeit ein anderes Herz zu langsamem Schlagen bringt, und daß umgekehrt auch sympaticomimetrische Stoffe unter Sympathicusreizung bei Durchströmung des Herzens entstehen, die ein anderes Herz beeinflussen, als wenn es vom Herzsympathicus, dem Accelerans, getrieben wäre, erweist jene Kenntnis von den lokalen Organhormonen, die im Organ selbst entstehen und dasselbe Organ auch am anderen Tier gleichsinnig beeinflussen, daß humorales Geschehen in Abhängigkeit von neuralem und neurales in Abhängigkeit von humoralem steht. Wußten wir ja lange schon ein Gleiches gerade vom sympathischen System und dem Produkt des Nebennierenmarkes, dem Adrenalin. Das Inkret beeinflußt das Nervensystem und das Nervensystem des Sympathicus beeinflußt offenbar die Inkretbildung wie Inkretausschüttung.

Ich übergehe, was sich gegen den Begriff des „Tonus" im Vagus sagen läßt, da Rudolf Schmidt es schon damals kritisiert hat. Auch wenn man den Begriff mit erhöhter Erregbarkeit oder Vagolabilität umdeutet, wie Dresel es später getan hat, befindet man sich auf unsicherem Boden, und niemals findet sich jene „vermehrte Ansprechbarkeit" oder „reizbare Schwäche" gleichmäßig an allen Organen nachweisbar.

Nicht einmal die Annahme, daß im Schlafe der Parasympathicus dominiere, kann ohne Einschränkung anerkannt werden. Die Pupille ist im Schlafe zwar eng, der Blutdruck sinkt meist, auch die Pulsfrequenz. Neben einer erhöhten Schweißbereitschaft im Schlaf scheint ein erhöhter Tonus mancher Gruppen der glatten Muskulatur vorzuliegen, nicht der Gefäße, nach jenem Diktum von Rudolf Schmidt, „die Nacht ist die Zeit der glatten Muskulatur". Schon

---

[1] v. Bergmann, G.: Funktionelle Pathologie des vegetativen Nervensystems. Hdb. d. inn. Med. v. Bergmann-Stähelin, 5. Bd. Berlin: Julius Springer 1925.

die erhöhte Schweißbereitschaft macht uns aber skeptisch. Ist sie nicht eher Sympathicussymptom? Die Magen-Darmbewegungen sind im Schlaf eher gehemmt, das wäre sicher ein Sympathicussymptom, denn die Tendenz vermehrter Darmperistaltik findet gerade erst beim Erwachen statt. Sollten nicht jene Vorgänge im Schlafzustande erklärbar werden durch veränderte CO_2-Spannung im Blute oder ein verändertes p_H in den Geweben beim herabgesetzten Gasaustausch und so die vegetativen Zentren in einen veränderten Zustand geraten? Es scheint mir charakteristisch, daß F. H. LEWY in der Oblongata vom vegetativen oder visceralen Vaguskern spricht, daß aber in diesem Kern auch zentrale Schaltstellen für sympathische Innervation liegen.

Endlich ist jenes Nervensystem der Viscera heute auch bekannt in seiner Einwirkung auf den Tonus der quergestreiften Muskulatur. Das hat dazu geführt, daß auch dort eine vegetative Funktion anerkannt wird, sympathische und parasympathische Einflüsse spielen auch hier. Es ist also der Begriff des visceralen Nervensystems zu eng.

Ist aber das Organnervensystem, also die neurale Steuerung wohl nur der eine Vermittler zwischen den Erfolgsorganen, der phylogenetisch wie ontogenetisch spät hinzukommt, so muß man das vegetative Verhalten der Erfolgsorgane, also des Gewebes, ja jeder einzelnen Zelle, als das entwicklungsgeschichtlich und stammesgeschichtlich Ältere anerkennen, und es erweitert sich zu jenem Begriff des „vegetativen Systems“ überhaupt im Sinne von FRIEDRICH KRAUS und S. G. ZONDEK.

Diese Autoren stützten ihre Hypothese vom „vegetativen Betriebsstück“, zu dem die Grenzflächen der Zelle mit ihren elektrischen Potentialen gehören, ferner das hormonale Verhalten und endlich vor allem das der Elektrolyte, also das ionale, durch Feststellungen, die vorwiegend basieren auf dem von S. G. ZONDEK postulierten Antagonismus des Kalium und Calcium. Calcium wirke wie der Sympathicus, Kalium wie der Vagus, und für gewöhnlich spielt innerhalb der Zelle das Kalium, außerhalb von ihr das Calcium die größere Rolle. Ich gehe nicht darauf ein, wie weit in dieser geistvollen Theorie Spekulation mit exakter experimenteller Feststellung verknüpft ist. Sie führt in letzte Fragen des biologischen Zellgeschehens. Uns belehre sie nur, daß der vegetative Nerv nicht isoliert betrachtet werden kann vom vegetativen, humoralen und physikochemischen Verhalten jeden Gewebes. Es mag sein, daß der Nervenimpuls sich auswirkt vorwiegend in einer Verschiebung des Elektrolytmilieus der Zelle.

Die Lehre vom vegetativen System hat zu einem anderen Dualismus geführt, bei dem wir auch der Leistungen von O. HESS, Zürich, gedenken, vom animalischen und vegetativen Verhalten, das nunmehr wieder dualistisch erfaßt werden soll, während ich diese Funktionsgliederung für die Organparenchyme nicht als eine Aufteilung zu sehen vermag, dienlich einer begrifflichen Klärung.

Eine bei SIEBECK aufgeführte Arbeit von SCHROEDER hat etwas sehr Wesentliches für die individuelle personale Reaktionsart des Menschen erwiesen: SCHROEDER hat an eineiigen Zwillingen die verschiedensten Adrenalinreaktionen beim gesunden Menschen studiert, und für jede einzelne Reaktion ein stets gleichmäßiges Verhalten beider Zwillinge festgestellt. Falls nicht eine vorübergehende Krankheitslage, z. B. eine Angina, Abweichung der Verfassung beim einen Zwilling hervorrief, war die Adrenalinblutzuckerkurve bei den Zwillingen stets die gleiche, etwa eine sogenannte vagotonische, dabei konnte die Adrenalinblutzuckerkurve bei beiden eine sogenannte sympathicotonische sein. Verfolgte er die anderen Reaktionen, das Zellbild der Weißen, die Erythrocytenzahl, den Chlorspiegel, die Diurese, so ergab sich wiederum für gleichartige Individuen, also beide Zwillinge, ein konstantes, gleiches Verhalten auch innerhalb langer Zeiträume.

Es sind also ganz offenbar konstante Verhaltungsweisen zugeordnet der individuellen Person, aber es sind nicht Reaktionsformen nur eines der beiden vegetativen Nervensysteme. Denn im selben Individuum zeigt die eine Probe ein vagisches, die andere ein sympathisches Verhalten. Eineiige Zwillinge geben aber für jede Einzelreaktion ein vollkommen gleichartiges Kurvenbild. Sie lassen sich keineswegs in vagische und sympathicistische Personen gliedern. Mit dieser Fragestellung kann die Erforschung an eineiigen Zwillingen weiter für die Klinik fruchtbar werden.

Diese positive Seite sei besonders begrüßt, wenn wir zusammenfassend, namentlich auf Grund klinischer Empirie, hier nochmals feststellen, daß es keine isolierte Vagusneurose oder Sympathicusneurose gibt, daß aber bei einer ganzen Reihe von Krankheiten, von denen der Morbus Basedow auch in seinen schwächsten Formen ein einleuchtendes, aber auch das häufigste Paradigma ist, sich das vegetative Nervensystem mit veränderten Verhaltungsweisen äußert, nicht zuletzt auch gerade bei emotionellen Gesamtsituationen.

Wer den Aufbau der physiologischen Funktion beachtet, die ständig Regulationen zwischen den einzelnen Organsystemen vermittelt, wird auch für die Klinik wissen, daß im Vegetativen isolierte Funktionsänderungen schwer vorstellbar sind. Kein Zweifel, daß es Zustände gibt, bei denen die fördernden Impulse überwiegen. Aber das Prävalieren der Förderung kehrt sich nicht daran, daß am Herzen der Förderungsnerv zum Sympathicus gehört, am Darm zum Parasympathicus. Die Adrenalinwirkung lehrt uns umgekehrt, daß sowohl ein Pharmakon als exogenes „Gift“ wie als körpereigenes Inkret existiert, das wiederum nur den Sympathicus erregt, also am Darm zur Hemmung, am Herzen zur Förderung — Tachykardie führt. Wir möchten für Antagonismen und Synergismen auch bei der ionalen Regulation warnen, sie zu isolierend und darum einseitig zu betrachten. Eine kleine Milieuänderung in der Peripherie kann zur inversen Reaktion vom Antagonismus zum Synergismus führen. Ähnliches bedarf auch bei den sog. „Zentren“ der Berücksichtigung, die ständig wechselnden Einflüssen, ja einem „Funktionswandel“ (v. Weizsäcker) unterliegen (s. Kap. 17).

Es gibt nur den klinischen Nachweis, daß Erregbarkeitsveränderungen im Sinne veränderter Ansprechbarkeit der Erfolgsorgane vorkommen, und doch liegt im autonomen Erfolgsorgan nur die eine Gruppe der Bedingung, die ein abweichendes Verhalten erklärt. Es kann sich auf viele Viscera erstrecken, es kann in einem Organ mehr oder weniger isoliert zum Vorschein kommen. Dennoch wird die Verhaltungsweise des Organs nie allein neural zu betrachten sein bis in die Verhaltungsweisen der sogenannten Zentren hinauf, immer auch humoral. Die humoralen Komponenten sind wiederum zerlegbar in physikochemische, elektrische, ionale, hormonale, fermentative, katalysatorische u. ä. Verhaltungsweisen. Mag der erkennbare Zusammenhang des Vorgangs bei solcher Betrachtung sehr viel schwerer durchschaubar werden, er wird dafür dem empirisch Feststellbaren, soweit die Klinik dazu beizutragen vermag, besser gerecht und gibt uns die richtige Einstellung nicht nur zur Kritik der sog. Neurose des vegetativen Nervensystems, sondern gerade auch einem Begriff gegenüber, der noch heute tief eingewurzelt ist im klinischen und ärztlichen Denken, nämlich dem engeren der isolierten „reinen" Organneurose.

Geht man von der Klinik aus, so ist festzustellen, daß die Diagnose einer *reinen Organneurose* — auch heute noch — zu einer der häufigsten gehört, die in der ärztlichen Praxis überhaupt vorkommt. Der Arzt stützt sich dabei meist auf ein Negatives, d. h. wenn er keinen organischen Befund erhebt und trotzdem eine Beschwerde auf ein Organ beziehen muß, sieht er im Leiden eine Funktionsstörung und setzt „funktionell" in Gegensatz zu „organisch". So wird für die Praxis des Alltags funktionell geradezu gleichgesetzt mit neurotisch oder selbst nervös, weil eine Störung der Funktion ohne organischen Befund als Störung in der Innervation des Organs erscheint. Damit entsteht meist aus Verlegenheit die Diagnose der reinen Organneurose, der fehlende objektive Befund ist die schwankende Basis — lucus a non lucendo.

Schon diese Überlegung genügt als Beweis, daß jede Verbesserung diagnostischer Möglichkeit, die neue organische Befunde am Kranken erheben läßt, welche man vor kurzem noch nicht nachweisen konnte, die Gruppe der rein funktionellen, sogenannt nervösen Erkrankungen verringern muß, daß jeder Fortschritt im Nachweis organischer Befunde dem Abbau der reinen Organneurose, d. h. der Verringerung der Anzahl dieser Verlegenheitsdiagnosen dient. Ich spreche in diesem Sinne von einer ungeheuren diagnostischen Wandlung, die sich auch therapeutisch auswirken muß (s. Kap. 15).

Die Diagnose einer reinen Organneurose schien noch besser gestützt, wenn nicht nur eine subjektive Klage des Kranken von ihm auf ein Organ bezogen wird, etwa durch einen lokalisierten Schmerz, sondern wenn der Arzt auch objektiv eine Störung der Funktion findet. Das ist der Grund, weshalb die größte Gruppe der Organneurosen noch immer die Magenneurosen sind, weil wir hier seit der Verwendung des KUSSMAULschen Magenschlauchs für die Diagnostik Zahlen der Acidität des ausgeheberten Magensaftes gewinnen, ja auch die Motorik in bezug auf die Entleerungszeit als motorische Insuffizienz klinisch beurteilt wird. Wir haben in Kap. 2 u. 3 über die Magenkrankheiten gesehen, wie vor allem die Gastritis in ihren verschiedenen Formen diese Symptome hervorruft, wie selbst beim Ulcus die Beschwerde mit ihrem typischen zeitlichen Verlauf wohl meist mit dem Kommen und Gehen der Begleitgastritis sich verbindet, kennen weiter die dyspeptischen Erscheinungen bei den Erkrankungen der extrahepatischen Gallenwege, wie der Leber selbst, und endlich so manche dyspeptische Klage, die Teilerscheinung ist einer Allgemeinkrankheit, etwa eines Infektes, bei der wieder eine begleitende hämatogene Gastritis wohl oft der Grund ist für die lokale Beschwerde. Vergessen sei auch hier nicht die Appetitlosigkeit und Übelkeit als Ausdruck einer krankhaften Gesamtsituation. Kaum ein Fiebernder hat Appetit, und die meisten emotionellen Unlustsituationen sind verknüpft mit einer Magen-„Verstimmung“. Hier sagt schon das populäre Wort über die Beziehung zur Gesamtsituation genug aus.

Dies belehre uns, daß als reine Magenneurose weder jene gastrischen Zustände noch die psychoneurotischen Verhaltungsweisen aufzufassen sind und, über das Neurale weit hinausgehend, auch jedes humorale abweichende Verhalten mit Störungen der Magenfunktion verknüpft sein kann. Mögen wir an exogene oder endogene Intoxikationen denken oder daran, wie häufig endokrine Störungen mit solchen der Magenfunktion verknüpft sind, etwa wenn sich beim Morbus Addison geradezu regelmäßig eine Achylie findet.

Wer eine reine Magenneurose feststellt, verteidigt seinen Standpunkt wohl so, wie GOLDSCHEIDER es einmal mir gegenüber getan hat, daß er meint, unsere histologischen Methoden seien nicht fein genug, Strukturveränderungen am Nervensystem des Organs, den Ganglien und Plexus nachzuweisen, und deshalb bliebe der Gegenwart kein Ausweg, als diese Neurosen anzuerkennen. Es scheint mir das nicht prinzipiell verschieden von jenem alten Standpunkt OPPENHEIMS, als er die Unfallsneurose erklären wollte durch molekulare Erschütterungen mit Strukturveränderungen der Nervensubstanz, die organisch noch nicht nachweisbar seien. Von dieser Lehre ist mit der Vertiefung unserer Auffassung vom psychischen Verhalten in seiner Einwirkung auf körperliche Zustände nichts nachgeblieben, was in der Lehre von den Psychoneurosen noch irgendein Autor aufrechterhält.

Ich behaupte also nicht, daß jede Abweichung in der Magenfunktion und jede Beschwerde auf eine organische Krankheit des Magens oder benachbarter Organe zurückzuführen ist, und gebe selbstverständlich zu, daß durchaus nervöse Dyspepsien vorkommen als Ausdruck einer psychischen Gesamtsituation, und daß für diese die zum Magen gehörenden Nervengeflechte sicher die neurale Vermittlung mit dem Gesamtorganismus herstellen, neben der wir aber auch die andere große Vermittlung zwischen Organ und Gesamtorganismus nicht vergessen dürfen, die humorale. Aber Erkrankungen, die isoliert das Nervensystem des Magens befallen und so eine reine Magenneurose hervorrufen, sind in keiner Weise nachgewiesen, ihr Bestehen ist recht unwahrscheinlich, und es wird aufzuzeigen sein, daß ein Gleiches fast von allen reinen Organneurosen gilt.

Warum spricht kein Arzt von der Milzneurose oder der des Pankreas, kaum der der Niere — und kann sich nicht genug tun in der Alltagsdiagnostik mit der Diagnosenmarke: Magen- und Herzneurose? Liegt wirklich ein organischer Befund am Magen oder außerhalb des Magens nicht vor, durch den die Störung der Funktion am Magen erklärbar wird, so ist die Funktionsstörung des Magens Ausdrucksform einer Gesamtsituation, nicht selten, aber durchaus nicht immer, einer psychoneurotischen, und unser diagnostisches Problem weitet sich zur Frage, warum gerade die *Organdetermination* den Magen trifft.

Oft lautet dann wieder die Antwort, daß gerade an jenem Organ die Störung in den Vordergrund tritt, das auch organisch nicht gesund ist. Es enthebt uns also auch ein grober anatomischer Befund am Magen selbst nicht der Aufgabe, zu erklären, warum im einen Falle die Beschwerden am Magen so erhebliche sind und im anderen Falle fehlen. Oft genug verläuft selbst eine schwere Gastritis, manchmal auch ein Ulcus, ganz ohne Beschwerden, und ein andermal ist der gastritische Befund gering, und doch beherrscht eine gewaltige auf den Magen lokalisierte Beschwerde das gesamte Krankheitsbild.

Ich meine, wir kamen klinisch einen großen Schritt weiter, als wir in meiner Klinik die Lehre bekämpften, Zeichen einer Magenneurose mit oder ohne psychoneurotischen Verhaltungsweisen sprechen gegen ein Ulcus und diese im ärztlichen Denken so fest eingewurzelte These umkehrten, indem ich betonte, daß die Zeichen einer Funktionsstörung am Magen eher auf ein Ulcus hinwiesen, geradezu oft für ein Ulcus sprechen. Ich möchte das heute dahin noch erweitern: die nervöse Dyspepsie ist oft Ausdruck eines Reizmagens, und dieser Reizmagen ist fast identisch mit einer Gastritis mit oder ohne Ulcus.

Auch ein organischer Befund, mag er grob nachweisbar sein oder sich unserer klinischen Methodik entziehen, enthebt uns aber nicht der Aufgabe, die gesamte Verhaltungsweise des Kranken zu berücksichtigen, bis in seine psychischen Zustände hinein, und so füge ich als Ergänzung zu diesen Sätzen noch hinzu: ein erwiesener organischer Befund spricht in keiner Weise gegen die Annahme einer neurotischen Situation mit einer Organdetermination etwa am Magen. Das Verständnis für den Grad und die Intensität der Beschwerde kann ärztlich nur gewonnen werden, wenn der Sinn beider Thesen eingehende Berücksichtigung findet. Kann doch selbst ein schwerer Schmerzzustand eines Magencarcinoms in einer Suggestivbehandlung verschwinden, wie eine Geburtswehe, bei der sicher die Uteruskontraktion den Schmerz auslöst, dennoch im Dämmerschlaf unterschmerzlich werden kann.

Zu jener klinischen, wie mir scheint durchaus wesentlichen Betrachtungsform als Erklärung für das Verhalten eines innervierten Erfolgsorgans kommt ein anderes noch hinzu: die Reaktionsweise der allergischen Entzündung. Humorale Sensibilisierungen durch blutfremde Stoffe schaffen eine hyperergische allgemeine Krankheitslage wie eine lokalisierte entzündliche Überempfindlichkeitssituation eines Gewebes. Ja, es gelingt bisweilen, den Organismus und das spezielle Gewebe vom hyperergischen Zustand in den positiv anergischen überzuführen (siehe Kap. 7). Mir scheint auch das Werden und Vergehen der Gastritis, speziell auch der Ulcusgastritis, die Periodizität, die Vorliebe von Rückfällen im Frühjahr und Herbst mit ähnlichen veränderten Krankheitslagen und örtlichen Gewebsdispositionen in Zusammenhang zu stehen.

Diese Theorie muß praktische, diagnostische, wie therapeutische Konsequenzen haben, die letzteren im diffusen Begriff der „Umstimmung" durch Reizkörpertherapie schon früher, vor allem durch August Bier intuitiv erfaßt. So schwierig sich auch die Indikation erfolgreicher Therapie für den Einzelfall gestaltet, hier hat dieser Hinweis nur den einen Zweck, das neurale Moment, das durch den Begriff der Organneurose fixiert ist, nicht zu überschätzen, das humorale Moment an Bedeutung ihm zumindest gleichzuachten. Wieder sind es die Verhaltungsweisen des Erfolgsorgans, die „lokale Gewebsdisposition", die uns wesentlicher scheinen als die Innervation. Denn gleiche Innervationsimpulse werden am Organ mit gesteigerter Reizbarkeit sich stärker auswirken als am Organ mit normaler, ja geminderter Reaktionsbereitschaft. Wir erkennen, daß dasselbe, was von der allgemeinen Ansprechbarkeit des vegetativen Nervensystems bei Bekämpfung der Vagotonielehre ausgeführt wurde, sich in analoger Weise wiederholt, wenn wir vor der Frage stehen, warum ein Organ sich in anderer Erregbarkeit befindet und sehen, daß es zu eng, zu einseitig, ja oft völlig abwegig ist, wenn wir einen veränderten erhöhten Erregbarkeitszustand mit der Hilfshypothese einer reinen Organneurose klinisch erklären wollen.

Wenn ich das für den Magen so breit ausgeführt habe, so liegt es daran, daß einmal meine eigene Anschauungsentwicklung in der Bekämpfung der reinen Organneurosen von hier ihren Ausgang nahm, zum anderen, daß die Magenneurose die häufigste Fehldiagnose unter den sogenannten reinen Organneurosen ist und endlich, wie oben gesagt, daß hier die Leichtigkeit des objektiven Nachweises einer Störung der Organfunktion, die historisch früher möglich wurde, als an vielen anderen Organen, zu einer falschen Beurteilung gerade dessen geführt hat, was der Klinik unserer Tage eigentlich das Wichtigste scheint und dieses Buch in allen Kapiteln beherrscht: der Forderung des Erkennens funktioneller Pathologie am Krankenbett.

Wenn der Laie sagt, das oder jenes Organ ist meine „schwache Stelle", die stets in Unordnung gerät, wenn ich nervös bin oder auch wenn ich eine Erkältung durchgemacht habe, so ist das im obigen Sinne absolut zutreffend. Die Krankheit „schlägt sich" auf das empfindliche (sensibilisierte) Organ, das oft in veränderter Bereitschaft latent verharrt, wenn es einst primär krank gewesen ist — so definiert läßt sich der Begriff „erworbener Disposition zu einer Organerkrankung" wohl verstehen — hier ist der „locus minoris resistentiae". Wie weit auch eine erbkonstitutionelle *Organminderwertigkeit* hineinspielt, wieweit die Organdetermination wirklich durch ein grobes Trauma einmal geschaffen ist, möchte ich nicht entscheiden. Ich meine, dieser Anlaß, den v. Weizsaecker und Hansen besonders hervorgehoben haben, trifft doch nur auf eine recht kleine Gruppe von Fällen zu. Aber daß dort, wo einmal etwas gespielt hat, nicht nur latente entzündliche Gewebsdisposition, Bereitschaften hinterläßt, sondern auch Bereitschaft ganz anderer Natur im Sinne vorbereiteter Bahnungen verwandt mit dem bedingten Reflex vorliegt, wird uns einleuchtend, wenn etwa nach einem ersten Vasomotorenkollaps, der toxisch infektiös bedingt war, Ohnmachtsneigungen fortbestehen, ja sich wirklich wiederholen, wenn auch nur die Angstvorstellung eintritt, es könnte wieder zu einer Ohnmacht kommen. Ähnlich steht es mit Angina pectoris-Zuständen im Anschluß an Emotionen oder mit echten Steinkoliken, die psychisch ausgelöst sind. Da sendet fraglos der Vagus in der Gesamtsituation der Emotion vermehrte Impulse aus, sie führen zur tonischen Kontraktion des Hohlmuskels der Gallenblase und der Ventilstein wird in den Hals der Gallenblase vorgetrieben. Die Gallenkolik erscheint als prompte Antwort, geradezu als Ausdrucksform der emotionellen Situation (Kap. 5), kaum anders wie die Blässe des Gesichtes bei einem Schreck. Gerade dieses Beispiel erinnere wieder auch an die humoralen Bedingtheiten, denn die Adrenalinausschüttung in das Blut bei jähen Unlustgefühlen ist Tatsache.

Ich kann mich auf viele voraufgehende Kapitel beziehen, wenn ich an das erinnere, was über habituelle Obstipation, Dressur und den bedingten Reflex gesagt wurde, oder an den Mechanismus der extrahepatischen Gallenwege, von der Dyskinesie, der Stauung und dem Steinmechanismus, die Anwendung des Begriffs der Dyskinesie von unseren ersten Dickdarmstudien her (Katsch) auf die des Magens, der Gallenwege und der Pankreasgänge. Sie alle weisen darauf hin, daß der Begriff einer „*Betriebsstörung*“ weiter und dennoch präziser ist als der einer reinen Organneurose. Fast an jeder Störung des Betriebes im Sinne funktioneller Pathologie ist auch das viscerale Nervensystem beteiligt und dennoch wäre keine Störung mit dem Begriff der reinen Organneurose irgendwie erschöpfend determiniert. Die Betrachtung einer neural oder humoral übermittelten Betriebsstörung am Organ schaltet die abweichende Verhaltungsweise des Organes selbst zu sehr aus und andererseits müssen wir ähnlich, wie wir rein organmorphologisches Denken verlassen haben, gerade durch die Einstellung auf die Pathologie der Funktion nun auch das lokalistische Betrachten der Organfunktion verknüpfen mit einem weiteren Zusammenhang. Mit Recht sagt Katsch, man darf die Organneurose nicht mehr per exclusionem stellen, sie muß auch positiv erkannt werden durch das Eingehen auf die psychische Verfassung.

Auch Hansen gibt jetzt zu, dieser meiner Einstellung folgend, daß die Trennung zwischen der Hysterie einerseits und der Organneurose andererseits aufzugeben sei zugunsten des Oberbegriffes einer reaktiven, seelisch entstandenen und seelisch festgehaltenen Funktionsstörung. Ein großer Teil der Organneurosen kann nach ihm aufgefaßt werden als Ausdruck einer allgemeineren Affektwirkung, einer Erregung der vegetativen Apparate, sowohl im Innern des Körpers (Eingeweide, Gefäße), wie an seiner sichtbaren Oberfläche (Schweißdrüsen, Piloerektoren, Tränendrüsen).

Wir haben zur Psychogenie anderwärts (Kap. 16) noch Stellung zu nehmen. Hier steht im Vordergrund der offene Kampf gegen den schiefen noch immer herrschenden Begriff der reinen Organneurose, soweit er unabhängig von der psychischen Situation angenommen wird.

Nehmen wir ein älteres Lehrbuch der klinischen Medizin zur Hand, dann finden wir sowohl die Chorea minor wie den Basedow und die Tics bei den Neurosen abgehandelt. Nachweisbare organische Befunde bei vielen Tics als Folgen eines Geburtstraumas (Erwin Straus), bei der Chorea als endotheliale, entzündliche Herde infektiöser oder allergischer Natur in den Stammganglien haben die Chorea in ein ganz anderes Gebiet verwiesen, während für den Basedow der jetzt herrschende Begriff einer endokrinen Erkrankung vielleicht bald ebenso zu eng wird wie der frühere einer Neurose, der, als Ausdruck einer bestimmten neurohumoralen, gesteigerten hyperthyreotischen Situation gar nicht so veraltet, heute wieder erscheinen könnte (Kap. 9).

Das *Asthma bronchiale* beleuchtet als Beispiel treffend den Wandel der pathogenetischen Vorstellungen. Scheint es doch noch heute vielen als prägnanter Fall einer Organneurose. Vom Lungenvagus her setzt die tonische Kontraktion der spiralig verlaufenden glatten Muskulatur der Bronchioli ein, als diffuse Bronchiolusstenose des „spasmodischen Asthmas“. Auch der „Catarrhus acutissimus“ mit stenosierender Schleimhautschwellung und der Sekretion des spezifischen zähen Sekretes (Asthmaspiralen), in dem sich eosinophile Leukocyten und, identisch mit der eosinophilen Substanz, außerhalb der Zellen jene Krystalle (Charkot-Leyden) finden, ist wie die Eosinophilie des Blutes Ausdruck der erhöhten vagischen Innervation. Die Asthmaspiralen entstehen torquiert im Stenosenmechanismus der Atmung. Die parasympathische Vaguserregung neuromuskulär und neurosekretorisch wirkt sich aus. Ihre Lähmung durch Atropin, die Erregung des Antagonisten durch Adrenalin, Ephetonin, Ephedralin kann den Anfall kupieren, und die akute Lungenblähung wie der Zwerchfelltiefstand, der nicht, wie die Alten meinten, auf einem Krampf des Zwerchfells beruht, scheinen Folgen jener vom vegetativen Nerven bedingten pathologischen Funktion des Bronchialbaums. Man muß darauf hinweisen, daß Reizbarkeit des Erfolgsorgans, Bronchitis, reizende Dämpfe, erhöhte Bereitschaft zum Anfall setzt, aber auch bedenken, daß exogene Allergene schneller und ausgiebiger resorbiert werden können von der aufgelockert-entzündlichen Schleimhaut. Es ist kein Gegensatz, wenn die „Psychogenie“ vieler Anfälle empirisch feststeht und Psychotherapie nicht selten Asthma beseitigen kann, ebenso wie Atemgymnastik, Bronchitisbehandlung und zentral wie peripher angreifende Pharmaka. An der Reflexauslösung mancher Asthmafälle (Myome, Nasenpolypen) ist kein Zweifel, auch hier kann Behandlung erfolgreich sein.

Im Asthma bronchiale einen allergischen Zustand zu sehen, individuelle Empfindlichkeit gegen bestimmte Stoffe oder Stoffgruppen, nicht nur exogene, sondern auch endogene Allergene, als solche selbst das Tuberkulin, ist Fortschritt der Gegenwart, der sich in spezifischer oder unspezifischer Desensibilisierung auswirkt. In der Tat erinnert der Zustand an die akut geblähte Lunge durch Spasmus der Bronchiolen beim anaphylaktischen Shock des Meerschweinchens.

Soll man dann aber zwei Gruppen des Asthmas trennen, das allergische und das „nervöse“? Nichts wäre falscher. Zugegeben, daß auch heute bei echtem klinischen Bronchialasthma meist keine spezifischen Allergene zu finden sind, es wird auch für diese Fälle die parasympathische Komponente ebensowenig wie beim anaphylaktischen Shock des Meerschweinchens fehlen. Und wenn die Gegenwart aussagen muß, daß es zahlreiche Fälle gibt, bei denen diese Form der Idiosynkrasie nicht erwiesen ist, gehören sie dennoch nicht in eine abzusondernde Gruppe. Auch das allergische Asthma reagiert auf Asthmolysin (Adrenalin + Hypophysin) und ist der Psychotherapie ebenso oft zugänglich wie der Desensibilisierung durch Vakzination.

Man wird wieder die Einheit des Vorganges in der pathologischen Funktion des Erfolgsorgans wie in gemeinsamer Krankheitslage suchen müssen und sich darüber klar sein, daß viele Bedingungen sich im Einzelfall überschneiden. Wo man den Ring der Kausalitätskette löst, ist theoretisch gleichgültig (STAEHELIN), praktisch dem Einzelfall gegenüber wird die Wahl kaum willkürlich sein. Ein Asthma bronchiale als isolierter neuraler Organzustand ist sicher niemals vorhanden. Ja, selbst im Asthma cardiale kann manchmal ein Zustand resultieren, der vom Asthma bronchiale dem klinischen Bilde nach schwer zu differenzieren ist, weil derselbe Funktionszustand der Bronchien zur Blutüberfüllung des kleinen Kreislaufs hinzukommt, vielleicht von einer CO_2-Überladung des Blutes als Reizung von den Zentren her ausgelöst. Wieder wie beim Arteriolentonus der Hypertonie (siehe Kap. 10—12) sehen wir, daß die Einheitlichkeit des Vorgangs noch am besten in der Betriebsstörung des Erfolgsorgans sich aufzeigen läßt, daß aber diese nicht ausschließlich von der Innervation her ihre Erklärung findet.

Von der *Colica mucosa* membranacea ließ sich ganz Analoges entwickeln (siehe Kap. 1). Auch hier besonders geartetes neuromotorisches, neurosekretorisches Verhalten mit Eosinophilie oft im Blute, regelmäßig in den Membranen, auch hier Überschneidungen erbkonstitutioneller, erworbener, allergischer und „psychogener" Momente, auch hier eine Bereitschaft durch vorangehende Irritationszustände und entzündliche Zustände des Colons. Aber über diese als Krankheitseinheit erfaßte Funktionsstörung der typischen Colica mucosa hinaus, bestehen auch andere Irritationszustände des Colons, wie wir sie in Röntgenbildern oben zur Darstellung brachten, fraglos vom Nerven her auch als Wirkungen aus der Ferne, also neural vermittelt. Solche Umformungen des muskulären Darmrohrs und der Schleimhaut mit der Muscularis mucosae finden sich schon auf einen kalten Trunk hin oder bei einem Ulcus des Magens, einer Gallenblasenaffektion als „viscero-viscerale Reflexe", deren Beschreibung und objektive Sicherstellung uns wichtig erscheint für die Reform des Begriffs der „Darmneurose". Wie die allergische entzündliche Bereitschaft am Magen hat die Zukunft sie gerade auch am Darm zu studieren. So werden umgestaltend auch die Auffassungen von reinen Darmneurosen und von isolierten Darmspasmen beeinflußt.

Der *Kardiospasmus* mit Oesophagusdilatation schien so recht angetan, den Begriff der isolierten Organneurose zu stützen. Unsere letzten Untersuchungen durch H. H. BERG und KNOTHE (siehe Kap. 3) haben erwiesen, wie auffallend häufig der Kardiospasmus mit der sogenannten „Hiatushernie" verknüpft ist, diese wiederum meist verlaufend, mit einer ausgesprochenen makroskopischen Fornixgastritis. Wir meinen deshalb, daß auch für diesen Zustand, zumindestens sehr häufig, sowohl die Entzündungen der Nachbarschaft wie das Verhalten der Zwerchfellschenkel auslösend ist für den Schluß an der sogenannten Kardia, richtiger wohl dem Hiatus. Es steht ebensowenig wie beim psychogenen Asthma dieser Deutung im Wege, daß manche Fälle von Kardiospasmus unmittelbar nach einem psychischen Trauma auftreten. Und dennoch kann die grob mechanische Erscheinung der Hiatushernie beim selben Fall wesentlich bedingendes Moment sein.

Wenn endlich das Tierexperiment dafür spricht, daß die sogenannte Hiatushernie, wenn sie als prall gespannte Pelotte drückt oder zerrt, durch den Vagus gerade dort, wo er an der Kardia sich in zahlreiche Fasern verteilt, mechanisch erregt einen Reflex auslöst, der zur Verengerung der Coronargefäße führt, welche ständig in ihrer Weite schon in der Norm durch den Herzvagus tonisiert sind, so wäre hier eines der markantesten Beispiele gegeben, wie auf neuralreflektorischem Wege eine Hiatushernie zur echten Angina pectoris führt, selbst mit Herzinfarkt, Ruptur der aneurysmatischen Herzwand, also selbst tödlichem Verlauf, hervorgerufen durch ein reflektorisch neurales Verhalten. Sieht man jetzt nicht ein, wie unfruchtbar es ist, etwa auch diese Zustände schwerster Betriebsstörung in der Herzdurchblutung in das Schema einer Organneurose zu pressen?

Seit man die Rhythmusstörungen des Herzens diagnostisch fein analysieren kann, seit man beim Herzblock etwa die Störung des Reizleitungssystems erkennt, hütet sich die Klinik, eine präzisierte lokalistische Störung der Funktion, mag sie anatomisch, chemisch oder physikochemisch sein, als Organneurose zu bezeichnen. Das Präzisierte, mögen wir auch Nervennetze und Ganglienapparate beschuldigen, wird nur verwaschen, wenn wir es dem weniger präzisen Begriff des Neurotischen einreihen, die „psychogene" Rhythmusstörung etwa als Extrasystolie wird dabei ebensowenig bezweifelt wie ein „psychogenes" Asthma oder eine psychogene Gesichtsblässe, — und dennoch gibt es einen blassen Hochdruckler. Beide haben gleiche Betriebsstörung: funktionelle Arteriolenenge. Anlaß und Dauer unterscheidet beide. Bei der Besprechung des Hypertonus haben wir gesehen, wie gerade auch unter dem Begriff der essentiellen Hypertonie eine ganz große Zahl von „nervösen Herzschwächen", von nervösem Herzklopfen hinüber gewechselt sind in die Herzmuskelstörungen durch Blutdruckerhöhung. Wie viele Intercostalneuralgien, Rückenschmerzen, Schulterschmerzen, die ganz wie rheumatische Affektionen imponieren, sind Herzneuralgien, Hypertonusneuralgien oder vielleicht auch Gallenblasen-, Ulcus-, Pankreasaffektionen oder auch einmal ein Nierenstein.

Es ist unsere Aufgabe, immer wieder nachdrücklich darauf hinzuweisen, daß die alte Definition, eine Neurose müsse dort angenommen werden, wo ein organischer Befund nicht erweisbar ist, verkehrt ist, aber auch, daß umgekehrt nicht einfach der Begriff der Neurose eines Organs oder eines Organsystems nunmehr ersetzt werden darf durch den Begriff der lokalen Funktionsstörung oder Betriebsstörung. Denn gerade diese ist sehr oft einem organischen Leiden zugeordnet wie bei der Angina pectoris am Herzen selbst oder beim Vasomotorenkollaps etwa nach einer Pneumonie oder einer Laparotomie ohne weiteres deutlich wird. Nach einer schweren Operation stirbt doch der Kranke meist nicht deshalb, weil ein schon vorher bestehendes Herzleiden übersehen wurde, sondern das Herz könnte isoliert nach dem Tode sich in Ringerlösung vollkommen wie ein gesundes Herz verhalten, und dennoch ist der Kranke an der postoperativen, kardiovasculären Kreislaufschwäche im toxischen Kollaps zugrunde gegangen. Dieses einfache Beispiel der Praxis illustriert wieder plastisch, um welche Auffassung hier entgegen einer überwerteten Lehre von der reinen Organneurose gekämpft wird.

Eine Menge von eng zusammengehörigen Funktionen gestaltet den Betrieb des normalen Kreislaufs erst zur technisch-optimal einregulierten Einheit, nicht als Summe, sondern eine organisierte Gesamtfunktion besteht, die wir final verstehen, zur wechselnden Blutversorgung der Gewebe je nach deren Leistungsbedarf: Rhythmus des Herzens, Schlag- und Minutenvolumen, Regulation zwischen der Hauptströmung des Blutes und den mehr stagnierenden Blutmengen, Strömungsgeschwindigkeit in den verschiedensten Organen in wechselnden Abstufungen des Tempos, Einregulierung auf ein Blutdruckniveau durch Konstanterhaltung des Gesamtquerschnittes und dennoch wechselnde Zuflußregulierung zu den Organen, je nach ihrem momentanen Nahrungsbedarf. Alles dies steht zweifellos unter der Herrschaft zentraler Regulierung, die von afferenten Nervenimpulsen abhängig ist und sich auf efferenten Bahnen auswirkt. Ebenso zweifellos sind die Regulationen auch humoral gesteuert, sei es unmittelbar, wie beim Atemzentrum, das auf den Verbrauchsstoff einreguliert ist, d. h. von der Kohlensäure gereizt wird, sei es mittelbar, indem auch in der Peripherie humorale Momente für afferente nervöse Impulse adäquate Reize darstellen. Es geht darum nicht an, überall dort nur von Organneurose sprechen zu wollen, wo eine Störung dieses komplizierten Betriebs vorliegt (s. Kap. 15—17).

Das Problem der Organschmerzen und die Reflexphänomene an den Eingeweiden gehören in die Besprechung des vegetativen Nervensystems,weil sie unmittelbar von ihm ausgehen. Beim Studium des Herpes zoster hat HEAD, dem wir neben dem Dänen LANGE ganz besonders die klinische Ausarbeitung der Reflexphänomene danken, die segmentale Sensibilitätsveränderung weitgehend erforscht und bereits das Wesentliche des Problems erfaßt, wenn er meint, daß ein von den Eingeweiden ausgehender Schmerzreiz wegen der Unempfindlichkeit der Organe nicht dort empfunden wird, wo er wirklich einwirkt und zustande kommt, sondern als „referred pain“ erscheint, da die sensiblen Nerven der Eingeweide zu bestimmten Segmenten des Rückenmarks ziehen und dort mit den den Schmerz leitenden spinalen Nerven, die von der Haut kommen, in Beziehung treten.

Der „viscero-sensorische Reflex“, wohl auf dem Wege eines „Axonreflexes“ laufend, verursacht eine Irritation des segmental zugeordneten Ganglions und ist ein so exakt neural gebundener Befund, daß er vom sich beobachtenden

Kranken ebenso zuverlässig angegeben wird wie es nur immer bei einer Sensibilitätsstörung auf der Grundlage etwa einer organischen Rückenmarkserkrankung der Fall sein kann. Wenn immer wieder — auch jetzt noch — gesagt wird, es handele sich um Sensibilitätsveränderungen, die nach Art psychogener Sensibilitätsstörungen bei der Hysterie auch durch Suggestion hervorgebracht werden können, so spricht eben gerade die anatomisch vom Kranken präzis angegebene Anordnung der Störung ohne weiteres dagegen. Hier Feststellung der Sensibilität wie sie in Übereinstimmung steht mit der Ausbreitung der segmentalen Sensibilitätsordnung des Rückenmarks, dort bei den psychogenen Sensibilitätsausfällen gerade das Ungesetzmäßige, sich an keinerlei anatomischen Bauplan haltende. Die Objektivität der von den Kranken zu erhebenden Angaben hat FR. KAUFFMANN[1] in unserer Klinik 1921 endgültig bewiesen. Wenn man als Maß der Empfindlichkeit einer Hautstelle die Latenzzeit der Schmerzempfindung bei Anwendung von Wärmereizen prüft, so daß genau abgestufte Reizstärken durch verschiedene Temperaturgrade bewirkt werden und verglichen mit der Latenzzeit normaler Hautstellen, die Zeiten in eine Kurve einträgt, so ergibt sich, weil die Schmerzempfindung im Bereich einer hyperalgetischen Zone durch Herabsetzung des Schwellenwertes früher auftritt, eine streng gesetzmäßig verlaufende hyperbelähnliche Kurve (Abb. 71). Bei hysterischen Sensibilitätsstörungen war diese regelmäßig verlaufende Kurve der Latenzzeit niemals zu gewinnen. Die zu beobachtenden Phänomene erstrecken sich keineswegs nur auf die Sensibilität bzw. Schmerzempfindlichkeit der Haut. KAUFFMANN und KALK[2] haben später an meiner Klinik die Form und Ausbreitung der lokalen Gefäßreaktionen und ihre Beziehung zu den spinalen Hautbezirken studiert, besonders dabei auf Unterschiede in der Intensität und den zeitlichen Verlauf der Hyperämie im Gebiete dieser Zone geachtet und feststellen können, daß die lokale Gefäßreaktion im hyperalgetischen Gebiet weniger intensiv,

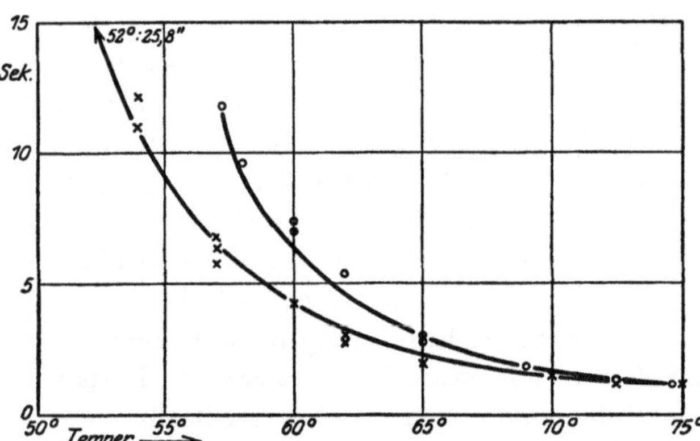

Abb. 71. Latenzzeit der Schmerzempfindung bei Reizung im Bereich einer HEADschen Zone (×) und an der korrespondierenden gesunden Hautstelle (○). × u. ○: beobachtete Zeiten; ausgezogene Kurven: berechnete Hyperbeln.

[1] KAUFFMANN, FR.: Über die Latenzzeit der Schmerzempfindung im Bereich hyperalgetischer Zonen bei Anwendung von Wärmereizen. Münch. med. Wschr. 1921, Nr. 37.

[2] KAUFFMANN, FR., u. KALK: Untersuchungen über Form und Ausbreitung der lokalen Gefäßreaktion und ihre Beziehung zu den spinalen Hautbezirken. Z. klin. Med. Bd. 96, H. 4/6, 1923.

weniger ausgedehnt und von kürzerer Dauer ist als die Rötung in der Umgebung einer Kontrollquaddel. Ebenso verläuft die lokale Gefäßreaktion im Verhältnis zur gesunden Seite, wenn im Bereich einer solchen Zone ein Herpes zoster auftritt, was auch als Ausdruck des viscero-sensorischen Reflexes als neurotrophische Störung gar nicht so selten ist. So lassen sich Hyperalgesie, Hyperästhesie, verändertes Verhalten der Vasomotoren, Temperaturstörungen, Störungen der Innervation der Pilomotoren, leichtere Reflexauslösungen und nicht zuletzt auch trophische Störungen im Bereich des irritierten Hautsegments finden.

Innerhalb jener segmental angeordneten Bezirke von Sensibilitätsveränderungen der Haut finden sich häufig sogenannte „Maximalpunkte", vorwiegend am Rücken, etwa in der Scapularwinkellinie. Warum gerade dort, ist nicht genügend aufgeklärt, wir werden das wohl auf die Anordnung der der Sensibilität zugeordneten Ganglienzellen im Spinalganglion zurückzuführen haben.

Auf die diagnostische Wichtigkeit der Kenntnis der Zonen mögen besser als alle theoretischen Ausführungen einige klinische Beispiele verweisen. Die Abbildungen, die bei den Organkrankheiten (Kap. 4, 5 u. 12) schon einmal gezeigt wurden, seien hier der Übersichtlichkeit wegen wiederholt.

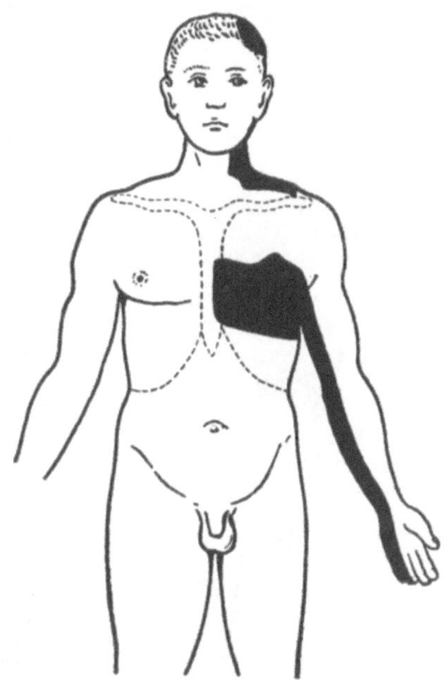
Abb. 72. HEAD'sche Zonen bei Angina pectoris.

Aorteninsuffizienz mit Angina pectoris. Die Abbildung 72 zeigt „hyperalgetische und hyperästhetische Zonen" von scharfer Begrenzung im Bereich der schwarz angelegten Stellen der Skizze. Es handelt sich um eine Aorteninsuffizienz im Stadium der Dekompensation mit schweren Angina pectoris-Anfällen, dabei gleichzeitig ein positiver Chvostek und Trousseau. Starke Dilatation des Herzens, besonders nach links, auch großer linker Vorhof, Recurrenslähmung. Auf der Scheitelzone subjektives Hitzegefühl, auch objektiv nachweisbar. Arrhythmia perpetua. Die Nervenstämme am linken Arm, namentlich der Nervus Ulnaris, stark druckempfindlich. Plexusdruck: links starke Empfindlichkeit im Vergleich zu rechts. Die Sensibilitätsstörungen bleiben bestehen, wenn auch in geringerem Maße außerhalb der Angina pectoris-Anfälle. Subjektiv wird die Zone am Scheitel, namentlich wegen des Hitzegefühls, am lästigsten empfunden.

Cholecystitis mit Cholelithiasis (Abb. 73). Die Zonen am Rumpf scharf gürtelförmig abgegrenzt, am Rücken ebenso gerade wie an der Bauchseite. An der Schulter vielleicht durch den Phrenicus vermittelte Hyperalgesie. Die Stirnzone zum ersten Trigeminusast gehörig. Die Rumpfzone entspricht dem Dorsalsegment 6—11. Während der Anwendung von Kataplasmen gibt der Kranke an, daß die Schmerzhaftigkeit der Klopfzone zunimmt, die am Rumpf und an der Schulter nachläßt. Als außerhalb des Anfalls die subjektiven Schmerzen verschwunden sind, ergibt sich, daß die Zone nur noch von D 6—8 besteht, fast nur noch beim Kneifen der Haut zwischen 2 Fingern nachweisbar. Die Zone um C 4 und über der Orbita ist verschwunden. Nach 8 Tagen hat die Intensität der Sensibilitätsstörung sehr nachgelassen, dann häufen sich wieder schwere Gallensteinanfälle, die Zone dehnt sich jetzt von D 6 bis D 10 aus. Eine paravertebrale Anästhesie (siehe unten) neben dem Processus spinosus des 10. Brustwirbels wird vorgenommen, also D 11 erreicht. Bei Berührung des Nerven mit der Nadel heftigste Schmerzäußerung vorn am Leib, „als wenn die Gallenblase gestochen würde". Injektion von 8 ccm 1 proz. Novokainlösung. 30 Minuten später sind alle Schmerzen verschwunden, treten aber in der Schulter nach einer halben Stunde wieder auf. Die Beschwerdefreiheit in den übrigen Zonen hält bis zum nächsten Morgen an, dann Schmerzen von geringer Intensität, aber ohne Auftreten von Rumpfzonen. Erst Tage darauf ist die hyperalgetische Zone wieder in alter Form und Stärke ausgebildet. Der Operationsbefund ergibt zwei haselnußgroße Steine im Halse der Gallenblase.

Chronische Pankreatitis. (Abb. 74) Fettstühle, Diastasevermehrung im Urin, vor allen Dingen starke Schmerzen im Oberbauch mit ausgesprochenen Ausstrahlungen nach links 2 Stunden nach dem Essen. Die Zone zeigt eine deutliche Vermehrung der sensorischen Symptome links nahe der Mittellinie, geht als streng halbseitiger segmentaler Gürtel um den Rumpf, auch in einer tieferen Zone findet sich links geringe Hyperästhesie. Letzteres ist kein häufiger Befund bei Pankreatitis, hat aber vielleicht Beziehungen zu den ischiasartigen Symptomen, die linkerseits bei Pankreatitis mitunter auftreten.

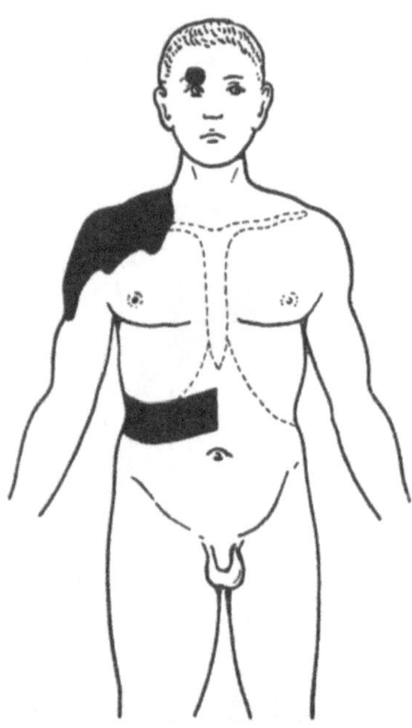

Abb. 73. Typische hyperalgetische Zonen kurz nach einem Gallensteinanfall. Operation: Zwei Steine.

Ganz besonders wichtig sind mir die Zonen deshalb, weil sie auch zu Zeiten, in denen der Kranke keine Schmerzen empfindet, sich nachweisen lassen durch Beklopfen oder Bestreichen oder mindestens, wie K. MANDOWSKY[1] gezeigt hat, in der *Hyperventilation* wieder auftreten. Unterschwellige Irradiationen der Spontanschmerzen bleiben also durch jene oft kleinen hyperästhetischen, hyperalgetischen, auch manchmal hypalgetischen, anästhetischen oder hypästhetischen Bezirke nachweisbar.

Wichtig ist auch der *Plexusdruckpunkt* rechts unter der Clavikel bei Leber- und Gallenblasenaffektionen, auf den ich hinwies, und der Druckpunkt von WESTPHAL rechts am Hals, den er mit einer Phrenicusirradiation in Beziehung bringt. Ähnlich kann man den Ulnarisstamm links bei Herzkranken, rechts bei Gallenblasenpatienten häufig empfindlich finden. Auch Irradiationen geradezu als Neuralgien gehören hierher. Es kann ein Schmerz in der rechten Schulter bis zu dem Grade der wirklichen Bewegungsbehinderung vorhanden sein — nur als Irradiation einer Gallenblasenaffektion. Bekannt sind die ganz isolierten Schmerzen im Arm links, ausstrahlende Schmerzen bis in den Nacken bei Herzkranken.

Plastisch hierfür ist mir folgende Anekdote: Ein Ehepaar klagte über ganz gleichartige ziehende Schmerzen in Arm und Schulter, der Mann links und die

---

[1] MANDOWSKY: Zur Überventilation. Dtsch. med. Wschr. 1929, Nr. 28.

Frau rechts. Von ihnen selbst wurden die Beschwerden als „rheumatisch“ angesehen und darauf zurückgeführt, daß die Eheleute im Herrenzimmer oft so saßen, daß er am Schreibtisch und sie ihm gegenüber den Zug vom Fenster an den entsprechenden Seiten spürten — bis ich bei der Frau eine geringe Cholecystitis und bei dem Mann einen leichten Hypertonus aufdeckte und die Beschwerden als Organirradiation entlarven konnte. Ein kleiner Beitrag zum Kapitel des Pseudorheumatismus. Aber es summierten sich offenbar unterschmerzliche, durch Zugluft ausgelöste echte rheumatische und irradiierende Organbeschwerden; im Sinne der GOLDSCHEIDERschen Summation unterschwelliger Reize zu subjektiver Schmerzperzeption.

So sicher wie von den Eingeweiden Einflüsse zur Haut ausstrahlen, beeinflussen sie auch den Tonus der quergestreiften Muskulatur. Auch hier spielt die

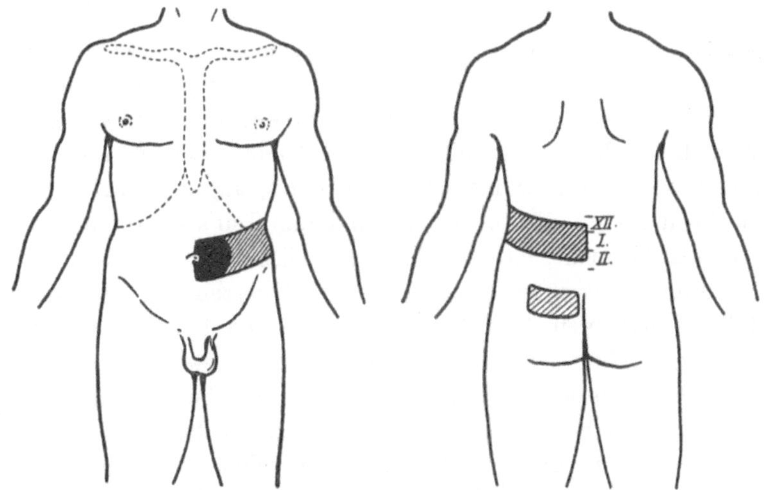

Abb. 74. Klopfzonen bei chronischer Pankreatitis.
Beschwerden seit 5 Monaten. Starke, 2 Stunden nach dem Essen auftretende Schmerzen am Oberbauch, die nach links unter den Rippenbogen ziehen. Diastase im Urin vermehrt. Zeitweise Fettstühle, geringe Hyperästhesie.

segmentale Anordnung die entscheidende Rolle. Das obere Drittel des Rectus abdominis zieht sich beim Gallensteinanfall tonisch zusammen, auch beim Pyloruskrampf. Kontraktionen auch anderer Muskelpartien sind Ursache der „Défense musculaire“, etwa bei der Appendicitis. Es ist ganz unmöglich, willkürlich z. B. einen Rectus abdominis nur in seinem obersten Drittel zu kontrahieren, cortical gelingt nur die Kontraktion zugeordneter Muskelgruppen (Agonisten oder Antagonisten). Analoge Phänomene gibt es an der Rückenmuskulatur, wo ebenfalls nur Muskelteile hart werden, etwa bei langdauernder Anstrengung. Ich fühlte im Beginn eines Typhus abdominalis isolierte walnußgroße Kontraktionsknoten im rechten Supraspinatus. Wenige Tage darauf trat im gleichen Segment ein Herpes zoster auf. Wahrscheinlich infektiöse Erkrankung des Spinalganglions — „visceromotorische Reflexe“.

Die Beobachtungen, daß es von der Gallenblase aus zum Brechen kommt, durchaus nicht nur als peritoneales Reizzeichen, gehören zu dem noch häufiger dabei auftretenden Pylorus- oder Antrumspasmus bei Cholecystopathien. Hier sprechen wir dann von viscero-visceralen Reflexen, ohne daß wir noch nachweisen können, wie der Reflex verläuft, und ob es sich um einen echten Reflex im Sinne der Physiologie handelt. Man kann an unmittelbare Beziehungen der Nervengeflechte untereinander denken, wieder nach Art der Axonreflexe, man kann kurze Wege über das Rückenmark annehmen, aber vor allem noch bis zu den Zentren hinaufreichende Reflexwege. Wenn Zeiten schwerer Magenstörungen abgelöst werden von einem Asthma bronchiale oder einer Colica mucosa, wie ich es beobachtet habe, so läßt sich auch das als viscero-visceraler Reflex ansehen, wenn man es nur nicht zu eng sieht und die allergischen entzündlichen Reaktionen des Körpers mit in Betracht zieht.

Im Zusammenhang mit solchen Vorstellungen habe ich, um dem Schmerzproblem bei Eingeweideerkrankungen näherzukommen, bei visceralen Schmerzanfällen die *paravertebrale Anästhesie* in den zugehörigen Segmenten schon während meiner Marburger Zeit ausgeführt und damals LAEWEN gebeten, sie vorzunehmen. Bei Gallenkoliken und auch bei Angina pectoris sah ich prompte Erfolge. LAEWEN und später KAPPIS haben dann, angeregt durch mein Vorgehen, versucht, die Methode diagnostisch und zum Teil auch therapeutisch auszubauen. Ich glaube nicht, daß sie therapeutisch eine größere Bedeutung hat, wenn es auch beachtenswert ist, daß bei Rückenschmerzen nach Operationen, die oft unerträglich sein können, die Schmerzen prompt und dauernd beseitigt werden können. Wichtiger schon ist VON GAZAS Vorgehen in gewissen Fällen nach Art der FOERSTERschen Operation bei gastrischen Krisen, die spinalen Wurzeln zu durchtrennen. Ich glaube auch, daß zu diagnostischen Zwecken die paravertebrale Anästhesie eine zu grobe und meist unbrauchbare Methode ist, die oft zu Irrtümern Anlaß geben kann, da das eingespritzte Anaestheticum nicht streng lokalisiert bleibt. Die genaue Beobachtung der Zonen selbst und eine exakte Sensibilitätsprüfung ist für die Differentialdiagnose viel wichtiger. Gerade dort, wo eine Verfeinerung der Untersuchung erwünscht wäre, bei den Zonen am Oberbauch der rechten Seite, wo die dem Ulcus und der Gallenblase zugeordneten Bezirke so nahe beieinanderliegen, versagt die paravertebrale Anästhesie als differentialdiagnostisches Hilfsmittel völlig. Das möchte ich hier betonen, weil die Anregung, wie auch LAEWEN selbst publiziert hat, von mir ausgegangen ist, aber sie hatte für mich nur den theoretischen Wert, im Problem des Entstehens der Eingeweideschmerzen weiterzukommen.

Wir wissen, daß das, was an der Haut *Schmerzen* auslöst, wie Brennen, Kneifen und Schneiden, am Magen-Darmkanal wie am Herzen schmerzlos ist. Aber daraus folgt nur, daß die Art der Schmerzorganisation für die Oberfläche, die die Schutzwehr gegen die Angriffe der Außenwelt ist, ganz anders organisiert sein muß wie an muskulären Hohlorganen, bei denen nicht Oberflächenabwehr, sondern andere Ereignisse als Notsignale der Natur, um Aufmerksamkeit zu erregen oder Schaden zu verhüten, von der Organisation vorgesehen sind, zumal eine Sensibilität der Organe nach Art der Haut eine Unmöglichkeit wäre: Spüren jeder Magen-Darmbewegung, jedes Herzschlages usw. liegt unmöglich im Organisationsplan. „Adäquate Reize“ zur Schmerzauslösung sind vorwiegend Dehnungen (H. H. Meyer und Fröhlich), sie ist also an abnorme Zustände glatter Muskulatur gebunden. Ist beim Dehnungsschmerz, auf den Nothnagel besonders hingewiesen hat, bei einigen Organen ein mesenterialer Zug wohl zur Not denkbar, so kommt er bei Konstriktionsschmerzen kaum in Frage. Der Tenesmus der Gallenblase, die Wehen des Uterus, auch der circuläre Gastrospasmus, auf den ich 1913 vor L. R. Mueller als schmerzerzeugend hingewiesen habe, der Pylorospasmus, wahrscheinlich auch der Krampf an der Papilla Vateri oder der Pars ima des Choledochus (Westphal) sind gleichartige Vorgänge mit gleichartiger Schmerzauslösung. Die Schmerzreize der visceralen Organe verlaufen durch die Fasern des vegetativen Nervensystems sowohl durch die sympathischen wie die parasympathischen Nerven. Das beweist gerade auch die Splanchnicusanästhesie nach Kappis. Sie werden aber nicht an den Zentralstellen der Ganglien in andere Arten von Fasern übergeleitet, sondern sie verlaufen, soweit sympathische Fasern benutzt werden, durch die Rami communicantes, ausschließlich durch die Fasern des vegetativen Nervensystems zum Rückenmark und treten dort ausschließlich durch die hinteren Spinalwurzeln ein.

Die Annahme, daß in den Nerven des vegetativen Systems zentripetale sensible cerebrospinale Fasern eingelagert sind, ist neuerdinge bewiesen. Versuche Sherringtons fanden schon früher ihre natürlichste Erklärung in der Annahme, daß auch afferente Fasern existieren und die antidrome Leitung (Bailyss) ist nur Hypothese, die ein so großer Kenner des Gebietes wie Langley nicht akzeptiert hat.

Wir tun den Tatsachen wohl am wenigsten Gewalt an, wenn wir genau wie bei den spinalen Nerven der Haut auch in den Nerven des vegetativen Systems zentripetale Bahnen annehmen, die ganz wie die sensiblen Bahnen der Körperoberfläche Impulse von den Organen zum Rückenmark senden, wenn sie adäquat gereizt werden. Einer der wichtigsten Beweise, daß die adäquaten Schmerzreize von den Eingeweiden her durch die Bahnen vegetativer Nerven unmittelbar zum Rückenmark laufen, ist gerade der viscero-sensorische und der visceromotorische Reflex. So erhalten diese Phänomene, abgesehen von ihrer praktisch-diagnostischen Bedeutung, auch einen großen theoretischen Wert. Haben wir uns aber an diese Gedankenrichtung gewöhnt, so ist kein prinzipieller Unterschied zwischen der Sensibilität der Organe und der Sensibilität von Haut und Muskeln aufzustellen. Wenn bei diesen durch die afferenten Bahnen vermittelt, die Reize so beschaffen sind, daß im Cortex Schmerzempfindungen zu unserem Bewußtsein kommen und wir diese Schmerzen in der Peripherie empfinden, dann projizieren wir ebenso auch den Schmerz, der durch den Sympathicus zum Rückenmark geleitet wird, in das schmerzende Organ. Es sind lediglich qualitative Unterschiede. Während manche Stelle der Haut eine ganz präzise

Lokalisation für Berührung und Schmerz zuläßt, z. B. die Fingerkuppe, zeigen andere Hautstellen ein unscharfes Lokalisationsvermögen, wie man es mit dem Weberschen Tasterzirkel nachweisen kann. Noch weniger präzis ist oft die Lokalisation eines Schmerzes in Muskeln und Knochen. Sind schon die adäquaten Reize im Organ und die Reizschwellen dort anders, so daß eine Einzelempfindung nach Art der Berührungsempfindung der Haut nicht existiert, so erscheint der Organschmerz diffuser, meist schwerer lokalisierbar, und ein großer Teil der zum Cortex dringenden Reize äußert sich — Mackenzie hat da sicher zu einem gewissen Grade Recht — als Schmerz an der Körperoberfläche. Das braucht man nicht als einen Irrtum des Kranken in der Projektion zu bezeichnen. Der Irritierung spinaler Ganglienzellen sind gewisse Provinzen zugeordnet und je nach der Schmerzirradiation werden die Schmerzen dorthin projiziert, wohin sie nach der Irritierung der entsprechenden Segmente gehören — sonst wäre auch der neurotrophische Herpes zoster bei einer Organerkrankung eine irrtümliche Projektion von Bläschen durch einen Fehlschluß des Patienten.

Überblicken wir unseren Gedankengang, so haben wir überall den diffusen Begriff der Organneurose aufgelöst oder in den der Betriebsstörung eingeordnet, der zunächst weiter aber dennoch schärfer ist. Wir haben von ihm aus Einblick in die komplizierte Technologie des vegetativen Systems gewonnen, die weit über das Nervensystem hinausgreift und die Möglichkeit erhalten, die biologischen, nicht morphologischen Strukturveränderungen bei den sogenannten Organneurosen besser zu verstehen im Sinne veränderter biologischer Abläufe, die zum Teil das Problem allergischer Gewebsdisposition betreffen und haben schließlich gelernt, auch den neuralen Anteil innerhalb der Betriebsstörungen beim Problem der Reflexe und Organschmerzen besser zu analysieren.

Literatur.

Eppinger u. Hess: Die Vagotonie. Berlin 1910.

Kraus, F.: Allgemeine und spezielle Pathologie der Person. Leipzig: Thieme 1919, 1926.

Kraus, F., u. S. G. Zondek: Die Durchtränkungsspannung. Klin. Wschr. 1922, S. 1773.

Müller, L. R.: Die Lebensnerven. Berlin: Julius Springer 1924.

Zondek, S. G.: Die Elektrolyte. Berlin: Julius Springer 1928.

Kapitel 15.

Diagnostische Reformation.

Die „Krise" in der Medizin und das „epigonale" Zeitalter. — Die Wandlung der Krankheitsziffern als Postulat funktioneller Pathologie. — Allgemeine Umwertung in der Diagnostik. — Die Cavetediagnosen. — Die Diagnosen, die häufiger gestellt werden müssen. — Rheuma und „Pseudorheuma". — Larviertes und latentes Kranksein.

Zwei Vorstellungen gewinnen in unserer Epoche eine nicht unbedenkliche Überwertung. In der Medizin zusammengefaßt dahin, daß eine „Krise in der Medizin" besteht und daß die Leistungen der Klinik der Gegenwart einen „epigonalen Charakter" angenommen haben. Beide erfahren eine angemessene Korrektur, wenn wir einsehen, daß wir uns in der Tat in einer umwälzenden Situation befinden, die man nicht als Revolution ansehen muß. Ich möchte sie weniger stürmisch und doch nachdrücklich als *diagnostische Reformation* bezeichnen, erwachsen nicht nur aus methodischen Fortschritten klinischer Laboratoriumsarbeit, sondern aus einem Wandel pathogenetischer Vorstellungen, zu einer diagnostischen Umstellung, die den therapeutischen Fortschritt in sich trägt.

In dieser Auffassung sehe ich den Angelpunkt auch dieses Buches, wenn es in seiner Vielheit von subjektiven Einzeldarstellungen scheinbar an beliebig ausgewählten Krankheitsbildern aufzeigt, daß die Einstellung auf die Pathologie der Funktion umwertend das klinische Denken zu beherrschen hat. Jedes Kapitel ist in seiner Art ein Beitrag zu dieser Reform, mag es von Ergebnissen meines Arbeitskreises berichten, mag es mehr dem Arzte zur Fortbildung dienen, in dem es Anschauungsformen vermittelt, die die Art seines Denkens und Urteilens am Krankenbett ändert.

Es ist wahrhaftig eine Selbstverständlichkeit, daß jede Wissenschaft und so auch die Medizin ein Produkt ist der geistigen Strömung ihrer Zeit, und wenn überall große Fortschritte umwälzend wirken, so mag man das als „Krise" bezeichnen. Ich lehne es aber deshalb ab, weil in jenem Schlagworte etwas liegt, wie die Gefahr einer Situation (Liek) — ist Krise doch ein Wort, welches gerade der Klinik entlehnt ist — Katastrophensituationen bei Krankheiten.

Wenn wir einsehen gelernt haben, daß zu der unübersehbaren Menge neuer Tatsachen, die analytisch gewonnen wurden, die Synthese hinzukommen muß, wenn die „personale Ganzheit" im Schrifttum unserer Wissenschaft in immer neuen Formen betont wird, oft freilich mehr als unbestimmte Sehnsucht wie als klare Gestaltung, wenn statt des Additiven, Summierenden, selbst die Gestaltstheorie der Psychologen herangezogen wird, andererseits die Parole ausgegeben wurde: „Zurück zu Hippokrates" und wir fast zum Überdruß, weil es Binsenwahrheit wurde, hören, man habe nicht die Krankheit zu behandeln sondern den kranken Menschen, so sind überall Teilwahrheiten, oft nur allzu begeistert ausgesprochen, die in ihrem realen Inhalt, also jenem Anteil, der für die Klinik fruchtbar ist, sich nicht umstürzlerisch, sondern in schneller aber konsequenter Entwicklung unserem Denken einfügen. Ich hoffe das an den psychophysischen Verhaltungsweisen, den Organneurosen und den Regulationen illustrieren zu können (Kap. 14, 16, 17). Nirgends scheint mir im Rahmen echter Wissenschaft eine ernste Gefahr zu bestehen, denn es fehlen nicht jene Maßstäbe der Kritik, die abirrenden Richtungen offenbar fremd sind, mögen sie sich auch noch der wissenschaftlichen Medizin zugehörig fühlen oder ganz in das Gebiet der Kurpfuscherei geraten, die meist gar nicht beansprucht, kritisch zu prüfen, was erreichbar ist, und deren Wurzeln nur aus einem mit der wissenschaftlichen Medizin gemeinsamen Boden Nahrung saugen: dem leidenschaftlichen Wunsche des leidenden Menschen geheilt zu werden. Was kümmert es ihn, ob sich der Heilende eines frommen Glaubens, eines Zaubermantels der Mystik, oder kritikloser Phantasie bedient? Stets werden diese Richtungen eine große Rolle für den Kranken spielen und in der Tat ist es ein Zeichen der Zeit, daß die Kurpfuscherei numerisch sich ausbreitet wie nie zuvor. Kennt man die Geschichte der Gegenwart, ist es sicher mehr die Not, die Verzweiflung und die zunehmende Unbildung auf Kosten des Fachwissens, die diesen Aufschwung erzeugt, als die angebliche Erstarrung der wissenschaftlichen Medizin, denn niemals war es ungerechter, von „Schulmedizin" zu sprechen als heute, wo wir mehr geneigt sind als in einer vergangenen klassischen Epoche, jede ernsthafte Behauptung, jede begründete Erfahrung der Volksmedizin nachzuprüfen, in einer Zeit, in der „funktionell" und „organisch" nicht mehr als Gegensätze wirken, in der die wissenschaftliche Medizin den Beweis geführt hat, daß unsichtbare Veränderungen der Struktur — nicht also die anatomische ist gemeint — weiterführend bis zum anatomischen Dokument sich fortentwickeln und daß so manche biologischen Zustände vorläufig nur psychisch erfaßbar sind und sich dennoch bis in objektiv nachweisbare Funktionsstörungen und von diesen wieder bis zum anatomischen Substrat wandeln können. Weniger denn je, so scheint es mir, ist also die akademische Medizin geneigt, sich irgendwelchen ernsten neuen Strömungen zu verschließen, man könnte zum Beweise dessen die angesehensten Autoren anführen und deshalb leugne ich die Krise im Sinne einer Gefahr.

Der andere Vorwurf, daß die Klinik epigonalen Charakter habe in unseren Tagen, erscheint mir ein Mißverständnis. Es ist selbstverständlich, daß einst jene Wandlung von naturphilosophischer Spekulation zu einer streng naturwissenschaftlich orientierten klinischen Medizin schnell große Ergebnisse zeitigen mußte, wie es etwa in der holländischen Schule unter BOERHAVE in Leyden begann, wie es durch AUENBRUGGERS „Inventum novum" der Perkussion und LAENNECS

„Auskultation médiate“ sich auswirkte. Der enge Anschluß an die erstehende pathologische Anatomie, noch immer die beste Stätte der Korrektur für die Phantasie des Klinikers, die bakteriologischen Triumphe bis zur Immunitätslehre und Chemotherapie mußten die Klinik dahin führen, große Krankheitsbilder herauszumeißeln, die fast unerschütterlich als fertige Gebilde dastehen, und so mögen sich die Triumphe dieser Epoche an die Namen großer klassischer Kliniker knüpfen.

Immer wird, wer in der Gegenwart ringt, nicht imstande sein, die Epoche, die er selbst durchlebt, wie eine historische, vergangene zu würdigen. Aber mir will scheinen, daß selbst die vorliegende kleine Auslese den Nachweis erbringt, daß auch die Ergebnisse der Gegenwart einen erheblichen Anschauungswandel in sich schließen. Um das aufzuzeigen, möchte ich, wie Thesen einer Reformation, Forderungen aufstellen, als praktische Werbung für unsere Ergebnisse und Anschauungen, Thesen gegen jene Krankheitsdiagnosen, die numerisch gewaltig in den Hintergrund treten müssen, obwohl sie noch heute Lieblingsdiagnosen und dennoch meist Verlegenheitsdiagnosen sind. Dieser negativen Liste steht die andere gegenüber: Krankheiten, die sich in der letzten Epoche ein altes, erneuertes oder ein neues Bürgerrecht erworben haben und in ganz anderer Weise wie bisher, d. h. in einer ungeheueren Häufigkeit als Diagnosen heranzuziehen sind. Aus der Reformation der Diagnostik folgt fast unmittelbar auch die Reformation der Therapie.

Fragen wir nach den Gründen dieses Wandels, so ist es wie in jeder Wissenschaft zunächst der methodische Fortschritt. Da steht unser Zeitalter den Erfindungen eines Auenbrugger und Laennec gewiß nicht nach: die dritte weittragendste physikalische Untersuchungsmethode ist durch die Entdeckung Röntgens das größte diagnostische Aktivum unserer Zeit. Kaum geringer achte ich bei aller Anerkennung objektiver Untersuchungsmethoden, die ja weit über den Rahmen der Röntgenmethodik hinausgreifen — man denke an die Komplementablenkung, das Leukocytenbild und unendliche viele andere wahrhaft klinische Methoden —, den Fortschritt durch jene Einstellung des modernen Arztes, die die Subjektivität der Klagen des Kranken wieder wichtiger nimmt, fast so wie beim Psychiater, der oft nur aus den Schilderungen des Kranken die Diagnose eines bestimmten Irreseins stellt. Wir haben gelernt, daß jede lokalisierte Beschwerde des Patienten uns führend werden kann für die Erkenntnis seiner Erkrankung, haben die Aufgabe, jede Klage zu erklären bis in seine charakterlichen biologisch gebundenen Abweichungen hinein. So mancher Fall von verkapptem Morbus Basedow wird am Gebaren des Kranken oder der Welt seiner Vorstellungen uns deutlicher als aus dem ersten Aspekt, wenn Exophthalmus und Struma nicht auffallend entwickelt sind. Manche Neurasthenie wird Anlaß, die Wassermannsche Reaktion selbst im Liquor zu prüfen, kurz die Einbeziehung sowohl der lokalisierten wie der allgemeinen Klage, des gesamten charakterlichen Verhaltens des Kranken ist heute nicht mehr lediglich ein Interessengebiet für den psychotherapeutischen Arzt, es führt die Erfassung der Anamnese, welche die klassischen Kliniker, stolz auf den objektiven Befund, entschieden vernachlässigten, zur Erschließung der eng verknüpften, einheitlichen psychophysischen Verhaltungsweisen, sie führt aber oft genug auch zum wichtigsten Hinweis einer lokalen Erkrankung. Im diagnostischen Wandel unserer Tage verdanken wir jener Einstellung vielleicht genau soviel, wie dem gesamten objektiven Befund. Man kann die Funktion des Arztes hier mit der eines gerissenen Detektivs, eines klugen Untersuchungsrichters vergleichen, die aus scheinbar unwesentlichen Umständen zu ihrer Diagnose oft gelangen. Wer die Anamnese geradezu in sportlicher Begeisterung aufnimmt, die Führung im Dialog mit seinem Kranken behält, wird, mit diagnostischem Spürsinn begabt und dafür geschult, der bessere Arzt sein. Nichts macht die Notwendigkeit alltäglicher praktischer Reformation, die wir hier meinen, klarer als der Hinweis, wie oft der junge Volontär oder Famulus die Anamnese aufnimmt oder die Röntgenlaborantin den bestellten Film anfertigt. So lange für ähnliche grundlegende ärztliche Leistungen nicht den Arzt reiche Erfahrung leitet, wird das Verständnis nicht gewonnen sein, daß wir in der Tat der Reformation bedürfen, ja in ihr als einem zielbewußten Kampf mitten darinnen stehen.

Die moderne Klinik ist daran, die Zahl der Verlegenheitsdiagnosen zurückzudrängen und gewissermaßen die Statistik in bezug auf Krankheitsbezeichnungen in so ungeheurem Ausmaße zu verschieben, wie es die Gegenwart leider immer noch nicht ahnt. Das ist die praktische Auswirkung jener Reform, um die ich kämpfe.

Lautete noch vor hundert Jahren, als SCHÖNLEIN, von Würzburg kommend, die Leitung der Charité übernahm, die häufigste Diagnose in der inneren Klinik „Dolores“, so persistiert aus dieser Epoche in der Praxis des Alltages bis in die Krankenhäuser und Kliniken hinein noch ein erheblicher Rest. Wenn die Interkostalneuralgie, die Gastralgie, oder der Herzschmerz noch immer wie Krankheiten rubriziert werden oder wenn vieles, was als Pseudorheumatismus Symptom irgendeiner anderen Erkrankung ist, wie etwa die ziehenden Schmerzen beim arteriellen Hochdruck, heute noch als Rheuma gelten und behandelt werden — ist das nicht immer noch die Doloresdiagnostik von einst?

Die Jahresberichte eines großen einheitlichen Berufsstandes von etwa 100000 vorwiegend jugendlichen Menschen aus ganz Deutschland zählen für die 3 Jahre 1925—27: 18 bzw. 39 „Magensenkungen“; 92, 23 und 69 „Magenneurosen“, finden im Jahre 1927 auf 94 Ulcera ventriculi 18 Ulcera duodeni und kennen keine anderen Lebererkrankungen als die akute Leberatrophie, die Cirrhose und den Ikterus. In den 3 Jahren ist nur eine Pankreaskrankheit notiert, die Diagnose Gastritis kommt überhaupt nicht vor, sondern ist offenbar hinter den Chemismusstörungen und anderen funktionellen Störungen des Magens, die so reichlich rubriziert werden, versteckt. Dieses Zerrbild der Wirklichkeit würde in anderen Statistiken, die mir gerade nicht greifbar sind, um nichts besser aussehen, ich denke an jene ausgedehnten Statistiken amerikanischer Lebensversicherungsgesellschaften, in denen die Ptosen, die Organneurosen, die „fokal infektion“ Zahlen-Orgien feiern. Das rechtfertigt, noch einmal zusammenfassend nebeneinanderzustellen, welche Wandlungen und welchen Fortschritt das ärztliche Können durch die Umstellung im klinischen Denken, durch die höhere Achtung vor der Anamnese wie durch die Entwicklung der modernen diagnostischen Hilfsmittel erfahren hat und wie dieser Fortschritt unmittelbar hinein in die Praxis und an das Krankenbett reicht. „Nur das immer wieder nachdrücklich Betonte setzt sich durch, gegenüber jenen immerfort wiederholten Phrasen, die sich zuletzt zur Überzeugung verknöchern und die Organe des Anschauens völlig verstumpfen“ (Goethe, Über den Zwischenkiefer).

Diagnosen,

die viel häufiger zu stellen sind.

1. Latenter Hochdruck.
2. Latente Kreislaufinsuffizienz einschließlich dem chronischen Kollaps, Capillarbetriebsstörung.
3. Beschwerden am Hiatus oesophageus mit und ohne Kardiospasmus (epiphrenaler Symptomenkomplex).
4. Gastritis (anacid, normacid, superacid).
5. Ulcus duodeni (auch Ulcus jej. pepticum).
6. Hepatopathien (latent ikterisch, anikterisch), Fettleber, latente Cirrhosen, latente Cholangitis.
7. Latente Cholecystopathien.
8. Leichtere Pankreasaffektionen.
9. Divertikel, namentlich an der Papilla Vateri, mit Gallenwegs- und Pankreasaffektionen, Diverticulitis am Colon. Colonirritation.
10. Latente, innersekretorische Störungen (hyperthyreotisch, ovariell, hypophysär usw.), endokrine Magersucht und Fettsucht, pluriglanduläre Störungen, inkretorisch-psychische Depressionen u. ä.
11. Allergische entzündliche Zustände außerhalb von Asthma und Colica mucosa, an Gelenken, Haut, Leber, Darm, Magen, Gallenblase, Gefäßen, „entzündliche Gewebsdisposition“, „veränderte Krankheitslage“.
12. Latente Infekte, fluktuierende „Streptomykosen“.

Cavete-Diagnosen.

Diagnosen, die so oft Verlegenheitsdiagnosen sind und an Häufigkeit gewaltig zurückgedrängt werden müssen.

1. „Reine“ Organneurosen:
   a) Herzneurose, nervöse Herzschwäche, vasomotorische Neurosen.
   b) Magenneurose, Kardialgie, nervöse Dyspepsie, Sekretions-Motilitätsneurose des Magens, Pylorospasmus, Tormina ventriculi, gastro-kardialer Symptomenkomplex, Eructatio nervosa.
2. Ptose und Atonie des Magens, des Darms, Nephroptose, allgemeine Splanchnoptose.
3. Darmspasmen, Darmgärungen.
4. Adhäsionsbeschwerden.
5. „Rheumatische“ Beschwerden, Intercostalneuralgien.
6. Angina abdominis.
7. Vagotonie, Sympathicotonie.

Es bedarf nach der Aufzählung jener Krankheiten, die gebieterisch ein viel breiteres Feld in der Diagnostik erfordern, an dieser Stelle kaum noch einer Erklärung dieser Thesen, denn die voraufgehenden Kapitel haben fast für alle begründet, daß die Klinik uns zwingt, auf Grund objektiver Feststellungen, ihnen ein weites Feld einzuräumen. Daß hier gerade die „latenten" Formen überwiegen, hat uns so oft schon zuvor beschäftigt, daß nur noch einmal der Gesichtspunkt herauszuheben ist, der mir führend war: Meist müssen von den großen vorgeschrittenen Krankheitsbildern, welche die klassische Epoche der Kliniker herausgearbeitet hat, fließende Übergänge bis zu den allergeringsten zu finden sein, wie sie oft als „formes frustes" bezeichnet wurden oder etwa als voraufgehende initiale Krankheitszustände etwa bezeichnet als Präbasedow, Präsklerose oder präcirrhotischer Milztumor. Der Ausdruck der leichteren Vorkrankheit ist aber deshalb irreleitend, weil er nur unter allgemein nosologischer Betrachtung zutrifft. Da stellen wir mit Recht eine Reihe auf von den leichtesten Erkrankungsformen bis zu schwersten oft irreparablen anatomischen Krankheitszuständen. Für die spezielle Nosologie, also dem Einzelfall gegenüber, gilt das nicht. In jedem Stadium kann meist die Erkrankung haltmachen, sie kann zurückgehen nicht nur als „Remission", sondern zur spontanen Dauerheilung führen. So könnte man die akute Nephritis als das Vorstadium der sekundären Schrumpfniere auffassen. Sie ist es nur selten, denn früh und richtig behandelt, führt die akute hämorrhagische Glomerulonephritis zur Heilung mit der Restitutio ad integrum. Heute dürfen wir Ähnliches von der alkoholischen Fettleber, ja von der Cirrhose annehmen, vielleicht nicht bis zur Wiederkehr anatomischer Integrität, aber doch bis zur klinischen völligen Gesundung. So geht auch manche endokrine Störung wieder völlig zurück, leichtere Gastritiden verschwinden, hyperergisch entzündliche Zustände können zur Heilung in positiv anergische im Sinne der Desensibilisierung zurückgeführt werden. Fluktuierende Streptomykosen brauchen nie in schwere Sepsisformen überzugehen, auch sie sind oft zur Heilung zu bringen.

Gilt das schon von jenen leichteren aber ausgesprochenen Erkrankungen, so noch vielmehr von den „*prämorbiden Zuständen*", mit denen Abweichungen von der Norm gekennzeichnet werden sollen, sei es der Erbverfassung, sei es der erworbenen, sie sind Disposition zu Krankheiten, aber aus der Disposition braucht nie Krankheit zu werden.

Es ist eine Selbstverständlichkeit, daß die häufigere Erkennung leichtester Krankheitsformen, ja jener breiten Grenzgebiete zwischen gesund und krank der Therapie ein dankbares Feld erobert — gefährlich nur dann, wenn ohne objektive Unterlage hier nun wieder Diagnosen zur Mode werden. Davor schütze uns die Ausbildung einer kritischen Subtildiagnostik, die an sich unser größter Fortschritt ist.

Über die Einzeldiagnostik hinaus ist es das neuromuskuläre Verhalten, das uns am Dickdarm, an den extrahepathischen Gallenwegen, am Magen zum Teil als Dyskinesie erscheint — ganz weit gefaßt durch meine Betonung als „Betriebsstörung" —, und über die Organpathologie hinaus erweitert sich das klinische Denken zur Störung des Organsystems nicht anders, wie wir von den Herzkrankheiten begrifflich fortgeschritten sind zu den Kreislauferkrankungen, durch Einstellung auf die „Technologie" des Kreislaufes oder wie durch die Erschließung der Rhythmusstörungen am Herzen die sog. Herzneurosen völlig umgruppiert werden mußten.

Was man sonst als Herzneurose oder als Vasomotorenneurose zu bezeichnen geneigt war, hat unser Zeitalter klarer erfaßt. Auch auf diesem Gebiet ersetzt die wohl umschriebene humoral-neurale, besonders die dynamische Regulationsstörung immer weiter die Organneurose, so wenn wir z. B. die Menge des stagnierenden Blutes quantitativ trennen können vom Blut, das sich in rascherer Strömung befindet, wenn wir die Gesamtumlaufszeit des Hauptblutstromes schätzen können und die Größe des Schlag- und Minutenvolumens feststellen. Jene Hämodynamik, wohl zuerst von der Klinik KRAUS erfaßt (PLESCH), ist heute besserer methodischer Feststellung zugänglich geworden, sie ersetzt die Unklarheiten der „nervösen Herzschwäche" wie viele andere Verlegenheitsprägungen.

Der Begriff der Kompensation und Dekompensation läßt sich unter der Vorstellung genau bestimmbarer veränderter Funktionsabläufe lebendig umgestalten.

Der Arteriolentonus, wie das tonische Verhalten der Venen, der Rücklauf des Blutes zum Herzen wird uns maßgebend zum Verständnis des arteriellen Hochdrucks, der so häufig ohne wesentliche Nierenveränderung auftritt, der chronische Kollaps fügt sich zum akuten Kreislaufversagen. Neben die kreislaufdynamischen Werte treten die Kenntnisse des Stoff- und Gasaustauschs, denen der kleine und der große Blutkreislauf dient, als meßbare Größen.

Schauen wir auf die Peripherie nicht nur für die Probleme des Kreislaufs und der Flüssigkeitsverschiebung, sondern auch bei Stoffwechselerkrankungen wie Fettsucht, Magersucht, Basedow, hormonale und ionale Auswirkungen an jeder einzelnen Zelle, so kehren wir jetzt nicht mehr zur Cellularpathologie eines VIRCHOW zurück, der gegen den Botaniker SCHLEIDEN für die unabhängige Sonderexistenz der Zelle kämpfte und dem das Leben die Tätigkeit dieser kleinen Sonderorganismen bedeutete, — freilich in einem „föderalistischen Staate". Uns erscheint vielmehr jetzt, selbst für die Einzelzelle, erst recht für das Gewebe im pathogenetischen Werden die Grenze aufgehoben zwischen der anatomischen Struktur*veränderung* und der unsichtbaren biologischen Struktur*störung*, die sich am Ablauf veränderter Funktion erweist.

Beim Entzündungsproblem schließlich hat auch VIRCHOW schon synthetisch gedacht und ist damit der Vorläufer geworden für die Gegenwartsanschauung, welche das entzündliche Gewebsverhalten, ja die latente entzündliche Gewebsdisposition durch eine lokale oder eine allgemein veränderte Reaktionslage finden will in reaktiven besonderen Verhaltungsweisen — nicht nur des in der Gegenwart als Funktionseinheit wohl überwerteten „reticuloendothelialen Systems". Die zur Zeit in vertieftem und verbreitetstem Ausbau begriffene Lehre vom allergischen Geschehen (RÖSSLE) gewinnt hier ungeahnte Bedeutung mit vielversprechenden therapeutischen Konsequenzen.

Entwickelt sich so eine neue *funktionelle Gewebspathologie*, so werden auch für das Geschehen beim Infekt wie beim abakteriellen, toxischen Eiweißzerfall die abweichenden Reaktionslagen des Organismus wichtiger oft als die verursachenden Agenzien etwa die Krankheitserreger. Die Reaktion als hyperergische oder positiv und negativ anergische tritt in den Vordergrund, sowohl in ihrem morphologisch-cellulären Verhalten, wie im humoralen, so den gewaltigen ionalen Verschiebungen, wie sie SCHITTENHELM beim anaphylaktischen Shock erwies. Alte Vorstellungen von körpereigenen Giften und antiphlogistischer Therapie treten in neuem Gewande wieder auf die Szene: „Nicht bloß spezifische Entzündungsprodukte, die im Blute fiebernder Tiere kreisen, wirken krankheitserregend, sondern diese Wirkung kommt auch Produkten zu, die auf natürlichem Wege des Stoffwechsels durch den Umsatz der Gewebe entstanden sind“ (ERNST VON BERGMANN, 1864).

Der Anteil, den die funktionell pathologische Betrachtungsweise an dieser Wandlung hat, scheint mir dem des methodischen Fortschrittes nicht nachzustehen. Ja, mehr noch, durch sie erst konnten nicht nur die neu gefundenen Tatsachen unserem biologischen Allgemeinerkennen eingeordnet werden, sondern auch alte Beobachtungen und Vorstellungen konnten in neues Licht gesetzt werden. Es fand sich eine neue biologische Einheit unter dem leitenden Gesichtspunkt der Funktion, die die Antithese zwischen „organisch“ und „nichtorganisch“ zu überbrücken in der Lage ist.

Der „Abbau der Organneurosen“ ist im vorstehenden Kapitel im einzelnen näher ausgeführt. Hier sei nur noch einmal einem Mißverständnis begegnet. Ich habe nie daran gezweifelt, daß von nur psychisch erfaßbaren Abläufen her ein Organverhalten wesentlich als Ausdrucksform des Affektes resultiert. Ja, ich habe mich auf dem Internistenkongreß in Kissingen 1924 gerade für die breitere Anerkennung dieses Zusammenhanges wohl zuerst unter den akademischen Internisten eingesetzt. Ich kann aber nicht glauben, daß die Organwahl bei der Psychogenie Zufall ist, sondern bin überzeugt, daß eine funktionelle Organstörung, oft sogar ein morphologisch erweisbares Organleiden, zur Lokalisierung der Neurose Anlaß gibt — weniger ein Trauma oder nur eine Symbolik. Das hat die moderne Diagnostik in subtiler Durcharbeitung jedes Einzelfalles mich inzwischen immer eindringlicher gelehrt. In dem Maße dieses Fortschrittes ist die „reine“ Organneurose von einer ganz häufigen zu einer immer selteneren Krankheit geworden. Es liegt mir auch im Worte „Abbau“ der reinen Organneurosen nicht etwa daran, die völlige Beseitigung des Begriffes anzustreben — theoretisch wird das Vorkommen von Organneurosen in keiner Weise bestritten, sondern nur ihre Häufigkeit praktisch als nicht bestehend erwiesen. Es muß zum Ausdruck gebracht werden, wie wenig von der reinen Organneurose im Sinne eines Ens morbi, einer Krankheitseinheit, übriggeblieben ist. Die Fälle von reinen Organ-Neurosen ohne anderen nachweisbaren Befund wurden mir zu Raritäten.

Die Vagotonie und Sympathicotonie ist als erste Konzeption einer Klinik des vegetativen Systems ein historisches Verdienst von Eppinger und Hess — in der praktischen Krankheitslehre aber haben die beiden Begriffe heute so wenig Platz wie in der Erbkonstitutionslehre.

Es gibt praktisch nur Mischformen, die besser als vegetative Disharmonien bezeichnet werden, da an ihrem Zustandekommen Störungen in allen Betriebsstellen des vegetativen Systems — Nerv, Hormon und Elektrolyt — gleichermaßen beteiligt sind, wohl am häufigsten als minimale hyperthyreotische Zustände.

Ebenso bedeutungslos für die Klinik oder mindestens die Krankheitslehre, wenn auch wichtiger für die Konstitutionsforschung, scheint mir der heute noch allzuhäufig als Diagnose verwandte Begriff des *Habitus asthenicus* von Stiller, der nach der Annahme seines Autors ja die Unterlage für mindestens vier ausgesprochene Krankheiten bilden sollte: die Lungentuberkulose, die Bleichsucht, die orthostatische Albuminurie und das Ulcus pepticum. Die Entwicklung der letzten 20 Jahre hat die Unbegründetheit dieser Annahme aufgedeckt.

Der geringste Einwand mag heute noch gegen *die orthostatische Albuminurie* berechtigt sein. Wenn auch die Klärung fehlt, ob wirklich oft das Albumen nur aus der linken Niere stammt, als Stauungsalbuminurie infolge einer relativen Drosselung der Vena renalis sinistra, die ihrem anatomischen Verlauf nach leichter gestaut werden kann als die rechte Nierenvene. Es ist unbestrittene Tatsache, daß die orthostatische Albuminurie der hochgradigen Lordose des asthenischen Adolescenten zugeordnet ist. Zweifellos aber sieht man auch orthostatische Albuminurien als wahrscheinlich harmlose Restzustände nach einer akuten Nephritis und auch solche, bei denen weder jene Lordose, noch der Habitus Stiller überhaupt vorhanden sind.

Die *Chlorose* aber ist bis auf sporadische Fälle seit etwa 1913 verschwunden. Sie war vor dem Kriege keinesfalls häufige Fehldiagnose, sondern wir dürfen uns der Tatsache nicht verschließen, daß hier eine endokrin-ovarielle Krankheit des weiblichen Geschlechts so verschwunden ist, wie wir es sonst nur von epidemischen Infektionskrankheiten kennen, und dabei liegt nicht der geringste Anlaß vor, in ihr eine Infektionskrankheit zu erblicken. Ich wage die Behauptung, da ja das Kommen und Gehen der Epidemien nicht ausreichend durch Virulenzänderungen des Erregers, sondern auch durch wechselnde Zustände des Menschen erklärt wird, daß ein epidemisches Kommen und Gehen auch bei einer nichtinfektiösen Erkrankung kaum problematischer ist, als die Hypothesen zur Erklärung der Tatsache des An- und Abschwellens infektiöser Epidemien. Oberflächlich scheint mir die Meinung, daß nur das veränderte Verhalten des jungen Mädchens unserer Zeit in Kleidung, Sport und Sexualität die Chlorose beseitigt habe, denn sie scheint auch aus den Klöstern verschwunden und schwand übrigens in Ländern, die von der Emanzipation der Frau weniger berührt wurden, zur selben Zeit.

Über die Begründung mag sich streiten lassen, nicht aber darüber, daß die Chlorose zur Seltenheit wurde, während der Habitus asthenicus offenbar von unveränderter Häufigkeit geblieben ist.

Auch für die *Lungentuberkulose* spielt, wie namentlich Wenckebach noch in Straßburg aufzeigen ließ, der Habitus asthenicus, der wegen seines angeblichen Zusammenhanges mit der Tuberkulose ja geradezu Habitus phthisicus hieß, keine Rolle. Eine Statistik zeigt auf, daß beim entgegengesetzten Thoraxtyp, sei es dem Athletentyp oder dem Habitus digestivus, die Phthise genau so häufig ist. Problem bleibt vielleicht nur, ob die Verlaufsart der Lungenphthise, besonders im sogenannten tertiären Stadium, beim asthenischen Menschen eine ungünstigere sei. Auch das ist noch durchaus strittig. Auch die Lungentuberkulose geht langsam wie das Abklingen einer Epidemie — oder als Triumph von Hygiene und Medizin als sozialen Mächten — zurück, der Habitus Stiller offenbar nicht.

Bleibt als vierte Krankheit des Habitus Stiller das *Ulcus pepticum*. Wenn Stiller ein Verhalten des vegetativen Nervensystems als ätiologische Disposition annahm, so kann er damit als Vorläufer jener Auffassung angesehen werden, die ich später entwickelte, als mir auffiel, daß die Ulcuskranken häufig im visceralen Nervensystem übererregbar seien. Ich habe diesen klinischen Eindruck auch heute noch nicht aufgegeben, aber die Folgezeit hat diese Vorstellung sehr stark modifiziert und jetzt steht gerade die Hypothese der Gastritis als Wegbereiter des Ulcus weit mehr im Vordergrund als die Konstitution. Vielleicht findet sich ein Bindeglied in dem Sinne, daß entzündliche Gewebsdispositionen ererbte und erworbene Faktoren haben, so daß gewisse Menschen andere Entzündungsbereitschaften haben.

So steht es mit den Krankheiten, die aus dem Stillerschen Konstitutionstyp hervorgehen sollten. Der Zusammenhang im Sinne der Disposition ist mindestens für die drei letzt erwähnten abzulehnen.

Es bleibt trotzdem ein großes Verdienst Stillers, diesen Konstitutionstypus herausgegriffen zu haben und Morphe und Funktion bis in die psychischen Verhaltungsweisen hinein analysiert zu haben.

Auch die Erforschung der *Lageanomalien der Eingeweide* und ihre Zuordnung zu dieser Konstitutionsgruppe behält zweifellos ihre Bedeutung auch dann, wenn sich herausgestellt hat, daß die Krankheitslehre aus der Kenntnis der Lageanomalien, besonders der Ptosen, nur wenig Nutzen ziehen kann und daß ihnen praktisch in der Nosologie nur ein kleiner Platz zukommt.

So gut anatomisch die Diagnose der Ptose und Atonie gestützt schien, das moderne Röntgenverfahren bewies, daß für die Entstehung von Beschwerden nicht die Formveränderung, auch wenn sie noch so deutlich ist, sondern nur ein Zustand veränderter Funktion das wichtigste sei. Abgesehen von der Wuchsform, die von vornherein wesentlich bedingend ist, wurde die Funktion der glatten Muskulatur, deren einzelne Muskelfaser in verschieden langer Einstellung verharren kann, erkannt. Der intraabdominelle Druck wie der Gegendruck der Schwere der Speisen ist maßgebend für Form und Lage des Magens, auch für den Langmagen mit tief eingestelltem, kaudalem Pol. Prüft man aber die Facultas expultrix, so erweist sie sich für die große Mehrzahl der Fälle als von normaler Zeit. Es geht für diese Formvariation des Magens nicht mehr an, die Ptose generell als Erklärungsgrund von Beschwerden anzusehen. Ganz analog ist ja auch die habituelle Obstipation ebenso häufig mit oder ohne Coloptose und mit oder ohne Transversoptose. Der „atonischen Ektasie" gewisser Röntgenologen begegne man also mit Skepsis, ähnlich wie dem Plätschergeräusch im Magen, das noch kein Krankheitssymptom ist, wenn nicht wirklich eine sicher verlängerte Verweildauer der Speisen nachgewiesen wird.

Daß ein Habitus asthenicus mit schlaffen Bauchdecken, daß ein Zwerchfelltiefstand mit schlechter Atemexkursion gewisse Allgemeinbeschwerden erklären kann, bestreite ich nicht, — auf seine Bedeutung für Kreislaufzustände hat Wenckebach vor langem hingewiesen, manches, was er beschuldigte, erscheint heute freilich in anderer kreislaufdynamischer Deutung. Aber, erhebliche Magenbeschwerden müssen Veranlassung sein, nach einer anderen Ursache als der Ptose zu suchen, beim Langmagen und beim atonischen Magen ebenso wie beim normotonischen oder selbst beim kurzen gedrungenen Magen der Stierhornform.

Übrigens gilt die gleiche Skepsis den Beschwerden der Nabelbrüche und denen der Linea alba, meist findet sich etwas anderes als das Wesentliche (Ulcus!).

Auch die Nephroptose ist Lieblingsdiagnose mancher Ärzte, während so oft eine bewegliche Niere erst Beschwerden macht, wenn die Aufmerksamkeit des Kranken dorthin gelenkt wurde (iatrogene Erkrankung). Es kann nicht scharf genug betont werden, daß Lage- und Formanomalien nur unter ganz besonderen Bedingungen zur Krankheit werden, während generell gelten kann, daß weder die Gastroptose noch die allgemeine Enteroptose, die Coloptose, die Ptose der Leber, der Gallenblase und selbst der Niere Krankheitserscheinungen machen oder Beschwerden hervorrufen.

Zu den ganz häufigen Verlegenheitsdiagnosen rechnen wir mit besonderem Nachdruck im Hinblick auf die Klagen nach Bauchoperationen gerade die „*Adhäsionsbeschwerden*". Sie sind doch nicht nur Lieblingsdiagnosen der Chirurgen, wenn nach der ersten Laparotomie Rezidivbeschwerden auftreten, sondern werden ebenso häufig noch immer auch vom Internisten anerkannt, wenn die angeratene Operation nicht die versprochene kausale Therapie brachte. Aber wie selten stellt doch der Chirurg die Adhäsionsdiagnose nach einer Appendektomie, wie häufig nach einer Magenoperation und wohl am häufigsten nach einer Cholecystektomie. Sollte das allein nicht schon stutzig machen? Entstehen wirklich nach diesen drei Operationen das eine Mal wenige, das andere Mal viel Adhäsionen; mehr Adhäsionen nach einer Gallenblasenentfernung wie etwa nach einer großen Magenresektion? Warum haben nach ausgedehnten Laparotomien wohl alle Menschen zahlreiche Adhäsionen und doch nur ein gewisser Prozentsatz Adhäsionsbeschwerden? Was vom Laparotomierten gilt, gilt analog von der Diagnose Adhäsion als Beschwerdeursache beim Nichtoperierten. Wann hätte ein einigermaßen liebenswürdiger Chirurg — nie bin ich anderen begegnet — nicht einige Adhäsionen demonstriert, wenn wir eine Fehldiagnose gestellt hatten und sich wirklich nichts anderes in der Bauchhöhle beschuldigen ließ?

Natürlich kenne ich die individuelle Verschiedenheit in der Bereitschaft zum Entstehen ausgedehnter Adhäsionen, natürlich weiß ich, daß auch einmal die unglückliche Lage eines Stranges selbst bis zur schweren Komplikation des Ileus führen kann. Auch hier wie bei den reinen Organneurosen wird nicht die Möglichkeit, sondern nur die Häufigkeit des tatsächlichen Vorkommens bestritten. Aber mit größtem Nachdruck bleibt zu betonen, daß man sich vor und nach einer Laparotomie aufs gründlichste die „Verwachsungen" als Erklärungsgrund für die Beschwerden überlegen muß, denn sie sind in einem ganz großen Prozentsatz nichts als Verlegenheitsdiagnosen — aber sehr bedenkliche, da sie oft den Anlaß zu einer überflüssigen Operation abgeben oder eine Serie von Relaparotomien einleiten.

Cavete-Diagnosen sind *die Spasmen des Verdauungsrohres*, der Pylorospasmus wie die Spasmen der Magenmitte, die Darmspasmen und die Colonspasmen. Sie mögen gerade in Verbindung mit Adhäsionen auch manches Mal wirklicher Erklärungsgrund von Schmerzen sein, denn sie sind der adäquate Reiz für Schmerzen der Eingeweide — allerdings noch mehr die Dehnungen. Die Erfahrung zeigt aber, daß weit häufiger da, wo Spasmen und Adhäsionen angenommen werden, ein anderer zureichender Grund der Beschwerde zu finden ist oder auch die Spasmen sekundär auf eine andere Ursache zurückführbar sind.

Der Pylorospasmus der Erwachsenen wird immer häufiger erkannt als ausgelöst durch ein schwer auffindbares Ulcus im Pylorusring oder in dessen unmittelbarer Nähe, oder ist ausgelöst von einer Affektion in der Gallenblase. Beim Kardiospasmus hat uns gerade die letzte Phase in der Entwicklung der Röntgendiagnostik in der Aufdeckung des „epiphrenalen Syndroms" mit seinem Beschwerdekomplex einen neuen Hinweis gegeben.

Bei den Darmspasmen, speziell den Colonspasmen außerhalb etwa der spastischen Obstipation, ist kein Zweifel, daß sie lokal einmal durch Adhäsionsstränge hervorgerufen werden können, auch daß sie reflektorisch — besonders etwa bei einer Gallenkolik — vorkommen. Aber ein abgrenzbares selbständiges Krankheitsbild können wir in den so gern diagnostizierten Darmspasmen nicht sehen. Ihre Feststellung zwingt vielmehr, danach zu suchen, wovon sie ausgelöst wurden. Meist wird die Nachbarschaft das Verhalten klären (Appendicitis!). Man denke auch daran, daß ein Nierenstein geradezu ileusartige Darmzustände hervorrufen kann oder daß bei Cerebralleiden (Hirntumoren, Meningitis) Darmspasmen beobachtet werden. Mag gerade unter letzterem Gesichtspunkt der Darmspasmus in den Rahmen neuromuskulärer Betriebsstörungen am Darm überhaupt gehören, so gibt das der Klinik doch kaum Anlaß, ihn als isoliertes Krankheitsbild anzusehen. Ich erinnere an das, was über den „Pilocarpindarm ohne Pilocarpin" und die Colonirritation oben gesagt ist (s. Kap. 1).

Die *nervöse Dyspepsie* ist so ausführlich als Verlegenheitsdiagnose bei Ulcus pepticum des Magens oder Zwölffingerdarms und bei Gastritis erörtert worden (Kap. 2), daß ich mich hier besonders kurz fassen kann. Sie und die ihr verwandten Krankheitsbezeichnungen der Kardialgie, der Epigastralgie, der reinen Anacidität, Achylie, Superacidität, Supersekretion, der Gastromyxorrhoe, der Hyperorexie, Anorexie, Parorexie, Bulimie, Achorie, der Tormenta ventriculi und auch des Morbus REICHMANN werden verschwinden in dem Maße, in dem Ulcus und Entzündung in der Statistik der Magendiagnostik zunehmen.

Was die Eructatio nervosa, die Aerophagie und Rumination anbetrifft, so ist der Vorgang des Luftschluckens zweifellos physiologisch. Ja, fehlt die Luftblase im Magengewölbe, so kann man geradezu auf eine Kardiainsuffizienz schließen, aber es gibt fraglos eine Reihe von meist psychoneurotisch aber auch sonst stigmatisierten Individuen, die große Mengen von Luft mit oder ohne Speise herunterschlucken und mit großem Getöse wieder, in psychischer Überwertung, die Luftmassen ausstoßen. Sicher liegt hier eine neurotische Gesamtsituation vor, die nur schwer in der Determinierung verkehrter und gehäufter Schluckbewegungen verständlich zu machen ist.

Davon zu scheiden ist allerdings manche Eructatio, die reflektorisch vom abnormen muskulären Magenspiel hervorgerufen ist, sie hat Verwandtschaft zum unvollständigen Brechakt und ist deshalb oft Symptom für larvierte Gallenblasenerkrankungen. Bei Nausea steift sich der Magen, Übelkeit, ja auch Schmerz schwinden dann prompt, wenn Luft ausgestoßen wird. Offenbar zeigt das an, daß ein Dehnungsschmerz oder ein schmerzloser Dehnungszustand im Magen nachläßt, der Magen kann ähnlich wie bei organischer Pylorusstenose sich wie ein Segel vor dem Winde aufblähen, die Steifung führt zu größerem Rauminhalt und veranlaßt dann wohl erst sekundär ein Luftschlucken oder unbemerktes Lufteinströmen, während mit dem Nachlaß jener „Blähung" des Magens die Luft als Eructatio wieder auftritt. Vielleicht ist die Aerophagie insoweit präformiert, als für diese Zustände, die der Nausea bei der Gallenkolik auch bei manchen Ulcusschmerzen nahestehen, physiologische Mechanismen in der Facultas expultrix des Magens gegeben sind. In der Mehrzahl der Fälle wird auch hier ein sicherer objektiver Befund die Beschwerde erklären.

Schließlich *die Intercostalneuralgie, Ischias, Rheuma und Pseudorheuma:* — was ich als geradezu revolutionäre Umwälzung in der inneren Medizin aufzeigen will, wird hier am letzten Punkt der negativen Seite noch einmal klar. Niemanden kann es ferner liegen als mir, das Vorhandensein einer isolierten Neuralgie, einer reinen Ischias als Krankheit nicht nur als Symptom oder auch echter rheumatischer Erkrankungen der Gelenke und Muskeln in Frage zu stellen, sondern nur darauf kommt es mir an — und ich halte diese Wandlung für mindestens so bedeutungsvoll wie das Auftreten oder Verschwinden einer ganz verbreiteten Krankheit —, zu zeigen, wie unpräzis diese Krankheitsbezeichnungen sind und wie viele verschiedenartigste Erkrankungen sich in diesen Beschwerden ausdrücken. Es kann nicht noch einmal wiederholt werden, was ich über das Schmerzproblem der Eingeweide und die Reflexphänomene — viscero-sensorisch wie viscero-motorisch und viscero-visceral — in Erweiterung der Lehre von LANGE und HEAD ausgeführt habe. Aber es muß noch einmal zusammengestellt werden, welche tatsächlichen pathologischen Vorgänge nur allzuoft der Fehldiagnose des Rheumas eingeordnet werden.

Verstehen wir unter *akutem Muskelrheumatismus* noch etwas leidlich Faßbares und wird auch niemand den echten Hexenschuß (Lumbago) in der Muskulatur als akute Muskelerkrankung bezweifeln, so muß man doch in jedem Falle erst sehr sorgfältig etwa nach einem Nierenstein fahnden oder an andere Prozesse in der Nierengegend (Pyelitis, paranephritischer Abszeß, Furunkel in der Nierenrinde) denken und sich auch daran erinnern, daß bei einer Spondylitis deformans ein traumatisches Einreißen von Kalkspangen wilde Schmerzen, ja auch palpable Muskelkontraktionen hervorbringen kann. Das gleiche gilt vom akuten Torticollis, hinter dem sich nicht selten ein Prozeß an der Halswirbelsäule verbirgt.

Noch viel unsicherer ist unser Wissen, wenn vom *chronischen Muskelrheumatismus* die Rede ist. Die einen sagen, daß er an den Extremitäten sehr selten sei und LANGE z. B. erklärt, daß 90% der Ischiasfälle Muskelrheumatismus seien. Wie wenig eindeutig und zuverlässig sind die Befunde von Verhärtungen oder Tonusänderungen in der Muskulatur, wenn sie nicht ganz eng umschrieben und scharf abgegrenzt sind. Immer sollte man hier zuerst an die Wechselbeziehungen von Skeletmuskel-Tonus und inneren Organen denken. Man denke auch daran, daß etwa bei einer Gallenblasenerkrankung sich das obere Drittel des rechten Rectus durch den visceromotorischen Reflex in Dauerkontraktion befinden kann und denke an die entsprechende „défense musculaire“ etwa beim Ulcus, bei den Pankreaserkrankungen und bei der Appendicitis. Man darf also nicht sagen, daß es für die Feststellung eines Muskelrheumatismus genügt, wenn man einen „objektiven“ Palpationsbefund im Muskel erhebt. Im Angina pectoris-Anfall wird oft der linke Pectoralis hart, die Nerven, gerade auch die Nervenstämme, werden druckempfindlich und selbst außerhalb des Anfalls ist der Plexusdruck links unter der Clavikel ein wichtiges Symptom für eine latente Angina pectoris-Bereitschaft. Oder der entsprechende Plexusdruck rechts ist, ebenso wie ein Phrenicusdruckpunkt rechts oben am Halse, Symptom für eine Gallenblasenerkrankung.

Ein ganz wichtiger Pseudorheumatismus sind die rheumatischen Neuralgien beim Hypertonus, für die RUDOLF SCHMIDT geradezu den Begriff des „Hochdruckrheumatismus“ geprägt hat. Wenn man weiß, daß der Hypertonus zwar im Alter gehäuft auftritt, aber latent und unerkannt namentlich als passagere Blutdrucksteigerung auch schon in der Jugend etwas ganz Häufiges ist, so sollten alle Schmerzen, ob in der Haut oder in der Tiefe lokalisiert, ob an Nervenstämmen oder der Muskulatur selbst, auch wenn sich dort Palpationsbefunde ergeben, gründlich darauf revidiert werden, ob ein latenter oder manifester Hypertonus vorliegt. Haben wir doch gesehen, daß typische Symptome der Hypertoniker Schmerzen sind, die durchaus nicht nur vom Herzen ausgehend weithin ausstrahlen in Kiefer, Nacken und Kopfhälften, ins Ulnarisgebiet bis in die Fingerspitzen, ja bis in das Bein hinein, sondern auch andere schwerer zu entlarvende Pseudorheumatismen wie Kreuzschmerzen, Schmerzen in der Sacroiliacalgegend, in den Extremitäten und Kopfschmerzen aller Art, die mit der Blutversorgung wohl zusammenhängen müssen.

Noch weiter wäre zu denken an Aneurysmen der Bauchaorta, die leicht für Lumbago gehalten werden, an Aneurysmen des Arcus Aortae, deren Träger oft jahrelang Rheumatismusbäder aufsuchen und dort auf Schulterrheumatismus oder Intercostalneuralgie behandelt werden, oder an Skeletmetastasen, Spondylitis, Rachitis tarda, echte Arteriosklerose der Extremitäten, alte Thrombosen, Reste sensibler Hemiplegien, Schwarten der Lungenspitze, lamelläre Pleuraexsudate, gynäkologische, entzündliche Affektionen, Nerven- und kombinierte Strangdegenerationen der Anämia perniciosa, Neuritis bei latentem Diabetes und vor allem an Lues, namentlich als Neurolues, die nur allzu oft alle unter der Sammeldiagnose Muskel-, Nerven-, Gelenkrheumatismus einhergehen.

Ich wäre falsch verstanden, schlösse man nun, ich lehnte die gerade in neuerer Zeit lebhaft auftretenden Bemühungen der Rheumabekämpfung ab. Im Gegenteil. Nur scheint es mir doch geboten, vorher den Begriff der Krankheit, die man bekämpfen will, zu klären hat. Noch ist „Rheuma" kaum anderes wie „Dolores", die herumziehen, abhängig von Witterungseinflüssen. Solange wir in der Unterteilung nicht weiter sind, von Gelenk-, Muskel- und Nervenrheumatismus zu sprechen, sehe ich allerdings in der Isolierung der Rheumagesellschaften eine Gefahr. Denn um die Pseudorheumatismen abzutrennen, bedarf es mehr des Rüstzeuges der modernen inneren Klinik und der gesamten Medizin überhaupt, einschließlich Chirurgie, Gynäkologie und Orthopädie, als der Organisation der Rheumaforschung; ähnlich wie das Krebsproblem weniger durch Ausschüsse für Krebsbekämpfung gefördert werden wird, als durch stille Arbeit einzelner Forscher, denn es kommt auf neue Gedanken und neue Befunde an. Erst wenn die Differentialdiagnose ermöglicht sein wird, werden wir auch das Rheuma von der Tafel der Cavete-Diagnosen streichen können.

Es handelt sich also darum, für die tatsächlich und unverändert vorhandenen Beschwerden die richtigen Zuordnungen zu finden. Mehr eine Reformation der Krankheitsbezeichnungen als eine Neueinordnung neu entdeckter Krankheitseinheiten selbst. So erblicke ich auch die wichtigste Beweisführung für die Richtigkeit meiner Anschauungen darin, daß dort, wo die Cavete-Diagnosen ihren Rang als häufige Krankheiten immer mehr einbüßen, in entsprechender Zahl eine scheinbare neue Häufung der anderen oben aufgezählten Krankheiten in Erscheinung tritt. Es wird auf der einen Seite in demselben Maße aufgebaut werden müssen, in dem auf der anderen Seite abgebaut wird. In der Mehrzahl der Fälle geht es immer darum, daß wir uns nachdrücklich von Schlagworten befreien, die als diagnostische Etiketten noch immer große Mode sind und daß wir auch in der Diagnostik des Alltages gerade bei den ganz häufigen Krankheiten die Verlegenheitsdiagnosen ausmerzen und sie durch solche klar formulierte Bezeichnung der häufig vorkommenden Krankheitszustände ersetzen, deren Nachweis durch subtile Prüfungen der Klinik erwiesen ist und oft nicht mehr regelmäßig all jener Einzelprüfungen bedarf. Nachdem die akademische Klinik die Häufigkeit dieser Krankheitsbilder erschlossen hat, wird das ganze klinische Rüstzeug des Laboratoriums, das zur Erforschung notwendig war, auch weiter dem Krankenhaus reserviert bleiben können, der Praktiker draußen wird, gestützt auf diese Ergebnisse, mit einfacheren und billigeren Methoden auskommen können, mit mehr oder weniger großer Sicherheit, jedenfalls mit einer größeren, als wenn er die Verlegenheitsdiagnosen aus Mangel an Befunden dem Kranken zum Trost, sich zur Beruhigung, stellt.

Noch einmal, diese Wandlung ist nicht willkürlich, kein zufälliges Umbenennen von Krankheiten im Sinne einer neuen theoretischen Systematisierung, sondern sie ist das Ergebnis sorgfältiger, anamnestischer wie diagnostischer Durchuntersuchung durch lange Jahre an einem sehr ausgedehnten Material, also realer diagnostischer Fortschritt, bei funktionell-pathologischer Betrachtungsweise, die — zwar viel älter als das Zeitalter des methodischen Ausbaus — doch von diesem erst wieder wesentliche Impulse empfangen hat. Ich glaube nicht zu weit zu gehen, wenn ich behaupte, daß auf mehr als der Hälfte aller Krankenblätter einer inneren Abteilung, oder der Zettel einer ärztlichen Kartothek eine andere Diagnose stehen müßte.

Ein übertrieben nach objektiver exakter Wissenschaftlichkeit strebendes Zeitalter, dessen unvergängliche Verdienste gerade in der Grundlegung und Entwicklung der ersten Anfänge unserer heutigen methodischen Hilfsmittel liegen, wollte den Wert der Klagen des Kranken als subjektive unzuverlässige Krankheitszeichen gering achten, es litt darunter oft auch jene tiefste Bindung, die zwischen dem Leidenden und seinem Helfer besteht, wenn die Klage als Beschwerde diagnostisch gering geachtet wurde.

Wenn Leube meinte, mit dem langen Ausfragen gehe nur Zeit für die präzise Diagnostik verloren, so war das charakteristisch für jene Epoche, in der der Stolz auf die Exaktheit der objektiven Feststellung den Ehrgeiz weckte, die Medizin zu einer nur naturwissenschaftliche Disziplin auszugestalten. Die Diagnose sollte, wie ein physikalisches oder chemisches Experiment, als eindeutige Schlußfolgerung sich möglichst aus zahlenmäßig zu erfassenden Befunden ergeben.

Parallel mit dem kritisch-skeptischen Standpunkt, den auch die exakten Naturwissenschaften heute gewonnen haben, hat sich die Medizin gewandelt, und ich stehe nicht an, zu sagen, daß mir beispielsweise die feinste Gaskettenmethode zur Bestimmung der Wasserstoffionenkonzentration in einem Magensaft in höchster negativer Potenz unwesentlich erscheint im Vergleich zum richtigen kritischen, oft fast ebenso mühsamen Ausfragen des Magenkranken.

Ist einmal nicht nur die Erfahrung gesammelt, sondern auch durch klinische Funktionsproben etwa erwiesen, welche Beschwerde einem bestimmten Funktionsausfall zugeordnet ist, dann wird eine exakt erhobene Anamnese auch oft an die Stelle einer komplizierten Funktionsprüfung, die der Praktiker nicht immer leicht wird durchführen können, treten dürfen. Oder wichtiger, auch einem normalen Laboratoriumsbefunde gegenüber, wird eine eindeutige Beschwerde hinweisend auf die Diagnose sein. Sind doch eben auch unsere klinischen Funktionsproben häufig noch zu grob und unzweckmäßig und keineswegs ohne erhebliche Fehlerquellen, um eine beginnende oder geringe Betriebsstörung aufzudecken. Da gilt es, die Beschwerde des Kranken richtig zu werten, aus der Anamnese zu schließen, welchen funktionellen Belastungen sein Organismus besonders ausgesetzt ist, welche allgemeinen Schädigungen das Milieu, der Beruf und die Lebensart des Kranken mit sich bringen können, und welche Brücke sich von hier zu seinen Beschwerden schlagen läßt.

Darüber hinaus aber läßt die Anamnese auch beim ausgesprochenen morphologischen Krankheitsbild die besondere Lagerung des Falles, die Individualität der kranken Persönlichkeit erkennen und werten.

Ich wiederhole immer wieder den noch viel zu wenig erkannten diagnostischen Wert der Anamnese, weil die Wandlung, die die Klinik im Sinne der diagnostischen Reformation durchgemacht hat, nur dann in die Praxis völlig übergehen wird, wenn die Kunst der Anamnese ein ganz anders verwaltetes Allgemeingut des Arztes geworden ist.

Nie wird man die latenten und larvierten Frühformen der großen Krankheitsbilder zunächst anders vermuten können als durch exaktes Ausfragen und bedachtes Zuordnen auch der geringsten Beschwerde. Will man den Gallenblasenpatienten möglichst im Stadium der reinen Dyskinesie, die Lebercirrhose, noch ehe sie klinisch manifest ist, erkennen oder den Blutdruckler zu einer Zeit, da er nur unter ganz besonderen Verhältnissen seine Neigung zur Hypertonie verrät, so muß man seine Kranken auszufragen verstehen.

Man muß wissen, daß gerade im Anfang der Hypertonie nur ab und an die Gefäßkrise sich durch hohe Wandspannung manifestiert, daß viele Patienten vormittags niemals, nachmittags aber häufig Blutdruckerhöhung zeigen, daß sie frühzeitig schon häufig darüber klagen, sie könnten sich nicht in einem überheizten Raume aufhalten oder ein heißes Bad nicht gut vertragen. Ich habe wenige Hypertoniker in der Praxis gesehen, die nicht während der Anfänge ihres Leidens — manchmal Dezennien hindurch — wegen nervöser Herzschwächen, Kopfschmerzen oder rheumatischer Schmerzen und leichter Ermüdbarkeit behandelt waren.

Das gleiche gilt von den latenten Baucherkrankungen, bei denen stets die Anamnese führend bleiben wird, gerade weil dann noch nicht größere Organbefunde oder Organerscheinungen aufgetreten sind. Aus allen Einzelheiten, die in den entsprechenden Kapiteln dargestellt sind, sei nur noch einmal hervorgehoben, daß das Erbrechen für gewöhnlich zuletzt auf den Magen weist und immer zuerst an die Gallenblase denken lassen soll. Wie Wenige wissen das wirklich?

Wenn wir als eine häufiger zu stellende Diagnose auch die leichten Formen der Magersucht und des Fettseins genannt haben, so sind damit fast schon jene völlig im Rahmen des Gesunden liegenden Abweichungen von einer idealen

Norm gemeint. Es gibt aber gar nicht wenige Kranke, die neben ihrer nicht immer besonders auffälligen Magersucht stets ein *Syndrom von Oberbauchbeschwerden* mit Schmerzen und Erbrechen, auch Darmspasmen bieten, bei denen sich meist auch eine geringe hormonale Insuffizienz erweist und die dann auf Hormontherapie ihre Beschwerden häufig verlieren. Diese heute noch nicht hinreichend charakterisierte Gruppe von Erkrankungen, ja nur Konstitutionsvarianten ist gemeint. Es ist ja auch nicht mehr als selbstverständlich, daß, nachdem wir die thyreotische Konstitution als häufige Variation im Bereich der Norm und dennoch als verwandt dem Basedow aufgedeckt haben, auch Frühformen anderer endokriner Krankheiten häufiger als bisher kennengelernt werden.

Die Erkenntnis des latenten und larvierten Krankseins wird so immer mehr die „eingebildete Krankheit“ zu verdrängen haben. Nicht in dem Sinne, daß nun gleich jede frühere Organneurose oder gar die Mehrzahl aller Psychoneurosen auf organische Befunde zurückgeführt werden könnten, sondern nur insoweit, daß erkannt wird, das latente Kranksein und die Psychoneurosen sind meist ein untrennbares Eines, Ausdruck ein und derselben Betriebsstörung — aber geschaut aus zwei verschiedenen Erkenntnisbereichen. Wenn klassische hysterische Charakterzüge bei einer endokrinen schweren Magersucht, der SIMMONDschen Kachexie, sich finden, der Bruder eine Dystrophia adiposogenitalis hat, die Mutter eine Fettsucht mit Diabetes und wenn psychische Erscheinungen wie somatische auf Prolaninjektionen, deutlicher noch nach Hypophysentransplantation sich bessern, ist das nicht eine Mahnung Zusammengehöriges nicht auseinanderzureißen?

Der Versuch, die „*Ganzheit*“ der kranken Persönlichkeit zu erkennen, wird immer das höchste Ziel bleiben, oft freilich in nebelhafter, unerreichbarer Ferne. „Was ist eine höhere Synthese als ein lebendiges Wesen? Und was haben wir uns mit Anatomie, Physiologie und Psychologie zu quälen, um uns von dem Komplex nur einigermaßen einen Begriff zu machen, welcher sich immerfort herstellt, wir mögen ihn in noch so viele Teile zerfleischt haben.“ „In jedem lebendigen Wesen sind das, was wir Teile nennen, dergestalt unzertrennlich vom Ganzen, daß sie nur und mit denselben begriffen werden können, und es können weder die Teile zum Maß des Ganzen, noch das Ganze zum Maß der Teile angewendet werden...“ (GOETHE). Nie wird das biologische Ganze als die Summe seiner Teile erfaßt werden können, denn gerade das Wesentliche, die funktionelle Verknüpfung der Bausteine und ihre gegenseitig regulierte Abhängigkeit wird durch die Summe nicht ausgedrückt. Die Änderung der Regulation aber als Ausgleich wie als Schaden (Eu-, Dysregulation), die Einheitlichkeit im funktionell abweichenden Geschehen ist es, die in der neuen Krankheitslehre das Ens morbi, sofern von Krankheitseinheiten überhaupt noch gesprochen werden kann, zusammenfaßt, — und oft viel weniger entscheidend das Vorhandensein oder der Grad einer morphologischen Störung.

Nicht mehr kann die klinische Voraussage des pathologisch-anatomischen Befundes die Hauptaufgabe des Klinikers sein wie zur Zeit BICHATS. Er behält zwar als das Schlußdokument im pathologischen Aufbau seinen Platz, zu Beginn der Erkrankung steht aber so oft die anatomisch unsichtbare Functio laesa. Erst aus der Vielheit der gestörten Funktionen entwickelt sich schließlich als formale Reaktion das anatomische Substrat zum Dokument des Geschehens — es kann nicht verstanden werden, wenn man es nur beschreibt, sondern es muß pathogenetisch aus der pathologischen Funktion heraus erkannt werden.

Das anatomische Substrat ist gewissermaßen eine morphologische Epikrise zu einer oft vieljährigen Betriebsstörung. Es verhält sich wie ein historisches Dokument zu einem geschichtlichen Ereignis. Einzelnes ist darin festgelegt, aber Wesentliches und im abgelaufenen Geschehenswandel Entscheidendes ist nicht mehr daraus zu erfahren.

Faßt man die biologische Person nicht als eine starre Einheit auf, sondern als ein sich in weiten Grenzen selbst einregulierendes geschlossenes und einheitlich ganzes Funktionssystem, dann kann eine Strukturveränderung im biologischen Aufbau einreguliert, kompensiert sein — und ein Versagen fehlt dann. Nicht jede gestörte Struktur (Morphe) ist darum Krankheit.

Die „Cavete-Diagnosen" der Ptosen und Adhäsionen als Ursache von Beschwerden, die sich meist auf ganz andere Erkrankungen zurückführen lassen, gehören noch einmal hierher, ebenso, daß „Senkungsorgane und Verwachsungen" viel häufiger noch bei gesunden Individuen zu diagnostizieren sind als bei erkrankten und daß bei diesen, wenn sie leiden, neben der Formveränderung immer noch eine Funktionsstörung zu finden sein muß, die zur Erklärung notwendig ist, wenn Beschwerden hervorgerufen werden.

Die Functio laesa ist aber in jedem Falle Krankheit. Sie ist es schon dann — und meist auch schon im morphologisch-organgebundenen Sinne — wenn noch kein objektiv beweisendes morphologisches Zeichen vorhanden ist. Methodisch hat hier die Einführung von Funktionsproben, wenn sie Belastungsproben waren, neue Möglichkeiten des Nachweises angebahnt, begrifflich hat die Erkenntnis von den Dyskinesien, den Betriebsstörungen, den latenten und larvierten Krankheitsformen, den Fortschritt erzielt.

Die Grenze und Gegensätzlichkeit zwischen „funktionellem" Leiden und organischer Krankheit im alten Sinne ist gefallen.

Bleiben wir eingedenk, daß schon PLATO im „Charmides" sagt: „Denn das ist der größte Fehler bei der Behandlung der Krankheiten, daß es Ärzte für den Körper und Ärzte für die Seele gibt, wo beides doch nicht getrennt werden kann" — „aber gerade das übersehen die griechischen Ärzte, und nur darum entgehen ihnen so viele Krankheiten, sie sehen nämlich niemals das Ganze. Dem Ganzen sollten sie ihre Sorgen zuwenden, denn dort wo das Ganze sich übel befindet, kann unmöglich der Teil gesund sein."

Sollte das nur für die griechischen Ärzte gelten?

Kapitel 16.

Psychophysische Verhaltungsweisen.

Körperliche Vorgänge bei Affektsituationen. — Die Triebe als Ausdruck biologischer Zustände. — Wahrnehmung des Subjektiven als Introspektion, des Objektiven als reale Außenwelt. — Ein Dualismus nur der Wahrnehmungsart. — Die psychophysischen Theorien der Wechselwirkung, des Parallelismus und der Korrelation. — Die psychophysische Gesamtsituation. — „Geschehnis" und „Erlebnis". — Das Mißverständliche des Ausdrucks: „psychogen". — Die Grenzen kausal-mechanischen Verstehens. — Kasuistik zum psychophysischen Verhalten. — Psychoanalyse und Psychotherapie. — Die „innere Lebensgeschichte". — Das Irrationale. — Richtigkeit und Brauchbarkeit. — Die ärztliche Mission auch außerhalb des naturwissenschaftlichen Weltbildes.

Ich gehe von unseren eigenen Beobachtungen aus: betrachtet man durch das eingeheilte Celluloidbauchfenster ein Kaninchen, so beginnt lebhafte Bewegung des gesamten Darmkanals, wenn man dem hungrigen Tier eine Rübe zeigt. Kneift man es in das Ohr, so stehen unter dem Unlustgefühl die Darmbewegungen still, der Darm wird blaß, nicht anders, als wenn das Tier eine Adrenalinspritze erhalten hätte. Das sind die bekannten Feststellungen von Katsch, wie ich sie oft zusammen mit ihm schon in Altona 1913 gesehen habe. Sie vertiefen den so bekannten Versuch von Bickel, daß der kleine Pawlow-Magen mit der Sekretion sistiert, sobald man dem Hunde die Katze zeigt.

Diese Experimente leiten unmittelbar zur Klinik über, für die es geläufig ist, daß wir bei der ersten Ausheberung oft keine Salzsäurewerte erhalten, „weil" die Emotion die Saftsekretion bremst, und umgekehrt ist für den Menschen ganz wie beim Hunde durch Pawlow die erste Phase der Saftsekretion als „psychische" wohlbekannt, nicht anders wie der Volksmund es für die Speicheldrüsen ausdrückt, daß „uns das Wasser im Munde zusammenläuft", schon wenn wir leckere Speisen sehen. „Schamröte", „schreckensbleich", „Angstschweiß", „Herzensangst", emotioneller Durchfall, Obstipation bei Depression und eine Fülle anderer primitiver, vorwissenschaftlicher Erfahrung machen psychophysische Verhaltungsweisen empirisch zu einem so sicheren Besitz, wie er für ärztliche Erfahrung kaum reicher zu finden ist. Auch messender, experimenteller Feststellung sind analoge Zusammenhänge zugänglich: Ich erinnere an den psychogalvanischen sogenannten „Reflex" Veraguths, daß selbst durch Reizworte, die Affekte auslösen, der Ausschlag des Galvanometers schon geringste Veränderungen offenbar der Durchfeuchtung der Haut anzeigt, oder an die schönen Feststellungen Webers, daß schon das suggerierte Denken an intensive Körperarbeit mit dem rechten Arm verknüpft ist mit stärkerer Durchblutung der rechten Extremität. Vorstellung verschiedener Nahrungsaufnahme führt zu wechselnder Zusammensetzung des Magensaftes, ja auch das Pankreassekret und die Gallenentleerung in den Darm reagieren, wie exakt nachgewiesen ist, sei es auf Vorstellung bestimmter Nahrungsmittel, sei es auf Lust- und Unlustempfindung. Vielen ist jener Artist bekannt, der von Klinik zu Klinik reiste und die Gänsehaut, d. h. die Erektion der Pilomotoren, auf Befehl erzeugen konnte, aber doch nur, wenn er sich intensiv vorstellte, der Arzt mit dem weißen Mantel neben ihm sei ein Schneemann und er stände draußen in bitterer Kälte, ebenso löste er autosuggestiv durch das Versetzen in eine Angstsituation eine Tachykardie aus. Geläufig ist als typischer „Fall" der Theologiestudent im chirurgischen Hörsaal, der bei einer blutigen Operation kollabiert, ebenso wie andere Veranlassung von Ohnmachten bei Affektsituationen; auch nur die Erwartung, daß eine Ohnmacht sich wiederholen könne, genügt oft, sie auszulösen. Von SIEBECK und MARX ist festgestellt, daß die Diurese auf Suggestion von Durst nachläßt, auf Suggestion reichlicher Wasserzufuhr zunimmt.

Die klassische seit CARUS so oft diskutierte Beziehung Trauer — Träne bleibt der Prototyp dieser Verhaltungsweise.

Es muß sich zuerst für die Klinik um die Häufung exakten empirischen Materials handeln, um für den Einzelzusammenhang durch Erfahrung zu beweisen, wie weit diese Gültigkeit als Regel geht. So mag man beim alten Begriff des „Icterus ex emotione" skeptisch sein, den Begriff des „Schreckbasedow" wird man aus gehäufter ärztlicher Erfahrung heraus gelten lassen müssen und über ihn hinaus anerkennen, daß auch mit länger dauernden affektiv schwierigen Situationen sich die Entstehung und namentlich die Verschlimmerung des Morbus Basedow oft verknüpft. Scheint es mir doch kein prinzipieller Unterschied, ob eine Drüse mit äußerer Sekretion wie die Tränendrüse in emotioneller Situation vermehrt secerniert, oder eine solche mit innerer Sekretion wie die Thyreoidea veranlaßt ist, mehr ihres Inkretes der Blutbahn zu übergeben. Viele jener Erscheinungen, die nicht nur beim Schmerz auch bei Angst und Schrecken auftreten, könnten somatisch erklärt werden mit der Ausschüttung von Adrenalin, welches den Blutdruck steigert, den Tremor „wie bei der Angst" erzeugt, die Kontraktion der Arteriolen als „schreckensbleiches Gesicht" in Erscheinung treten läßt, das schnelle Herzklopfen bedingt und die aufgerissenen Augen mit weiter (Sympathicus) Pupille, und selbst durch die Hyperglykämie einen Hinweis gibt, daß auch eine Kohlehydrat-Stoffwechsellage im Zusammenhang mit emotionellen Situationen stehen kann, die dem Diabetes nahesteht. So läßt sich unbestreitbar aussagen, daß das „sympathische" Nervensystem, philologisch ja das mitleidende (συμπαϑειν) im weitesten Sinne des Wortes, also daß das gesamte autonome Nervensystem von seinen „Zentren" bis zu den peripheren Erfolgsorganen in Mitleidenschaft steht bei einer Affektsituation, und daß zu den neuralen Impulsen auch gerade zugehörige humorale nicht nur innersekretorische hinzukommen, so daß nicht etwa nur an Nebennierenmark und Schilddrüse zu denken ist, sicher auch bei der Diurese an den Hinterlappen der Hypophyse mit seiner Diuresehemmung. Auch bei den Darmbewegungen, den Gallenkontraktionen und denen des Uterus wirkt das Pituitrin quasi emotionell fördernd, wie ja die innere Sekretion der Keimdrüsen von größter Bedeutung für das seelische und gesamte charakterliche Verhalten des Menschen ist. Man denke an jene Gemütsschwankungen während der Menstruation, die psychischen Veränderungen der Klimax und den Schaden, den die Gesamtpersönlichkeit der Frau durch eine antecipierte Klimax, die frauenärztlich immer noch nicht genug gefürchtet ist, nimmt. Da auch die Elektrolytverteilung vom Nerven reguliert wird (S. G. Zondek), darf aber die Möglichkeit affektiver Zusammenhänge mit humoralen viel umfassender bis in die letzten Zellgeschehnisse hinein gedacht werden — das ist konsequent und nicht utopisch.

Für unser naturwissenschaftliches Denken sind wir noch nicht beunruhigt, so lange wir glauben, mit jenen erwiesenen innersekretorischen, ja allgemein humoralen „psychogenen" Zusammenhängen und den veränderten Abläufen am visceralen Nervensystem auszukommen. Ja auch der Zusammenhang der Triebe mit biologischen Situationen bewegt sich, als Erfahrung der Klinik, innerhalb geläufigen wissenschaftlichen Erkennens. Ist der Fettsüchtige, wie wir in letzter Zeit es nachgewiesen haben, wirklich ähnlich dem Diabetiker, so daß beiden die Kohlehydratreserven durch veränderte Steuerung (neural wie inkretorisch) entgleiten, dem einen, nämlich dem Zuckerkranken, von der Hyperglykämie her durch die Niere als Glykosurie, dem anderen unter Wandlung des Glykogens in Fett in seine Fettdepots hinein (siehe Kap. 8), — so begreifen wir „seinen Hunger" als Ausdruck dieser biologisch falschen Steuerung nicht schlechter als den Hunger eines Gesunden, dessen „Trieb" Ausdruck ist eines Mangels an Nahrungszufuhr. Wir begreifen wie den physiologischen Durst, so auch den beim Diabetes-insipidus-Kranken, der aus Mangel am diuresehemmenden Hormon der Hypophyse und des Tuber cinereum (P. Trendelenburg und Sato) große Wassermengen durch den Harn verliert. Der Hypophysenschwund der Simmondschen Kachexie zeigt die niedrigsten Werte an Sauerstoffverbrauch im Grundumsatz und dabei ist die Appetitlosigkeit so kraß wie sonst nur beim hochfieberhaften Menschen. Viele Beispiele ließen sich häufen, daß die Triebe gerade wie die Affekte Ausdrucksformen sind von biologischen Gesamtsituationen in engstem Zusammenhang mit den vegetativen Nerven, so daß L. R. Müller sie die „Lebensnerven" nennt.

Wir erkennen aber, und hier scheint sich ein fundamentaler Unterschied aufzutun, Triebe wie Hunger und Durst, Affekte wie Trauer, Zorn oder Angst aus einem Gebiet der Wahrnehmung, die ganz anderer Art scheint, wie die Welt der Objekte, nämlich aus unserer inneren Wahrnehmung heraus, also der Welt der Gefühle, der Wollungen und Strebungen. Man kann das mit dem Psychologen Haeberlin als „Introspektion" bezeichnen und da man es nicht nur für sich, sondern für den Mitmenschen gleichartig annehmen muß, zur Eigenwahrnehmung die „Fremdwahrnehmung“ fügen. Wir bewegen uns, soweit wir von dieser Art Wahrnehmung sprechen, im Gebiet des Subjektiven, Psychischen.

Wenn Naturwissenschaft die Welt als eine Welt der Objekte erforscht, so entsteht hier die Kluft durch die Scheidung unseres Wahrnehmungsmaterials zwischen dem Objektiven und Subjektiven. Mir scheint, daß sie überbrückbar ist, aber auch für biologische Disziplinen nicht so, daß man imstande wäre, die subjektiven Phänomene als die trügerischen, dem Experiment weniger zugänglichen zu vernachlässigen, was ja in Wirklichkeit nicht einmal Physik und Chemie tun.

Wie wenig man sich Rechenschaft gibt über diesen für den Menschen wohl denk-notwendigen Dualismus der Wahrnehmungsart, dafür nur ein Beispiel: Ein bedeutender Physiologe wollte in einem großen Werk der Physiologie das Wort „Schmerz“ ganz ausmerzen, weil es eine subjektive Angabe sei, also nicht Objekt naturwissenschaftlicher Forschung. Wir meinen, daß die Aussagen hart — weich, warm — kalt, blau — rot auch psychisches Wahrnehmungsmaterial sind, das keine Naturwissenschaft entbehren kann, und selbst der Physiker weiß genau mit PLANCK, daß alle naturwissenschaftliche Erkenntnis nur auf subjektiver Wahrnehmung beruht. Gewiß sind nicht nur die Triumphe der exakten Naturwissenschaft, sondern gerade auch die der Biologie mit ihrer Anwendung auf die Medizin errungen durch die heuristisch unentbehrliche Hypothese von der Welt der Objekte. Das Überbrücken der Kluft, subjektiv-objektiv oder der anderen physisch-psychisch, scheint mir erkenntnistheoretisch nur so einheitlich möglich, daß beide Gruppen des empirischen Materials nur auf unserer erfahrenden Wahrnehmung beruhen. Ob diese Wahrnehmung uns nur rein introspektives Material bietet wie etwa bei rein geistigen Vorgängen, ob sie von beiden Seiten her, der subjektiven und der objektiven, uns Material zu bieten scheint, das „Erlebnis“ von Trauer einerseits, die Tränensekretion andererseits, oder ob wir endlich in der Medizin mit Phänomenen zu tun haben, die sich für uns restlos in der „Welt der Objekte“ abzuspielen scheinen, wie etwa ein Magencarcinom oder eine Lungenphthise, das ist, wenn man es sich so überlegt, nichts fundamental Verschiedenes, sondern nur Folge eines methodischen Vorgehens unserer Wahrnehmungseinteilung, bei der wir dualistisch gliedern in Subjekt und Objekt — als erkenntnismethodische Trennung des durch Wahrnehmung uns Gegebenen. In der Welt der Objekte wird nur scheinbar das subjektive Material der Wahrnehmung vernachlässigt, obwohl es zur Feststellung durchaus dazu gehört. Im Erlebnis dagegen erkennen wir, daß ein Wahrnehmungsinhalt besteht, der uns als Bewußtseinsvorgang mit einer Sinnsetzung erscheint.

Es gibt wohl nur ein ganzes psychophysisches Geschehen, und wir reißen es schon auseinander in jenem dualistischen Prinzip, das uns seit BACON und DESCARTES beherrscht, wenn wir Psyche und Soma substantivisch einander entgegensetzen und unter dem Dogma denken, als wenn die Psyche kausal auf das Soma einwirkt. Immer wird offenkundig oder verschleiert dabei die

Psyche gedacht als ein Etwas, und zwar ein Immaterielles, das aber nach den „Gesetzen“ der Kausalität auf das Materielle, den Körper einwirken soll.

Das Paradoxe dieser Vorstellung hat in der Geschichte der Philosophie wie des Naturerkennens stets beunruhigt, es führte zur „Wechselwirkungstheorie“, in der ich nichts anderes sehen kann wie eine mehr oder weniger versteckte Kausalität, wie sollten wir den Begriff „Wirkung“ anders definieren? Es führte dann vorsichtiger zum Begriff des Korrelativen, Funktionalen, so daß dem Körperlichen ein Seelisches entspräche, — diese Funktionsbeziehung wird für praktische Überlegung bis zum Krankenbett hin anwendbar bleiben. Es führte endlich, namentlich durch Ernst Mach, zum Parallelismus, in dem man sich nicht wohlfühlt, schon weil das Symbol der Parallele eigentlich zum Ausdruck bringt, daß zwei Geraden sich in der Endlichkeit nicht schneiden, ich verstehe dann aber immer noch nicht, trotz Belehrungen, die ich erfahren habe, wie die Beziehungen des Subjektiven zum Objektiven bestehen.

Ist es nicht vielmehr so, daß ein psychophysisches Gesamtgeschehen, welches uns als Vorgang in der Welt der Objekte erscheint, zugleich untrennbar in sich ein Geschehen in der Welt des Subjekts enthält, weil eben aus einer einzigen Welt zwei getrennte Welten künstlich durch unser Erkennen konstruiert werden, um zu forschender Erkenntnis kommen zu können. Das Wesen des Gesamtvorganges scheint unserer Denkform nicht zugänglich, weshalb jenes dualistische Prinzip Subjekt und Objekt (auch das Subjekt des Anderen) aufgestellt wird. Wir kommen um den Eindruck nicht herum, daß es uns scheint, als wenn ein Schreck dazu führt, daß Adrenalin ausgeschüttet wird und eine Reihe von objektiv faßbaren körperlichen Veränderungen auftreten, „als wenn“ die Seele diese Erscheinungen verursacht hätte. Carus sah es vor 100 Jahren wohl richtiger, wenn er meinte, nicht die Trauer *bewirke* die Träne, sondern auch die Trauer *sei* zu einem Anteil Tränensekretion. Ein Teil des Gesamtgeschehens, dessen Wesen selbst uns verschlossen ist, taucht methodisch-dualistisch erfaßt introspektiv auf als Trauer, ein anderer Teil extrospektiv als Träne. Ich glaube, daß wir mit dem Begriff einer „Gesamtsituation“, ohne Schwierigkeit eine Gallenblasenkontraktion, eine vermehrte Darmbewegung, eine Ausschüttung des Schilddrüsenhormons oder welche Erscheinungen immer beschreiben können und zugleich das zugehörige aus introspektivem Material, die Wut, Erregung, eine konfliktreiche Erlebnissituation. Dabei können wir den mir völlig schief erscheinenden Ausdruck eines von der Psyche erzeugten Vorganges, also den der Psychogenie, vermeiden. Der Arzt kann für den Einzelfall sehr wohl die Frage aufwerfen, ist hier ein grobes körperliches Phänomen Ausdrucksform einer Gesamtsituation, zu der auch introspektive emotionelle oder triebhafte Wahrnehmungen untrennbar gehören, oder liegt keine Nötigung vor, wie etwa bei einer Phthise, die introspektive Situation des Kranken besonders zu beachten. Daß auch sie, gerade bei diesem Beispiel, gar nicht fehlt, ist uns ja besonders geläufig, wenn wir von der Euphorie, der erhöhten Libido beim Lungentuberkulösen sprechen. So glaube ich in der Tat, daß die Beschreibung beider Teile der Wahrnehmung einer Gesamtsituation ausreicht, als einer methodisch unvermeidlichen aber künstlichen Trennung, weil wir Menschen einheitlich das „Wesen“ der Gesamtsituation nicht fassen können. Nicht aber dürften wir das Psychische des einen Wahrnehmungsinhaltes (also des introspektiven) als Ursache des anderen ansehen (psychogen). Denn die Kausalität hat ihre Daseinsberechtigung nur unter der Abstraktion des Bestehens einer Welt der Objekte. Daß sie auch hier nur begrenzten Wert besitzt, ist das Problem der Physik unserer Tage. Für den Mediziner, der sich gerade mit jenem Organismus zu befassen hat, von dem er durch seine eigene Wahrnehmung innerer Vorgänge und analoger seiner Mitmenschen so viel versteht, sollte das Bezugssystem von Ursache und Wirkung zwischen dem introspektiven Material und demjenigen, was naturwissenschaftlicher Forschung zugänglich ist, eigentlich nicht mehr als kausales gelten.

Prüfen wir aber, ob diese Einstellung praktisch möglich ist? Wir sagten bisher, weil das Kaninchen die Rübe sieht, kommt der Darm in Bewegung, wir sagen jetzt: die Wahrnehmung der Rübe beim hungernden Tier versetzt es in eine Gesamtsituation, bei der es sich wahrscheinlich, wenn es vom Introspektiven uns berichten könnte, äußern würde, daß es sich auf das Fressen freut, wir aber registrieren als eine Ausdrucksform dieser Gesamtsituation die vermehrte Darmperistaltik objektiv. Sind es beim Tier weniger sichere Zeichen, die uns Ausdrucksform seiner Lust- und Unlustempfindungen sind, Zeichen, die aber schon beim Hunde einen Grad von Wahrscheinlichkeit erreichen, daß wir mit Bestimmtheit aussagen, daß er Freude, Trauer, nicht nur Schmerz introspektiv empfindet, ja selbst, wie jeder Hundefreund und Jäger weiß, relativ komplizierte Überlegungen anstellt, so sind wir für den Menschen vollkommen außerhalb eines Zweifels.

Recht anschaulich hat Erwin Straus in einer Schrift „Geschehnis und Erlebnis“ darauf hingewiesen, daß man diese beiden Begriffe präzis zu trennen habe. Er wählt als Beispiel folgendes Geschehen: Ein Mensch wird überfahren, von zwei Zeugen erlebt der eine, der erfahrene Arzt, nichts, was ihn katastrophal erschüttert, während ein junger Neurotiker dieses Geschehen, welches wahrnehmungsmäßig das völlig gleiche bei beiden Beobachtern ist, so als sein Erlebnis verarbeitet, daß gewaltige, auch körperliche Erscheinungen („hysterische“ — „psychogene“ Lähmungen) auftreten. Man dürfe in diesem speziellen Falle nicht sagen, das introspektive Erleben mit seiner Sinnsetzung sei die „Ursache“ etwa einer Lähmung beider Beine, sondern das wahrgenommene Geschehen hat den Psychopathen zu einer inneren Erlebnisverarbeitung geführt, die er einerseits uns schildern wird, die er andererseits als Ausdrucksform seiner veränderten Gesamtsituation dokumentiert, besser, die sich an ihm dokumentiert als eine zum Affekt gehörige Paraplegie der Beine — vulgär: hysterische Lähmung.

Erwin Straus meint, daß es sich bei den einfachen Sinneswahrnehmungen noch um den Bereich psychophysischer „Koordination“ handelt. So, wenn etwa bestimmte Lichtschwingungen, die unseren Photoreceptor, also das Auge, treffen, und von der Retina aus durch die anatomisch bekannten Sehbahnen bis zur corticalen Sehsphäre geleitet werden und nun die psychische Innenwahrnehmung rot oder blau entsteht. Solche Sinneseindrücke sind es ja, auf denen schließlich auch jede Wahrnehmung als Voraussetzung für die Konstruktion eines physikalischen Weltbildes beruht.

Straus trennt von diesem Bereich der einfachen psychophysischen Koordination das Geschehen, wenn auf Wahrnehmungen aus der Außenwelt hin sich in uns eine Sinnsetzung vollzieht, die wir als Erlebnis empfinden, und betont mit Recht, daß erst, wenn ein bestimmter Sinn aus dem, was wir wahrgenommen haben, im Innenerleben entsteht mit zugehörigen Affekten auch psychisch jene körperlichen Verhaltungsweisen oft beobachtet werden können. Im Bereich solcher Erlebnisinhalte scheint auch uns wie E. Straus die Form der naturwissenschaftlichen Kausalität zu versagen. Er trennt deshalb jene Phänomene von den einfacheren der Sinneseindrücke, und will nur sie in den Bereich der „Psychogenie" versetzen.

Es scheint ihm und wohl allen eigentlichen Psychiatern das Wort „Psychogenie" praktisch so bezeichnend, daß es vergebliches Bemühen sein wird, es ausmerzen zu wollen, obwohl ich mich nicht damit abfinden kann, den Begriff der Seele, als einer Abstraktion, kausal mit dem physikalischen Begriff des Mechanismus, auf den Körper einwirkend, zu denken. Nach dem oben Gesagten könnte man auch in der Diktion sehr wohl von Gesamtsituationen sprechen oder von psycho-physischen Verhaltungsweisen, die sich uns mehr oder weniger bewußt einerseits als Erlebnisse offenbaren und andererseits als somatische Geschehnisse dokumentieren, mir erscheint das weder als „Parallelismus" noch als „Wechselwirkung".

Wenn man rein geistige intellektuelle Vorgänge in sich erlebt oder von anderen erfährt, bis zu den Höchstleistungen eines überragenden Geistes, wird in der Regel sich das auf somatischem Gebiete nur in ganz untergeordneter Form äußern, und dennoch stellen die gesamten Geisteswissenschaften und alle ethischen, ästhetischen Werte unseres Seins, ferner die Konflikte und Entschlüsse, die noch nicht in Taten auslaufen, ein edelstes introspektives Erlebnismaterial echter Empirie dar, eine Summe von Erfahrung, die mit den subtilen Methoden aus der Welt der Objekte nicht zugänglich sind. Wenn man sie etwa dinglich registrieren wollte, so ist das, was sich abweichend vollzieht, beim Denkvorgang eines unbegabten Abc-Schützen und den geistigen Vorgängen eines Genies in der Welt der Objekte kaum unterscheidbar. Außer einigen Ermüdungserscheinungen, die wir sehr unexakt objektiv erfassen können, verriete nichts den Unterschied beider, mit naturwissenschaftlicher Methodik studiert, es sei denn die Sprache oder die Schrift; werden diese beiden Äußerungen bei einem schweigenden Denkvorgang unterlassen, versagt naturwissenschaftliche Beobachtung und Registrierung völlig den Dienst, charakterliche oder intellektuelle Werte zu erkennen.

Man wird einwenden, daß hier Selbstverständlichkeiten ausgesprochen werden. Es wäre ein Leichtes, aufzuzeigen, daß dem nicht so ist und nicht nur im medizinischen Schrifttum der Gegenwart immer und immer wieder zu lesen ist, daß die Psyche Ursache ist für eine körperliche Erscheinung, wobei man merkwürdigerweise vom Somatogenen des Psychischen kaum spricht.

So sagt GOLDSCHEIDER: „Die gegenseitige Beeinflussung des Psychischen und Somatischen hat zur Folge, daß von der Psyche her die Herztätigkeit gestört wird wie von dieser die Psyche“, für ihn steht „die Beeinflussung der Körperlichkeit durch das Seelische außer Diskussion, ebenso wie die Wirkung des Körperlichen auf die Seele . . ., die Behauptung, daß beide unabhängig voneinander ablaufen, ist auf keinen Fall richtig und auch in keiner Weise begründet, wir werden über die Formel des Parallelprozesses nicht hinauskommen.“ BIER spricht von der „Zweiteilung in Körper und Seele“. Andere nennen das vegetative Nervensystem das Erfolgsorgan der Psyche, und der Physiologe BRÜCKE nennt umgekehrt das Gehirn das Erfolgsorgan des vegetativen Nervensystems. L. R. MÜLLER, der zwar die Triebe nicht lokalisieren will, sucht doch den Sitz der Seele im Höhlengrau des dritten Ventrikels. Ganz naiv, wohl als seelischen Materialismus, stellt ALKAN in einer Monographie den Kausalzusammenhang als einen selbstverständlichen hin, schon der Titel seines Werkes zeigt es „Anatomische Organkrankheiten aus seelischer Ursache“; man findet Kapitel wie „Normale Wirkungen der Psyche auf den Körper“, Aussprüche wie „Krankheiten der Affekte haben auch körperliche Folgen“, „psychische Ätiologie“.

Die Beispiele aus der medizinisch-klinischen Literatur ließen sich gewaltig häufen, es scheint mir im Bewußtsein der meisten Ärzte ernstlich die Meinung eines kausalen Zusammenhanges zu bestehen ganz wie etwa bei Vorgängen, die an Objekten beobachtet werden. Ein Ausweg wäre, wenn wir die Prägung psychogen nur als bequeme Ausdrucksform bestehen ließen, wenn wir uns bewußt blieben, daß er nichts ist als ein Verständigungsmittel, so etwa, wie man trotz astronomischer Kenntnisse doch stets sagen wird, „die Sonne geht auf und die Sonne geht unter“. Trotzdem z. B. ISAKOWITZ meint, es müsse mit der Selbstbesinnung der Ärzte sehr schlecht stehen, wenn sie an die Wechselwirkungslehre glaubten, sie sei nicht die herrschende, vermag ich in den zitierten Aussprüchen und einer Fülle von weiteren nichts anderes zu sehen, wie eine solche Wechselwirkungsauffassung. Man meint, die Seele wirkt wie eine Ursache auf den Körper, der Körper wirkt als Ursache auf die Seele.

Es bleibt deshalb die zentrale Frage dieses Kapitels, gibt es für uns Mediziner, von denen nicht verlangt werden kann, daß sie in der Regel eine tiefgründige philosophische Durchbildung sich aneignen — ich besitze sie keineswegs —, wirklich keine andere Fassung als jene, daß der Körper auf Seelisches, das Seelische auf Körperliches kausal wirkt?

ISAKOWITZ setzt sich für den psychophysischen Parallelismus ein und meint, daß auch die hier von mir vorgetragene Auffassung doch als parallelistische durchleuchte mit einer Art Denknotwendigkeit. Er gibt die theoretische Unzulänglichkeit zwar zu, erkennt aber die methodische Notwendigkeit als Denkmaxime: „Der Parallelismus ist eine nützliche Fiktion im Sinne VAIHINGERS, theoretisch anfechtbar, aber praktisch brauchbar“. „VAIHINGER selbst erklärt die Hypothese nicht bloß als unhaltbar, sondern auch wertlos, wogegen sie als Fiktion geradezu unschätzbare Dienste leistet." Ich meine nicht, daß es eine Inkonsequenz ist, wenn man in klinischer Forschung rational vorgeht nach den Grundsätzen einer mechanischen Deutung, die man auch Materialismus nennen kann, wenn damit nicht ein weltanschauliches Moment gemeint ist. Trotzdem darf man anerkennen, daß uns Probleme in der Klinik auf Schritt und Tritt begegnen, die nur irrational zu erfassen sind. Metaphysik ist heute wieder ein anerkannter, durchaus wissenschaftlicher Teil der Philosophie geworden, JASPERS, der ja von der Medizin ausgegangen ist, widmet ihr in seiner dreibändigen Philosophie, einen ganzen Band. Es ist unrichtig, wenn man das nicht in den Rahmen mechanischen Erkennens Hineinpassende sofort mit „Mystik" bezeichnet, um es damit als unwissenschaftlich zu kennzeichnen. Ich bin nicht der Meinung, daß Kausalität und Irrationalismus unüberbrückbare Gegensätze sind, ich sehe darin nichts von einer Konzession an den „Krisengeist" in der Medizin, den ich übrigens nicht als gefährlich ansehe. Daß naturwissenschaftliches Denken ein mechanisches sein muß, ist selbstverständlich. Wenn wir das nicht gleichsetzen mit „Materialismus", so tun wir es nur deshalb nicht, weil „Materialismus" eine Weltanschauung oft sein will, während Mechanismus eine Methode ist, die innerhalb der Naturwissenschaft die einzig mögliche ist, sich aber nicht anmaßt Philosophie oder gar Weltanschauung zu sein. Diejenigen klinischen Methoden, welche die körperliche Seite des Geschehens zum Gegenstand haben, müssen sich mit materiellen Kausalreihen forschend beschäftigen. Wenn aber die Assoziationspsychologie, die Psychoanalyse, die Charakterologie glaubt innerhalb des mechanischen Weltbildes zu bleiben und sich atomistisch mechanischer Erklärungsformen bedient, so wendet sie eine für die Naturwissenschaft bewährte Methode an auf einem Gebiete, bei dem sie nicht anwendbar ist. Ebensowenig wie man vor dem Mechanismus in der Naturwissenschaft Angst haben kann — ist er doch die einzig mögliche Forschungsmethode auf diesem Gebiete —, sollte man bei Erklärungen introspektiver Art, bei seelischen Abläufen Angst haben zu bekennen, daß sie nicht im Sinne der Mechanik meßbar sind, daß sie nicht energetisch beschrieben werden können. Es scheint mir in der Gegenwart nicht mehr möglich, zu behaupten, daß die Aufgabe des Arztes sich nur in der Welt der Objekte bewegt, wo einzig mechanische Betrachtungsweise gilt. Daß übrigens auch dort zur kausalen die finale Betrachtungsweise zu unserem Verstehen hinzukommen muß, soll im letzten Kapitel erörtert werden (s. Kap. 18).

Ich hoffe zeigen zu können, daß die nachdrückliche Anerkennung, daß wir uns zweier Methoden bedienen müssen, um die Gesamtheit psychophysischer Vorgänge oder psychophysischer Abläufe zu verstehen, soweit wir das überhaupt vermögen, nicht ein Dualismus ist, nach dem zwei Welten parallel, also unberührt voneinander, jede in ihrer Eigengesetzlichkeit ablaufen, sondern daß ein einheitliches Geschehen, das wir seinem Wesen nach nicht erfassen können, uns nur in Teilen mit zwei Methoden zugänglich wird, nie lückenlos als Ganzes, als welches wir es hypothetisch, metaphysisch, irrational, also philosophisch-geisteswissenschaftlich, annehmen müssen. Teilvorgänge werden uns mit extrospektiver Methodik, also der mechanisch-kausal-naturwissenschaftlichen zugänglich, ein Teil mit introspektiver psychischer Erfahrung wobei nicht jene Psychologie gemeint ist, die eine Zeitlang als experimentelle Wissenschaft die psychischen Verhaltungsweisen in mechanisch naturwissenschaftliches Geschehen auflösen wollte. Derselbe Gesamtvorgang kann zu einem Teil extrospektiv, d. h. dinglich, gegenständlich in einer Teilerscheinung erforschbar sein wie etwa die vermehrte Tränensekretion, ein anderer Teil des Vorganges als jene Trauer, die wir in uns und von anderen erfahren. Hinter beiden Wahrnehmungen der extrospektiven gegenständlichen und der introspektiven der Trauer mit dem gesamten Sinngehalt, den wir ihr als inneres Erlebnis bewußt beilegen, steht ein Gesamtvorgang, zu denen Beide gehören, als Phänomene verschiedener Wahrnehmungsart. Über die Grenze der Wahrnehmung können wir nicht hinaus, beide Wahrnehmungen, Trauer und Träne, sind verschiedene Ausdrucksformen eines Gesamtvorganges, der, soweit wir ihn nicht wahrnehmen können, im Unbekannten, richtiger Unerkannten, bleibt. Das scheint mir nicht irrationale Mystik, sondern wissenschaftliche kritische Einstellung, zu deren Wesen gehört, daß sie wie jede Wissenschaft, die Grenzen der Erkenntnis ihres Gebietes zu kennen hat. Die Schwierigkeit, das Gemeinte mit zutreffenden Worten auszudrücken, liegt daran, daß die Sprache sich so gern dinglicher Ausdrücke bedient und deshalb sind schon die Worte „Vorgang“, „Ablauf“, Worte aus der mechanischen Anschauungsform der Welt. Ich weiß aber dafür keine besseren zu setzen, denn mit „Idee“ „Wirklichkeit der Bilder“ einem überdachenden „Bios“ (Hansen) scheint mir gar nichts gewonnen. Es mag vermessen sein, wenn der Kliniker sich an das Grenzgebiet der Philosophie heranwagt, und Fachphilosophen werden aus ihrer Vertiefung heraus an der Art dieser Anschauung sicher Kritik üben können, ihnen aber fehlt wieder die Vertrautheit mit unseren naturwissenschaftlichen Methoden, Ergebnissen und Erkenntnismöglichkeiten, wie unseren klinischen Erfordernissen.

Es fragt sich, ob wir mit diesem Standpunkte, daß man das Psychische und Somatische als das Ergebnis verschiedener Erkennensmethodik betrachten kann und nicht als „metaphysische Sonderheiten, die im Organismus zur Einheit verbunden sind“, einen Schritt weitergekommen ist. Er scheint uns jedenfalls ausreichend für die Beschreibung der Phänomene. „Immer werden wir uns der Ausdrücke bedienen, die entweder im Somatischen oder im Psychischen gebräuchlich sind, weil andere uns gar nicht zur Verfügung stehen, aber hinter jener Auffassung steht, daß die Gesamtleistung vielleicht nur als Ablauf begreifbar ist eines gemeinsamen Vorganges, an den unsere Erkenntnis als dem Wesen des Organismus entsprechend nicht herankommt und den wir nur als funktionalen Ablauf nach jenen beiden Seiten hin der Wahrnehmungsmethodik erfassen“ (Goldstein, in einem Brief). Das ist gemeint, wenn im Handbuch der Physiologie unser Thema „von den sog. psycho-physischen Vorgängen als biologischen Funktionsabläufen“ hieß. Hierbei ist biologisch durchaus weiter gefaßt als somatisch, also auch psycho-biologisch einbegreifend, d. h. als das, was uns vom Organismus überhaupt zugänglich wird, gesehen gewissermaßen wie mit zwei Scheinwerfern, die durchaus nicht sich in ihren Lichtkegeln überdecken, sondern nur überschneiden. Damit meine ich Gebiete, die nur introspektiv, solche, die scheinbar nur extrospektiv wahrgenommen werden und endlich das von beiden beleuchtete Gebiet, bei denen die sog. psychischen und sog. somatischen Abläufe wahrgenommen werden, die einen psychisch, die anderen physisch und dennoch als Teilgebiete einer einzigen höheren Einheit. Es scheint mir, daß in diesen neueren Wendungen doch Etwas vertiefter zusammengehörig gesehen wird als mit dem Ausdruck der „psycho-physischen Korrelation". Zusammenhang ist wohl auch völlig anders vorstellbar als durch einen Kausalnexus.

Goldstein sagt: „Jede Reizwirkung auf den Organismus verändert den ganzen Organismus, das gilt wie für das Verständnis der pathologischen Reflexe genau so für das Verständnis der veränderten Psyche, beides ist der Ausdruck der veränderten Reizverwertung. Gegeben ist ein Gesamtgeschehen, bei dem wir bei bestimmter Betrachtung auch das hervorheben können, was wir das Psychische nennen." Goldstein hält das moderne Losungswort von der Leib-Seeleeinheit für eine „unvollkommene Lösung, denn wieder sieht man denn doch das Körperliche und das Seelische als Wesenheiten an, während es sich tatsächlich nur um Erscheinungen handelt, die als Ergebnis einer bestimmten Betrachtungsweise auftreten, welche isolierend ist. Jede derartige Betrachtungsweise zerstückelt den Organismus". „Was wir bei der Betrachtung der Wirkungen am Index des sogenannten Psychischen oder Physischen feststellen, ist eine Reaktion des Organismus mit verschiedener Art der Wahrnehmungsmethodik gewonnen."

Der Berliner Philosoph Nikolai Hartmann lehnt den Parallelismus ab, weil er die Einheit des Menschen zerreiße; der Parallelismus übersieht, daß gerade die Einheit als Phänomen gegeben ist. Der Sprung, der sich zwischen der physischen und psychischen Sphäre auftut, ist für ihn kein solcher der Sache, sondern nur ein solcher der Problemgebiete und der wissenschaftlichen Methode. Er ist eine beiderseitig unübersteigbare Problemscheide, aber keine seiende Dualität. Er sieht die Tatsache der Einheit des psychophysischen Wesens im Menschen als eine durchaus metaphysische und irrationale Tatsache. „Wie ein Prozeß als Körpervorgang beginnen und als seelischer Vorgang endigen kann oder umgekehrt, ist schlechterdings unbegreifbar, man versteht wohl in abstracto, daß dem so sein kann, aber nicht in concreto, wie es sein kann" (zitiert nach Pollnow).

Jaspers spricht von der Unlösbarkeit von Subjektivität und Objektivität. Die Wahrnehmungsqualitäten der Sinneswelt sind bedingt durch psycho-physiologische Eigenschaften des Organismus, die Gegenstände der Erkenntnis durch ein Bewußtsein überhaupt, für das sie sind. „Objektivität und Subjektivität umfassen je eine Welt von Richtungen und Formen, das Gegenständliche ist das Äußere im Unterschied vom Inneren des Subjektes. Das Äußere ist das Andere und Fremde, aber auch Bestimmte und Klare, das Innere ist das Unbestimmte und Dumpfe, das, ohne im Gegenständlichen sich zu klären, nicht eigentlich bewußt wird."

Wir können also offenbar die Art des Funktionszusammenhanges nicht aufklären, sie scheint auch für die Philosophie an den Grenzen der Erkenntnis zu scheitern.

Wir Mediziner aber brauchen Kenntnis von den empirischen Formen des psychophysischen Verhaltens und zwar für Reiz und Empfindung, für den Affekt und seine körperliche Ausdrucksformen und endlich für rein geistige Beziehungen zur Gehirnfunktion, so etwa, wenn die Geistigkeit nach einer traumatischen Hirnzerstörung etwa bei den Hirnverletzten des Krieges, bei denen GOLDSTEIN die Reaktionen studiert hat, sich verändert zeigt und wie zu einer neuen primitiveren Einheit wieder im Organismus zusammengeschlossen ist.

Mancher Arzt wird sagen, was gehen mich eigentlich diese Erörterungen an? Nur diesem antworte ich: „Du hast mit sehr wenigen Kranken zu tun, bei denen Du nicht praktisch vor dieses Problem gestellt bist und eine befriedigende Deutung nicht findest, wenn Du nicht versuchst, Dir Rechenschaft zu geben von dem, was Du vom Kranken erfährst und was Du am Kranken feststellst als Teilergebnisse einer Gesamtsituation; darum brauchst Du dieses Nachdenken, und Du machst Dir es zu bequem, wenn Du mit ‚psychogen‘ und ‚somatogen‘ operierst, geradeso wie es ungebildet ist, nicht zu wissen, was eigentlich Sonnenaufgang oder Untergang ist."

Ganz unmöglich aber ist es für die Ärztegeneration der Gegenwart, sich einzubilden, ihre Betätigung sei einzig und allein angewandte Naturwissenschaft und über diese hinaus, d. h. über die mechanische Betrachtung am Objekt, gäbe es keine Aufgabe. Dann wird eine Methode völlig unberechtigt verallgemeinert zu einer Weltanschauung, das erst ist jener „Materialismus", den wir bekämpfen und den jeder Arzt schon ausschaltet, wenn er einen Menschen tröstet, ihm zuredet oder ihn suggestiv beeinflußt. Daß hier wichtigste ärztliche Aufgaben vorliegen, kann wahrhaftig nicht bezweifelt werden und da es heute nicht allein naiv, sondern systematisch vorgenommen werden kann, müssen wir das einsehen. Mechanismus als Methode ist unentbehrlich und ist exaktester naturwissenschaftlicher Besitz, den wir Ärzte haben, aber außerhalb des Mechanismus hat sich uns ein riesiges — wenn es kritisch verwertet wird — brauchbares Erfahrungsmaterial erschlossen, mag es auch stets trügerischer sein, weniger exakt experimentellen Feststellungen unzugänglich und deshalb nicht mit Maß und Zahl zu meistern. Weltanschaulich sei der Arzt nicht mehr wie in einer kaum verflossenen Epoche rationalistischer Materialist. In seinen Methoden, den exakten und zuverlässigen, bediene er sich weiter der mechanistischen Naturwissenschaft für die Forschung, wie für die diagnostischen und therapeutischen Aufgaben, er vernachlässige aber auch nicht das nichtmechanistisch Erfaßbare, weil es gerade beim Menschen ihm durch Erfahrung, Empirie, zugänglich ist, zum Material seiner Wahrnehmung gehört und ihm unbedingt notwendig ist zur Deutung des Verhaltens seines Patienten, seiner Klagen, ja zum Verstehen vieler körperlicher Erscheinungen, die empirisch unleugbar in einer Beziehung zu seelischen Situationen stehen, an die wir aber mit der Gesetzlichkeit Ursache — Wirkung nicht herankönnen.

Ich meine, wem dies zu theoretisch ist, der müßte unseren Standpunkt an Beispielen verstehen: man trinkt ein paar Glas Wein, das Gesicht rötet sich, die Augen glänzen, die Bewegungen werden lebhafter, die Sprache lauter, bei größeren Dosen wird das Sehen verschwommen, der Gang taumelnd. Gleichzeitig verrät uns die Unterhaltung (Fremdwahrnehmung), daß auch introspektiv der Berauschte verändert ist, eine Charakterverschiebung ist eingetreten, fröhlicher, ungehemmter oder heftiger, taktlos erscheint er, durchaus auch das empirische Material für uns, ja auch das deutlichere, bis zu seinem heulenden Elend, also Wandlung der gesamten Persönlichkeit. Der Alkohol hat die Gesamtsituation des Menschen verändert, es besteht eine veränderte Verhaltungsweise auf beiden unlösbar zusammenhängenden Gebieten. Davon wird einiges uns objektiv erkennbar, oft mehr sogar subjektiv, die introspektiven Phänomene sind uns an diesem Beispiel so geläufig, da wir sie von uns selber kennen.

Was vom exogenen Gift des Alkohol gilt, gilt in ganz gleicher Weise von endogenen Giften: da beobachten wir Gänsehaut, Frösteln, schlechtes Aussehen, es steigert sich zum Schüttelfrost und der Kranke liegt mit hochrotem Gesicht da, körperlich unruhig, laut redend, bis ein Schweißausbruch die Regulierung auf ein normales Temperaturniveau nach einigen Stunden zeigt, und im Blut finden sich Malariaplasmodien oder etwa Streptokokken, dabei Leukocytose, Linksverschiebung, ein hochgestellter spärlicher Urin usw. Während des hohen Fiebers erzählt der Kranke von seinen inneren Wahrnehmungen, Phantasien des Fieberdeliriums: introspektives Material. In diesem Falle ist das diagnostisch in den Einzelheiten von untergeordnetem Wert.

Bei einem anderen Fall steht das Charakterliche im Vordergrund: Die junge Frau dringt auf Abtreibung der Frucht, sie wird die Schwangerschaft nicht überleben, meint sie. Alles im Haushalt ärgert sie, sie gerät in Konfliktsituationen, spielt mit Selbstmordgedanken, ist von Eifersucht gequält. Wenn sie nun auch Herzklopfen hat, schwitzt, zittert, Durchfälle auftreten, sagen wir vielleicht diagnostisch schief: „alles psychogen". Es ist gerade auf dem Boden der Empirie richtiger auszusagen, hier besteht eine Gesamtsituation, wir erfahren von all dem psychisch Emotionellen mittelbar, wir erfassen beobachtend jene körperlichen Erscheinungen und nicht ist das eine primär, das andere sekundär, es steht nicht im Verhältnis von Ursache und Wirkung. Das wird uns ganz klar, wenn wir nun etwa bei genauerer Untersuchung feststellen, ein leichter Exophthalmus ist da, die Lidspalte ist weit, die Schilddrüse etwas vergrößert. Nun wissen wir, vermehrte Schilddrüsenwirkung, ein etwas verkappter Fall von Morbus Basedow, bei dem so oft gerade die charakterlichen Erscheinungen mehr Kardinalsymptome sind wie die körperlichen. Nun finden wir den erhöhten Grundumsatz, das Kochersche Blutbild, der Lymphocytose, ja vielleicht sogar eine geringe Erhöhung des Jodspiegels und die positive Reid-Hunt-Reaktion am Test der weißen Maus (siehe Kap. 9). Hier hat ein endogenes Zuviel toxisch gewirkt, wie beim Rausch ein exogenes Zuviel — im Kolleg spreche ich gerne vom Schilddrüsen-„Schwips“. Die veränderte Gesamtsituation ist in beiden Verhaltungsweisen deutlich, auch die geänderten psychophysischen Abläufe sind Ausdruck eines veränderten Wesens auf toxischer Grundlage.

Ein Gastwirt bekommt zum erstenmal einen schweren Asthmaanfall als er wegen homosexueller Verdächtigung seines Kellners in schwieriger Lage vor Gericht steht. Seitdem, auch nach dem Freispruch, kann er nicht mehr wie früher in seiner Küche bei Fettdampf tätig sein, ohne einen Anfall zu bekommen. Nur ein einziges Mal bekam er außerhalb des Küchendampfes noch seinen Asthmaanfall, als er zufällig nach langer Zeit jenem Kellner auf der Straße begegnet. Der Kranke gerät also in Gesamtsituationen, die zum typischen Asthma bronchiale führen. Letzteres ist im Prinzip im Rahmen dieser Auseinandersetzung nichts anderes wie die vermehrte Sekretion der Tränendrüse oder der Schilddrüse. Seine Gesamtsituation war zweimal durch affektive Erlebnisinhalte eine veränderte, vor Gericht und auf der Straße, beide Male gleiche materielle Auswirkungen im Asthma bronchiale, aber an Stelle des Erlebnisinhaltes tritt etwa wie ein Allergen der Fettdampf.

Wir sehen, daß Alkohol, Schilddrüseninkret, Fettdampf, aber nun auch Sinnsetzung eines Erlebnisses als Konflikt in diesen Beispielen uns wie Ursachen scheinen, jedenfalls Bedingungen, welche den Gesamtsituationen nicht zufällig voraufgehen, sondern in einem empirisch gesicherten kausalen Zusammenhang stehen, aber erkennen können wir nur einen Teil naturwissenschaftlich-biologisch, einen anderen Teil psychisch-biologisch, mehr braucht der Arzt zu seinem Verstehen dieser Zusammenhänge vielleicht nicht zu wissen.

Ein junger Vater erbricht seit dem Tode des einzigen Knaben, dem künftigen Majoratsherrn, an jedem Morgen. Erst mit der Abschwächung des Affekterlebnisses im Laufe der Zeit hört das psychoneurotische Erbrechen auf. Die Untersuchung ergibt bei ihm eine histamin-refraktäre Achylie als Folge einer chronischen Gastritis, die zur Atrophie der Magenschleimhaut geführt hat, — wahrscheinlich entstanden als hämatogene entzündliche Reaktion infolge einer Kriegsdysenterie, durch früheren erheblichen Alkoholismus gefördert — jetzt aber bei dem Kummer lag kein Potus vor. Die Achylie machte sonst nur leichte Störungen, der psychische Affekt verändert seine Gesamtsituation, nun im veränderten Menschen wird das Erbrechen zur körperlichen Äußerung des Kummers, determiniert am minderwertigen Organ, einer erworbenen Minderwertigkeit.

Die Angina pectoris im Zusammenhang mit Emotion, ebenso die Gallenkolik und sehr viele andere körperliche Erscheinungen erscheinen so als Ausdruck einer veränderten Gesamtsituation, die auch in seelischen Phänomenen sich äußert. Für die Veränderung der Gesamtsituation dürfen wir ruhig nach Ursachen fragen, denn der Kummer, der Konflikt, das Fieberdelirium scheint uns ebenso hervorgerufen zu werden durch sogenannte äußere und innere Anlässe wie all die körperlichen Erscheinungen und dennoch sollen wir vermeiden, den

Kausalnexus in der Form anzusehen, daß die Seele auf den Körper, der Körper auf die Seele wirkt. Daß hier nicht überbrückbare Schwierigkeiten vorliegen, wurde schon betont, daß aber eine prinzipielle Änderung gegenüber einer rein materialistischen Auffassung vorliegt, kann bewiesen werden, wenn wir uns großer Kliniker erinnern, die einen Kranken ausgelacht haben, wenn er naiv richtig behauptet, ‚weil ich mich geärgert habe, bekam ich eine Gallenkolik‘. Heute wissen wir, daß körperliche Ausdrucksform der Emotion Erregungen im vegetativen Nervensystem sind, daß die Gallenblase tonisch stärker innerviert wird, ein Ventilstein in den Gallenblasenhals sich drängt und so die Kolik entsteht. Die eine Seite des Vorgangs ist leicht mechanisch zu begreifen, sie ist Teil eines Gesamtvorganges, von einem anderen Teil erzählte uns die Hausfrau, daß sie eine Szene mit dem Dienstmädchen kurz vor der Kolik gehabt hat.

Ein beginnender Infekt zeigt sich oft genug zuerst in der Charakterveränderung: wir sind verstimmt, verärgert, deprimiert, „nervös", erst tags darauf zeigen der Schnupfen oder die Halsschmerzen, daß wir schon endogen vergiftet waren, ehe die körperlichen Manifestationen sich zeigten, ähnlich ist die Benommenheit eines Typhuskranken, ähnlich das Delirium eines Fiebernden, aber auch schon das Verhalten eines Menschen, der durch ein sehr heißes Bad in Hyperthermie versetzt wird. Ausdruck der psychischen Sphäre für ein verändertes Gesamtverhalten ist die Verstimmtheit eines Ikterischen, die Reizbarkeit oder das Versagen in den geforderten Berufsaufgaben, die häufig zugehörige charakterliche Situation des Hypertonikers nicht anders wie jene Größenideen, geistigen Einschränkungen, erotischen Entgleisungen oder die veränderte Merkfähigkeit schon im Beginn der anatomisch wohl definierten progressiven Paralyse. Ja exogene wie endogene Gifte sind in kleineren Dosen weit eher am psychischen Verhalten erkennbar als an anderen klinischen Symptomen. So wird das Charakterverhalten oft feinster Test, wertvolles klinisches Symptom veränderter Gesamtsituation, das mag ärztlich selbstverständlich scheinen und ist dennoch in der Praxis in seinen Konsequenzen noch nicht geläufig genug. So manches sogenannte neurasthenische Verhalten ist Ausdruck eines Vergiftungssymptoms oder allgemeiner, einer auch stofflich faßbaren Veränderung im Organismus: die Verstimmtheit, auch Erregtheit bei hochgradiger Anämie, der Neurastheniker mit positiver Wassermann-Reaktion, dessen Nervosität durch antiluetische Kuren geheilt wird, die geringsten Grade der Thyreotoxikose, die zunächst am Affektverhalten auffallen, wenn etwa die Grundumsatzsteigerung noch fehlt, die Tachykardiebereitschaft oder die Durchfälle als emotionell gedeutet werden, der erregte schlaflose Mensch, der durch kleine Schlafmitteldosen oder Brom wieder leistungsfähiger wird, den beruflichen Aufregungen besser gewachsen ist. Ich bin versucht, fast von einer Pharmakotherapie für den Charakter zu sprechen.

Ein Abiturient ist glücklich, daß er nicht mehr nachts mit starkem Kaffee oder Kola sich wachzuhalten braucht, jede Schläfrigkeit ist verschwunden, er lernt seine Horaz-Oden spielend, während es ihm vor wenigen Tagen noch große Mühe machte. Nicht lange Zeit darauf ist er an einer akuten Encephalitis lethargica (ECONOMO) gestorben. In der Zeit der cerebralen Reizerscheinungen bestand die Insomnie mit Steigerung der Merkfähigkeit, eine wirkliche Mehrung der Intelligenz, ähnlich wie man die erleichterte, freilich auch unkritische geistige Assoziation während der Morphiumwirkung erlebt oder wie die Steigerung des Mutes als der Fortfall der Hemmung durch Kritik und Bedenken in den ersten Stadien des Rausches wohl bekannt ist: Die humoristische Rede als letzte eines Banketts, die Alkoholausteilung vor Sturmangriffen in der Schlacht!

Eine bulbäre Sprachlähmung nach einer Apoplexie bei Hypertonus ist verschwunden, aber bei Anwesenheit vieler Ärzte — Stationsvisite — tritt das Symptom doch noch auf, also während einer Affektsituation. Das ist nicht bedingter Reflex oder hysterische Reminiszenz, sondern in der Affektsituation ist das Gesamtverhalten ein anderes, in dieser äußert sich noch der cerebrale Defekt als gestörte Funktion, der sonst bereits latent wurde und ausgeglichen schien. So demonstrierte uns GOLDSTEIN wiederholt Störungen seiner Hirnverletzten, Erregungen, Unsicherheiten bei der Ausführung von Aufforderungen zu Handlungen oder Sprachübungen, die nicht mehr vorkamen, wenn der Kranke nur dem ihm geläufigen Arzt gegenüberstand und die gewohnte reguläre Situation vorhanden war. Das Kunststück des dressierten Hundes versagt bei vielen Zuschauern, der Praktikant weiß weniger, wenn er aufgerufen ist, als wenn er ungestört auf der Bank im Hörsaal sitzt, der Staatsexaminand fällt nicht durch, wenn man ihn statt im Hörsaal, in einer Einzelprüfung vornimmt, der Professor wie der Schauspieler sprechen besser bei vollem Auditorium. Man würde ermüdet nachts am Schreibtisch einschlafen, während man in einer Gesellschaft selbst ohne Alkohol angeregt eine Nacht verbringt.

Das sind zwar empirische Banalitäten, aber könnten sie nicht auch die Psychiatrie, ähnlich wie sie die Neurologie in der Aphasielehre bereichert haben, dahin führen, daß sie auch bei den Geistesstörungen ohne nachweisbares anatomisches Substrat intensiver das Studium aufnimmt nach somatischen veränderten Abläufen während der Psychose. LEISCHNER berichtet in der depressiven Phase von Hyperglykämie und Glykosurie bei einigen Fällen und findet wie GRAFE Erniedrigung des Grundumsatzes, bei Schizophrenie soll Urobilin und Urobilinogen im Harn häufig sein, bei Lebererkrankungen schizophrenieartige Psychosen, bei striären Symptomen Funktionsstörungen der Leber, die ja bei echtem Morbus Wilson sogar die Vergesellschaftung anatomisch striärer Befunde mit echter Lebercirrhose aufzeigen, die Verstimmung bei dyspeptischen Magenaffektionen (Gastritis) scheint wirklich buchstäblich Magenverstimmung (KATSCH). Mag auch die Melancholie nicht „schwarze Galle“ sein, sie deutet ähnlich gedachte Beziehungen an. Endlich gibt es Menschen, die auf kleine Schilddrüsendosen per os sofort manisch reagieren, während andere große Schilddrüsenmengen ohne irgendeine Stoffwechselsteigerung zu sich nehmen können, offenbar als erbkonstitutionelle Disposition.

Es muß offen ausgesprochen werden, daß wir auch für die Pathologie auf diesem Gebiete nur forschend weiterkommen, wenn wir endlich ohne Verklausulierung offen anerkennen, daß wir uns außerhalb des Gebietes naturwissenschaftlicher Methodik und naturwissenschaftlicher Erkenntnismöglichkeiten befinden, wenn wir bei einer Psychoneurose aussagen, daß ein Konflikt aus einer Situation entstanden ist, der die Persönlichkeit nicht gewachsen war, daß Wollen und Nichtdürfen, Sollen und Nichtkönnen, Trieb und Gegentrieb, Verlangen und Hemmungen, eine Uneinigkeit mit sich selbst, uns ein Verständnis geben für die Klagen des Kranken, ja selbst für seine körperlichen Erscheinungen, etwa bei irgendwelchen hysterischen Symptomen (SIEBECK).

Es widerstrebt mir, hier von „Dynamik" zu sprechen, weil das Wort aus der Mechanik, also der Physik, entlehnt ist, die zum Begreifen solcher Erlebniszusammenhänge völlig unbrauchbar ist als inadäquate Methode. Die Bedeutung von Geltungstrieb und Machttrieb, Minderwertigkeitsgefühlen, Verpflichtung, Verantwortung, Schuld, Stimmung und Handlung sind gewaltig genug, daß der Arzt sich mit ihnen systematisch beschäftige, auch sie sind der Erfahrung zugänglich und in unserer Zeit zu einer systematischen Erfahrung geworden, in der die Hilfe durch den Arzt keine Utopie mehr ist. Das hat früher jeder Priester im Heiligtum des Asklepios gewußt, es weiß auch heute jeder Priester der katholischen Kirche vom Beichtstuhle her — merkwürdig genug, daß gerade der Arzt „der guten alten Zeit" es unsystematisch, naiv und damit primitiv in der Art der Erklärung und in seinem Vorgehen versuchte.

Die Grenzen der Psychotherapie sind enger, als es die meisten Spezialisten zugeben, denn die unabänderliche Charaktergrundlage ist der Hauptfaktor jeder Neurose (PRINZHORN). „Zuletzt müssen wir allem echtem Wachstum weichen, alle schöpferischen Antriebe unangetastet lassen und dem tiefen Hange der Meisten zu lebenshemmenden Hirngespinsten im Einzelfalle immer wieder nachgeben." „Kommt ein ausgewachsener selbständiger Mensch als Hilfsbedürftiger zu uns, neurotisch festgefahren, lassen uns alle Befunde von naturwissenschaftlichem Exaktheitsgrade im Stich, jede Lehre, die anderes behauptet, fälscht den Sachverhalt. Aber daß wir trösten, aufrichten, Anschauungen verändern können durch Einfluß von Mensch zu Mensch, diese Erfahrungstatsache kann niemand bestreiten, sie reicht in alle einfachsten sozialen Beziehungen bis hinauf zum Führer und Erlöser, eine materialistische Definition solcher Beziehungsmöglichkeiten scheitert. Die Wirkfähigkeit bezieht der Psychotherapeut nicht aus der Medizin, sein Helfenkönnen ist gebunden an Führung, aber er versucht, klarer in die Zusammenhänge etwa einer Konfliktsituation einzudringen — psychoanalytisch, als der Priester oder der Wundertäter" (PRINZHORN).

Und weil hier trotz aller Verirrungen und des Fanatismus, der zu jeder noch unreifen jugendlichen Richtung gehört, die ein volles Recht hat, sich durchzusetzen, ein ganz großer Teil der ärztlichen Mission, die im nur naturwissenschaftlichen Zeitalter rationalisiert war, zurückerobert werden soll, müssen wir außer unseren naturwissenschaftlichen Erfolgen, welche für Diagnostik und Therapie in so bedeutender großer Entwicklung begriffen sind, uns darüber freuen, daß ein uraltes

Gebiet für den menschlichen Helfer sich von neuem erschließen soll. Einst ging die Medizin aus von der Einheit des religiösen Helfers und vereinigte Priester und Arzt in einer Person. Mit Hippokrates kam durch kritische Beobachtung die Ratio in die Medizin, und der unerhörte Aufschwung der Naturwissenschaften brachte der Medizin Früchte des Erkennens und wird sie ihr zu allen Zeiten der Zukunft bringen, welche bis vor kurzem das Irrationale auf ein Minimum zurückgedrängt haben. Die Medizin wird immer zu einem quantitativ und qualitativ bedeutenden Teil angewandte Naturwissenschaft sein, aber wir begehen eine Selbsttäuschung, wenn wir meinen, daß im Irrationalen nicht auch eine Domäne der Heilkunde in weitem Ausmaß vorhanden sei.

Man kann es verstehen, wenn große Kliniker, um die Einheitlichkeit ihrer naturwissenschaftlichen Weltanschauung sich zu erhalten, die Bedeutung des Seelischen in der personalen Ganzheit negieren und das Psychische auf somatische Fundamente gründen müssen, das meint z. B. KRONFELD. Gewiß ist für die Tiefenperson von F. KRAUS maßgebend das Elektrolytgemisch, die Potentialgefälle der Grenzflächen der Zellen und das vegetative Betriebsstück, sekundär mit der neuralen Gesamtregulation verknüpft. Mag eine Zukunft das noch viel präziser erfassen als es ihm in seiner „Pathologie der Person" möglich war. Der Sinngehalt eines Erlebnisses, der geniale Gedanke kann nicht in diese individuellen Zusammenhänge des naturwissenschaftlich erfaßbaren Vegetativen oder Animalen greifbar umgemünzt werden, und selbst wer überzeugt ist, daß jedem Gedanken und jedem Konflikt ein materielles Substrat entspricht, und diesen Glauben besitzen wir durchaus, muß einsehen, daß, wenn er all die materiellen Facta wie auch immer objektiv registrieren könnte — wohl für Jahrhunderte oder ewig eine Utopie —, er zur Erklärung eines Konfliktes, eines Erlebnisses stets den Sinngehalt dieser Situation auch heranziehen müßte. Von diesem Sinngehalt aus würde er auch dann noch immer ganz wie heute begreifend erklären, ihn erkennend, würde er beruhigen, trösten, stärken, selbst wenn ihm der materielle Vorgang im Menschen als naturwissenschaftlichem Objekt restlos klar geworden wäre. Unsere Beispiele zeigten zur Genüge, daß wir die unauflösbare Verflochtenheit des Psycho-Somatischen nicht im geringsten ablehnen und wissen, wie bis zur Sinnsetzung eines Erlebnisses die engste Verknüpftheit mit den biologischen Abläufen besteht im endogenen und exogenen Rausch, in der Depression, der Selbstbeschuldigung einer Melancholie, aber immer ist mit beiden Erfahrungsreihen zu arbeiten, der empirisch naturwissenschaftlichen und der empirisch psychischen. Die Medizin mag sich von der geisteswissenschaftlichen, erst recht der experimentellen Psychologie fernhalten, der Arzt, der sich nicht „einzufühlen" vermag in die Persönlichkeit des Kranken und seine Konfliktsituationen, verkennt die edlere Hälfte seiner Aufgabe. Die „innere Lebensgeschichte" des Kranken (LUDWIG BINSWANGER) gehört in die Domäne seiner Diagnostik, auch hier sei Therapie ganz auf Diagnostik aufgebaut. Aber das Material zur Diagnose empfängt er für das Helfen durch menschliches Verstehen, zum kleinsten Teil aus naturwissenschaftlichem Material, etwa erbbiologischen, erweisbaren somatischen Krankheitsprozessen, Betriebsstörungen des naturwissenschaftlich erschließbaren Organismus, zum größeren Teil aus jenen Domänen, die wir nicht aus dem Studium der Welt der Objekte gewinnen, und auch aus diesem empirischen Material beginnt sich etwas zu formen, was systematisch zu beschreiben ist und deshalb den Rang der Wissenschaft verdient oder zum mindesten verdienen wird, also nicht außerwissenschaftlich ist, wenn auch nicht aus der Biologie im Sinne der Naturwissenschaft gewonnen.

Es war ein großer Fortschritt, als CHARCOT und die Schule von Nancy von den „Stigmata" der großen Hysterie nachwies, daß sie durch Suggestion sämtlich reproduzierbar seien und durch Suggestion ebenso zum Verschwinden gebracht werden können. Seit dieser Zeit ist die praktisch medizinische Berechtigung des Ausdrucks der „Psychogenie" eine so unzweifelhafte, daß kein Psychiater und auch kein Internist sie entbehren möchte. Von jenem entscheidenden Fortschritt geht der Weg bis zu BREUER und FREUD, die die systematische Vertiefung der Anamnese der psychoneurotischen Patienten so weit gefördert haben, daß daraus die methodische Psychoanalyse geworden ist, in der nach dem Konflikt gesucht wird, die Komplexe gefunden werden im Triebleben, das Sexualmoment in den Vordergrund gestellt wurde, während in der „Individualpsychologie" ADLERS das Primat des Erotischen nicht anerkannt wird und nun die „Minderwertigkeitsgefühle" als zureichender Grund für die neurotische Haltung eines Menschen als das Wesentlichste gelten. Daß aber diese Sinnsetzungen als Erlebnisse ganz im Bereich des geradezu Mechanischen, sehr zu Unrecht gesucht werden, dafür sprechen die Prägungen, die in jenen psychoanalytischen und psychotherapeutischen Schulen doch wohl mehr sein sollen als symbolische Ausdrücke, wenn von der „Affektdynamik" gesprochen wird, von psychischen „Energien", die sich entladen, vom Affekt, der „einbricht" in die vegetativen Zentren (SCHILDER), wenn der Affekt sich „einklemmt", wenn „Verdrängungen" eintreten vom „Bewußten" ins „Unbewußte". Auch die Ausdrücke der „Schichtenstruktur" der Persönlichkeit oder jener Tiefenperson, wie FREUD sie gemeint hat, sind Ausdrücke dafür, daß das Psychische dort als materielles Substrat gedacht ist, bei dem man dann auch das Recht hätte, die physikalische Kausalität heranzuziehen, mit der man in der Form von Ursache und Wirkung die Zusammenhänge in den exakten Naturwissenschaften der Physik und Chemie wissenschaftlich erklärt, wobei es für unser Problem völlig belanglos ist, daß in diesen Gebieten in der Gegenwart die Kausalität jetzt oft eher als statistische Regel wie als Naturgesetz angesehen wird.

Niemand kann einwenden, warum die Klinik sich mit philosophischen Problemen der Erkenntnistheorie überhaupt beschäftigt, denn es scheint mir gerade für den Arzt unabweisliche Pflicht, sich hier wenigstens so weit begriffliche Klarheit zu schaffen, als es für die Grenzen seines Erkennens und Handelns nötig ist. Es ist zur journalistischen Mode geworden, auch weit außerhalb der Medizin auf allen Gebieten menschlichen Seins von „der Krisis" zu sprechen, und nur allzu gern hat das medizinische Schrifttum das Schlagwort der Krise übernommen. Sie würde eintreten in der Tat, wenn wir über manche Klassiker der Klinik nicht hinauskämen, aber ich halte es für falsche Bescheidenheit, das klinische Ringen der Gegenwart gegenüber jenen Alten als irgendwie epigonal hinzustellen. Wir leben nicht nur in einem Zeitalter, in dem die Medizin als angewandte Naturwissenschaft stolz auf Triumphe weisen kann des Fortschrittes, wie sie nicht größer waren, als AUENBRUGGER die Perkussion erfand, LAENNEC die Auskultation schuf oder die Klinik von der pathologischen Anatomie oder der Bakteriologie beherrscht wurde. Das, was über die Anatomie hinaus, am Lebenden subtile Röntgendiagnostik leistet, das, was physikalisch-chemisches Verstehen an Vertiefung der Medizin gebracht hat, was die innere Sekretion seit BROWN-SEQUARD bis zum Insulin, bis zum Prolan uns gegeben hat, die völlige Umwälzung der Diagnostik, die wir als Reformation auch als Revolution der Gegenwart bezeichnen durften, die Vertiefung der funktionellen Pathologie, die ein ganz neues Verstehen z. B. der Kreislaufpathologie ermöglicht, so daß die Akustik der Klappenfehler physikalisch noch auszubauen freilich epigonaler Scharfsinn scheint, bedeutungslos im Vergleich zur Frage, w i e der Kreislauf reguliert ist und in seine harmonische, optimale Regulation therapeutisch zurückzubringen ist, das alles, neben vielen großen anderen Problemen, wie dem der Vitamine, die zum Teil schon chemisch rein dargestellt sind und die Ernährungsfragen befruchten werden, sind größte Erfolge der Anwendung naturwissenschaftlich kausalen mechanischen Denkens in der Medizin. Aber die führende Generation der Gegenwart darf sich daran dennoch nicht genügen lassen. Sie hat die Verlegenheitsdiagnosen der reinen Organneurosen mit Gewalt zurückgedrängt und für funktionell pathologisches Denken sie durch die Forschung nach den „Betriebsstörungen" ersetzt. Aber sie verkennt nicht die ungeheure Bedeutung des psychoneurotischen Verhaltens, weit über das Gebiet der Psychiatrie hinaus, ja fast für jeden kranken Menschen. Sie sieht, wie erbkonstitutionelle Anlagen oft das entscheidende Material sind, durch das Geschehnisse zum besonderen psychopathischen Erlebnis verarbeitet werden, denn das Erlebnis ist durchaus nicht bedingt allein durch das Geschehen der Außenwelt, das passiv auf den wahrnehmenden Kranken einwirkt, sondern w i e die individuelle Verarbeitung geschieht, das ist bereits Resultante des Wesens, daß das Individuum zum eigenartigen macht, und deshalb kommt es allein auf die Sinnsetzung an, die der Kranke dem Geschehnis gibt. Seine Wesensart gestaltet das Erlebnis — dies ist also Ausdruck seiner Persönlichkeit. Es entwickelt sich für die Medizin nicht nur eine Charakterkunde, sondern ein Verständnis dafür, daß ein riesiges Gebiet sich erschließt, auf dem unser naturwissenschaftliches Wissen teils untergeordnete, teils wohl gar keine Bedeutung hat, bei dem die Deutung und das Verstehen nur „durch das systematische Studieren der inneren Lebensgeschichte" möglich ist. Ich glaube, daß ich unter den inneren Medizinern es früh gewagt habe zu bekennen, daß auch außerhalb unseres naturwissenschaftlichen Fundamentes ein Bau errichtet werden mußte auf ganz alten Mauern, die der rationalen Medizin unbrauchbar geworden waren und ich kann verweisen auf die Anschauung, die ich 1922 in einer akademischen Rede und 1924 auf dem Deutschen Internistenkongreß mit Nachdruck bekannt habe.

Daß man so lange in unserem Lager von dem, was sich viel zu enge und mit spezifischer Bedeutung *Psychoanalyse und Psychotherapie* nennt, nichts wissen wollte, hat wohl zwei wesentliche Gründe, nicht den, daß es außerhalb der akademischen Medizin sich laut entfaltet hatte, sondern daß gerade die FREUDsche Richtung mit materialistischer, mechanistischer Diktion operierte und nicht sah, daß ihr Bestes ganz außerhalb dieses Gebietes liegt. Zum anderen ist noch heute abstoßend die Kritiklosigkeit, mit welcher jene Richtung leichtfertige phantastisch übersteigerte Deutungen sich leistet, welche die wissenschaftlich-somatisch eingestellte Medizin nie wagen wird, seit in MORGAGNI oder BICHAT uns Kritiker entstanden sind, die durch einen Obduktionsbefund auf dem Gebiete anatomischen Krankseins präzis und unzweifelhaft unsere Fehldiagnosen ad absurdum führen. Wer Obstipation als Deflorationsangst oder Graviditätswunsch interpretiert, wer der Aufstellung des Mastes für Erfindung des Segelschiffes eine Phallus-Symbolik unterschieben will oder in jeder Türklinke Analoges sieht, wer den Selbstmord als höchsten Grad der Onanie bezeichnet, kann nicht verlangen, daß er ernst genommen wird. Das habe ich gemeint, wenn ich das „phantasievoll-belletristische Erfassen“ gewisser FREUD-Epigonen geißeln wollte, und auch jener Meister in seinem großen Schwunge hat manches sich gedeutet, was er heute kaum mehr aufrechterhalten wird. Aber daß junge gewaltig sich entwickelnde Richtungen wie berauscht um ihr Idol schwärmen, darf uns nicht hindern zu erkennen, daß jene Ermittelung von Erlebnisinhalten eine Bedeutung für den Arzt haben, die ein mechanistischer Rationalismus verachtet hat und die von neuem, dank jener Richtungen, uns erschlossen wurden. Wir brauchen jenes neue Verstehen, wir brauchen über dieses hinaus die Macht der Suggestion, sie gehört zur Heilkunst. Wir können uns freilich nicht zwischen jenen alten Mauern bewegen, in denen die Priester des Asklepios in Epidaurus wandelten, dem Kranken einschärfend, was er in einer Nacht träumen würde, solle er sich merken, denn der Gott gäbe es ihm ein, der Priester werde am Morgen es ihm deuten. Da sind die Traumdeutungen der FREUDschen Schule uns wichtiger, soviel auch hier noch Kritik zu tun haben wird, die Spreu vom Hafer zu sondern, und was in Volksmedizin und im Lager mancher Kurpfuscher weiterlebt, mag seinen Ursprung in der Schlangenbeschwörung des antiken Priesters wie des Wundermannes Indiens haben. LIEK wies jüngst wieder auf „das Wunder in der Heilkunde“ hin. Wir sind kulturgebunden an die historische Entwicklung der Medizin, aber diese Bindung heißt nicht, daß wir nicht offen bekennen, daß die Erschließung der inneren Lebensgeschichte des Kranken uns wesentliche diagnostische Aufgabe ist und therapeutische Erfolge verspricht. Die Beziehung der Erlebnisinhalte zur Krankheit, nicht nur zu den Psychoneurosen, sondern selbst bis in die organischen Strukturen hinein zu leugnen, hieße die Natur mit Scheuklappen sehen, die nicht mehr zu ertragen sind. Unser physikalisches Weltbild ist nicht erschüttert, wenn wir uns nicht blind stellen vor den Tatsachen, daß das, was uns als Erlebnisinhalt erscheint, maßgebend zusammenhängt mit dem Krankheitsgeschehen, denn sonst müßten wir auch den Gedanken, den Willen zur Tat, die Angst und den Mut des Menschen leugnen.

Wie falsch sind die Sexualstörungen des Mannes beurteilt worden, als man sie materiell, biologisch, entzündlich beschreiben wollte. Ich wiederhole diese Sätze aus meiner Eröffnungsrede des Deutschen Internistenkongresses von 1931 und zitierte dort PRINZHORN, der sagt, eine Charakterkunde, welche nicht aussagt: „Erkenne dich selbst, sondern vergiß dich selbst, dann eröffnest du dich dem Reichtum der Welt. Denn deine Person ist an sich völlig unwichtig", erscheint mir sehr oft für den Kranken die indizierte irrationale Pädagogik und Therapie, neben der die Indikation zur speziellen Psychotherapie erst präzis ausgearbeitet werden sollte. Denn die seelischen Erschütterungen, die eine gründliche Psychoanalyse oft gefährlich mit sich bringt, die vielen therapeutischen Mißerfolge und zuletzt die Artung der Behandlung, die das Gegenteil eines sozialen Helfens ist, sondern nur zu oft individuelle, kostspielige Luxusbehandlung besonders seelisch differenzierter und komplizierter Persönlichkeiten blieb, sind schwere Hemmnisse einer allgemein anwendbaren Behandlungsart. Das hindert nicht, daß mir als Wesentlichstes erscheint die Anerkennung in ganz großem Ausmaße, daß nur ein Teil der Mission des Arztes erfüllbar ist auf naturwissenschaftlicher Grundlage, hier stimme ich BIER und SAUERBRUCH ganz zu, keineswegs aber jenen Kurpfuschern, die auch bei voller Ehrlichkeit ein „autistisches" Denken entfalten, welches mir das Gegenteil scheint von dem, was wir erstreben: ein Studium des Charakters, der Persönlichkeit, wie sie sich in der Verarbeitung der Erlebnisse offenbart, unter der Hypothese, daß Gesamtvorgänge im Menschen verlaufen, psychophysische Abläufe, die teils nur durch Introspektion, teils extrospektiv, objektiv, materiell zu erschließen sind, die zum größten Teile aber auf beiden Gebieten uns Erfahrungsmaterial geben. Mit der Naturwissenschaft allein ist die Aufgabe des Arztes nicht zu lösen, aber im Gebiete der Erfahrung, die einer Kritik gewachsen sein muß, hat er stets auch außerhalb der Naturwissenschaft zu wirken. Es ist kein Zufall, daß die charaktervollen Männer der Tat, die Chirurgen, die nicht im Problemkreis mühseliger, methodischer Laboratoriumsforschung ihre längste Entwicklungszeit durchgemacht haben, sondern unmittelbar dem Heilen durch die Tat aus ihrem Charakter zustreben, Naturwissenschaft und Heilkunst wie Gegensätze empfinden, während dem Internisten, welcher auch Problematiker sein muß, die Heilkunst harmonisch beides umschließt, die naturwissenschaftliche Welt und die Welt des inneren Lebens, Erlebens, die psychische Gestaltung dessen, was der Mensch erlebt wie eine Reaktion auf seine Charaktergrundlage.

Der exakteste unter den Naturwissenschaftlern, der Physiker, stellt eine irrationale Hypothese an den Anfang seiner Forschung, wie PLANCK es neulich entwickelt hat, wenn er einsieht, daß auch alles, was er feststellt, aus der subjektiven Wahrnehmung stammt. Er würde, wie PLANCK es ausgedrückt hat, immer im Logischen bleiben, wenn er nur von seinen eigenen subjektiven Wahrnehmungen ausginge, das wäre nach PLANCK der konsequente „Positivismus".

Mit dem entscheidenden Schritt aber, daß die unbeweisbare Hypothese aufgestellt wird: „es gibt eine reale Außenwelt“, wird ein unbeweisbares, nicht der Physik entnommenes Dogma eingeführt. Alle naturwissenschaftliche Erkenntnis beruht nach PLANCK auf jenem metaphysischen Fundament der Annahme einer realen Außenwelt. Der Physiker darf es, nachdem er es sich einmal im Prinzip klargemacht hat, dann für seine Forschungen, freilich nur scheinbar, vernachlässigen als selbstverständliche Voraussetzung seiner Wissenschaft. Er weiß, wenn er nun die sogenannten Naturgesetze findet, daß er überall nur von der Wahrnehmung, also von psychischen Qualitäten, ausgegangen ist.

Aber auch weiter erkennt der Physiker, wie NERNST sagt, das, was er als „Naturgesetz“ bezeichnet, durchaus nicht allein auf empirischem Wege. „Wenn der empirische Weg ein reiches Beobachtungsmaterial über die Erscheinungen gewinnt und seine Ergebnisse zu regelmäßigen Beziehungen führen, können diese als Naturgesetze bezeichnet werden und erlauben andere analoge Beobachtungen unter das gleiche gesetzliche Verhalten einzureihen. Aber auch auf dem Weg der Theorie kann an der Hand eingehender Vorstellungen über das Wesen gewisser Erscheinungen, also durch rein spekulative Tätigkeit, neue Erkenntnis gewonnen werden. Neben der induktiven Forschung ist auch die exakte Naturwissenschaft tiefer eingedrungen, wenn sie Theorien schuf, die einer direkten Prüfung durch den Versuch häufig nicht einmal zugänglich waren. Solche Hypothesen also sind auch der Physik und Chemie nötig, um zur Entdeckung neuer Gesetzmäßigkeiten zu kommen. Experimente auf Grund solcher Hypothesen beweisen nicht deren Richtigkeit, wohl aber deren Brauchbarkeit. NERNST sagt, es spricht alles dafür, daß es Naturgesetze im Sinne unbedingter Gültigkeit nicht gibt, man stets zu Grenzfällen gelangt, in denen das Naturgesetz sogar weitgehend im Stich läßt. Jedes von hervorragenden Zeitgenossen erkannte neue Naturgesetz wird zwar in der künftigen Entwicklung gewisse Einschränkungen erfahren, dafür aber auf der anderen Seite sich für alle Zeiten als der Inbegriff einer gewissen Summe von Wahrheit erweisen.“ (NERNST in der Einleitung zu seiner „Theoretischen Chemie“, 1926.)

Sollten wir nicht auch für das so viel umstrittene Leib-Seeleproblem uns der resignierten Besonnenheit des Denkens der exakten Naturwissenschaft bedienen, welche nur „die Brauchbarkeit nicht die Richtigkeit“, um mit NERNST zu reden, der Hypothese verlangt. Innerhalb der Grenzen der Anwendbarkeit leistet aber nicht nur diejenige Auffassungsweise Fortschritt, die bis zum letzten physikalischen, chemischen oder physikochemischen Vorgang im Organismus vordringen will. Die Resignation auf die Grenzen menschlicher Erkenntnis scheint beim Leib-Seele-Problem unvermeidlich. Noch sind wir bei dem, was wir introspektiv allein erfassen können, Siriusweiten entfernt von der Möglichkeit einer exakten kausalen naturwissenschaftlichen Beschreibungsform, obwohl es wahrscheinlich konsequent ist, für jeden seelischen Vorgang ein biologisches Äquivalent vom Standpunkt der Naturwissenschaft vorauszusetzen. Dennoch fragt es sich, ob Naturwissenschaft für dieses Erfahrungsmaterial überhaupt als Methode anwendbar ist und nicht andere wie kausale Gesetzlichkeiten uns dort fruchtbarer erscheinen. Aber selbst, wenn lückenlos kausale Reihen im Seelischen aufzustellen wären — eine Utopie —, weiß ich nicht, ob mit den Tausenden von Einzelvorgängen, die wir dann ermittelt hätten, wir seelische Vorgänge besser verstanden hätten als mit der gegenwärtigen Beschreibungsart. Etwa wenn wir aussagen, daß ein Gesamtverhalten eines Tieres sinnvoll ist, wenn es Motive hat, Zwecke verfolgt, wenn der Kranke „die Flucht in die Krankheit“ vollzieht, oder wenn er um sein vermeintliches Recht kämpft und deshalb aus seiner Krankheitslage nicht herausfindet und geheilt wird durch die Aufklärung des Arztes (v. WEIZSÄCKER), daß er sich durch die Steigerung in die Rechtsneurose nur in seiner Lage verschlechtere und unter dieser Einsicht zum Arbeitswillen zurückgeführt wird. Hier helfen wir Ärzte unter der starken Überzeugung der Willensfreiheit, Verantwortlichkeit und werden Persuasion, Suggestion, Erziehung stets unter diese Theorie stellen, deren Brauchbarkeit undiskutabel ist, mag ihre Richtigkeit zweifelhaft bleiben. Das mag einen naturwissenschaftlichen Rationalisten irritieren, ihm mag man zur Beruhigung sagen, daß, wenn er alles, was bei diesen Vorgängen verläuft, mechanisch-naturwissenschaftlich ermitteln könnte, für seine Beschreibungsart die Begriffe von Freiheit, Überzeugung, Verantwortung wahrscheinlich fallen könnten. Zum Verstehen der Gesamtsituation des Kranken würde er diese ihm unwissenschaftlich scheinenden Begriffe auch dann noch weit besser gebrauchen können, als jene Bibliothek materieller Registrierungen, die unbedingt erforderlich wären, sollten jene Phänomene ohne introspektive Begriffe einer materiellen Auflösung fähig sein. Wir aber meinen, man benötige selbst für viel einfachere Vorgänge, die zwischen Organismus und Umwelt beobachtet werden, die Hypothese eines Gesamtverhaltens des Menschen, das innerhalb wie außerhalb vom Bewußtseinsinhalt als sinnvolle Einstellung erscheint (siehe das letzte Kapitel).

Gerade der Arzt, der es ständig zu tun hat mit dem seelisch wie körperlich leidenden Menschen, muß mit beiden Methoden der Wahrnehmung vertraut sein, der exakten objektiven und der unpräzisen aber oft für ihn viel aufschlußreicheren jener introspektiven, denn das psychophysisch differenzierteste Wesen ist Objekt unserer Forschung wie Objekt unseres Helfens, ist Subjekt seines Leids, dem wir aus unserem subjektiven Innenerleben aus der Möglichkeit der „Einfühlung“ in seine körperlichen und seelischen Qualen, seinen Konflikten, kurz seiner ganzen inneren Lebensgeschichte, oft mehr zu geben vermögen als aus unserem naturwissenschaftlichen Wissen von der „realen Außenwelt“. Dahin führt uns, mögen wir die Zusammenhänge zwar nicht mechanisch begreifen, aber doch in unserer Ära der Medizin wieder ernsthaft beachten, der Dienst am Kranken, die soziale Identifizierung mit seinen Leiden als seinen psychophysischen Verhaltungsweisen.

Literatur.

GOLDSTEIN, K.: Über die Plastizität des Organismus auf Grund von Erfahrungen am nervenkranken Menschen. Hdb. d. norm. u. path. Physiol. Bd. XV, 2. Berlin: Julius Springer 1931.

POLLNOW, HANS: Das Leib-Seele-Problem. Hdb. d. Biol. der Person von BRUGSCH-LEWY. Berlin-Wien: Urban & Schwarzenberg 1931.

Kapitel 17.

Regulationen.

Die Regulation als Organisationserklärung. — Wie reguliert wird: Wärmeregulation, Atmung, Wasser-Salz-Wechsel, hormonale Regulation, Blutzucker, Blutdruck, Säure-Basengleichgewicht. — Insuffizienz des Schemas: Reiz- und Reizbeantwortung. — Kritik an der Neuroregulation: Überwertung des bedingten Reflexes, „Centrenhierarchie". — Untrennbarkeit neurohumoraler Regulation. — Der Funktionswandel als Anpassung für In- und Umwelt.

Experimentelle Forschung ist genötigt, alle Erscheinungen der lebendigen Natur (also die biologischen), zu denen auch die Phänomene der Pathologie gehören, zunächst zergliedernd zu erfassen. Auf analytischem Wege muß das empirische Material überall erforscht werden, im Bestreben, das Einzelgeschehen naturwissenschaftlich kausal so lückenlos als möglich zu erklären oder, bescheidener ausgedrückt, als Verlauf zu beschreiben. Dann aber steht die Biologie und vielleicht noch mehr die Klinik in der Humanmedizin vor der Aufgabe, aus der gewonnenen fast unübersehbaren Vielheit der Einzelergebnisse nicht lediglich addierend eine Synthese vorzunehmen, sondern zum Abgeleiteten, das durch Zergliederung gewonnen war, nun durch Aufbau den Versuch zu machen, aufzuzeigen, wie das Gesamtverhalten auch in der Pathologie der Funktion sich korrelativ verhält. Wir stellen in der funktionellen Pathologie Veränderungen der Korrelation fest, die wir oft als Ausgleich ansehen, also als Kompensation, wenn Disharmonie, d. h. Dekompensation im Bereich des Pathologischen entstanden war, ähnlich wie wir im Bereich der Norm (Physiologie) das Ineinandergreifen von Organ und Organsystemen in ihrer Wechselwirkung als zugeordnete Funktionen erkennen, die notwendig sind für die Erhaltung des Lebens der Einzelwesen und der „Art", mit den so ungemein wechselnden Anforderungen, welche die Außenwelt an den Organismus und an seine Organisation stellt.

Man kann versuchen, das Kardinalproblem des biologisch Organisierten überhaupt in den „Regulationen" zu sehen. Sie scheinen vielen die glücklichste Ausdrucksform unserer Zeit, mit der man sich noch nicht in den Bereich der Spekulationen eines Neovitalismus begibt und dennoch die Zusammenhänge besser versteht, als bei einer bloßen Beschreibung analytisch ermittelter Partiarfunktionen.

Uns scheint, daß die Regulationen „verständlicher" werden, wenn man sie auffaßt als Ausdruck eines „Bauplans" (v. Uexkuell) und in der „technologischen" Beschreibung des Biologischen wie vom Betriebe und Betriebsstörungen von Maschinen spricht, die dem Neovitalisten ebenso „sinnvoll" und „zweckmäßig" erscheinen wie die technischen Werke des Menschen.

Eine kritische Richtung der Biologie sieht vom Standpunkt der Naturwissenschaft erhebliche Bedenken in solcher Anschauungsweise und bezeichnet sie als „Anthropomorphismus". Wilhelm Trendelenburg hat dies 1929 in einer akademischen Rede: „Über Einheitlichkeit und Anpassung in den Lebenserscheinungen" kritisch formuliert. Aber nicht nur Driesch und v. Uexkuell, die dem Vitalismus nahestehen, sondern gerade auch Bethe, der ebensowenig wie W. Trendelenburg dorthin tendieren will, entzieht sich solcher technologischen Betrachtungsweise nicht. Mag es ihm auch nur eine „façon de parler", wie er sich ausdrückte, sein, er spricht doch von der „Technologie des Kreislaufs".

Es ist in der Gegenwart in der Biologie noch üblich, sich zu entschuldigen, wenn eine andere Synthese vorgenommen wird wie die durch kausale Betrachtungsreihen. Nur innerhalb der Kausalität meint man den festen Boden der Naturwissenschaft nicht zu verlassen.

Um uns klarzumachen, wie reguliert wird, rekurrieren wir zunächst noch einmal auf einen komplizierten, länger bekannten und gut gesicherten Regulationsmechanismus, der schon zum Verständnis des Stoffwechsels (in Kap. 8) herangezogen werden mußte, auf das System der *Wärmeregulation.*

Die Wärmeregulation ist ja ein besonders einleuchtendes Beispiel für den Zusammenhang zentraler Einregulierung auf ein konstantes Temperaturniveau des Warmblüters durch die zugeordneten Maßregeln an den Erfolgsorganen der Regulation. Als solche dient in erster Linie für die physikalische Wärmeregulation die Haut. Dort, also auf der Körperoberfläche, wird, abhängig von der Größe der Oberfläche, gegen die Umwelt Wärme abgegeben durch Leitung und Strahlung. Die Größe der Wärmeabgabe ist abhängig von der Weite der Capillaren, die erheblich wechselt, anscheinend, ohne daß eine Innervation besteht, sie ist weiter abhängig von der Anzahl der geöffneten, durchströmten Hautcapillaren, von der Geschwindigkeit, mit der das warme Blut an der Oberfläche des Körpers vorbeigeführt wird und die Haut so zu einer mehr oder weniger warmen macht. Maßgebend für die Größe der Wärmeabgabe ist also vor allem die Körperoberfläche, auf deren Größe nach Rubner beim Gesunden vor allen Dingen die Calorienproduktion eingestellt ist. Es schwankt die Größe der Wärmeabgabe sehr erheblich in Abhängigkeit von der Temperatur der Umwelt und anderen klimatischen Faktoren, wie Feuchtigkeit der Luft und der Luftbewegung.

Der Kreislauf ist in der Hautdurchblutung angepaßt an diese Forderungen der Umwelt, keineswegs passiv, sondern aktiv sich anpaßend, so daß in weitgehendem Maße wechselnd physikalisch reguliert wird. Dem dient die Kleidung für den nackthaarigen Menschen, die noch feiner zu regulieren ist wie der Sommer- und

Winterpelz der Tiere. Dem dient das Gefühl des Frierens oder der zu großen Wärme, dem wir durch Veränderungen der Umwelt, Lüftung und Beheizung Rechnung tragen. Bedarf es stärkerer Entwärmung des Organismus, um die Innentemperatur, auf die wir zum Ablauf normaler Lebensvorgänge organisiert sind, gleichmäßig zu erhalten, so zieht der Organismus verstärkte Wärmeabgabe heran durch Verdampfung von Flüssigkeit auf der Haut, als „perspiratio insensibilis" oder als tropfbarer Schweiß, die beide vom flüssigen in den gasförmigen Aggregatzustand übergeführt werden und dabei der Oberfläche Wärme entziehen. Müssen Calorien eingespart werden, ist die Bremsung der Flüssigkeitsabgabe durch die Haut bekannt und das „Zurückziehen" des Blutes aus den Capillaren.

Reicht die physikalische Regulation nicht aus, so setzt bekanntlich die chemische Wärmeregulation, besonders im Falle der Not, ein. Es finden vermehrte Verbrennungsprozesse, gesteigerte Oxydationen in den Organen statt, auch sie, wie die Maßnahme der physikalischen Regulation, unter der Herrschaft zentraler, cerebraler Schaltungen, die in Abhängigkeit stehen von den zentripetalen Bahnen und auf zentrifugale, neurale Bahnungen übergeführt werden. Doch scheint es, daß die Organisation auch humorale, speziell hormonale Steuerungsmöglichkeiten besitzt. Selbst wenn die Schilddrüse keine sekretorischen Nerven haben sollte, ist sie wohl ein freilich langsamer Regulator für die Oxydationsgröße der Gewebe, und gibt auf stärkere Durchblutung, die wohl vasomotorisch reguliert wird, größere Mengen ihres die Oxydationen steigernden Inkretes heraus. Dieses wieder wirkt auf Leber und Niere schneller und stärker ein als auf die quergestreifte Muskulatur. Aber in den Muskeln sind andere Quellen von Energielieferung möglich, die beim Muskelzittern des Fröstelnden besonders reichlich entstehen. Muß schnell beim Fieber die Temperatur in die Höhe gebracht werden, wenn wärmeregulatorische Zentren etwa chemisch gereizt sind (Pyrifer), dann treibt das Zittern im Schüttelfrost, das Temperaturniveau im pathologischen Geschehen in die Höhe, während die Haut blaß wird und wenig Wärme nach außen abgibt. Wärmemengen werden als Ausgaben gespart, dabei zur Beheizung des Organismus vermehrt produziert.

Wie oft hat die Klinik das erlebt, als noch die Bäderbehandlung beim kontinuierlich hohen Fieber des Typhösen die übliche Behandlungsart war: Wärmeentzug im kühlen Bade. Das Fieberdelirium verschwindet, der Appetit regt sich, aber wie schnell nach dem Bade ergreifen die vergifteten zentralen Schaltungen durch pyrogene Substanzen wieder ihre Maßregeln, und unter Zittern erreicht die Temperatur meist bald wieder ihre alte Höhe. Calorien wurden beim Wärmeentzug dieser antipyretischen Therapie verschwendet, obwohl durch das Darniederliegen des Appetits der Kranke zu wenig calorisches Material zu sich nimmt. Er verbrennt dann eigene Körpersubstanz. Vom energetischen Standpunkte wieviel einleuchtender, die Erregung der Zentren, die die Temperatur regulieren, zu dämpfen durch verzettelte, also ständig wirkende Pyramidon- oder Chinindosen. So werden Calorien dem Kranken erspart bei gleichem Erfolg und weniger benebeltem Sensorium. Handeln wir nicht als Ärzte bei jener Bäderbehandlung, noch klüger bei jener antipyretischen medikamentösen Behandlung bewußt so, daß wir die Steuerung auf ein pathologisches Temperaturniveau, also ein krankhaftes Ziel der Regulation bekämpfen. Freilich müssen wir wissen, wann Fieber im Kampfe des Körpers gegen die Krankheit Heilfieber ist, wann dieser Teil im reaktiven Geschehen Nachteil dem Organismus bringt. Das sind seit Hippokrates noch heute ebenso wesentliche wie strittige Probleme. Kein Arzt leugnet, daß namentlich kurze Temperaturerhöhungen günstige Wirkungen entfalten können. Man denke an die Malaria- und Pyrifertherapie der Paralyse oder an fieberhafte Reizkörpertherapie bei zu wenig aktiv entzündlichen Prozessen, wie etwa einer chronischen Arthritis, und andererseits empfehlen wir dennoch, wie bei der Continua des Typhus, auch für manche chronisch-septischen Zustände die Pyramidonbehandlung in kleinen Dosen und meinen, daß sie mehr ist als Antipyrese, wie beim Entzündungsproblem entwickelt wurde, zu welchem ja das Problem des Heilfiebers und des Fieberschadens als Teilproblem infektiöser und nichtinfektiöser entzündlicher Reaktionen gehört.

Das System der Einregulierungen auf ein konstantes Temperaturniveau kann an allen Stellen durchbrochen werden, nicht nur an der Peripherie durch kühle oder durch heiße Heilbäder, die WASILEWSKI zu einem brauchbaren Therapeuticum ausgearbeitet hat. Die experimentellen Verletzungen am Zentrum der Medulla oblongata, also der Wärmestich ARONSOHNS, aber auch Veränderungen an anderen Stellen des Zwischenhirns, führt zur Hyperthermie etwa beim nicht-infektiösen hochfieberhaften Anfall der progressiven Paralyse. Man sieht krasseste Temperaturschwankungen zwischen 35° und 39° bei manchen cerebralen Leiden.

Der Schüttelfrost, von hohem Fieber gefolgt, als Initialsymptom der Lappenpneumonie oder beim Ausschwärmen der Merozoiten im Malariaanfall, die Krise der Lobärpneumonie mit der profusen Schweißsekretion, die akute Entwärmung zum normalen, ja im Vergiftungskollaps zu subnormalem Temperaturniveau, die Wärmestauungen beim Hitzschlag, bei einer Umwelt höherer Temperatur mit hohem Feuchtigkeitsgrade, der die entwärmende Schweißverdampfung hemmt, leicht auftretend bei anstrengenden Märschen, welche die Calorienproduktion der Muskelmaschine mehren, sind krasse Fälle krankhafter schädlicher Wärmestauung im Kollaps.

Neben der hormonalen Regulierungsstörung, der Temperaturlabilität bei ganz leichten Basedowfällen und der niederen Temperatur des Hypothyreoidismus beim Myxödem denken wir auch an die Untertemperaturen, wenn die Kreislaufkomponente der physikalischen Wärmeregulation versagt. Störungen der Wärmeregulation finden sich schließlich auch, wie GRAFE gezeigt hat, bei endogenen psychischen Depressionen, zumindest Erniedrigung des Sauerstoffverbrauchs als Grundumsatz. Auch auf bloße Suggestion von Kälteempfindungen folgten Steigerungen in den Grundumsatzwerten.

Wir lernten in der Magersucht einen Zustand kennen, bei dem vorwiegend durch Hypophysenschwund wirklich eine Vita minima resultiert, mit sehr geringen Oxydationen und einer solchen Tendenz zur Kachexie, daß der Körperschwund jeder Behandlung trotzt und der zugehörige Nahrungstrieb erlischt, sahen beim Voll-Basedow verschwenderische Oxydationen, die uns nicht wie eine Regulationsmaßnahme erscheinen, sondern als schwerste Störung gerade der Regulation.

Ich glaube nicht, daß wir hier weiterkommen, wenn wir die Erklärung, die Goldscheider für so viele Prozesse annimmt, in einem „Circulus vitiosus" sehen, sondern das Hormon, das ein wesentlicher Regulator für die wechselnden Oxydationsbedürfnisse der Gewebe ist, wird nicht um ein neues Gleichgewicht herzustellen, vermehrt ausgeschüttet, sondern das Wesen der Krankheit beruht gerade auf der abhanden gekommenen richtigen Dosierung des Hormons, die Überdosierung wird zur Katastrophe. Das ist der „Hyperthyreoidismus", den man schließlich auch mit demselben Recht als „Thyreotoxikose" bezeichnen kann, wie man bei Überdosierung von Heilmitteln von ihren giftigen Wirkungen spricht. Unberührt von dieser Auffassung, die wir im Kap. 9 besprachen, bleibt die Frage, aus wie vielen Ursachen heraus die Schilddrüse zur vermehrten Ausschüttung und vermehrten Produktion ihres spezifischen, die Gewebsoxydationen in verschiedenem Grade steigernden Hormons kommt.

Auch die *Atmung* ist ein gutes Beispiel einer Regulation. Wir wissen, daß die p_H des Blutes, abhängig von der CO_2-Anhäufung, für das Atemzentrum der adäquate Reiz ist, der die Inspiration auslöst, also steuert das Endprodukt der Gewebsatmung auf neue O_2-Zufuhr.

Hier ist es ein humorales Verhalten, das unmittelbar am so empfindlichen Atemzentrum angreift. In seinem periodischen Einwirken läßt es sich rein objektiv naturwissenschaftlich beschreiben, aber auch die subjektive Empfindung des regelmäßigen Atembedürfens im normalen Zustande des Wachseins erweist sich dem als völlig zugehörig. Der Gesamtvorgang der periodischen Atmung spielt sich auch ohne Bewußtwerden von Lufthunger im Schlafe ab, er erfährt in der Azidose des Komas die besondere Vertiefung der Kussmaulschen Atmung, im Sinne des verstärkten Abrauchens der Kohlensäure zur Aufrechterhaltung des Säurebasengleichgewichts (Hyperkapnie). Er äußert sich weiter bei der Bronchiolusstenose, etwa beim Asthma bronchiale, als ein Ringen nach Luft, so daß der Kranke das Fenster aufreißt, „um mehr Luft zu bekommen", und wirkt sich bei schwerer Muskelarbeit oder bei Kreislaufdekompensierten in einem Verlangen nach sauerstoffreicher Luft aus, vor allem aber auch hier mit dem Ziel der CO_2-Abdampfung. Es kommt also, objektiv betrachtet, zu einer Vermehrung der Exspirationsgröße wieder mit dem Abrauchen der Säure. Hier zeigt sich besonders die enge Verknüpfung der Impulse des visceralen Nervensystems und humoraler Vorgänge. So sind auch die Befunde von Kroetz interessant, der bei Vasomotorikern oder anderen Menschen mit unharmonischen, vegetativen Regulationen auch Störungen des Gasaustausches fand. Es muß auch bei den regulativen Vorgängen an die Atemstörungen erinnert werden, die psychoneurotisch im großen hysterischen Anfall sehr markant sein können, als zugeordnete Ausdrucksform von Affekten, die uns für den Orgasmus besonders geläufig sind. Die Überventilation kann emotionell so erheblich werden, daß es nach E. FRANK, Breslau, und anderen Autoren, so auch nach Untersuchungen MANDOWSKYS[1] an meiner Klinik zur Senkung des Kalkspiegels zur Alkalose und zu Symptomen selbst ausgesprochener Tetanie kommen kann („Überventilationstetanie").

Was den *Wasser- und Mineralstoffwechsel* angeht, so schienen die vegetativneuralen Regulationen ganz im Vordergrund des funktionellen Geschehens zu stehen. Die rein hypophysäre Theorie des Diabetes insipidus war aber unzureichend, da die Exstirpation der gesamten Hypophyse nicht regelmäßig zur Polyurie führte, ebensowenig wie deren Atrophie in klinischen Fällen, vor allem nicht bei der SIMMONDschen Kachexie, die durch Hypophysenschwund ausgezeichnet ist. Auch bringt Hypophysenextrakt nicht regelmäßig eine Diuresehemmung hervor.

Die Rolle des Zwischenhirns, besonders des Tuber cinereum, wurde deshalb mit Recht betont. Auf Einstich und Verletzung dort kann es zur Polyurie kommen, ja oft für lange Zeit. Gerade Erkrankungen der Zwischenhirnbasis führen mehr als die der Hypophyse zum Diabetes insipidus, so auch Schädelbasisfrakturen, luetische Erkrankungen und viele Andere mehr. Der Beweis für ein wasserregulierendes „Zentrum" ist aber durch die Versuche von P. TRENDELENBURG und SATO erschüttert, seit dort sekretorische Zellen nachgewiesen sind, die in ihrer Funktion identisch scheinen mit der Wirkung des Diurese hemmenden Hormons des Hypophysenhinterlappens. Der innersekretorische Anteil des Tuber cinereum hypertrophiert bei Ausfall des Hinterlappens und kann dessen Hemmungsfunktion kompensieren. Die Störungen des Tuber cinereum können somit als Ausfallserscheinungen jenes die Diurese hemmenden Hormons aufgefaßt werden. Damit ist die zentral-neurale Regulation der Wasserdiurese wohl noch nicht endgültig erledigt (Leschke), denn mindestens bleibt auch weiter jener hormonale Apparat, wie die meisten hormonalen Steuerungen, wohl neurosekretorisch beeinflußt. Führt doch auch z. B. die Reizung des Nierenbeckens oder der ableitenden Harnwege zu einer Wasserdiurese, die wohl nur neuroreflektorisch erklärt werden kann. Übrigens spricht einiges auch für ein die Diurese förderndes Hormon, also einen chemischen Antagonisten (SCHLAYER).

An die Stelle begrenzter morphologisch-lokalistischer Denkweise ist die Erkenntnis des funktionellen weiteren Zusammenhanges zur Anerkennung gekommen.

Aber auch die renale Theorie des Diabetes insipidus, wie sie ERICH MEYER vertreten hatte, kann nicht mehr nur lokalistisch auf die Niere bezogen werden. Beim Durstversuch bleibt die Harnkonzentration gering, so daß sogar eine

---

[1] MANDOWSKY: Zur Überventilation. Dtsch. med. Wschr. 1929, Nr. 28.

Retention harnfähiger Substanzen im Blute eintritt bis zu urämieartigen Erscheinungen.

Der enge Zusammenhang zwischen der Salzkonzentration und der Wasserdiurese, der oft besteht, dann aber auch völlig fehlt, hat schließlich VEIEL veranlaßt, einen hyper- und einen hypochlorämischen Diabetes insipidus zu unterscheiden. Auch diese Hypothese ist jedoch sehr strittig.

Die Klinik darf aus allem jedoch entnehmen, daß zwischen der Regulation des Wasserhaushaltes, der Beeinflussung des Fett- und Kohlehydratstoffwechsels, auch des sonstigen Stoffwechsels, innige Wechselbeziehungen bestehen, und sie wird es nur begrüßen, wenn nicht jede Funktion an eine bestimmt lokalisierte Ganglienzellengruppe gebunden gedacht wird.

Es vollzieht sich in der Tat ein Kreislauf vegetativer Steuerungen, „indem kein Ende abzusehen ist", wie KROETZ es treffend formuliert hat. Seine umfassende Darstellung der allgemeinen Physiologie der autonomen Korrelationen im 1930 erschienenen XVI. Band des Handbuches der normalen und pathologischen Physiologie muß ich hier besonders hervorheben, zumal es mir hier nur darauf ankommt, zu zeigen, wie wir überall in der Klinik den Regulationsbegriff benötigen.

KROETZ hat entwickelt, wie ionale Umstimmung ändernd die Erregbarkeit des Erfolgsorgans für die Inkret- bzw. Nervenwirkungen beeinflußt und diese über zentrale Beeinflussung zu Inkretausschüttung und zentral bedingten korrelativen nervösen Impulsen führt. Unspezifische Hormone und spezifische Inkrete greifen ein in die Elektrolytverteilung an der Zelle und in den Säften, ferner in die Erregbarkeit der autonomen Peripherie für andere Hormone und Inkrete und für den Nervenreiz, sowie unter besonderen Umständen in die Erregbarkeit der autonomen Zentren. Schlußfolgerungen, wie sie namentlich die Theorie von FRIEDRICH KRAUS und S. G. ZONDEK vom vegetativen System nahelegen.

Wenn wir beschreibend lehren, daß die Ausschüttung des Schilddrüsenhormons von der Durchblutung der Schilddrüse abhängt, daß die Hemmung der Diurese vom Hormon des Hypophysenhinterlappens und dem Tuber cinereum ausgeht oder wenn wir die Wege kennen, welche die sekretorischen und motorischen Erfolgsorgane der Viscera verbinden mit den vegetativen Zentren in der Medulla und dem Zwischenhirn, wenn dort komplizierte Systeme von übergeordneten Zentren angenommen werden, welche die Wärmeregulation, den Wasser-, Kochsalz-, Kohlehydrat-, auch Fettstoffwechsel beherrschen, so kann derjenige, der naturwissenschaftlich beschreibt, sehr wohl uns schildern, wie wieder neural sowohl als humoral Regulationen anatomisch und physiologisch zu postulieren sind, die spielen müssen, damit es zu diesen Erscheinungen kommt. Man gibt sich zufrieden, — wenn man die Affektsituation in Zusammenhang mit Gedanken, Vorstellungen und der Sinnsetzung von Erlebnissen beiseite läßt (siehe Kap. 16) —, zu wissen, daß zahlreiche anatomische Verbindungen vom Cortex cerebri zu jenen vegetativen Zentren laufen und daß von diesen aus zentrifugal Sympathicusimpulse und solche des Parasympathicus gehen, die jene festgestellten Einflüsse auf die

Organfunktion haben, so daß die veränderten Funktionsabläufe verstanden scheinen.

Was läge näher, um die unlösbare Verknüpftheit und die gegenseitige Wechselbeziehung uns klarzumachen, wie das nur zu geläufige Beispiel des sympathischen Systems und des Adrenalsystems mit seinem Hormon, dem Produkt des Nebennierenmarkes, dem Adrenalin. Führt die Erregung des Sympathicus zur Ausschüttung des Adrenalins, so versetzt das Adrenalin andererseits den Sympathicus in Erregung und vieles, was wir bei emotionellen Zuständen körperlich beobachten, auch beim Schmerz, kann sehr wohl vorwiegend auf solche Sympathicuserregung und Adrenalinausschüttung bezogen werden.

Für jene Regulationen in der Not — „requirement" — sind auch die schon erwähnten Feststellungen von Kugelmann mir sehr wichtig, daß auf Insulin-Hypoglykämie der Blutdruck steigt, die Milz sich verkleinert, die Adrenalin-Lymphocytose einsetzt und das Adrenalinzittern, was alles sich bei geeigneter Dosierung durch Sekalepräparate, Gynergen, das dem Adrenalin entgegenwirken kann, ausschalten lassen. Brandt und Katz haben es durch ihre Prüfung am feinen Test des Kaninchenohres fast zur Gewißheit gemacht, daß diese Erscheinungen, die teil haben am hypoglykämischen Shock, wirklich durch Adrenalinausschüttung hervorgerufen sind. Wir deuten uns das so, daß in dieser Situation das Adrenalin mit seiner hyperglykämischen Funktion dann aus der Nebenniere ausgeschüttet wird, wenn Insulin das Niveau des Blutzuckers gefahrdrohend senkt, daß es also hier wirklich wie ein antagonistischer Nothelfer gegenüber der hypoglykämischen Gefahr auftritt. Diese Bezugnahme auf regulatorische Mechanismen scheinen uns das Eingreifen humoraler Regulationen besonders einleuchtend zu illustrieren.

Es wäre reizvoll, in ähnlicher Weise auch sonst die Regulation auf ein Blutzuckerniveau näher zu schildern, welches der Organismus aufrechterhält, „damit" der Betriebsstoff des Lebens den Geweben schnell zur Verfügung steht, also besonders den Skelettmuskeln, bei denen oft Eile nottut, da sie nur bescheidene Reserven im eigenen Muskelglykogen besitzen, während die Leber von der Nahrung aus für ständigen Zufluß sorgt, — einreguliert wieder durch zentrale Steuerung wie humorale Einflüsse und fermentative Vorgänge.

Es ist die Aufgabe der Zukunft, den Diabetes zu beschreiben als eine Störung dieser Regulierungen, und ihn von der Einseitigkeit zu befreien, daß er nichts sei als eine Hypofunktion des Pankreas (Umber), in welche die Diabetestheorie von heute durch die Triumphe der Insulinbehandlung verständlicherweise geraten ist. Wir schilderten das Blutdruckniveau als ein Regulierungsprinzip der Steuerung in den Kapiteln vom Hypertonus, und meinten dort, daß auch pathologische Steigerungen regulierende Nothelfer sein können, wenn sie es sicher nicht immer sind.

Man muß immer wieder feststellen, daß humoral die Einregulierungen auf ein Niveau in der Organisation besteht, in dem Sinne, daß der Organismus, wenn ihn Vorgänge aus dem Gleichgewicht bringen, bestrebt ist, zu jenem Niveau zurückzukehren. Mag man dabei an den Blutzuckerspiegel denken, an die Molenkonzentration im Plasma oder welche Bestandteile sonst, die als Konstanten im Blute vorhanden sind. Analoges gilt von der Einstellung auf das in letzter Zeit soviel bearbeitete Säurebasengleichgewicht. Wir kennen die Regulationen, durch die beim Auftreten saurer Stoffwechselprodukte, etwa der Milchsäure im Muskelstoffwechsel oder der sauren Ketonkörper im Fettstoffwechsel, der Organismus schnell Regulierungen vornimmt durch das Abrauchen der Kohlensäure. Außerdem ist er aber gesichert durch eine Reihe von Möglichkeiten der Pufferung, so daß auch mit saurer und alkalischer Kost die p_H im Blute aufrechterhalten bleibt, auch durch die Alkalireserven der Gewebe. Analoge Einstellungen auf eine Konstante gelten also hier gerade wie bei Körpertemperatur und Blutdruck.

Wir können diese Einregulierungen, und es bestehen noch sehr viel mehr solche Konstanten, man denke an HENDERSONS Normogramm (weil Isotonie, Isoionie und Isohydrie im Blut einander zugeordnet sind), kausal naturwissenschaftlich beschreiben, ja vieles erklären bis in alle Einzelheiten des Geschehens hinein, sei es neural von afferenten Bahnen aus zu den zentralen Schaltungen und efferent bis zu Erfolgsorganen hin. Ebensooft sehen wir mit ihnen unlösbar verknüpft humorale Selbststeuerungen und wissen, welche Regulationsmaßnahmen ergriffen werden, wie reguliert wird. Wir fanden, daß in der Pathologie die Regulierung auf ein anderes Niveau durchaus nicht immer ein Ausgleich ist, also eine „Eu"-Regulation, die einen Schaden ausgleicht. Aber wenn diese kompensierende Vorrichtung nachweisbar ist, erscheint auch sie notwendig, ja nützlich ausgleichend im pathologischen Geschehen, wie die Notreparatur in einer menschlichen Werkstatt. Wir dürfen, wie mir scheint, als biologisches Ziel, die Aufrechterhaltung einer lebensnotwendigen Funktion nicht übersehen, denn nur diese Betrachtungsweise versetzt uns in die Lage, eine ganze Reihe von Verhaltungsweisen der funktionellen Pathologie zu verstehen, welche uns aufzeigen gerade wie beim Normalgeschehen, daß der Organismus als geschlossene Einheit auch unter erschwerenden Bedingungen den Anforderungen gerecht wird, die seine Existenz und seine Erhaltung auch gegenüber der Umwelt gewährleistet. Solche Hypothesen sind voll gerechtfertigt, wenn sie zu Feststellungen führen, die sonst nicht einheitlich zu erfassen sind.

WEIZSÄCKER sagt, wenn wir finden, daß die Blutreaktion die Atemexkursion, die Atemexkursion die Blutreaktion wechselseitig begrenzt, daß also autoregulatorisch ganz wie beim alten Zentrifugalregulator der Dampfmaschine eine Niveausteuerung stattfindet, dann empfiehlt es sich, von Selbststeuerung auf ein Funktionsniveau zu sprechen. Diese Regulation leiste also die Wiederherstellung eines Ausgangszustandes nach Störung aller Schwankung.

Aber unter Regulation sei mehr zu verstehen, nämlich die Anpassung an die stets neuen und immer wieder anderen Situationen von Innenwelt und Umwelt. Nicht die Identität, sondern gerade die Variabilität der Zustände ist das, was wir verstehen wollen.

Betrachten wir einen Entzündungsherd im Gewebe, so drängt sich uns die Entfaltung des Gesetzmäßigen auch zum Einmaligen oder Einzigartigen auf. Ein lokalisierter Schaden trifft ein Gewebe, die Antwort ist die entzündliche Reaktion. Leukocyten oder auch bewegliche Gewebszellen, Histiocyten wandern dorthin, bilden einen Demarkationswall. Die Capillaren machen die bekannten entzündlichen Veränderungen durch, ein zellreiches Exsudat wird in das geschädigte Gewebe gesetzt. Der Herd beteiligt sich nicht mehr am allgemeinen oxydativen Gewebsverhalten, Säuerung im Gewebe tritt auf, wohl nicht nur als Produkt der entzündlichen Zellen, die den Zucker in Milchsäure verwandeln. Die Zellen gehen an ihrem eigenen Produkt zugrunde, und das Gewebe zerfällt nekrobiotisch, der nicht mehr lebensfähige Gewebsanteil wird, etwa bei einem Furunkel, abgetrennt, das Gewebe abgestoßen, der Organismus verzichtet auf dieses unbrauchbare Gewebsgebiet, opfert es auf, um das Ganze zu erhalten. Ungefähr so hat sich RÖSSLE ausgedrückt, als KEMPNER und PESCHEL die Ergebnisse vom Stoffwechsel im abgeschlossenen Entzündungsraum vortrugen, die oben (Kap. 7) geschildert sind. Ist diese teleologische Diktion nur eine façon de parler oder bringt sie uns nicht allein ein Verständnis des Gesamtvorganges, den wir analytisch beschreibend nicht erhalten? Dabei sind wir die letzten, die nicht verlangen, wie gerade jene zahlenmäßigen exakten Ergebnisse zeigen, daß möglichst jede einzelne Phase kausal beschrieben wird, das morphologisch celluläre Geschehen als lebendiges Funktionsverhalten, und ebenso das chemische Geschehen mit seiner Wandlung, dem Absinken der Werte für Zucker, der Abnahme des Bicarbonats im abgeschlossenen Entzündungsraum, weiter der quantitativ erfaßten Werte der Milchsäure, die aus dem Zucker entsteht, und endlich der p_H, die hier nicht wie im zirkulierenden Blute bei ihrem physiologischen Niveau bleibt, sondern Werte erreicht, die mit dem Leben des Gewebes unvereinbar sind. Nur die kausalen Reihen von Feststellungen führen zu neuen objektiven Befunden auf biologischem Gebiet; — aber die Problemstellung geht aus von der finalen Frage: Zu welchem Ziel wird gesteuert?

So werden also zur Erhaltung des ganzen Organismus selbst Gewebsteile preisgegeben. Ich verweise auf VOLHARDS Referat (Internistenkongreß 1932), in dem er ausgeht von jenen Studien AUGUST BIERS (1897) über die Entstehung des Kollateralkreislaufs. Die reaktive Hyperämie nach Kreislaufunterbrechung kommt auch nach Durchschneidung aller Nerven zustande. BIER entwickelte aus diesen Feststellungen den Begriff des „Blutgefühls" der Gewebe, deren Gefäße sich dem arteriellen Blut öffnen, dem venösen verschließen sollen. Daß solchem Ausdruck biologische Forschung mit Widerstand begegnete, ist wohl verständlich. VOLHARD meint, daß die teleologische Fassung die alte „Attraktionstheorie" nun in die kausale Form gebracht hat (EBBECKE 1917): ein tätiges Organ scheidet Stoffwechselprodukte aus, die gefäßerweiternd wirken. Unter den Bedingungen optimaler Sauerstoffzufuhr verengern sich die kleinen Gefäße. Die Öffnung der Capillaren und die Einstellung ihrer Weite auf den Bedarf des Gewebes geschieht unter dem Einfluß kreislaufwirksamer Stoffwechselprodukte der Zelle, die in der terminalen Strombahn offenbar unabhängig vom Nervensystem sind, während wohl die größeren Gefäße neural reflektorisch gesteuert werden, so bei der Wärmeregulation (Rein). Sind jene humoralen chemischen Regulationen in der terminalen Strombahn über das physiologische Maß hinaus gesteigert, so entstehen Reaktionsformen, die einerseits die Zellen schädigen und andererseits Übergänge zur entzündlichen mesenchymalen Reaktion aufweisen. Volhard weist auf jene dreifache Reaktion der gereizten Haut von Lewis hin, die chemischen Charakters ist und eine längere Latenzzeit hat, so daß offenbar mit zunehmender Gewebsschädigung ein gefäßerweiternder Stoff frei wird, der sich durch Diffusion ausbreitet (Histamin-ähnlich oder Histamin selbst). Eingehender sind diese humoralen Reaktionen in jenem Referat Volhards zusammengestellt, uns belehren sie, daß neben jener teleologischen Erklärung — der großen Konzeption Biers vom „Blutgefühl" — wir immer noch zu fragen haben, mit welchen Mitteln — hier also wirklich mit chemischen Stoffen — der Organismus das erreicht, was physiologisch für ihn notwendig ist und dessen Übersteigerung zur pathologischen Reaktion, also der Entzündung und dem Gewebsschaden, führt. Es kommen mir diese nötigen Einzelfeststellungen vor wie die Ermittelung von Ausführungsbestimmungen, über deren Vielheit das einheitliche Ziel der Organisation nicht vergessen werden darf.

Auf dem neuralen Gebiete sind viel erschütternder als auf dem humoralen die Grundfesten der noch herrschenden Lehre im Wanken. Es wird zur Zeit ein Kampf geführt, der zeigt, daß das Schema *Reiz und Reizbeantwortung* nicht ausreicht und daß zwischen dem Element des Reflexes und der biologischen Leistung eine Kluft sich auftut.

Was Pawlow geleistet hat, indem er zum physiologisch vorgebildeten Reflex, dem unbedingten, den „bedingten" Reflex hinzufügte und damit ein riesiges, experimentell so exaktes, Material durch sich und seine Schule uns gab, bleibt eines der größten Verdienste experimenteller Physiologie. Aber was in genialer Konsequenz mit ungeheurer experimenteller Stützung durchgeführt wurde, erscheint doch jetzt unter isolierenden, künstlichen Bedingungen gewonnen, jeder Versuch gewissermaßen einen Grenzfall darstellend. Für jeden Einzelversuch bleiben die von ihm nachgewiesenen Gesetzmäßigkeiten bestätigt, seine Leistung wird an sich nicht dadurch geschmälert, daß Pawlow in einer zu starken Verallgemeinerung alle Funktionen der höheren Tiere und so offenbar auch des Menschen auf jenes Schema Reiz und Reizbeantwortung zurückführen wollte. Es fügen sich aber bei der Betrachtung des Gesamttieres und am deutlichsten der des Menschen, als für diese Probleme kompliziertesten Säugetieres, Beobachtungen hinzu, für welche jene festgestellten Gesetzmäßigkeiten sich nicht als ausreichend erwiesen haben, weil in der Gesamtheit des Organismus Reaktionen auch ganz anderer Art erfolgen. Wir müssen heute mit manchen Kritikern — am intensivsten hat es jüngst wohl Erwin Straus rein literarisch kritisch getan — zugeben, daß die Verallgemeinerung der Deutung der Versuchsergebnisse von Pawlow weit über das hinausgegangen ist, was sie besagen.

Die Ergebnisse unter den gewählten isolierenden und damit künstlichen Versuchsbedingungen sind unbestreitbar und werden nicht von der Kritik berührt. Wir dürfen auch nicht glauben, daß durch eine überwertende Betonung der „Ganzheit“ von allem durch isolierende Versuche Ermittelten abgesehen werden darf, denn wir geraten sonst in die ungeheuere Gefahr, unpräzise, verwaschene Begriffe zu gewinnen und präzis Forschungsergebnisse als Befunde gering zu achten.

Die Frage der „Zentren“ vor allem ist heute fast ungewisser und undurchsichtiger denn je. V. v. WEIZSAECKER hat in seinem Referat über die Neuroregulation auf dem Wiesbadener Internistenkongreß 1931 das JACKSONsche Wort von der Bekämpfung der „Zentrenhierarchie“ wiederholt und mit Nachdruck auf die schon von MAGNUS erhobenen Einwände hingewiesen, daß man aus den Erscheinungen nach Zerstörung einer Hirnstelle nichts Sicheres auf die Funktion dieser Stelle schließen könne. Nicht die Funktion des zerstörten Bezirkes, sondern die regulativen Erscheinungen des nichtzerstörten könnten durch den Ausfall erschlossen werden. Aber auch das wird fast unmöglich, da eben mit dem Ausfall eines Bezirkes sofort der regulative Funktionswandel der übriggebliebenen eintritt und so auch dessen ursprüngliche Funktion nicht mehr erkennbar ist.

Wie ein Modellversuch zur Frage der zentralen Regulation hat sich immerhin noch die Klinik der Encephalitis erwiesen: es wurden zahlreiche Fälle beschrieben, bei denen postencephalitische endokrine Störungen, wie Basedow, Fettsucht oder Polyurie auftraten, auch Steigerungen des Grundumsatzes ohne Basedowsymptome. Das Salbengesicht des Parkinsonismus weist auf veränderte Talgdrüsensekretion der Haut hin, und vor allem ist für die Rolle des Muskeltonus in Beziehung zu den striären Zentren ein großes klinisches Material beigebracht worden — auch hier spielt die vegetativ-neurale Steuerung sicher die größte Rolle (siehe F. H. LEWYS Monographie). Bei dieser Auffassung darf aber nicht übersehen werden, daß es ebenso einseitig wäre, wie das Erfolgsorgan in den Vordergrund zu rücken, dies nun mit jener Differenzierung und Verknüpfung der Steuerungen durch „Zentren“ zu tun.

Für die Klinik wird allenfalls in der Medulla oblongata noch topisch der vegetative Vaguskern von Wichtigkeit bleiben in seinen Beziehungen zu den Bauchorganen, so der Magen-Darm-Innervation, während die Beziehung zur glatten Muskulatur der Luftwege und damit etwa zum Husten anatomisch gar nicht klar ist. Auch die Ursprungsstellen der herzhemmenden Vagusfasern sind noch umstritten, am wahrscheinlichsten haben sie alle Beziehung zum dorsalen Vaguskern. Strittig ist auch jene zentrale Regulierung, die von BRUGSCH, DRESEL und F. H. LEWY in die Formatio reticularis verlegt wird, wie der Wasserhaushalt in der Medulla oblongata von JUNGMANN und MEYER im vegetativen Vaguskern angenommen wird. SPIEGEL, dem wir wohl die beste, kritische Darstellung über „die Zentren des autonomen Nervensystems“ verdanken und dessen Darstellung wir hier folgen, meint auch in bezug auf die bekannten aszendierenden Degenerationen von Zellgruppen in jenem Kerngebiet, die BRUGSCH, DRESEL und F. H. LEWY beschrieben haben: „Von einem Beweise der Annahme, daß der sympathische Acceleranskern, bezüglich das bei der Piqûre getroffene Zentrum der Nebenniereninnervation im Bereich des dorsalen Vaguskernes liege, sind wir noch weit entfernt."

Es mag die anatomische Betrachtungsweise vielleicht über Zentren der Speichel- und Tränensekretion manches aussagen können, die lokalistische Schlüsse zulassenden Beobachtungen am Menschen sind in dieser Richtung sehr spärlich. Ebenso wissen wir nichts Endgültiges über die Vasomotoren- und Schweißzentren, die in der Medulla gesucht werden. Kann auch die Existenz eines rhombencephalen Vasomotorenzentrums nach Tierversuchen als erwiesen gelten, das den Ursprungszellen des Nervus splanchnicus übergeordnet scheint und auf reflektorische und hämatogene Reize mit Änderungen des Blutdrucks durch Beeinflussung des Splanchnicustonus zu reagieren vermag, so liegen doch wieder ausreichende Beweise für die Existenz spezieller vasodilatatorischer Zentren nach SPIEGEL nicht vor: „Besonders schwierig ist die Frage nach der Existenz besonderer Stoffwechselzentren in der Medulla oblongata zu beantworten, hier muß man sich vor allem vor Augen halten, daß die Störungen in bestimmten Stoffwechselvorgängen bezüglich in der Funktion bestimmter Organsysteme nach Einstichen an verschiedenen Punkten des Ventrikelbodens noch lange keinen Beweis dafür darstellen, daß in dieser Region spezielle ‚Zentren' der gestörten Funktion oder Systeme liegen." Auch SPIEGEL bezweifelt, daß alle jene Einzelfunktionen — des klassischen Zuckerstiches wie der neueren Salz- und Harnsäurestiche — auf eigene Zentren zu beziehen sind und vermutet, daß etwa Wärmezentren und gewisse Stoffwechselzentren als weitgehend identisch aufzufassen sind. So wäre denkbar, daß der Glykogenabbau durch die Leber vom diencephalen Wärmezentrum beeinflußt wird, und daß enge Beziehungen zwischen den diuretischen, den Stoffwechselwirkungen bei zentralen Reizen und dem Wasserbindungsvermögen der Gewebe bestehen. „Die Abgrenzung von Zentren für einzelne Teilfunktionen muß daher als durchaus künstlich bezeichnet werden" (SPIEGEL).

Man hatte jene „Zentrenhierarchie" aufgestellt mit dem Prinzip der Über- und Unterordnung. Es zeigte sich, daß, wenn man von einem peripheren Phänomen ausging und zentral in der Betrachtung fortschritt, um so mehr zentrale Stellen gefunden wurden, welche das periphere Phänomen beeinflussen. Für die gewöhnliche Bewegung eines Skelettmuskels, so sagt v. WEIZSÄCKER, gibt man 10—12 zentrale Orte der Beeinflussung an. Man hat Stufen fortschreitenden Funktionswandels bei groben Läsionen verwechselt mit einer Vielheit von Regulationszentren. Der Ausfall definiert nicht die Funktion der zerstörten Region. Wir lernen das Übriggebliebene, Nichtzerstörte, und dessen jetzige Funktion kennen. Umbau der Funktion tritt dort ein, wo nichts zerstört wurde (MONAKOW, GOLDSTEIN). HILLERS Kritik am sog. Zuckerzentrum scheint auch mir zutreffend und in dieser Richtung einen wesentlichen Schritt nach vorwärts zu bedeuten. v. WEIZSÄCKER schließt, daß es sich nicht um Regulationszentren handele, sondern bei jenen zerstörenden Experimenten am Gehirn, wie auch bei den Hirnverletzten GOLDSTEINS, um verschiedene Grade des Funktionsabbaus, nicht also allein um ein lokalistisches, sondern um ein funktionelles Prinzip. Als Goldstein die Sprachstörungen seiner Hirnverletzten untersuchte, scheiterte er an der lokalistischen Zentrenlehre, wie sie von Broca bis zu Wernicke und weiter bis zur Gegenwart von Kleist entwickelt ist, sicher gerade, weil die Sprache auch akustische Ausdrucksform ist für psychische Erlebnisse. Goldstein meint, daß nach Zerstörung von Hirnprovinzen sich eine neue Gesamtsituation aus dem, was dem Kranken verblieben ist, gebildet hat. Seine veränderte Ausdruckssituation entspricht beim Hirnverletzten einer neuen veränderten biologischen Person.

Nichts anderes ist es ja auch, wenn F. H. Lewy an meiner Klinik später zeigte, daß die durch Zerstörung gewisser Hirnteile beim Versuchstier scheinbar zentral ausgelösten, veränderten Stellreflexe sich auch beim gesunden Tier, etwa durch Anbringen einer Klemme an der Haut (Schmerz), oder allein schon durch Änderung der Körperhaltung hervorrufen lassen. Karl Ludwig hat einmal gesagt — Magnus-Levy hat daran erinnert —, daß jene Experimente ihm vorkämen, als wenn man auf ein feines Uhrwerk mit einer Pistole schösse, um an den entstandenen Störungen die Feinmechanik des Uhrwerks zu begreifen. Die komplizierte Koordination vegetativer Funktionen, die im „Funktionsplan" des Gesamtorganismus liegen und gerade auch die Koordination der Stoffwechselvorgänge kann nicht nur lokalistisch erfaßt werden; wenigstens bietet das vorliegende experimentelle und das am Menschen gewonnene pathologisch-kasuistische Material hierfür keine ausreichenden Grundlagen.

Damit wird die Bedeutung etwa des Hypothalamus für die Stoffwechselvorgänge keineswegs bestritten. Sehen wir doch gerade, etwa bei psychomotorischen Erregungen, die enge Zusammengehörigkeit von Pupillenerweiterung, Pulsbeschleunigung, Gefäßverengerung mit Blutdruckanstieg, Splanchnicuswirkung auf die Eingeweide, vermehrte Schweißdrüsentätigkeit, Adrenalinausschüttung ins Blut im Sinne einer veränderten Gesamtsituation, bei der gerade das sympathische Nervensystem in Erregung versetzt ist, wie Weinberg annimmt, unter Erhöhung des Bewußtseinsniveaus. Im Schlaf käme es dagegen umgekehrt zu einem Zurücktreten der sympathischen Erregbarkeit unter vorwiegend parasympatischen Erscheinungen, ohne daß wir aber diese antagonistische Deutung zu weit treiben dürften (H. Zondeks Studien aus der allerletzten Zeit über die Bromwanderung im Zwischenhirn während des Schlafes), auch vergesse man nicht, daß CO_2 ein Auslöser ist für Sympathicustonus.

Als Albrecht Bethe bei Wasserkäfern verschiedene Extremitäten amputierte, stellte er fest, daß unmittelbar danach so schnell Umstellungen in den Beinbewegungen erfolgen, daß von einem „Erlernen", etwa im Sinne des bedingten Reflexes, nicht die Rede sein kann. Beine, welche normalerweise abwechselnd tätig sind, werden zu Partnern, Kiefertaster beim Taschenkrebs, die normalerweise an der Fortbewegung ganz unbeteiligt sind, werden zum Laufen benutzt. „Sinnvoll" erscheinende Änderungen in der Reihenfolge treten bei jeder veränderten Gangart der Extremitäten ein, auch dann, wenn die höheren Zentralorgane ausgeschaltet sind. Die Umstellungen der Koordination können nicht erklärt werden durch die Annahme besonderer für diesen Zweck vorhandener Zentren. Dazu ist die Zahl der Umstellungen viel zu groß. BETHE sprach daher zunächst nur von der „Plastizität" der Nervensubstanz. Er hat jetzt eine Erklärung gefunden, die uns als eine kausale befriedigen mag, und die sich bemüht, die finale Betrachtungsweise auszuschalten, obwohl mir kein Zweifel möglich scheint, daß diese hinzugefügt werden muß, um den kausal erklärten Vorgang erst vollwertig zu begreifen.

BETHE sagt: „Eine Reihe von Tatsachen nötigen uns . . . den bisherigen Begriff des Zentrums, d. h. zentrale Einrichtungen mit spezifischen und unveränderlichen funktionellen Eigenschaften fallen zu lassen. Nicht einmal die primären Kerne der effektorischen (und wohl auch der rezeptorischen) Bahnen besitzen eine Spezifität für die von ihnen aus innervierten Organe, denn sie übernehmen andere Funktionen, wenn sie auf dem Wege der Nervenkreuzung mit anderen Organen in Verbindung gebracht werden. Im funktionellen Sinn muß der Begriff Zentrum fallen, im topographischen Sinne kann er beibehalten werden."

„Die Koordination kann nicht in einer anatomisch im einzelnen festgelegten Organisation ihren Sitz haben, denn sie kann sich beim Wechsel äußerer oder innerer Bedingungen schlagartig (oder auch langsam) verändern und vollständig umstellen; ja sie ist schon unter normalen Verhältnissen in einem dauernden Wechsel begriffen. Alles spricht dafür, daß die Koordination keinen festen Sitz hat, sondern eine funktionelle Erscheinung ist, die sich auf einem ziemlich primitiven und wenig geordneten System von Leitungswegen zwischen Receptoren und Effectoren abspielt . . ."

„Die besonderen Charaktere der Gesamtorganisation eines Tieres scheinen mehr von den Eigenschaften und der Anordnung der peripheren Organe abzuhängen als von den Qualitäten, die das Zentralnervensystem mit sich bringt . . ."

BETHE will zwar die Eigenschaften des Zentralnervensystems, namentlich den Reichtum der vorhandenen Verbindungsmöglichkeiten für das Gesamtgeschehen nicht gering achten, aber er hebt doch hervor, daß man die Fähigkeiten des Zentralnervensystems überschätzt und seine einzelnen Teile in zu hohem Maße mit besonderen Eigenschaften ausgestattet gedacht hat.

BETHES Prinzip der „gleitenden Koppelung" führt ihn zu dem Schluß, daß jedes Geschehen an einem Ort Rückwirkungen auf alle anderen Orte ausübt, „d. h. jedes Geschehen muß sich mit jedem anderen in Beziehung setzen. Wenn dies aber in aller Strenge zutrifft, dann ist es ausgeschlossen, daß zwei Dinge zu gleicher Zeit geschehen, die nicht in einem inneren Zusammenhange miteinander stehen".

v. WEIZSÄCKER meint, wenn wir nur Selbststeuerungen auf ein Funktionsniveau besäßen, so wären wir lebensunfähig, wenn sich alles nur in festgebahnten Reflexen und Reaktionen abspielte: an einer ersten neuen Situation würden wir scheitern. Je durchbrechbarer die nivellierende Autoregulation, um so größer der Kreis der Lebensmöglichkeit, während die Invariabilität der Funktion gerade den krankhaften Zustand oft charakterisiert, etwa bei einer Lähmung.

Vom Tierexperiment ausgehend geht der Physiologe Buytendijk (Groningen) noch einen wesentlichen Schritt weiter in seinem Kampf gegen das Schema Reiz und Reizbeantwortung, wenn er meint, „es gelingt nicht so leicht, ein organisches Gebilde soweit zu mißbilden, daß es sich vollkommen der Reflexlehre anpaßt“. Wenn man die Handlungen eines intakten Tieres untersucht, zeigt sich sofort — so sagt er — daß es unmöglich ist, sie als Kettenreflexe, als bedingte Reflexe, als automatische Vorgänge zu verstehen, und die Bildung neuer Gewohnheit auf Assoziation, Bahnung und Hemmung zurückzuführen. Ja, sogar zwei ganz verschiedene kämpfende Tiere, z. B. Mungo und Kobra, bilden in der Vollendung, welche das rein tierische Leben in vitalen Funktionen über das Menschliche heraushebt, eine Einheit, so geschlossen wie Glieder eines einzigen Individuums. Im bewegten Film erweist Buytendijk den erstaunlichen Zusammenhang dieser beiden kämpfenden Tiere, „wobei nicht nach der Latenzzeit der Bewegungen des einen eine Reaktion des anderen folgt, sondern wobei die Tiere wie zu einer neuen organischen Einheit vereinigt sind“. In der Fülle und Einheit des Lebens scheint ihm die Zweiheit selbst von Subjekt und Objekt zu fehlen, Tier und Umwelt ist eine einzige organische Einheit. Buytendijk folgt, wie Goldstein, hier ganz, unseres Erachtens zu weitgehend, der Gestaltstheorie der Berliner Psychologenschule.

Es kommt nach v. Weizsäcker nicht so wesentlich darauf an, zu erfahren, daß fünf oder sieben verschiedene Reflexe etwa an einer Inspirationsbewegung zusammenwirken, sondern alles kommt darauf an, das Formproblem zu verstehen, wie eine Lebensgestalt auf die andere folgt. Das einfache Kausalschema, so sagt er, versagt schon gegenüber der klaren Frage: „Wer reguliert wen?“.

Weizsäcker möchte jeden biologischen Akt geschlossen aus sich selbst heraus zutreffend erfahren und darstellen und nennt die Einheit und Eigenheit des Organischen den „Gestaltungskreis“, nicht aber schließt er sich der Gestaltshypothese an, in der er eine parallelistische Wendung sieht. Auch andere Kritiker der zur Zeit so aktuellen Gestaltstheorie werfen ihr im Ganzheitsbegriff eine leere Abstraktion vor mit einem energetischen Physikalismus, gerade dadurch, daß auch für die Physik „physikalische Gestalten“ angenommen werden, die auch mir in einem ganz anderen Problemkreis zu liegen scheinen. Dennoch haben diese Auffassungen auch die Biologie weitgehend befruchtet, selbst wenn sie für uns nur das Eine klargestellt hätten, daß der Organismus nicht „additiv“ wie eine Summe zusammengesetzt ist aus einzelnen Teilen, sondern daß im Zusammenwirken der einzelnen Teile ein untrennbares Ganze gegeben ist. Diese neuen Anschauungsarten der Klinik nahezubringen, war mein Motiv, als ich für die inneren Mediziner im Frühjahr 1931 in Wiesbaden jene Referate erbat über die „Neuroregulation“, aus denen hier vieles entnommen ist. Ich glaube, daß das damals noch kaum Verstandene zu einem Wendepunkt im klinischbiologischen Denken werden muß, weshalb ich es hier interpretiere. Es scheint mir kein Zufall, sondern Zeitströmung, wenn der Physiologe Rein auch bei einem Kreislaufproblem Verwandtes für die Frage der vasomotorischen Regulierungen vertrat, indem er einen physikalischen Funktionalismus auflöste und bei der vasomotorischen Regulierung davon ausging, daß die Kreislaufregulation dazu dient, drei ganz verschiedene Leistungen zu regulieren, nämlich den Blutdruck, die Organ- speziell die Muskelarbeit und die Wärmeabgabe, und nun den Wettkampf und Ausgleich in diesen verschiedenen Aufgaben analysierte. Eines wird dabei klar, daß die biologische Wirklichkeit eine so abstrakte Unterscheidung, wie wir sie oben noch didaktisch entwickelten, nämlich die eines Stoffwechsel-, Zucker-, Wärme-, Blutdruck-, Atmungszentrums usw., nicht zuläßt, und daß sich der Sinn dieser Abstraktion aufzulösen beginnt, wenn jeder einzelne dieser Bereiche die anderen mit umfaßt, sie beeinflußt und von ihnen beeinflußt wird.

Oft genug erkennen wir im Krankhaften die Steuerung auf ein neues, den Schaden reparierendes Niveau und beobachten etwa beim Klappenfehler die Umformung, die der Motor erfährt zum Ausgleich des Ventilschadens, als wenn der Organismus seine Reparaturwerkstatt in sich trüge. Gehört doch zum erhöhten Blutdruck, wenn er mechanische Folge ist des Widerstandes in der Peripherie, ein kräftigerer linker Ventrikel als Triebwerk des zu fördernden Blutes, es ist also, als ob die Organisation einen neuen Motor mit einer stärkeren PS-Zahl eingesetzt hätte, wenn wir den Vorgang mit dem primitiven Verfahren einer menschlichen Autowerkstätte vergleichen. Die naturwissenschaftliche Forschung fragt, welche Reize es sind, die beim ausgewachsenen Organismus diese Hypertrophie des linken Ventrikels vollziehen und findet, wie wiederholt erwähnt wurde, daß offenbar die Anspannung gegen die erschwerte systolische Klappenöffnung der Aorta jene Verstärkung und Verdickung der einzelnen Herzmuskelfasern hervorruft (Bohnenkamp). Mir scheint hierdurch nur die e i n e ganz wesentliche, kausale Betrachtungsweise des Geschehens erklärt zu sein, während man so gern jene andere übersehen will, weil sie uns einen Hinweis geben könnte, den anzuerkennen wir uns entziehen, um unser gegenwärtiges naturwissenschaftliches Weltbild nicht zu stören. Aber es muß dennoch gesehen werden, daß, wenn die Organisation auf die größere Anforderung der Leistung des Motors nicht mit der Verstärkung des Motors reagieren würde, der Kreislauf versagen würde. Ohne daß wir es uns eingestehen, drückt sich niemand in der Klinik anders aus, als daß das Herz dem Klappenfehler oder dem erhöhten Blutdruck sich angepaßt hat. Auch die morphologische Änderung, die bis zu einer Verdoppelung und mehr der Wanddicke des Ventrikels führt, wie zu einer Vergrößerung seines Rauminhaltes, ist der neuen mechanischen Forderung für das Verhalten des Gesamtkreislaufs angepaßt, die gestörte Funktion selbst wirkte umgestaltend, den Ausgleich wieder herstellend — Kompensation.

Wie beim Kreislauf wären analoge Beispiele ins Ungemessene zu häufen, wenn man etwa die Technologie des Flugwesens mit dem Vogelflug vergliche, den Skeletmuskel, der heute fast ausschließlich studiert wird in bezug auf seine chemische Energie liefernden Vorgänge (HILL, EMBDEN, MEYERHOFF), als Explosions-Motor betrachtet, wobei es für unsere Anschauungsformen ein plastischer Ausdruck ist, wenn MACLEOD den Zucker als den „Betriebsstoff" des Lebens bezeichnet. Wenn heute es erwiesen scheint, daß die chemischen Umsetzungen sich nicht während der Muskelzuckung vollziehen, sondern in der Ruhepause als Regeneration für den energetischen Vorgang, so daß potentielle Energie gesammelt wird, die dann der Umsetzung in kinetische Energie zur Verfügung steht, scheint es doch an der Zeit, die Leistung der Muskelmaschine nicht nur vom Standpunkt des Energie-liefernden Chemismus zu sehen, sondern als physikalisches Phänomen (BETHE). Vielleicht weist die quergestreifte Muskulatur mit dem verschiedenen Lichtbrechungsvermögen der einzelnen Lamellen wirklich darauf hin, daß aus dem Bereich der Physik nicht nur als Mechanik physikochemische Quellungszustände oder akute Gerinnung (FR. KRAUS), sondern selbst elektrische Vorgänge (FESER), die elektrische Ladung und Entladung mitherangezogen werden müssen und die Potentialgefälle, von denen der elektrische Aktionsstrom nur ein Teil ist, werden die energetische Zuckungsmaschine der Natur, also den Muskel, wieder jenen Forschungen näherbringen, die das Lebenswerk von DU BOIS-REYMOND einst gewesen sind.

Ein quergestreifter Muskel wird, während er arbeitet, besser durchblutet. Daß dies für die Muskelleistung nötig sei, indem er nur auf diese Weise die genügende Sauerstoff- und Zuckermenge erhält, ist uns selbstverständlich. So sehr, daß hier die zweckmäßige Einregulierung ganz im Vordergrunde steht als finale Betrachtungsweise und fast darüber die kausale in den Hintergrund tritt, also die Frage, was denn im arbeitenden Muskel es veranlaßt, daß geschlossene Capillaren sich öffnen, Arteriolen sich weiten, die Strömungsgeschwindigkeit im Gesamtkreislauf bei starker Arbeit zunimmt, das Minutenvolumen des Herzens größere Quantitäten auswirft usw. Es ist ganz selbstverständlich, daß die Fragen, wie jene Regulationen vorgenommen werden, die in viele Einzelprobleme aufzulösen sind, auch kausal beantwortet werden müssen. Aber was die Einzelvorgänge zusammenhält, wird eben doch für unser Erkennen am klarsten so zusammengefaßt, daß das alles betriebstechnische Einzelvorgänge sind, welche die Organisation so ausgebildet hat, daß die arbeitende Muskelmaschine dann mehr von den Betriebsstoffen erhält, wenn sie sie notwendig zu ihrer Leistung braucht. Wir ordnen also hier wohl die kausale Betrachtungsweise als untergeordnete so ein, daß die finale uns als die übergeordnete, jedenfalls als die heuristisch führende, die das Problem erst aufwirft, erscheint. Es ist ganz analog wie bei der Wärmeregulation, bei der alle Einzelvorgänge des „Energieverbrauchs bei der Ernährung" (RUBNERS Werk) dazu dienen, den Warmblüterorganismus in jenem Temperaturniveau zu erhalten, auf das er notwendig für sein Leben gegenüber einer Umwelt mit ihren wechselnden klimatischen Einflüssen eingestellt sein muß. Ganz ebenso pflegen wir zu deuten, wenn wir etwa aus den Gesamtvorgängen des Lebens den Zuckerstoffwechsel herausgreifen und den Abbau der Nahrung, etwa des Rohrzuckers oder der Polysaccharide, der Mehle, im Darm beschreiben durch fermentative Vorgänge, dann die Zuckerresorption, weiter den Aufbau zu Glykogen in der Leber und im Muskel, die Wandlung überschüssiger Vorräte von Glykogen zu Fett in den Depots des Fettgewebes und endlich neben der Zuckerassimilation die Zuckerdissimilation erkennen zur konstanten Einstellung auf ein Zuckerniveau in den Geweben und namentlich im Blut. Die Störungen in der Konstanterhaltung des Blutzuckerspiegels werden dann von der Pathologie studiert, als „Hyperglykämie" und „Hypoglykämie" mit ihren Gefahren, weiter die Regulierung des Niveaus durch das innere Sekret des Pankreas, die Steuerung bei sinkendem Blutzuckerspiegel auf das alte Zuckerniveau zurück, indem etwa Adrenalin zuckermobilisierend eingreift, gegenüber dem hypoglykämischen Shock usw. Wir verfolgen die Regulierungen, die von den sog. „Zuckerzentren" im Gehirn neural ausgehen und sehen wieder zunächst die Lösung darin, daß all diese Maßregeln ergriffen werden, „um" den Organismus bei einem bestimmten für seine Funktion — namentlich die Schnelleistung der Muskelmaschine — so nötigen Blutzuckerniveau zu erhalten.

Ob es die Versorgung der arbeitenden Muskelmaschine, ob es die besonders gesteuerte Versorgung des wichtigsten Motors, des Herzens, durch die Blutversorgung des Coronarkreislaufs ist, ob der Wärmehaushalt, für welchen der Brennstoff wie Kohle verbrannt wird — als Wärme liefernde Wandlung der Energie, und ob es noch so viele bekannte andere Regulationsmaßnahmen sind, wie etwa die der Atmung, des Wasserhaushaltes, der Körpergewichtskonstanz, immer bleibt es bei der Denkform, daß wir alle Einzelmaßregeln analytisch zergliedern, um sie kausal zu erfassen, daß aber all diese kausal erfaßten Einzelheiten von uns zusammengefaßt werden, gerade wie beim Verstehen von Maschinen nach der Aufgabe, die sie zu erfüllen haben, also nach dem Sinn für den Organismus. Wie oft geht die Fragestellung für eine exakte Versuchsreihe vom „Zweck" des Vorganges aus und erweist durch die gewonnenen objektiven Resultate ihren heuristischen Wert, ja für alle Biologie die Unentbehrlichkeit so fragend vorzugehen. Aber auch das Endresultat ist wie der Anfang der Problemgewinnung auf die Ermittlung des Zieles, auf den Zweck des Organismus gerichtet.

Wüßten wir vom Erfindergeist des Menschen nichts und nichts von der Geschichte der technischen Erfindungen, so könnten wir, wie in der Physiologie, etwa bei einem Automobil uns beschränken, es zu betrachten unter dem Gesichtspunkt der Energiebilanz und würden, wie Max Rubner es für die Physiologie gefunden hat, nachweisen, daß die in der Verbrennung des Benzins freiwerdenden Calorien nach Abzug der entsprechenden Wärmeverluste der entfalteten motorischen Kraft des Autos äquivalent sind. Oder wir würden in den Zündkerzen, den Kolbenpumpen der Zylinder eine Organisation erkennen, die einiges Verwandte mit der Muskelmaschine, namentlich dem Herzen, hat, würden in den Kugellagern und Achsen mit ihren Drehungsmöglichkeiten ähnliches beschreiben, wie für die Funktion des Muskel-, Gelenk- und Skeletsystems einschließlich des motorischen Nervenapparates.

Stets muß man betonen, es kann alles auch ganz anders sein, als die Organisation es beim Menschen entwickelt hat, das ist ebenso selbstverständlich, wie neben dem Auto die Dampflokomobile oder der elektrische Triebwagen existiert, ja tatsächlich finden sich in der Natur ungezählte Lösungen einheitlicher in sich geschlossener Organisationen für alle Arten der Organismen, Tiere wie Pflanzen und einzelliger Lebewesen. Jedes in sich ist die Lösung zu einer vollendeten Funktionseinheit und mit ihren Funktionswandel auf die ihr eigene Umwelt eingestellt.

Literatur:

BETHE, A.: Die Anpassungsfähigkeit des Nervensystems, Plastizität und Zentrenlehre. Hdb. d. norm. u. path. Physiol., Bd. XV, 2. Berlin: Julius Springer 1931.

BUYTENDIJK: Kritik der Reflextheorie auf Grund der Erforschung der Verhaltungsweisen beim Tier. Verh. dtsch. Ges. inn. Med., Wiesbaden 1931.

GOLDSTEIN, K.: Über die Plastizität des Organismus auf Grund von Erfahrungen am nervenkranken Menschen. Hdb. d. norm. u. pathol. Physiol. Bd. XV, 2. Berlin: Julius Springer 1931.

— Über Neuroregulation. Erg. inn. Med. 1932.

KRAUS, FR.: Allgemeine und spezielle Pathologie der Person. Leipzig: Thieme.

KROETZ, CH.: Allgemeine Physiologie der autonomen Korrelationen. Hdb. d. norm. u. path. Physiologie Bd. 16. Berlin: Julius Springer 1930.

LEWY, F. H.: Die Lehre vom Tonus in der Bewegung. Berlin: Julius Springer 1922.

SPIEGEL: Die zentrale Lokalisation autonomer Funktionen, Z. f. d. ges. Neur. (Referate u. Ergebn.) Bd. 22, 1920.

v. WEIZSÄCKER, V.: Die Neuroregulation. Verh. dtsch. Ges. inn. Med., Wiesbaden 1931; s. a. Hdb. d. norm. u. path. Phys., Bd. 10, 1927.

Kapitel 18.

Zur finalen Betrachtungsweise für Naturforschung und Klinik.

Kausalität und Teleologie.

Jeder biologische Vorgang oder Zusammenhang ist, so wenigstens scheint es mir, forscherisch noch nicht gelöst und voll verstanden, wenn er bis in die letzten Einzelheiten physikalisch, chemisch und physiko-chemisch lückenlos kausal-naturwissenschaftlich klargestellt wäre.

Er bedarf, um unserem Denken verständlich zu sein, einer zweiten Anschauungsart, der finalen.

Ich weiß, daß diese Meinung von vielen Seiten unter Naturforschern und Medizinern bekämpft wird. Ich gebe auch zu, daß eine so umfassende Übersicht, um hier Entscheidendes sagen zu können, einem Kliniker und Arzt kaum zuteil wird, denn er vermag nicht in der Überlastung der Tagesarbeit sich so auch nur in das Schrifttum der gesamten Biologie und Pathologie zu vertiefen, durch alle historischen Entwicklungen hindurch, wie es notwendig wäre, um auf ein festes Fundament das zu stützen, was ihn, seit er wissenschaftlich nachdenkt und beobachtet als Überzeugung erfüllt.

Aber mag dies letzte, kurze Kapitel von Manchen völlig verworfen werden — besser freilich, wenn es einschneidende Korrekturen erführe von solchen Forschern, die ihre Arbeit restlos der Klärung jener letzten Frage in der Naturbetrachtung widmen können — ich möchte doch dem Glauben Ausdruck geben, daß die kausale Betrachtungsform, so unentbehrlich sie ist und so sehr sie mit den großen objektiven Werten, die sie schafft, das ganz exakte und so notwendige Material unserer Forschung gibt, für unser Verstehen auch außerhalb der psychischen Abläufe nicht ausreicht, und daß wir neben ihr, ja ich meine, dieser Betrachtung sogar übergeordnet, die finale Betrachtungsweise notwendig brauchen.

Das gilt nicht nur für diejenigen unter uns, die das teleologische Denken in der Biologie wie in der Klinik nachdrücklich bekennen, wie etwa unter den Klinikern unserer Tage führend August Bier, sondern auch für jene, die es als einen Notbehelf und eine Verlegenheit ansehen, sich so ausdrücken zu müssen und sich etwa damit entschuldigen, daß jenes Denkprinzip für den biologischen Forscher nur heuristischen Wert habe. Selbst Forscher, welche eine teleologische Betrachtungsweise auf das Schroffste ablehnen und behaupten, sie sei „gefährlich“ für die Naturforschung, und nur innerhalb der kausal festzustellenden Zusammenhänge habe sich naturwissenschaftliches Denken zu bewegen, bedienen sich, ohne es anzuerkennen oder zu merken, der finalen Betrachtung. Ich zweifle, ob diese Anschauungsform außerhalb der belebten Natur notwendig ist, ob der Physiker oder Chemiker, ob der Astronom oder Geologe sie braucht, und vielleicht läßt sich auch für die Biologie eine Entwicklungsreife denken, bei der kausal und final nichts anderes mehr als Richtungen des Verstehens sind, von denen die eine, die kausale, nach rückwärts weist, zu den Anfängen, den Gründen, also den Ursachen als Vorbedingungen, die zusammen das Folgende bewirkt haben, den Koeffizienten, während die finale nach vorwärts auf das Ziel, den Zweck schaut, man meint, daß Phänomene sich aneinanderreihen auf eine bestimmte Aufgabe hin, — jedenfalls wird sie erreicht. Noch aber sind uns beide Betrachtungsweisen, so will es mir scheinen, zum biologischen Verstehen nötig und werden wohl von jedem Biologen angewandt. Die Forscher unterscheiden sich nur darin, daß der eine es zugibt, der andere sich aber nicht bewußt wird, daß er auch diese Denkform anwendet, obwohl er sie prinzipiell nicht anerkennen kann, weil sie ihm transzendental scheint und nur die andere logisch wissenschaftlich.

Ein Beispiel, um ganz verständlich zu sein: Kausal zu erforschen ist die Veränderung der Brustdrüsen während der Gravidität, das Einsetzen der Milchsekretion bei der Mutter nach der Geburt, wobei die neurosekretorischen Einflüsse, die Durchblutung, das celluläre Geschehen des Drüsenapparates rein chemisch, auch hormonal und physiko-chemisch, die Zufuhr der Nahrungsstoffe vom Blute her, ihre Wandlung als Leistung der Milchdrüse zu untersuchen sind, endlich das Produkt selbst in seiner Zusammensetzung an Wasser, Salzen, Albumin, Casein, Milchfett, Milchzucker usw. Wenn diese kausalen Reihen lückenlos in allen Einzelresultaten vor uns lägen, wüßten wir noch gar nichts davon, daß die Entwicklung der Mamma in der Gravidität, die Produktion ihrer Sekretion nach dem Partus final, als Ziel, dahin gerichtet ist, dem von der Mutter gelösten Kinde eine Nahrung zuzuführen, die für die erste extrauterine Phase des Lebens die zugeordnete ist und ideal noch heute durch keine künstliche Ernährung ersetzt werden kann: der Zweck der Milchdrüse, mit allem was kausale Forschung ermitteln mußte, ist die Aufzucht des Neugeborenen, wir verstehen, ja wir finden viele Tatsachen nicht, wenn wir diesen „Sinn“ der Organisation nicht wie selbstverständlich hinnehmen oder voraussetzen. Man wende nicht ein, daß vergleichende Physiologie von der gesamten Tierreihe her uns schildern kann, in wie verschiedenen Formen für die Aufzucht der Nachkommenschaft durch Ernährung gesorgt ist, daß also die Phylogenese uns diese Einrichtungen, wie sie etwa für den Säuger bestehen, entwicklungsgeschichtlich verständlicher macht. Gewiß ist das der Fall, aber auch in solcher phylogenetischen Reihe wird gerade wie bei der Ontogenese in der Embryologie nie von den Forschern das Ziel der Organisation aus dem Auge verloren.

Eine Entwicklungsmechanik (Roux), welche etwa die Kopfkrümmungen, vielleicht dynamisch richtig, nur vom Druck der Eihüllen her verstehen wollte, selbst wenn alle ihre Feststellungen einwandsfrei wären, zeigt eben nur die Notwendigkeit der kausalen Erforschung als wissenschaftliches Fundament auch für die Biologie auf, über dessen Unentbehrlichkeit gar nicht zu streiten ist. Aber selbst, wenn die kausale Entwicklungsgeschichte der Tierwelt wie des Einzelwesens lückenlos vor uns stünde, scheint es mir dennoch unmöglich, zu leugnen, daß das Auge zum Sehen, das Ohr zum Hören bestellt ist, daß das Skelet mit Gelenken und Bandapparat, Scharnieren, Kugellagern und Gestänge zusammen mit der quergestreiften Muskulatur der Apparat ist zu unserer Lokomotion, daß Salzsäure und Pepsin vorhanden sind „zur" ersten hydrolytischen Aufspaltung des Nahrungseiweißes im Magen usw.

Im Worte Erhaltung der Art, Fortpflanzung, erst recht in dem der Anpassung, letzteres auch unbelastet von den Hypothesen Darwins, im Worte Regulation liegt bereits die Anerkennung einer Organisation ganz bestimmter Art, eines Lebewesens, daß, je besser wir es erkennen, gerade mit kausal naturwissenschaftlicher Methodik, uns um so deutlicher zeigt, daß die Synthese der Funktionen zusammengehalten ist zu einem Individuum, das mit seiner Eigenart der aufeinander abgestimmten Funktionen („Korrelationen") für sein Milieu, Innenwelt wie Umwelt, jedesmal eine optimale Einheit darstellt, dabei oft mit anderen Lebewesen, tierischen wie pflanzlichen, notwendig verknüpft ist und schon „für" seine individuelle Erhaltung auf diese belebte und unbelebte Natur angewiesen ist. Ich meine, daß solche Betrachtungsart mit dem gleichen Recht Aufgabe der Naturforschung ist, also zur Naturwissenschaft gehört, und daß, wer nur die eine Blickrichtung gelten läßt, einen Torso des Verständnisses erhält, der ständig der Ergänzung durch die andere Betrachtungsweise bedarf, ja sie scheint mir nicht in stärkerem Maße spekulativer Natur zu sein als die wohl methodisch exaktere Form der Forschung, mit der wir uns sicher glauben, die „Gesetze" der Physik, Chemie und Physikochemie nicht zu verlassen, über welche gerade heute auch diejenigen exakten Naturwissenschaften mit ihren Feststellungen, die sich kausaler Betrachtungsweise bedienen, aussagen, daß sie die „Gesetze" als Abstraktionen ansehen aus dem empirischen Material ihres Gebietes. Wir halten uns selbstverständlich gerade wie jene Disziplinen an die „Gesetze" als den abgeleiteten Regeln aus den Beobachtungsreihen und verlassen keineswegs den gesicherten Boden naturwissenschaftlicher Erkenntnismöglichkeit, wenn wir streng empirisch beobachten und beschreiben, daß ein Warmblüterorganismus auf eine gleichmäßige Temperatur einreguliert ist durch alle möglichen Maßnahmen, die in der Pathologie, beim Fieber, gestört sein können, oder daß der weibliche Organismus des Säugers eingestellt ist auf die Ernährung der Jungen durch das Produkt der Milchdrüsensekretion oder endlich, daß der Kreislauf dem Transport von Sauerstoff und anderem notwendigen Betriebsmaterial für das Leben der Gewebe dient und daß in hohem Maße das Angebot des zugeführten Blutes abhängt von der Nachfrage der Gewebe. Diese Beispiele sollten genügen, um aufzuzeigen, daß, wenn wir streng kausal beschreiben, wir das Verständnis dafür nicht bekommen, daß biologische Feststellungen, als für das Leben notwendige, vom Leben geforderte Leistungen uns erscheinen.

Wem diese Anschauungsform „gefährlich" scheint, weil sie oft zu Fehlschlüssen geführt habe, dem sei entgegnet, daß überall, wo der Verstand sich zu verstehen bemüht, er der Gefahr des Irrtums ausgesetzt ist: was alles hat auch bei der kausalen Betrachtungsform korrigiert werden müssen. Jede Erkenntnis bleibt Teilwahrheit, die im Verlauf wissenschaftlicher Entwicklung umwälzende Korrekturen erfährt.

Die Gefährlichkeit ist kein Gegenargument und gehört zu jeder Forschung, also auch zur Naturforschung, mögen wir ein kausales oder ein finales Denkprinzip anwenden: nicht das eine soll gegen das andere ausgespielt werden: beide Betrachtungsformen scheinen mir unentbehrlich, zum Finden wie zum Verstehen, sie bekämpfen sich nicht, stören sich nicht, sondern ergänzen notwendig einander. Man möge sich an den Beispielen der Wärme- oder Kreislaufregulation, gerade auch bei Störungen dieser Regulierungen klarmachen, wie unverständlich für die Gegenwart streng kausale Beschreibungen bleiben würden, wenn nicht überall der „Zweck" des Vorganges vorausgesetzt würde. Gerade hier hat die Klinik als funktionelle Pathologie viel der Physiologie zu geben, von der sie soviel empfangen hat. Denn die Klinik vermag oft gerade erst an der Störung die Aufgabe der ungestörten Funktion zu erkennen. Durch die Akromegalie kam man auf eine hormonale Wachstumsregulation durch die Hypophyse, vom Insulin wüßte man nichts, hätten nicht klinische Assistenten einst das Pankreas exstirpiert, und der Physiologe E. Pflüger bestritt lange die richtige Deutung gegen v. Mehring und Minkowski, der Zweck des Inselapparats wurde nur dadurch erkannt — wieviel anderes mehr wäre hier noch zu nennen.

Wie die Natur das beobachtete Phänomen bewirkt, also die kausale Betrachtungsweise ist der Forschung unerläßliches Postulat zum Finden, aber daß jenes Wirken schaffend zur Erhaltung, versagend als Zerstörung beobachtet wird, ist nicht nur als heuristische These fruchtbar. Mir scheint es zentrale Frage im Gesamtbereich der Natur.

Wir verdrängen diese Art der Betrachtungsweise, weil sie weltanschaulich der Gegenwart im naturwissenschaftlichen Rahmen nicht paßt, obwohl wir uns ständig larviert dieser Ausdrucksform bedienen. Scheint es uns nicht gekünstelt, wenn wir es vermeiden wollten auszusagen, die Mücke hat einen scharfen Stachel, damit sie die Haut des Menschen durchdringt und sich aus den Capillaren das Blut als Nahrung in ihr Verdauungsrohr saugt? Panzertiere haben keine Sensibilität, dort, wo sie schon durch die Festigkeit ihres Panzers vor Verletzungen geschützt sind, während die Sensibilität unseres gefährdeten und so wichtigen Auges eine besonders feine ist. Innere Organe besitzen nicht die Art der Tast- und Schmerzempfindung wie die Haut, aber auf Dehnung eines Hohlmuskelorgans erfolgt der warnende Schmerz wie das

Notsignal der Dampfpfeife, ebenso auf ungenügende Blutversorgung des Herzmuskels, so daß der Schmerz den Gehenden zwingt, auf der Straße stehenzubleiben. Sofort bedarf dann bei Körperruhe der ungenügend versorgte wichtigste Motor des Menschen weniger Blut und der Herzschmerz der Angina pectoris schwindet. Die Angst ist nirgends größer und berechtigter als bei schwerer Angina pectoris, „weil" die Funktion dieses Organs, des Herzens, die lebenswichtigste ist. Es scheint mir tiefer erfaßt, wenn wir nicht die Formulierung wählen, daß jedes Tier seiner besonderen Umwelt optimal angepaßt ist, sondern daß es mit seiner Umwelt eine Funktionseinheit bildet (v. UEXKÜLL). Niemand wird das Gift der Kobra, das Geweih des Hirsches anders ansehen denn als Waffe, die Hände als weniger gefährliches, aber dennoch vollendetes Werkzeug auch für den Kampf, das im Zusammenhang mit unserer Hirnorganisation uns jene an sich wirksameren Waffen der Tiere überflüssig macht, schufen wir doch die schauerlichsten Waffen auf diesem Planeten.

Für das Verstehen der Organisation des menschlichen Auges hat es gewiß größte Bedeutung, wenn vergleichende Anatomie und Physiologie die photorezeptorischen Apparate der ganzen Tierreihe studiert, wenn die Embryologie zeigt, wie verschiedene Keimblätter sich an seiner Bildung beteiligen und wie schließlich die optimale Funktion für die Umwelt des Menschen im Raumsinn des stereoskopischen Sehens des Doppelauges gegeben ist (HOFMANN). Enthebt uns aber diese phylogenetische und ontogenetische Betrachtungsweise der Pflicht anzuerkennen, daß das fertige Auge des Menschen wie ein Industriefabrikat eine Linse besitzt, die in ihrem Krümmungsradius sich anpaßt auf die Bildschärfe beim Sehen in die Nähe und die Weite, wie die menschliche Technik es mit der Glaslinse niemals zu leisten vermag. Ich weiß nicht, ob die Irisblende des photographischen Apparates von der Technik geschaffen wurde als Imitation der weit vollendeteren Iris des Menschenauges und ob die schwarze Auskleidung der photographischen Kamera nicht auf weit einfacheren optischen Kenntnissen beruhte wie auf der Kenntnis des schwarzen Pigmentes der Choroidea. Aber immer scheint es mir unmöglich, neben allem notwendigen Studieren des Werdens der Organisation und des Funktionierens des gewordenen Apparates eines Sinnesorgans die Tatsache nicht in den Hintergrund zu stellen, daß ein Werk vorliegt von so erstaunlichen Ähnlichkeiten mit den Produkten des technischen Erfindungsgeistes des Menschen, die freilich unbeholfen und primitiv sind gegenüber dem, was uns als schöpferisch in der Natur erscheint, daß diese Analogie nicht als zufällig, wie es wohl meist geschieht, angesehen werden kann: „wär' nicht das Auge sonnenhaft, die Sonne könnt' es nie erblicken" (Goethe).

Die Tatsache, daß die Natur einen so vollendeten Motor wie das Herz in Millionen von Exemplaren täglich erzeugt, wie ihn die menschliche Industrie nicht annähernd gleichwertig zu liefern vermag, darf nicht dadurch in ihrer Dimension verkleinert werden, daß man sich durch die Zeitlupe von Jahrmillionen, durch Erbgesetze, also durch phylogenetische Betrachtungsweise, durch

Entwicklungsmechanik oder gar durch Zufallstheorien darwinistischer Epigonen den Blick für das Faktum an sich trüben läßt. Auch die embryonale, entwicklungsgeschichtliche Betrachtungsweise, die aus dem ursprünglich Einfachen das Verwickelte ableitet, zeigt zwar das Werden auf, vorwiegend morphologisch, ähnlich wie die Phylogenese, aber ich kann nicht sehen, daß hierdurch das Gewordene, Fertiggestellte, etwa das menschliche Herz, als vollendeter Motor, weniger unverständlich ist als erreichte grandiose Leistung der Natur — hier versagt die mechanische Deutung, wenn sie das Entstandene allein aus dem Entstehen erklären will.

Solche Betrachtung legt es wenigstens nahe, auch den „Bauplan" des Kreislaufs oder alle anderen Funktionssysteme zu ermitteln, „als ob" es gälte, eine umfassende technische Anlage in ihrer Leistung betriebstechnisch zu verstehen und deren Betriebsstörungen als Versagen vorhandener komplizierter Regulationen zu erkennen, um dies Versagen zu beseitigen oder ihm vorbeugen zu können.

Es bedarf also der *Zweck*frage, richtiger vielleicht der *Ziel*frage, der Frage nach der Lenkung bei jeder Regulation bis in letzte Einzelheiten hinein. Wir können sie weder bei der Beschreibung der Atemregulation, noch der Wärmeregulation entbehren, auch wenn wir wissen, daß die Natur für jede Spezies mit anderen Regulationen und dazu dienenden Apparaturen die Einheit zwischen Umwelt und Art geschaffen hat.

Ist es wirklich Anthropomorphismus, wenn wir zweckmäßig sinnvolle Verhaltungsweisen zunehmend in der Entwicklungsgeschichte der Pflanzen, mehr noch der Tiere und am ausgeprägtesten beim Menschen sehen? Projizieren wir denn in der Tat das, was wir aus unserem inneren Leben, der Introspektion, kennen als Motiv und Handlung, als sinnvolles Verhalten in die übrige lebendige Welt hinein? Ich meine, wer unbefangen die Natur betrachtet, begegnet einer Welt, die wir nicht anders verstehen können, als daß auch hier ein sinnvolles Verhalten besteht. Gewiß ist es immer nur für uns der Mensch mit seinem Denken, der die Dinge beobachtet und nach seinen Fähigkeiten deutet. Aus diesem denkenden Gestalten kann sich kein Mensch befreien.

Dann aber ist jede Wissenschaft und gerade auch exakteste Naturwissenschaft anthropomorph. Was ist in die Tausende von empirisch gesicherten Feststellungen der lebendigen Natur von unserer Denkform hineinprojiziert? Ich vermag wohl zu sehen, daß solche Deutung nur Projektion unserer Mentalität scheint. Was unterscheidet ein Werkzeug, eine Maschine, die wir Menschen verfertigen, von dem kunstvollen Netz, das eine Spinne zu rechter Zeit an geeignetem Orte anbringt, „damit" die Fliege als ihre Nahrung sich dort verfängt? Wir wissen, daß die Erfindungen des Menschen sich „bewußt" vollziehen, nachdem wir die Kenntnisse aller vergangenen Generationen verwertet haben, so daß sich eine neue Erfindung in der so kurzen Spanne eines Menschenlebens vollziehen kann. Von solcher Erfahrung ist beim Tier, gar bei der Pflanze keine Rede, und eine bewußte Verfertigung, etwa eines Spinnennetzes, würde uns beim Tier das Schaffen seines Instrumentes nicht klarer machen, als unsere Meinung, daß das Tier aus seiner Organisation heraus notwendig gebunden ist, seine Leistungen zu vollziehen. Für diese mag es Jahrmillionen brauchen, ohne daß Bewußtseinsvorgänge den zahllosen Einzelexemplaren, die schaffend wirken, als individuelles Bewußtwerden zugeschrieben werden muß. So jedenfalls ist es nicht, daß alles, was sich nicht bewährt, im Kampf ums Dasein durch Auslese untergeht und nur deshalb das Übrigbleibende sinnvoll scheint, wie wohl DARWIN meinte.

Gegner der teleologischen Betrachtungsweise haben etwa gesagt: Nun, wenn die Salzsäure nicht die hydrolytisch-peptische Spaltung der Eiweißkörper im Magen besorgte, wäre eben ein anderer Chemismus vorhanden, und es ginge mit der Ernährung auch.

Dieser Standpunkt scheint mir verwandt mit der Theorie des Darwinismus, daß Kaninchen aller Farben auf den Schneefeldern des Nordens gelaufen sein sollen und nur die weißen Tiere nicht weggefangen wurden — „natürliche Auslese“. Schon bei der Mimikry vieler Käfer und Schmetterlinge in ihrer Ähnlichkeit mit Baumrinde oder Laubblatt wird die Vorstellung abwegig, daß alle möglichen Formen bestanden, dann aber unterlegen sind, bis auf die „zufällig“ so ähnliche, die sich im Kampf ums Dasein behauptete. Wer die Sinnestäuschung erlebt, der auch der von der Mimikry wissende Mensch unterliegt bei einem Borkenkäfer oder einem solchen Schmetterling, der genau wie ein Blatt aussieht, kann kaum zweifeln, daß Anpassungen auch über die Organisation der Art weit hinausgreifen und daß diese Tiere und Pflanzen irgendwie zusammengehören. Ist das der Fall, sollten wir unbesorgt um den Vorwurf der Unwissenschaftlichkeit auch für die Korrelation der Funktionen von Organsystemen innerhalb des Einzelwesens solche uns sinnvoll scheinenden Anpassungen gelten lassen und als Aufgabe oder Zweck eines Funktionssystems beschreiben.

Aber dürfen wir nicht doch, freilich nur als Hypothese, auf Grund so vieler Stützen es wagen auszusagen, daß zum Wesen des Lebendigen ein Schaffen gehört, welches für jedes Geschöpf *Vollendung* bewirkt, so daß jede Spezies, wie UEXKÜLL es meint, für ihre Umwelt ein vollendet Zugeordnetes darstellt?

Dann wäre auch unser schaffender, erfindender Geist ein Teil jenes wirkenden Naturganzen. Nicht anthropozentrisch scheint mir dieses Glauben, sondern die „Physis“, die Natur, hat schöpferische Fähigkeiten und deshalb haben auch wir sie und erfinden vielleicht verwandter der Natur, als wir es denken, nach ähnlichen Notwendigkeiten. Es bliebe davon abweichend freilich jenes introspektive Bewußtwerden, als das erdenkende Schaffen des um sich wissenden Menschengeistes; in diesem Unterschied des Überlegens bei uns selbst mag die Erklärung gegeben sein des wesentlichen Unterschieds auch im Tempo menschlicher Erfindungen. Was verschlägt das für eine Betrachtung, welcher Jahrmillionen nichts anderes sind als ein Tag. Sollte unser Zeitalter der Zeitlupe und der Raffung der Zeit im kinematographischen Film das nicht etwas besser verstehen als jenes, das nach DARWIN die natürliche Schöpfungsgeschichte dem Zufall durch Selektion, Zuchtwahl, Kampf ums Dasein wahllos überließ.

Uns vermittelt das gesprochene und geschriebene Wort, Sprache, Schrift und Buch als Geschichte den Fortschritt menschlichen Denkens gerade auch aller Technik. Damit setzt sich ein Wissen fort vom Erworbenen, so daß wir bei jeder Erfindung die Fortsetzer sein können, in der Imitierung auch der Natur. Da kein Mensch in der Kulturwelt auch als Erfinder von vorn anzufangen braucht als Individuum, im Gegensatz zu allen Tieren, nimmt der Mensch eine völlig bevorzugte Stellung in der Natur ein, ohne hierzu der „Vererbung erworbener Eigenschaften", jenem entscheidendsten, noch immer ungelösten Problem der Entwicklungsgeschichte, zu bedürfen. Es ist die Überlieferung des Erworbenen ohne biologische Vererbung das spezifische Gut des Homo sapiens, das uns in dieser Hinsicht allen anderen Geschöpfen überlegen macht. Aber wenn man die ganze Reihe der Erfindungen des Menschen übersieht, auch nur in der ganz kurzen historischen Epoche, die uns zugänglich ist, kommt es zur brennenden Frage: Ist das wirklich nur bewußte Nachahmung dessen, was die Natur erschafft mit einigen Modifikationen, in denen der Mensch sogar der Natur überlegen ist, etwa in der Fähigkeit, ein Rad zu bauen, das sich ständig in gleicher Richtung drehen kann, oder sind nicht auch wir Teile der erfinderisch schaffenden Natur?

Nur ganz wenige Beispiele mögen willkürlich angefügt sein: eine Wespenart (Eumenes tricolor) lähmt durch Stich und Gift die Nervenganglien für die Motorik von denjenigen Raupen, die ihrer Brut, den Wespenlarven, zur Nahrung dienen sollen. Diese gelähmten Raupen bringen sie in ihr Nest, ein aus Lehmstücken gebautes Säckchen. Die gelähmten Raupen werden gerade nur in derjenigen Menge als lebende Nahrung hineingeschafft, — quasi als Frischkonserven, die nicht faulen können —, welche ausreicht, um der Larve für ihr Wachstum die notwendige Quantität an Nahrung zu bieten. Zuletzt wird in das Nest das Ei zentral an einem Faden hängend von der Wespe angebracht, die Nesthöhle mit Lehm geschlossen. Holt man, während die Wespe sammelt, die gelähmten Raupen heraus, so sammelt die Wespe dauernd weiter. Füllt man, während sie fortfliegt, die herausgeholten gelähmten Raupen bis zur nötigen Menge wieder nach, hört sie mit dem Sammeln auf. Das Ziel ist also die Quantität bei der Sammlung. Sie muß reichen, bis die aus dem Ei sich entwickelnde Made groß genug ist, ihr Nest verlassen zu können, das ist der Zweck der Sammlung. Die Wespe vollzieht jene „Lumbalanästhesie" genau an den anatomisch richtigen Stellen der Ganglienknoten, Todesfälle bei den Raupen durch schlechte Stich- oder Dosierungstechnik der Wespe sollen dabei nicht vorkommen.

Eine bestimmte Hausfliegenart legt ihre Eier nur in e i n e Heuschreckenart. Dort entwickeln sich, also im lebenden Wirt, die Eier zu Larven. Die Heuschrecke stirbt regelmäßig ab, aber erst, wenn die Larven reif sind, da diese erst zuletzt an die vital wichtigsten, dem Kopf nahen Ganglien, Nahrung verzehrend, herankommen.

Fliegen, deren Stachel Freßwerkzeuge sind, im Gegensatz zum echten Hinterleibsstachel vieler Insekten, sind nur in wenigen Gruppen Blutsauger und stets nur die Weibchen, wie uns das von unseren Stechmücken geläufig ist. Die Männchen leben vom Pflanzensaft und haben nur ein Rudiment von Stachel.

Diejenigen Stechmücken, welche Blutsauger sind, bedürfen des Blutes offenbar nur als Nahrung zur Eiproduktion; für diese ist das Blut, z. B. bei den Anophelesarten, obligate Nahrung.

Für unsere Stechmücken ist nach von Uexküll das Blut in unseren Hautcapillaren und die Haut gerade des Menschen mit ihrem auf weite Strecken von den Mücken wahrnehmbarem Geruch „Umwelt".

Eine Wespe stößt mit dem Hinterstachel durch das Pflanzenblatt nach unten hindurch und trifft die unter dem Blatt sitzende Raupe, die sich aber sofort zu Boden fallen läßt, wenn sie das Insekt wahrnimmt, das sich über dem Blatt nicht gut verbirgt.

Ich danke diese Beispiele einer Unterhaltung mit einem jungen besonderen Kenner der Insektenarten der Afrikanischen Union (Lingnau).

Von F. Kraus ist mir geläufig die Beziehung zwischen den Blättern der Kapuzinerkresse und den Blattläusen, die an der unteren Blattseite oft zahlreich sitzen. Schneidet man das Blatt ab, so daß es welkt und die Läuse also keine Nahrung mehr erhalten würden, so sprossen ihnen kleine Flügel, mit denen sie an das nächste Blatt fliegen. Sobald sie dort festsitzen, gehen die Flügel wieder zurück.

Allbekannt sind die Beziehungen der Befruchtung der Blüte mittels der Übertragung des Pollenstaubs durch den behaarten Hinterleib der Bienen, die ihrerseits aus den Blüten den Honig saugen, um ihn zu ihrer Erhaltung im Stock zu speichern.

August Bier sagt drastisch, der Eichelhäher sei „viel klüger" wie manche Forstbeamten, wenn er auf großen Feldern die Eicheln in regelmäßigem Reihenabstand so einlegt, wie es eine wirtschaftliche Forstverwaltung in den Entfernungen nicht besser vornehmen könnte, und diese gepflanzten Eicheln sind für den Eichelhäher nicht etwa weit auseinandergelegte Nahrungsvorräte. Botaniker und Zoologen, ja auch Laien werden ganz große Reihen solcher Beziehungen zwischen weit auseinanderliegenden Arten, auch zwischen Tier- und Pflanzenwelt, kennen. Auch der Mensch braucht im Darm seine Colibakterien, seine bestimmte Bakterienflora überhaupt, und ist angepaßt auf die ihm zugängliche Nahrung; das Huhn soll bei seinen Darmerkrankungen Beeren im Walde herausfinden, die zu seiner Behandlung nützlich sind, wie in präzisen „psychologischen" Experimenten über das Huhn von dem Psychologen Katz in Rostock festgestellt ist.

Fragt man sich, was am Schluß dieses Buches diese Beispiele sollen, so ist es die Hinwendung auf ein geordnetes, also kosmisches Ganze, das das ärztliche Forschen dem weiteren naturforschenden Erkennen einordnet. Der Mensch als Erfinder und Konstrukteur macht das alles ja ähnlich. Schieben wir deshalb ein ähnliches sinnvolles Verhalten den Lebewesen unter, wie es in der Lehre der Psychismen geschehen ist, dann verdienen wir sicher den Vorwurf, anthropomorph zu denken. Die beobachteten Correlationen in der Natur — ihrer sind Legion — müssen nicht so gedeutet werden, aber handeln wir nicht doch als Erfinder und Konstrukteure, wie die Natur selbst, naturnotwendig, weil wir auch ein Naturteil sind?

Dann läge das Formative, das Schaffende und das Schöpferische für jede Spezies als vollendete Funktionseinheit für ihre ihr zugehörige Umwelt im Wesen des Naturgeschehens. Daß das Tempo eines Menschenalters und das von Jahrmillionen verschieden ist, schiene nichts wie eine quantitative Differenz, also kein Unterschied im Wesentlichen.

Die Naturforschung bemüht sich, die ermittelten Organisationen als Variationen hinzustellen, die heute nur von wenigen Biologen noch als Zufall aufgefaßt werden wie in jenen alten Vorstellungen Darwins von der Selektion, der Anpassung, dem Kampf ums Dasein. Sie hat, soweit ich orientiert bin, eingesehen, wie mangelhaft diese Erklärungsversuche sind, hat andere aber bisher wohl noch kaum gefunden. Es ist Pflicht der Wissenschaft, zu bekennen, was sie nicht oder noch nicht erklären kann und keineswegs alles Beobachtete als bereits verstanden hinzustellen, wie Ernst Haeckel es einst, sich an die Laien wendend, tat, um gar seinen Monismus als „Weltanschauung" und materialistischen Religionsersatz anzupreisen.

Wir sehen, daß Funktionen im Einzelorganismus vollendet zusammengefügt sind, in harmonischer unlösbarer Zusammengehörigkeit, und dürfen nicht mehr glauben, daß phylogenetische oder ontogenetische Betrachtungen, also Entwicklungsgeschichte und Embryologie, uns darüber belehren, warum jene Wandlung sich vollzieht. All diese Studien und so auch die der Partiarfunktionen im Menschen mit ihren Regulationen sind absolut notwendig, um im Verstehen vorwärtszukommen. So großes und ausgedehntes, reales Wissen hier erschlossen ist, es darf darüber auch für den naturwissenschaftlich orientierten Arzt nicht vergessen werden, daß im Biologischen ein Etwas sein muß, mag man es Streben oder Lenkung nennen, das mit der Erbentwicklung eine einheitliche Zusammenordnung schafft, die uns bei unbefangener Betrachtung als sinnvoll erscheint. So bekennen wir uns zur Teleologie. Mir scheint es, daß wir in unserem technischen Erfinden Wesensverwandtes leisten, wie das biologische Substrat, weil auch wir ein Teil des biologischen kosmischen Ganzen sind. Dabei bleibt für den Biologen ein entscheidendes, noch immer strittiges Problem die Vererbung erworbener Eigenschaften und die Mutation der Arten.

Man wird vielleicht zu den Eigenschaften des Biologischen neben den chemischen, physikalischen, physiko-chemischen Eigenschaften, neben denen der Reizbarkeit, der Anpassung, der Spaltung im Sinne ungeschlechtlicher Zeugung und der Kopulation als geschlechtlicher Fortpflanzung der Art, zu den Erbgesetzen doch auch eine Eigenschaft hinzufügen müssen, nur auf Grund der Erfahrung, die wie ein schöpferisches Gestalten der lebendigen Natur uns scheint, die wir unmittelbar erleben aus unserer Gestaltungsfähigkeit des menschlichen Werkzeuges, dessen Erfindung wir allerdings introspektiv als unsere Leistung ansehen. Durch alle Trugschlüsse dieser Introspektion hindurch, die wir nur zu einem kleinen und sehr verzerrten Teil im sogenannten Ichbewußtsein und in der Fähigkeit des Geistigen, soweit es erfinderisch ist, wahrnehmen, scheint mir die Möglichkeit gegeben, eine biologische Grundeigenschaft aller lebendigen Organismen zu ahnen, die freilich in ganz verschiedenem Grade ein Gemeinsames enthält, *im Sinne selbstschöpferischer Gestaltung.*

Schneidet man den Zweig einer Weide oder einer Rebe ab, so schlägt er Wurzel, wenn er in das Erdreich gesteckt wird, sonst aber kommt es nicht dazu. Es liegt also im Zweige, eine immanente Tendenz von undifferenziertem Gewebe, ganz so wie im Knochen die Heilfähigkeit sich nur äußert, wenn er gebrochen ist, wie die Neubildung von Gewebe zur Vernarbung nur zustande kommt, wenn eine Wunde klaffte, welche die Organisation schließen muß, soll der Organismus nicht zugrunde gehen. An diesem Verhalten, das August Bier in seiner Lehre von der Regeneration breit ausgebaut hat, wird man am besten erkennen, daß ich nicht auf Analogien mit unseren psychischen Verläufen hinaus will, wohl aber den Glauben habe an Ähnliches, wie es Bier als hippokratische „Physis" meint. Erhaltung des Lebens, Fortsetzung des Lebens, Wiederherstellung des Geschädigten, Restitutio ad integrum, Ausstoßung des abgestorbenen Gewebes sind zusammengehörige Phänomene vom Sein, Verharren, sich Erhalten, Entstehen, schöpferischen Werden und sich Fortsetzen, — Äußerungen biologisch-kosmischer Ziele.

Wir sind uns bewußt, daß wir hier an Grenzen des Wissens stehen und daß ein Schauen beginnt, welches sieht, daß das Beobachtete mit kausaler Erklärung allein nicht verstehbar ist, ja daß es sich unterzuordnen hat finaler Betrachtungsweise. Hegel schuf ein teleologisches Weltbild, nicht ein materialistisches. Die Ziele des Lebendigen im Einzelnen sind uns oft erkennbar, erkennbar ist weiter, daß alles Lebende in gegenseitigen Abhängigkeiten steht, aufeinander angewiesen, zugeordnet, in dem Sinne kosmisch geordnet, — darüber hinaus, über jenes gestaltende Schauen, sind wir nicht gekommen. Die Naturforschung wartet auf denjenigen, der wohl eher in den Spuren von Lamarck und Goethe schreiten wird, als in jenen von Darwin.

Der Darwinismus bemühte sich neben jenen Erklärungen durch Zuchtwahl, Auslese, Kampf ums Dasein durch den Entwicklungsgedanken, dem auch die heutige Naturwissenschaft unbeirrt folgt, die Fragestellung vom Wesentlichen unwissentlich abzulenken. Daß die Entwicklung eines Automobils von den Rohmaterialien bis in alle einzelnen Formungen und Zusammensetzungen beschrieben wird (Embryologie, Ontogenese) oder die Erfindungsgeschichte eines sich fortbewegenden Wagens historisch mit noch so vielen Zwischengliedern (Paläontologie — Missing links), gibt ein Verständnis für das Fertigprodukt auch am laufenden Band nebst seinen Fehlleistungen (Mißbildungen), würde aber in der Technik nur als eine Scheinlösung des Problems angesehen werden. Kennt man in einer Fabrik jede Maschine, die Rohstoffe und die Fertigfabrikate, die Leistung jedes Arbeiters und Direktors, dann ist die Fabrik noch nicht verstanden, sofort aber, wenn man weiß, welchem Zwecke sie dient, wofür die ganze Konstruktionsleistung des Werks gedacht ist.

Ähnlich bleibt zwar unsere wissenschaftliche Aufgabe des Erkennens, die Analyse des Organismus in all seinen Teilen, Funktionen und zusammengeordneten Regulationen. Auch sie scheint mir aber weder onto- noch phylogenetisch wirklich verstanden, so wenig wie eine Fabrik, denn es fehlt die Erklärung, *warum* das alles sich zur Organisation zusammenschloß.

Mir erschien immer das Verschieben auf Jahrmillionen einer biologischen Entwicklungsgeschichte zwar eine Methode, biologische Wandlungen etwa als Mutationen verständlicher erscheinen zu lassen, obwohl nicht kontrollierbare Änderungen und Anpassungen für nicht zu übersehende Zeiträume eingeschoben werden müssen. Ich will nichts als betonen, daß wir diese biologischen, scheinbar so sinnvollen Adaptierungen nicht besser erkennen können, wenn wir uns derart auf endlose kaum erforschbare Zeitspannen zurückziehen. Der Astronom operiert ganz anders und zu anderem Zwecke mit seinen Lichtjahren.

Es will mir scheinen, daß wir auch heute noch in diesem letzten Erkennen von der lebenden Natur kaum weiter sind als SPINOZA, der Natur und Schöpfer gleich setzte: „Natura sive deus". Die Klinik und Pathologie lehrt die Natur zu erkennen nicht nur als die schöpferische. In den defensiven, reparativen, regenerativen, immunisatorischen Funktionen, fügt sie zur Natur als Schöpfer die Natur als erhaltendes, ja heilendes Prinzip, offensiv und defensiv, Reparation und Regeneration — zur Natura generatrix die Natura regeneratrix. Mag das ein außerwissenschaftliches Glaubensbekenntnis zur „Physis" sein, das andere ignorieren oder bekämpfen mögen, einigend für alle Standpunkte ist für diese letzten Fragen immer nur, daß wir nicht wissen und nicht wissen können, weil wir offenbar an den Grenzen stehen der Naturerkenntnis für den Menschen.

Das führt den Einen zu kritischer Resignation, den Anderen zum spekulativen Schauen — das Leben bringt beide Geistesrichtungen hervor, so braucht auch die Klinik als biologische Disziplin beide Mentalitäten unter ihren Forschern. Dann fügt sich zur kausalen Betrachtungsweise die finale.

Dieses Buch will Beides nicht entbehren: Kausalität und Teleologie.

Lehrbuch der inneren Medizin. Von G. von Bergmann-Berlin (mit F. Stroebe-Berlin), R. Doerr-Basel, H. Eppinger-Köln, Fr. Hiller-München, G. Katsch-Greifswald, L. Lichtwitz-Altona (mit A. Renner-Altona), P. Morawitz-Leipzig, A. Schittenhelm-Kiel (mit E. Hayer-Kiel), R. Siebeck-Heidelberg, R. Staehelin-Basel, W. Stepp-Breslau, H. Straub-Göttingen, S. J. Thannhauser-Freiburg i. Br. In zwei Bänden. Mit 276 Abbildungen. I. Band: X, 893 Seiten; II. Band: XIII, 782 Seiten. 1931. RM 45.—; gebunden RM 49.80

Entstehung, Erkennung und Behandlung innerer Krankheiten. Von Dr. **Ludolf Krehl,** Professor in Heidelberg.

Band I: **Die Entstehung innerer Krankheiten:** Pathologische Physiologie. Vierzehnte Auflage. XII, 716 Seiten. 1932. RM 39.60; gebunden RM 42.—

Band II: **Die Erkennung innerer Krankheiten.** Zweite Auflage. X, 197 Seiten. 1932. RM 12.80; gebunden RM 14.80

Band III: **Die Behandlung innerer Krankheiten.** In Vorbereitung.

Methodenlehre der therapeutischen Untersuchung. Von **Paul Martini,** Professor der Medizin, Direktor der Medizinischen Klinik der Universität Bonn. Mit 9 Abbildungen. VII, 69 Seiten. 1932. RM 4.50

Die unmittelbare Kranken-Untersuchung. Ärztliches Sehen, Hören und Fühlen von **Paul Martini,** Professor der Medizin, Direktor der Medizinischen Klinik der Universität Bonn. Mit 35 Abbildungen im Text. VIII, 246 Seiten. 1927. Gebunden RM 8.70*

Grundriß der inneren Medizin. Von Dr. **A. von Domarus,** Direktor der Inneren Abteilung des Städtischen Krankenhauses Berlin-Weißensee. Sechste, verbesserte Auflage. Mit 63 zum Teil farbigen Abbildungen. XI, 670 Seiten. 1932. Gebunden RM 16.80

Therapie innerer Krankheiten. Von Geheimem Medizinalrat Professor Dr. **Alfred Goldscheider.** Zweite Auflage. (Bildet Band XIII der „Fachbücher für Ärzte", herausgegeben von der Schriftleitung der „Klinischen Wochenschrift".) VIII, 439 Seiten. 1931. Gebunden RM 28.80*

Unspezifische Therapie und natürliche Abwehrvorgänge. Von Dr. **Ferdinand Hoff,** Privatdozent für Innere Medizin an der Universität Erlangen. Mit 15 Abbildungen. V, 123 Seiten. 1930. RM 7.80*

Prophylaxe und Therapie der Infektionskrankheiten und Idiosynkrasien mit spezifischen und unspezifischen Mitteln. Von Dr. phil. et med. **Bruno Busson,** a. o. Universitätsprofessor, Vorstand der bundesstaatlichen Kontrollstelle im Serotherapeutischen Institut in Wien. IX, 237 Seiten. 1932. RM 18.60

---

* Auf alle vor dem 1. Juli 1931 erschienenen Bücher des Verlages Julius Springer, Berlin, wird ein Notnachlaß von 10% gewährt.

Die konstitutionelle Disposition zu inneren Krankheiten. Von Professor Dr. **Julius Bauer,** Wien. Dritte, vermehrte und verbesserte Auflage. Mit 69 Abbildungen. XII, 794 Seiten. 1924. RM 40.—; gebunden RM 42.—*

Innere Sekretion. Ihre Physiologie, Pathologie und Klinik. Von Professor Dr. **Julius Bauer,** Wien. Mit 56 Abbildungen. VI, 479 Seiten. 1927. RM 36.—; gebunden RM 39.—*

Lehrbuch des Stoffwechsels und der Stoffwechselkrankheiten. Von Dr. med. et phil. **S. J. Thannhauser,** o. ö. Professor der Medizin, Direktor der Medizinischen Klinik der Medizinischen Akademie Düsseldorf. Mit 94 teils farbigen Abbildungen im Text. XX, 741 Seiten. 1929. RM 56.80; gebunden RM 59.80*

Die Krankheiten des Stoffwechsels und ihre Behandlung. Von Professor Dr. **E. Grafe,** Direktor der Medizinischen und Nervenklinik der Universität Würzburg. (Bildet Band XIV der „Fachbücher für Ärzte“, herausgegeben von der Schriftleitung der „Klinischen Wochenschrift“.) Mit 34 Abbildungen und 56 Tabellen. XI, 519 Seiten. 1931. Gebunden RM 29.60*

Klinische Chemie. Von Professor Dr. med. **L. Lichtwitz,** Ärztlicher Direktor am Städtischen Krankenhaus zu Altona. Zweite Auflage. Mit 52 Abbildungen. VIII, 672 Seiten. 1930. RM 47.—; gebunden RM 49.60*

Die Krankheiten des Magens und Darmes. Von Dr. **Knud Faber,** o. Professor an der Universität Kopenhagen. Aus dem Dänischen übersetzt von Professor Dr. H. Scholz-Königsberg i. Pr. (Bildet Band X der „Fachbücher für Ärzte“, herausgegeben von der Schriftleitung der „Klinischen Wochenschrift“.) Mit 70 Abbildungen. V, 284 Seiten. 1924. Gebunden RM 15.—*

Blutkrankheiten und Blutdiagnostik. Lehrbuch der klinischen Hämatologie. Von Dr. med. **Otto Naegeli,** LL. D. h. c., o. Professor der Inneren Medizin an der Universität Zürich und Direktor der Medizinischen Universitätsklinik. Fünfte, vollkommen neubearbeitete und erweiterte Auflage. Mit 104 zum größten Teil farbigen Abbildungen. XVII, 704 Seiten. 1931. RM 86.—; gebunden RM 89.60*

Die Krankheiten des Herzens und der Gefäße. Von Dr. **Ernst Edens,** a. o. Professor an der Universität München. Mit 239 zum Teil farbigen Abbildungen. VIII, 1057 Seiten. 1929. RM 66.—; gebunden RM 69.—*

Lebensnerven und Lebenstriebe. Dritte, wesentlich erweiterte Auflage des „Vegetativen Nervensystems“. In Gemeinschaft mit Fachgelehrten dargestellt von Dr. **L. R. Müller,** Professor der Inneren Medizin, Vorstand der Inneren Klinik in Erlangen. Mit 636 zum Teil farbigen Abbildungen und 2 farbigen Tafeln. XII, 991 Seiten. 1931. RM 96.—; gebunden RM 99.80*

* Auf alle vor dem 1. Juli 1931 erschienenen Bücher wird ein Notnachlaß von 10% gewährt.